DEUTSCHE DEMOKRATISCHE REPUBLIK
DEUTSCHE AKADEMIE DER LANDWIRTSCHAFTSWISSENSCHAFTEN ZU BERLIN
INSTITUT FÜR LANDWIRTSCHAFTLICHE INFORMATION UND DOKUMENTATION

Landwirtschaftliches Zentralblatt

ABTEILUNG IV

VETERINÄRMEDIZIN

7. JAHRGANG
1963

AKADEMIE-VERLAG · BERLIN

LZ. IV VETERINÄRMEDIZIN • JG. 1963 • NR. 7 • SEITE 1345—1568 • BERLIN • JULI 1963

LANDWIRTSCHAFTLICHES ZENTRALBLATT

ABTEILUNG VETERINÄRMEDIZIN

INHALTSVERZEICHNIS

LZ. IV/7/63

NAMENVERZEICHNIS

Seitenzahl in [Klammern] bedeutet Bibliographie, mit * bedeutet Buchbesprechung

LANDWIRTSCHAFTLICHES ZENTRALBLATT
ABTEILUNG VETERINÄRMEDIZIN

1963 **NR. 7** **JULI**

I. ALLGEMEINES

Loussert, Marcel; Alfort, École Nat. Vétérin. Adrien Lucet vétérinaire praticien et savant. **(Adrien Lucet, ein tierärztlicher Praktiker und Gelehrter.)** Diss. Alfort **1962** 45 S. – 6 Lit. K. Reinhardt. 1.

Schreiber, J.; Wien, Tierärztl. Hochschule, Abt. für Geschichte der Veterinärmed. **Die historische Bedeutung von Claude Bourgelat und der französischen Veterinärschulen.** Wiener tierärztl. Mschr. **49** (1962) Nr. 11. S. 849-862. D. 1.

Caron, Claude; Alfort, École Nat. Vétérin. L'adjuvat du vétérinaire. **(Der Veterinärhelfer.)** Diss. Alfort **1961** 68 S. – 25 Lit. K. Reinhardt. 100.

Rohrbasser, E.; Châtel St-Denis. Incidences de l'art obstétrical sur le crédit moral du praticien. **(Die Rückwirkung der geburtshilflichen Kunst auf das Ansehen des tierärztlichen Praktikers.)** Schweiz. Arch. Tierheilkunde **105** (1963) Nr. 1. S. 34-37.
Die Persönlichkeit des Praktikers wirkt mit technischer Geschicklichkeit zusammen, um das zu bilden, was man tierärztliche Entwicklung nennen kann. Da der Landwirt selber eine rasche Entwicklung in psychologischer Beziehung durchmacht, kommt der praktische Tierarzt heute nicht mehr mit einer nur technischen Ausrüstung aus. Seine berufliche und allgemeine Ausbildung zusammen mit dem psychologischen Kontakt mit den Klienten verschaffen ihm das so beneidenswerte und wichtige Ansehen. Die Geburtshilfe spielt beim Erwerben dieses Ansehens eine Hauptrolle, vor allem für den Anfänger. M. Vandeplassche. 100.

Walter, Horst; Berlin, Humboldt-Univ., Veterinärmed. Fak., Inst. für Staatsveterinärkunde. **Ein Beitrag zur Entwicklung des Veterinärwesens in Deutschland (Gesetzliche Bestimmungen auf dem Gebiete der Veterinärmedizin in der 1. Hälfte des XX. Jahrhunderts im ehemaligen Großherzogtum Mecklenburg-Schwerin).** Diss. Berlin **1963** 204 S. – 98 Lit.
Es wird ein Überblick über die gesamte Veterinärgesetzgebung im ehemaligen Mecklenburg-Schwerin gegeben. Der gewählte Zeitraum (1. 1. 1900-7. 10. 1949) ist nicht nur geeignet, einen umfassenden Einblick in die veterinärgesetzlichen Bestimmungen des betreffenden Landes zu gewähren, sondern stellt gleichzeitig auch einen Zeitabschnitt dar, der von einer kontinuierlichen Weiterentwicklung auf allen Gebieten der Veterinärmedizin Zeugnis ablegt. Gerade die erste Hälfte unseres Jahrhunderts hat auch auf veterinärmedizinischem Gebiet viele Neuentdeckungen und neue Erkenntnisse gebracht, die naturgemäß ihren Niederschlag in der jeweiligen Veterinärgesetzgebung fanden. Hauptthema der Arbeit ist die Tierseuchenbekämpfung. Weitere wichtige Kapitel behandeln Tierkörperbeseitigung, Fleischbeschau und Lebensmittelhygiene, Tierzucht und schließlich Berufsfragen des Tierarztes. Am Schluß eines jeden Abschnittes werden in einer Diskussion die früheren gesetzlichen Bestimmungen kritisch betrachtet und mit heute in der Deutschen Demokratischen Republik gültigen Gesetzen verglichen. E. Wiesner. 120.

Animal Health Yearbook 1961. FAO – WHO – OIE. Rom: Viale delle Terme di Caracalla. 1962. (315 S.) Auch das sechste Welt-Jahrbuch über Tiergesundheit, eine Gemeinschaftsarbeit von FAO, WHO und OIE, enthält in der bewährten Übersichtlichkeit seiner Tabellen (S. 1–244) alle wesentlichen Angaben über Tierkrankheiten und Tierseuchenvorkommen in der Welt. Eine kurze Übersicht (S. 245) enthält die hauptsächlichsten Veränderungen in der epizootiologischen Gesamtlage des Jahres 1961. Es folgen eine Tabelle, zwei Kartenskizzen und eine Aufstellung über das Auftreten der einzelnen MKS-Virus-Typen in Europa, Asien und Afrika (S. 249) und in Südamerika (S. 251) sowie von Stomatitis vesicularis (New Yersey- und Indiana-Typ) in Nord- und Mittelamerika. Eine ergänzende Fußnote (S. 245) weist darauf hin, daß nach Abschluß des Berichtsjahres ab Jan. 1962 ein Einbruch des südafrikanischen Typs der MKS in die Gebiete des Persischen Golfes (Jan. 62), im Irak und in Israel (Apr. 62) sowie in Syrien (Mai 62) erfolgte und damit erstmalig SAT 1 außerhalb des afrikanischen Kontinents festgestellt und isoliert worden ist. Das Jahrbuch bringt an Originalbeiträgen: W. G. Baton: Das interafrikanische Tiergesundheitsbüro; B. C. Jansen: Das tierärztliche Forschungs-Institut in Onderstepoort; A. W. Stableforth: Die staatlichen Veterinär-Laboratorien und -Untersuchungsdienste in England; William A. Hagan: Das staatliche Laboratorium für Tierkrankheiten in Ames, Iowa, USA. Erklärungen zur Terminologie, ein ausführliches Sachregister (S. 291-315) und ein Zahlenschlüssel (Code), beigefaltet auf der Rückseite des Umschlages, beschließen das internationale Nachschlagewerk. K. Reinhardt.

Trudy Naučno-issledovatel'skogo veterinarnogo instituta. (Arbeiten des Veterinärmed. Forschungsinstituts. Akademie der Landwirtschaftswissenschaften der Belorussischen SSR, Minsk. Bd. 1.) Hrsg.: Akad. sel'skochoz. nauk BSSR. Minsk: Izdat. Akad. sel'skochoz. nauk BSSR. 1960. (352 S.) 8°. Rbl. 1,10. (ZA 4060)

Kovalenko, Jakov Romanovič und *Petuchovskij, Abram Aronovič.* **Organizacija veterinarnoj služby v nekotorych zarubežnych stranach.** (Organisation des veterinärmedizinischen Dienstes in einigen Ländern des Auslandes.) Moskva: Sel'chozgiz. 1961. (143 S.) 8°. DM 1,–. (1962 A 386)

II. ANATOMIE, HISTOLOGIE, EMBRYOLOGIE

Stecher, Robert M.; Cleveland, O., Western Reserve Univ., Med. School, Dep. of Med.; Metropolitan Gen. Hospital. Lateral facets and lateral joints in the lumbar spine of the horse – a descriptive and statistical study. **(Laterale Fazetten und laterale Gelenke der Lendenwirbelsäule des Pferdes. Eine beschreibende und statistische Untersuchung.)** Amer. J. veterin. Res. **23** (1962) Nr. 96. S: 939-947. – 8 Abb., 3 Tab., 8 Lit. Zus. in Interlingua.
An selbst hergestellten Präparaten sowie an in zahlreichen Museen in Amerika und Europa aufgestellten Skeletten wurde eingehend das Vorkommen der zwischen den Querfortsätzen der letzten Lendenwirbel ausgebildeten Gelenke untersucht. Außer bei 8 sehr jungen Tieren konnten an allen untersuchten Skeletten sowohl bei Hauspferden als auch bei Wildpferden sowie auch an fossilen Pferdeskeletten diese Gelenke gefunden werden. Ihre Anzahl ist abhängig von der Länge der Lendenwirbelsäule, d. h. von der Anzahl der Lendenwirbel. Von 51 Pferden mit 5 Lendenwirbeln besaßen 48 vier, 2 fünf und 1 sechs Gelenke. Von 185 Pferden mit 6 Lendenwirbeln dagegen fanden sich bei 82 vier, bei 19 fünf, bei 83 sechs und bei einem sieben Gelenke. Die funktionelle Bedeutung dieser Gelenke wird eingehend diskutiert. Sie dienen der Erhöhung der Stabilität und der Festigkeit dieses Abschnittes der Wirbelsäule, was für das Pferd, welches nicht nur groß und kräftig, sondern auch sehr schnell ist, von besonderer Notwendigkeit erscheint. G. Michel. 385.

Roždestvenskaja, G. A. (Roshdestwenskaja, G. A.) Kosteobrazovatel'nye processy v skelete konečnostej žerebjat v tečenie pervogo goda žizni. **(Knochenbildende Prozesse im Skelett der Fohlenextremitäten während des ersten Lebensjahres.)** Trudy. Vsesojuznyj naučno-issledovatel'skij institut konevodstva, Moskva **23** (1960) S. 321-330. – 5 Tab., 16 Lit. Zus. in Engl.
Es wurden die Wachstums- und Bildungsprozesse des Metacarpus und des Metatarsus bei Fohlen des Orlow-Trabers, des Russischen Kaltblut-Pferdes und des Budjonny-Pferdes untersucht. Es wurde festgestellt, daß die Körpergewichtszunahme der Fohlen die Bildung der Metapodalia beeinflußt. Das Wachstum der Substantia ossa compacta geschieht von innen her intensiver. Der Ossifikationsprozeß findet sowohl vom Endost als auch vom Periost aus

statt. Das Wachstum und die Mineralisation der gleichen Knochengebiete vollzieht sich nicht simultan. Die distalen Epiphysen verbinden sich mit der Diaphyse bei einem Alter von 9-12 Mon. K. Tzschachmann. 385.

Hegner, D.; Gießen, Justus-Liebig-Univ., Veterin.-Anatom. Inst. **Zur Morphologie der Ethmoturbinalia von Ovis aries und Capra hircus.** Berliner Münchener tierärztl. Wschr. **75** (1962) Nr. 23. S. 445-447. — 2 Abb., 5 Lit. Zus. in Engl.

Als Untersuchungsmaterial dienten vorwiegend formalinfixierte Köpfe, die in einer Tiefkühltruhe eingefroren und anschließend in etwa 0,5-1 cm dicke Querschnitte parallel zur Lamina cribriformis zerlegt wurden. Der Bau des Binnenskelettes der Nase weist beim Schaf und bei der Ziege weitgehende Übereinstimmung auf. Es sind bei beiden 4 Endoturbinalia vorhanden. Besondere Beachtung wurde dem speziellen Bau der Ectoturbinalia gewidmet, da dieser bisher in einschlägigen Arbeiten unberücksichtigt geblieben war. Die Ectoturbinalia sind bei Schaf und Ziege in einer lateralen und einer medialen Reihe angeordnet. Ihre Zahl beträgt im allgemeinen 13, bei der Ziege selten nur 12, beim Schaf häufiger auch nur 8 oder 10. In diesen Fällen waren stets die Zahl der Ectoturbinalia der lateralen Reihe vermindert. Das Ectoturbinale 13 gehört zur lateralen Reihe. Das Nasenbinnenskelett von Schaf und Ziege erreicht einen hohen Grad der Differenzierung, und zwar besonders im unmittelbaren Bereich der Siebplatte. Von dem Grad der Differenzierung des Nasenbinnenskelettes hängt die Aufteilung des die Geruchsstoffe enthaltenden Luftstromes in Einzelpassagen ab. R. Berg. 385.

Exner, Werner; Berlin, Humboldt-Univ., Veterinärmed. Fak., Inst. für Veterin.-Anatomie. **Die Sehnenscheiden und Schleimbeutel der Gliedmaßen des Schweines.** Diss. Berlin **1963** 34 S. — 11 Abb., 13 Lit.

Es wurden die Sehnenscheiden und Schleimbeutel jeweils an 20 bis 25 Vorder- und Hinterextremitäten des Schweines untersucht. Dabei wurden die bereits im Schrifttum vorhandenen Angaben über das Haus- und Wildschwein ausgewertet. Die Sehnenscheiden wurden auf Lage, Ausdehnung und Bau untersucht. Vf. gibt weiterhin die Größe der injizierbaren Flüssigkeitsmengen und die günstigsten Injektionsstellen an. Aus vergleichend-anatomischen Gründen werden schließlich die Sehnenscheiden- und Schleimbeutelverhältnisse bei Mensch, Hund, Rind und Pferd kurz dargelegt. E. Wiesner. 400.

Brosche, G.; Berlin, Humboldt-Univ., Veterinärmed. Fak., Inst. für Veterin.-Anatomie. **Die Sehnenscheiden und Schleimbeutel der Gliedmaßen der Ziege.** Diss. Berlin **1963** 91 S. — 10 Abb., 17 Lit.

Die Sehnenscheiden und Schleimbeutel der Gliedmaßen der Ziege werden abschnittsweise abgehandelt und jeweils mit den Verhältnissen der entsprechenden Sehnenscheiden und Schleimbeutel des Rindes verglichen. Die Sehnenscheiden und Schleimbeutel der Gliedmaßen der Ziege weisen im wewesentlichen weitgehend ähnliche Verhältnisse auf wie die homologen Organe des der Ziege phylogenetisch nahe verwandten Rindes. Gewisse vorhandene Unterschiede sind unbedeutender Art. E. Wiesner. 400.

Felder, Georg; Zürich, Univ., Veterin.-Anatom. Inst. **Beitrag zur Segmentanatomie der Hundelunge.** Diss. Zürich **1962** 41 S. — 4 Abb., 55 Lit.

Besonders beim Hund liegen schon eine Reihe von Arbeiten über den segmentalen Aufbau der Lunge vor, wodurch der Diagnostik und Therapie ein weites Feld von Möglichkeiten eröffnet werden kann. So sei in diesem Zusammenhang lediglich auf die Bronchographie verwiesen, jene röntgendiagnostische Methode zur Darstellung des Bronchalbaumes mittels Kontrastmitteln. Der Bronchalbaum des Hundes zeigt eine weitgehende Übereinstimmung mit den Verhältnissen bei der Katze. Er wird in seinen Einzelheiten und im Zusammenhang mit der funktionellen Gefäßversorgung der Lappen und Segmente beschrieben. E. Wiesner. 435.

Hofmann, R.; Gießen, Justus-Liebig-Univ., Veterin.-Anatom. Inst. **Zur Anatomie der Lunge des Rehes (Capreolus capreolus).** Berliner Münchener tierärztl. Wschr. 75 (1962) Nr. 23. S. 448-452. — 3 Abb., 17 Lit. Zus in Engl.

Als Untersuchungsmaterial dienten 19 Lungen von Rehen unterschiedlichen Alters und Geschlechts. Die Trachea hat beim adulten Reh eine Gesamtlänge von 32-37 cm, wovon 22-26 cm auf den Halsteil und 10-12 cm auf den Brustteil entfallen. Sie setzt sich aus 57-64 hyalin-knorpeligen Trachealspangen zusammen. In ihrem Querschnittsbild ähneln sie mehr den Spangen des Schafes als jenen der Ziege. Die unfixierte Trachea des Rehes sieht im Querschnitt wie ein dorsal abgeplattetes Queroval aus. Die in situ fixierte Trachea ähnelt der des Schafes weitgehend. Die isoliert fixierte Trachea nimmt mit ihrer runden bis längsovalen Form eine Mittelstellung zwischen dem unfixierten und in situ fixierten Organ ein. Die Lunge des Rehes verhält sich bezüglich ihrer Lappung sehr ähnlich jener der Hauswiederkäuer. Der rechte Bronchus principalis ist stets kräftiger als der linke. Der rechte Lungenflügel ist beim Reh um nahezu ein Drittel größer als der linke. An der frischen Lunge tritt eine Läppchenzeichnung deutlich nur im Bereich der beiden Spitzenlappen, des Mittellappens und am Margo acutus der Zwerchfellappen hervor. An der Formalin-fixierten Lunge zeichnet sich das interlobuläre Bindegewebe auf der gesamten Oberfläche, insbesondere der Facies costalis ab. Die Pleura ist im Bereich der Zwerchfellappen und an deren Margo acutus am kräftigsten. Der rechte Spitzenlappen nimmt den größeren Teil des linken präkardialen Brusthöhlenabschnitts in Anspruch und liegt der linken Brustwand zwischen 1. Rippe und 4. Intercostalraum an. Die Verzweigungsart der A. pulmonalis und der 6 Vv. pulmonales ist bis in die feineren Verzweigungen rein bronchovasculär. Die Arterien verlaufen ausschließlich dorsal am Bronchus. Die Venen lagern sich den betreffenden Bronchen ventral an. Ein Ln. eparterialis fehlt. Lnn. pulmonales wie beim Rind wurden nicht beobachtet.

R. Berg. 435.

Wilke, Klaus; Berlin, Humboldt-Univ., Veterinärmed. Fak., Inst. für Veterin.-Anatomie. **Lage, Gewicht, Form und Maße der Nebennieren bei weißer Laboratoriumsratte, Meerschweinchen und Kaninchen.** Diss. Berlin **1963** 81 S. — 19 Abb., 19 Tab., 65 Lit.

Untersucht wurden gesunde Tiere, und zwar 114 Ratten, 106 Meerschweinchen und 45 Kaninchen verschiedenen Geschlechtes und unterschiedlichen Körpergewichtes. Während die Nebennieren der Ratten am cranialen (links: craniomedial) Pol der korrespondierenden Niere lagen, befanden sich die Nebennieren von Meerschweinchen und Kaninchen zwischen der Medialseite der gleichseitigen Niere und der Vena cava caudalis, mit der beide Kontakt hatten. Die rechte Nebenniere des Kaninchens war mit diesem Gefäß fest verwachsen. Die Streuung des Nebennierengewichtes betrug bei den Ratten 25,4%, bei Meerschweinchen 37,05% und bei Kaninchen 46,84% und korrelierte mit dem Körpergewicht. Zwischen den Organgewichten männlicher und weiblicher Tiere bestand kein signifikanter Unterschied. Die linke Nebenniere war im allgemeinen schwerer als die rechte (Ratten: 81,58%, Meerschweinchen: 92,45%, Kaninchen: 86,67%). Bei Ratten und Meerschweinchen war sie in der überwiegenden Mehrheit auch länger (Ratten: 79,82%, Meerschweinchen: 74,53%). Bei den drei Tierarten war eine Unterscheidung zwischen rechter und linker Nebenniere möglich. Trotz großen Formenreichtums ließen sich typische Merkmale meistens feststellen. Bei den Ratten herrschten links Dreiecksformen vor, während rechts eine kegelartige Gestalt zu beobachten war. Die Meerschweinchen hatten eine gebogene, pyramidenförmige linke und eine mehr ellipsoide rechte Nebenniere. Dagegen waren die linken Nebennieren des Kaninchens rundlich und die rechten ließen sich mit der Form einer Erdnuß vergleichen. Zur Unterscheidung zwischen Kaninchen

und Meerschweinchen gab auch die Oberflächenform einen sicheren Anhalt. Die Meerschweinchennebennieren hatten eine Oberfläche mit deutlicher Gefäßzeichnung, die bei Kaninchennebennieren regelmäßig vermißt wurde.
E. Wiesner. 480.

Poláček, Přemysl, Steinhart, Leo, Endrys, Jiří und Vysloužil, Josef; Hradec Králové, Charles Univ., Med. Fac., Dep. of Anatom., Radiol. and Surgery. Muscular bridges and loops over coronary arteries in coronariograms. **(Muskelbrücken und Fesseln auf Kranzarterien im Coronariogramm.)** Československ. Morfol. 10 (1962) Nr. 3. S. 251-258. — 4 Abb., 14 Lit.
Es werden versuchsweise Veranschaulichungen von Muskelbrücken auf Kranzarterien von 10 Hunden und 3 Ziegen mit Hilfe des Coronariogramms und durch Präparation beschrieben. Die durch Präparation festgestellten anatomischen Verhältnisse werden mit den Röntgenbefunden im Verlaufe der Diastole und Systole verglichen, und es werden Erwägungen über die Bedeutung der Muskelbrücken für die Funktion der Arterie angestellt.
F. Nádvorník. 500.

Lee, Donald G.; Philadelphia, Univ. of Pennsylvania, School of Veterin. Med., Dep. of Animal Biol. The arterial supply of the intervertebral disk of the domestic cat (Felix domestica) from fetal life to old age. **(Die Arterienversorgung der Zwischenwirbelscheibe der Hauskatze [Felix domestica] vom fetalen Leben bis zum hohen Alter.)** Amer. J. veterin. Res. 23 (1962) Nr. 96. S. 1072-1077. — 4 Abb., 1 Tab., 18 Lit. Zus. in Interlingua.
Nach den an 22 Katzen und 1 Katzenfetus (22 mm) durchgeführten Untersuchungen ergab sich, daß der Nucleus pulposus und die Innenzone des Anulus fibrosus der Zwischenwirbelscheibe während des gesamten Lebens gefäßlos ist. Der äußere Teil des Anulus fibrosus dagegen ist postnatal stets gefäßhaltig, wobei die ventralen und lateralen Teile stärker vascularisiert sind als der dorsale Teil. Am zahlreichsten und am tiefsten eingedrungen sind die Gefäße 2 bis 6 Mon. nach der Geburt. Von der Maturität bis zum hohen Alter nimmt die Vaskularisation der Zwischenwirbelscheibe allmählich ab. Jedoch konnten auch im Alter von 18 Jahren noch Blutgefäße beobachtet werden. G. Michel. 510.

Wrobel, K.-H.; Gießen, Justus-Liebig-Univ., Veterin.-Anatom-Inst. **Vasa privata in der juxtamedullären Rindenzone der Niere des Rehes (Capreolus capreolus).** Berliner Münchener tierärztl. Wschr. 75 (1962) Nr. 23. S. 452-455. — 2 Abb., 43 Lit. Zus. in Engl.
Es wurden 8 Nieren vom Reh auf das Vorhandensein einer extraglomerulären Blutversorgung der Rindenzone mittels der Schummerschen Korrosionsmethode untersucht. An Rehnieren lassen sich in der juxtamedullären Zone extraglomeruläre Zweige in erheblicher Anzahl ermitteln. In der peripheren Rinde sind solche Gefäßstrecken außerordentlich selten zu finden. In der marknahen Rindenzone nehmen diese feinen Arteriolen ihren Ursprung teils aus den Vasa afferentia unmittelbar, teils aus deren gemeinsamen Stämmen sowie auch aus den Anfangsabschnitten der Rindenarterien. Die echten direkten Abgänge aus den Vasa afferentia, die sog. Ludwigschen Äste, verzweigen sich beim Reh kapillar in der Nachbarschaft von Vas afferens und Malpighischem Körperchen. Es beteiligen sich ebenfalls die direkten Zweige aus den Basalstrecken der Rindenarterien an der Entstehung des rundmaschigen Kapillarnetzes der juxtamedullären Zone. R. Berg. 510.

Saar, L. I. und Getty, R.; Ames, Iowa State Univ.; Coll. of Veterin. Med., Dep. of Veterin. Anatomy. The lymphatic system. A neglected area in veterinary research. **(Das lymphatische System. Ein vernachlässigtes Gebiet in der tierärztlichen Forschung.)** Iowa State Univ. Veterinarian 24 (1961/62) Nr. 3. S. 146-151. — 30 Lit.

Nach einer kurzen Übersicht der Literatur über das Lymphgefäßsystem wird auf die bestehenden Meinungsverschiedenheiten über die Lymphzirkulation sowie die Terminologie und Gruppierung der Lymphknoten hingewiesen. Vff. begründen damit die Notwendigkeit der Nachprüfung dieser bisher ausschließlich am toten Tier gewonnenen Ergebnisse an lebenden (anästhesierten) Tieren. Die Veröffentlichung der Ergebnisse dieser am Schwein durch Farbstoffinjektion in verschiedene Teile des Körpers (s.c., i.m., intraarticulär usw.) durchgeführten Untersuchungen soll im Anschluß an diese einleitende, die Notwendigkeit begründende Darstellung periodisch erfolgen.

G. Michel. 520.

Goller, Hermann; München, Univ., Tieranatom. Inst. **Segmentquerschnitte des Rinderrückenmarkes.** Zbl. Veterinärmed. **9** (1962) Nr. 10. S. 943-960. — 8 Abb., 4 Tab., 5 Lit. Zus. in Engl., Franz., Span.

Bei makroskopischer Betrachtung erscheint das Rückenmark des Rindes als ein gleichförmiges, einheitliches Rohr mit zwei geringgradigen Verbreiterungen an den Versorgungsgebieten für Schulter- und Beckengliedmaßen und mit einer allmählichen caudalen Zuspitzung. An der Querschnittsform der einzelnen aufeinander folgenden Segmente sind nur geringe Unterschiede festzustellen. Die Schwankungen in dem Verhältnis von Querschnittshöhe und Querschnittsbreite der einzelnen Segmente bewegen sich in ziemlich engen Grenzen. Der Flächeninhalt der einzelnen Segmentquerschnitte zeigt im Diagramm etwa gleichen Kurvenverlauf wie das Diagramm von dem Verhältnis zwischen Querschnittshöhe und Querschnittsbreite. Die Form der grauen Substanz zeigt innerhalb eines Rückenmarkes erhebliche Unterschiede. Im I. Halssegment besitzt das Ventralhorn die Form eines gleichseitigen Dreiecks, im mittleren Halsbereich ist es kurz und schmal und nach ventral abgerundet. Im V. Halssegment ist ein allmähliches Anschwellen der grauen Substanz zu erkennen. Die kontinuierlichen Veränderungen des Flächeninhaltes an dem Gesamtquerschnitt und an der grauen und weißen Substanz sind sehr deutlich. Während die absolut größte Querschnittsfläche an der Intumescentia cervicalis liegt, wird in der Intumescentia lumbosacralis die größte Ausdehnung der grauen Substanz erreicht. Die Beziehung zwischen grauer und weißer Substanz werden sehr deutlich durch das Verhältnis der Flächenanteile beider Sustanzen zum Ausdruck gebracht. An der Querschnittsform innerhalb eines Segmentes sind nur geringe individuelle Schwankungen erkennbar. Die Lage des Zentralkanals weist in den einzelnen Probesegmenten nur geringe Schwankungen auf. R. Berg. 545.

Habermehl, K. H.; Gießen, Justus-Liebig-Univ., Veterin.-Anatom. Inst. **Besitzt das weibliche Hausschwein permanent wachsende Hakenzähne? Zugleich ein Beitrag zur Altersbestimmung beim Schwein.** Berliner Münchener tierärztl. Wschr. **75** (1962) Nr. 23. S. 441–444. — 3 Abb., 1 Tab., 19 Lit. Zus. in Engl.

Als Untersuchungsmaterial standen zahlreiche Schädel weiblicher Schweine aller Altersstufen zur Verfügung. Zum Vergleich wurde das Schädelmaterial frühkastrierter männlicher Hausschweine im Alter von 8–12 Mon. herangezogen. Die Milchhakenzähne werden von der Themastellung dieser Arbeit nicht berührt. Die Hakenzähne des Schweines weisen Formunterschiede auf. Die Hakenzähne des Oberkiefers weiblicher Schweine haben eine mit je einer deutlichen mittleren Längsfurche ausgestattete laterale und mediale Fläche, die durch abgerundete orale und aborale Ränder miteinander verbunden sind. Die Zahnspitze ist deutlich gegen den Zahnkörper abgesetzt. Beim männlichen Schwein hat der an seiner Oberfläche gleichmäßig längsgerillte Oberkieferhakenzahn eine rundliche bis vierkantige Querschnittsform. Die Zahnspitze geht kontinuierlich aus dem Zahnkörper hervor. Die

Formunterschiede an den Unterkieferhauern sind geringer. Bei beiden Geschlechtern ist der Zahn stark gebogen und zeigt dreieckigen Querschnitt. Die Zahnkanten sind beim männlichen Tier scharfgratig, beim weiblichen Tier mehr abgerundet. Das Verhalten der Hakenzähne wurde an den einzelnen Entwicklungsstadien verfolgt. Die Untersuchungsbefunde lassen erkennen, daß die Entwicklung der Hakenzähne beim weiblichen Schwein anderen Gesetzmäßigkeiten unterworfen ist als beim Eber. Die Hakenzähne des Ebers sind zeitlebens zu dauerndem Längenwachstum befähigt. Wie sich die Hauer frühkastrierter männlicher Schweine mit zunehmendem Alter der Tiere verhalten, ist bis heute noch ungeklärt. Das weibliche Hausschwein besitzt im Gegensatz zum Hausschweineber keine permanent wachsenden Hakenzähne. R. Berg. 620.

Bontemps, Henri André; Alfort, École Nat. Vétérin. Contribution à l'étude des sutures abdominales chez les bovins. **(Beitrag zur Untersuchung der Bauchnähte beim Rinde.)** Diss. Alfort **1961** 42 S. — 16 Lit.
K. Reinhardt. 830.

Andrew, Warren; Indianapolis, Indiana Univ., Med. Center, Dep. of Anatomy. An electron microscope study of age changes in the liver of the mouse. **(Elektronenmikroskopische Untersuchung der altersbedingten Veränderungen der Leber der Maus.)** Amer. J. Anatomy **110** (1962) Nr. 1. S. 1–18. 832.

Brack, Edeltraud; München, Univ., Tieranatom. Inst. **Morpho- und histogenetische Untersuchungen der Epiphysis cerebri vom Rind.** Zbl. Veterinärmed. **9** (1962) Nr. 9. S. 905–924. — 13 Abb., 114 Lit. Zus. in Engl., Franz., Span.

Zur Untersuchung gelangten en bloc entnommene Materialproben von 67 Tieren unterschiedlichen Alters (Rinderembryonen von einer SSL von 15 mm aufwärts bis zu Kälbern mit einem Alter von 1 Jahr). Es wurden Paraffin- und Gefrierschnitte angefertigt. Zur Darstellung von Zellen und Zellkernen kam neben den üblichen Plasmafärbungen die Chromalaun-Phloxin-Methode nach Gomori zur Anwendung. Die Darstellung der Bindegewebsstrukturen erfolgte nach Goldner, die feinerer nervöser Strukturen nach Bielschowski-Gross. Die Epiphysis entwickelt sich aus dem cranial der Commissura caudalis gelegenen Teil des Flügelplattengebietes. Die Ependymzellen sind der Mutterboden des Zirbelparenchyms. Die aus dem Ependym stammenden Zellen des Epiphysenlappens haben zunächst kleine, chromatinreiche, granulierte Kerne und einen schmalen, gleichmäßigen Plasmasaum. Bei 10 Wochen alten Feten (9 cm SSL) treten die ersten großen chromatinarmen Kerne auf, deren Granula verschieden groß sind und sehr locker liegen. Die Kerne der Pinealzellen sind rund, entweder klein, chromatinreich und dicht granuliert oder groß, chromatinarm, mit feinen und groben Granula. Übergangsformen zwischen beiden Chromatinstrukturen sind häufig. Die ersten Langstrahlerastrocyten in Form der Faserastrocyten treten bei 27 Wochen alten Feten an der Basis der Zirbel auf. Kurzstrahlerastrocyten wurden in keinem Fall beobachtet. Mikrogliazellen sind vereinzelt von der 21. Woche (40 cm SSL) nur an der Zirbelbasis in der Umgebung der Habenulae zu beobachten. Gliafaserfilze, umrahmt von Zellen mit kleinen dunklen Zellen, sog. Gliaflecken, treten zum ersten Male bei 21 Wochen alten Feten auf. Bei 10 Wochen alten Feten (10,5 cm SSL) treten die ersten Bindegewebsfasern in Begleitung von einzelnen Kapillaren von der Kapsel her in den Epiphysenlappen. Nervenfasern zentraler Herkunft treten in der 16. Woche (22 cm SSL) als marklose Bündel in den Epiphysenstielen auf. Weitere zentrale Fasern kommen durch die Commissura caudalis. Ein Großteil der Fasern führt von 29 cm SSL an Markscheiden. Bei 18 Wochen alten Feten (26 cm SSL) wurden erstmalig ependymausgekleidete Cysten in der Nähe des ehemals verzweigten Recessus pinealis gefunden. R. Berg. 1010.

Perceva, M. N. (Perzewa, M. N.); Leningrad, Setschenow-Inst. für Evolut.-Physiol. der Akad. der Wiss. der UdSSR. Soderžanie moločnoj kisloty v tkanjach razvivajuščegosja kurinogo ėmbriona. **(Der Milchsäuregehalt in den Geweben des sich entwickelnden Hühnerembryos.)** Biochimija, Moskva **26** (1962) Nr. 2. S. 254–258. – 3 Abb., 30 Lit. Zus. in Engl.
In verschiedenen Organen von über 300 Hühnerembryonen wurde der Milchsäuregehalt (nach Barker und Summerson) zu verschiedener Incubationszeit bestimmt. Vom 6.–17. Inkubationstag ist der Gehalt an Milchsäure in den Muskeln konstant, steigt am 17. Tag an und erreicht sein Maximum am Ausschlupftag. Der Milchsäuregehalt der Leber ist anfänglich so hoch wie der Lactatgehalt der Muskeln, sinkt jedoch erst langsam und vom 15.–18. Incubationstag an sehr stark ab. G. Pose. 1150.

Daveau, Bernard; Alfort, École Nat. Vétérin. De l'ossification du squelette du tronc et des membres des souris luxées (homozygotes). **(Die Verknöcherung der Wirbelsäule und der Gliedmaßenknochen bei luxierten [homozygoten] Mäusen.)** Diss. Alfort **1961** 116 S. – 2 Abb., 8 Tab., 54 Lit.
K. Reinhardt. 1150.

Akaevskij, D. I., Krinicin, D. J. und *Melechin, P. I.* **Anatomija i fiziologija s.-g. tvaryn.** (Anatomie und Physiologie der landwirtschaftlichen Nutztiere.) Kyïv: Derž. vyd. sil'škog. lit. Ukr.RSR. 1961. (281 S.; ukrain.) 8°. (1962 A 313)

Ragozina, Marija Nikolaevna. **Razvitie zarodyša domašnej kuricy v ego sootnošenii s želtkom i oboločkami jajca (s tablicami posledovatel'nych stadij razvitija).** (Die Entwicklung des Keimes beim Haushuhn und sein Verhältnis zum Eidotter und den Eihüllen.) Hrsg.: Akad. nauk SSSR; Inst. morfologii životnych im. A.N. Severcova. Moskva: Izd. Akad. nauk SSSR. 1961. (143 S.) 4°. DM 5,90. (1962 B 37)

III. PHYSIOLOGIE, PHYSIOLOGISCHE CHEMIE

Geyer, Günther; Jena, Friedrich-Schiller-Univ., Anatom. Inst., Histochem. Abt. **Die Epoxyaetherreaktion. Ein neuer histochemischer Carboxylgruppennachweis.** Acta histochem. [Jena] **14** (1962) Nr. 1/4. S. 1–8. – 6 Abb., 6 Lit. Zus. in Russ., Engl., Franz.
Epoxyaether reagieren mit Carbonsäuren unter Bildung von Ketoestern, die mit der Naphthoesäurehydrazid-Reaktion in farbige Verbindungen überführt werden können. Auf diese Weise ist der histochemische Nachweis von Carboxylgruppen in tierischen Geweben möglich. Eine 2–5% Epoxyätherlösung in Xylol ist ungefähr gleich wirksam. Für eine gute Färbung der Strukturen ist eine Incubation von wenigstens 10 Std. bei Siedetemperatur unter Rückfluß notwendig. Die Reaktion kann durch vorherige Methylierung vollständig blockiert werden. Die Befunde an folgenden Geweben der Ratte werden mitgeteilt: Schilddrüse, Knorpel, Speicheldrüsen, Ösophagus, Drüsenmagen, Darmschleimhaut, Nieren, Bindegewebe, Muskulatur und Blutzellen. Danach kommt Vf. zu der Schlußfolgerung, daß diese Reaktion im wesentlichen Carboxylgruppen von Proteinen nachzuweisen vermag, während die COOH-Gruppen der Hexuronsäuren in sauren Mucopolysacchariden wenig oder gar nicht reagieren. E. Grün. 1220.

Geyer, Günther; Jena, Friedrich-Schiller-Univ., Anatom. Inst., Histochem. Abt. **Der Sulfonsäurenachweis. Eine neue Methode für den histochemischen Nachweis von Sulfonsäuren.** Acta histochem. [Jena] **14** (1962) Nr. 1/4. S. 26–41. – 5 Abb., 3 Tab., 15 Lit. Zus. in Russ., Engl., Franz.
Der Nachweis der Sulfonsäuren beruht auf der Salzbildung zwischen freien Säuregruppen und tetrazoliertem o-Dianisidin. Die entstandenen Tetrazoniumsulfonate werden durch eine Kupplungsreaktion mit α-Naphthol in einen rotvioletten Azofarbstoff umgewandelt. Die Methode wird als spezifisch für Sulfonsäuren angesehen, besonders, da nach Vorbehandlung mit Cetylpyridiniumchlorid keine Reaktion mehr eintritt. Untersuchungen über

die Reaktionsbedingungen (Verwendbarkeit verschiedener Diazoniumsalze, Konzentration und Art des Lösungsmittels für diese Salze, Einwirkungsdauer, Temperatur, Spülmittel und Dauer der Spülung, Dauer der Kupplungsreaktion, Einfluß verschiedener Fixierungen und anderer Vorbehandlungen) werden mitgeteilt. Die bisherigen Befunde bei der Untersuchung verschiedener Gewebe (Speichel-, Zungen-, Gaumendrüsen, Kehlkopf, Trachea, Lunge, Magen, Duodenum, Jejunum, Colon, Niere, Uterus, Auge und Haut) verschiedener Tierarten (Ratte, Maus, Katze, Hund, Kaninchen, Meerschweinchen, Goldhamster, Frettchen, Wasserfrosch) werden beschrieben.
E. Grün. 1220.

Kozunin, I. I. (Kosunin, I. I.); Dubrowizy, Gebiet Moskau, Unions-Inst. für Tierzuchtforsch., Lab. für Biophysik. Nado uskorit' promyslennoe proizvodstvo fluorescentnogo proteinmetra. **(Ein neues Fluoreszenzproteinmeter.)** Životnovodstvo, Moskva **24** (1962) Nr. 6. S. 87–88. – 2 Abb.
Das Arbeitsprinzip eines Fluoreszenzproteinmeters, mit dem in 2–5 Min. der Eiweißgehalt in der Milch bestimmt werden kann, wird an Hand eines Funktionsschemas erläutert. Es beruht darauf, daß die mit Wasser oder 40%iger Harnstofflösung verdünnte Milch in eine Spezialküvette aus 2 Lichtfiltern gegossen wird. Auf diese Küvette wird ein Lichtstrom gerichtet, der durch eine Kombination von Lichtfiltern läuft und eine Fluoreszenz des Eiweißes in der Milch hervorruft, deren Intensität direkt von der Konzentration des Eiweißes in der Milch abhängt. F. Schenk. 1220.

Forgues, Michel; Alfort, École Nat. Vétérin. Contribution à l'étude de la contamination par l'iode radioactif. **(Untersuchungsbeitrag zur Kontamination mit radioaktivem Jod.)** Diss. Alfort **1961** 63 S. – 8 Abb., 4 Tab., 36 Lit.
K. Reinhardt. 1220.

Pany, J.; Wien, Univ., Physiol. Inst. **Flüssige Diät zur Gewinnung definierter Harnmengen einzelner Mäuse.** Z. Tierphysiol., Tierernähr. Futtermittelkunde **17** (1962) Nr. 4. S. 239–243. – 1 Abb., 4 Lit. Zus. in Engl.
Es wird ein Stoffwechselkäfig für Mäuse beschrieben, in dem die Tiere mit einer Flüssigkeit ernährt werden. Dadurch ist es möglich, die Nahrungsaufnahme genau zu erfassen und eine größere, nicht durch Nahrungsreste und Kot verunreinigte Harnmenge aufzufangen. An 6 ♂ Mäusen wurde die flüssige Nahrung 15 Wochen lang erprobt und für ausreichend befunden. Bei einer Aufnahme von 10 bis 14 ml einer 30%igen wäßrigen Lösung des Futterkonzentrates wurden 6 bis 10 ml Harn abgegeben. I. Müller. 1220.

Ingram, D. L. und Whittow, G. C.; Ayr, Hannah Dairy Res. Dep. of Physiol. The effect of heating the hypothalamus on respiration in the ox (Bos taurus). **(Die Wirkung der Hypothalamuserwärmung auf die Atmung des Rindes [Bos taurus].)** J. Physiol. [London] **163** (1962) Nr. 2. S. 200–210.
Bei 3 fast einjährigen Ayrshire-Bullkälbern werden unter verschiedenen definierten Temperatur- und Feuchtigkeitsbedingungen Atemfrequenz, Respirationsvolumen, Atemminutenvolumen, Extremitäten- und Körperinnentemperatur während und nach Hypothalamuserwärmung (mittels Hochfrequenz) gemessen. Das Anlegen von Elektroden und Thermoelementen erfolgt unter Fluothan-Anästhesie. Hypothalamuserwärmung bewirkt Änderungen von Atemfrequenz, Atemminutenvolumen und Respirationsvolumen, deren Richtung von der Umgebungstemperatur abhängt; im allgemeinen erhöhen sich Atemfrequenz und Minutenvolumen, während das Respirationsvolumen abnimmt. Die Vergrößerung des Minutenvolumens und die Erhöhung der Hauttemperatur des Kopfes üben eine Kühlwirkung aus, die an der Senkung der Bluttemperatur in der Jugularvene sichtbar wird. Die Bedeutung des Hypothalamus für das Regulationssystem der Körpertemperatur wird diskutiert. I. Wolburg. 1280.

Visschedijk, A. H. J.; Utrecht, Netherlands, Univ. of Utrecht, Lab. for Veterin. Physiol. Prenatal gas exchange in the hen. Preliminary communication. **(Pränataler Gasaustausch bei der Henne. Vorl. Mitt.)** Acta physiol. pharmacol. neerl. **11** (1962) Nr. 2. S. 303. 1290.

Ulmer, F., Koenig, W., Binder, E. und Hendriok, H.; Bad Nauheim, Max-Planck-Ges., William G. Kerckhoff-Inst. **Kreislauf in Hyperthermie.** Pflügers Arch. ges. Physiol. Menschen Tiere **276** (1962) Nr. 1. S. 66–81. – 8 Abb., 1 Tab., 20 Lit.

Bei insgesamt 33 Hunden (19,5 ± 5,5 kg) wird eine systematische Analyse des Kreislaufes in verschiedenen Stadien der Hyperthermie (von 38°–43,5 °C Rectaltemperatur bei 39°–42 °C Umgebungstemperatur) durchgeführt. Im ersten Stadium der Hyperthermie (Körpertemperatur bis 42 °C) reagiert der Kreislauf mit einer Senkung des peripheren Widerstandes und des arteriellen Blutdruckes. Der Sauerstoffverbrauch steigt kontinuierlich an. Im zweiten Stadium (Körpertemperatur über 42 °C) folgt ein steiler Abfall des Schlagvolumens und des Minutenvolumens. Die Herzfrequenz steigt an, während der arterielle Blutdruck absinkt. Bis zu Körpertemperaturen über 43 °C bleibt der Carotissinus-Entlastungsreflex aufrecht erhalten. Auf Grund der Veränderungen im EKG während der Hyperthermie wird auf einen direkten Einfluß der Temperatur auf die Depolarisations- und Repolarisationsvorgänge im Herzen geschlossen. H.-A. Ketz. 1310.

Emmenegger, H., Taeschler, M. und Cerletti, A.; Basel, Sandoz AG, Pharmakol. Lab. **Ein isoliert durchströmtes, arbeitendes Herzpräparat der Katze.** Helv. physiol. pharmacol. Acta **20** (1962) Nr. 3. S. 213–226. – 7 Abb., 4 Tab., 6 Lit.

Es wird ein in einem offenen System durchströmtes Herzpräparat der Katze beschrieben. Die Vorteile des Katzenherzpräparates gegenüber dem Herzlungenpräparat von Starling sind einmal die Möglichkeit, den gesamten Koronarkreislauf und das totale Minutenvolumen des linken Ventrikels zu erfassen. Darüber hinaus gestattet das Präparat O_2-Bestimmungen und andere Stoffwechseluntersuchungen im Coronarblut des arbeitenden Herzen durchzuführen. Die Durchströmung des Präparates erfolgt mit einer Suspension von oxygenierten Rindererythrocyten in einer glukosehaltigen Tyrodelösung. Sie ermöglicht eine physiologische Sauerstoffversorgung des isolierten Katzenherzens. Die Durchströmung im offenen System gestattet eine Elimination zugeführter Pharmaca. Folgende Parameter der Herzfunktion können unabhängig voneinander beliebig festgelegt werden: Einflußdruck, totales Minutenvolumen, Aortendruck und Coronardurchfluß. H.-A. Ketz. 1315.

Sabinina-Vasil'čenko, R. S. (Sabinina-Wassiltschenko, R. S.) Zavisimost' limfotoka ot krovjanogo davlenija i dychanija i ich vzaimno obuslovlennaja reguljacija. **(Die Abhängigkeit des Lymphstromes von Blutdruck und Atmung und ihre Regulation.)** Trudy Instituta fiziologii. Akademija nauk Kazachskoj SSR, Alma-Ata **3** (1961) S. 4–53. – 25 Abb., 98 Lit.

In Versuchen an Hunden wurde gezeigt, daß elektrische Reizungen des Sinus caroticus zu vermindertem arteriellen Blutdruck, beschleunigter Atmung und verstärktem Lymphstrom führen. Reizungen des ventralen Endes des N. ischiadicus verursachen einen Anstieg des arteriellen Drucks, erhöhten Lymphstrom und beschleunigte Atmung. Reizungen des zentralen Vagusendes führen zu verschiedenen Reaktionen der drei genannten Kriterien. Reizungen des peripheren Endes führen zu einem Abfall des arterillen Blutdruckes. Kälte- und Wärmereizungen zeigten, daß die Verminderung des arteriellen und venösen Blutdruckes sowie des Lymphstromes und der Atmung vorwiegend auf reflektorischem Weg über die Receptoren der Haut erfolgen. Diese und weitere Befunde zeigen, daß die Lymphbildung und der Lymphstrom sowohl von der Atmung, dem arteriellen und venösen Blutdruck als auch vom Erregungszustand des vegetativen Nervensystems abhängen.

G. Pose. 1320.

Dankova, A. N. (Dankowa, A. N.) Reflektornye vlijanija s receptorov rotovoj, nosovoj polostej i sosudov jazyka na arterial'noe, venoznoe davlenie, dychanie i limfotok v norme i v uslovijach sensibilizacii životnogo. **(Der reflektorische Einfluß von den Receptoren der Nasen- und Mundhöhle sowie den Gefäßen der Zunge auf den arteriellen, venösen Blutdruck, die Atmung und den Lymphstrom unter normalen Bedingungen und nach Sensibilisierung des Tieres.)** Trudy Instituta fiziologii. Akademija nauk Kazachskoj SSR, Alma-Ata **3** (1961) S. 207–237. – 17 Abb., 66 Lit.

Die Receptoren der Nasen- und Mundhöhle sowie der Zunge von Hunden wurden verschiedenen Arten von Reizen ausgesetzt. Chemische und mechanische Reizungen der genannten Receptoren verursachen einen Anstieg des arteriellen Blutdruckes, beschleunigte Atmung, vergrößerten Lymphstrom und einen Anstieg des venösen Blutdruckes. Thermische Reizungen führen zu reflektorischen Veränderungen des arteriellen Blutdruckes und des Lymphstromes. Die Empfindlichkeit der Receptoren gegenüber chemischen Reizen ist bei sensibilisierten Tieren (Pferdeserum, Eiweiß) erhöht. An der reflektorischen Regulation des arteriellen und venösen Blutdruckes, der Atmung und des Lymphstromes sind die Nn. lingualis, glossopharyngeus und die chorda tympani beteiligt. G. Pose. 1320.

Bulekbaeva, L. Ė. (Bulekbajewa, L. E.) Reflektornye vlijanija s nekotorych ėndokrinnych želez na limfotok. **(Der reflektorische Einfluß einiger endokriner Drüsen auf den Lymphstrom.)** Trudy Instituta fiziologii. Akademija nauk Kazachskoj SSR, Alma-Ata **3** (1961) S. 54–105. – 30 Abb., 201 Lit.

Die interroreceptiven Reflexe von perfundierten innervierten Hundeschilddrüsen, Pankreas und Testes wurden nach Reizungen der Baro- und Chemoreceptoren untersucht. Reizungen der Chemoreceptoren der Schilddrüse sowie der Baro- und Chemoreceptoren von Pankreas und Testes verursachten einen reflektorischen Anstieg des Lymphstromes. Der erhöhte Blutdruck der Schilddrüsengefäße führte zu einem Abfall des arteriellen Blutdruckes, vertiefter Atmung und erhöhtem Lymphstrom. Dieses spricht für die Anwesenheit von Baroreceptoren in der Schilddrüse. Ein erhöhter Blutdruck in den Blutgefäßen des Pankreas erhöht den arteriellen Blutdruck, vertieft die Atmung und verringert den Lymphstrom. Es wird gefolgert, daß sich in der Bauchspeicheldrüse gleichfalls Baroreceptoren befinden.

G. Pose. 1360.

Coxon, R. V. und Robinson, D. S.; Oxford, Univ. Lab. of Physiol.; Sir William Dunn School of Pathol. Fatty acid transport in thoracic duct, hepatic and intestinal lymph during fasting and after feeding glucose. **(Der Fettsäuretransport durch den Ductus thoracicus und durch die Lymphe der Leber und des Darmes während des Hungers sowie nach Glukoseverfütterung.)** Quart. J. exp. Physiol. cognate med. Sci. **47** (1962) Nr. 3. S. 252–257. – 2 Abb., 1 Tab., 13 Lit.

Bei 160–200 g schweren Ratten und 8–16 kg schweren Hunden wird der Fettsäuretransport im Ductus thoracicus sowie in der Lymphe der Leber und des Darmes während einer 48 Std. langen Hungerperiode sowie nach Glukoseverfütterung untersucht. Die Versuchsergebnisse zeigen, daß bei Ratten auch während des Hungers in der Lymphe des Ductus thoracicus veresterte Fettsäuren nachweisbar sind. Die Herkunft dieser veresterten Fettsäuren wird diskutiert. In diesem Zusammenhang wird die Zurückhaltung veresterter Fettsäuren während der Resorption in der Darmwand und die Ausschüttung aus den Fettdepots in die Lymphbahnen erörtert. Die nach reiner Glukoseverfütterung in der Lymphe des Ductus thoracicus der Ratte nachweisbaren veresterten Fettsäuren können möglicherweise nach der Resorption im Darmepithel synthetisiert worden sein. Die bei hungernden Ratten von 200 g in 24 Std. durch die Lymphe des Ductus thoracicus transportierte Menge an veresterten Fettsäuren macht etwa 50 mg aus. Das ist im Vergleich zu den für den Kalorienumsatz hungernder Ratten (200 g) benötigten Fettmengen von 2 g pro 24 Std. nur ein geringer Anteil. Die Versuche an hungernden Hunden zeigen, daß überschüssige veresterte Fettsäuren in der Lymphe des Darmes, aber nicht in der Leberlymphe nachweisbar sind.

H.-A. Ketz. 1360.

Heyndrickx, G. V.; Ghent, Belgium, State Agric. Univ. Investigations on the hormones in udder lymph and plasma from cattle. **(Untersuchungen über die Hormone in der Euterlymphe und im Plasma des Rindes.)** Quart. J. exp. Physiol. cognate med. Sci. **47** (1962) Nr. 4. S. 302-304. — 1 Tab., 22 Lit.

Hydrocortison, Corticosteron, proteingebundenes sowie anorganisches Jod wurden in der Euterlymphe und im Plasma des Eutervenenblutes bestimmt. Der Gehalt an Hydrocortison ist in der Lymphe sowohl im absoluten Maße als auch prozentual zum Gesamtsteroidgehalt geringer als im Plasma, während Corticosteron praktisch in gleicher Konzentration in beiden Körperflüssigkeiten enthalten ist. Gleichfalls ist der Gehalt an proteingebundenem Jod, sowohl als absoluter Wert als auch im prozentualen Anteil an der Gesamtjodmenge, in der Lymphe geringer als im Plasma, obwohl mehr Jod pro g Protein in der Lymphe gebunden ist. Fernerhin besteht eine positive Korrelation zwischen dem Hydrocortison — und proteingebundenen — Jod-Gehalt der Euterlymphe.

E. Grün. 1360.

Hall, J. G. und Morris, Bede; Canberra, Austral. Nat. Univ., John Curtin School of Med. Res., Dep. of Exp. Pathol. The output of cells in lymph from the popliteal node of sheep. **(Der Austritt von Zellen mit der Lymphe des Ln. popliteus beim Schaf.)** Quart J. exp. Physiol. cognate med. Sci. **47** (1962) Nr. 4. S. 360-369. — 2 Abb., 1 Tab., 23 Lit.

Mit Hilfe einer neuentwickelten Methode, die die Gewinnung von Lymphe aus den Hinterbeinen von Schafen über lange Zeit und ohne Betäubung ermöglicht, wurde bei 15 Schafen die Zahl und Art der Zellen bestimmt, die in der aus dem Ln. popliteus austretenden Lymphe enthalten waren. Unmittelbar nach der Operation war der Austritt von Zellen mit der Lymphe für einen Zeitraum von 24 Std. unterdrückt. Unter normalen Bedingungen betrug der Lymphfluß 2-10 ml/Std. und der Zellgehalt 30-100 Mill./Std. Wurde der Ln. popliteus durch eine s.c. Injektion von Humanserumglobulin in den Unterschenkel angeregt, so erhöhte sich der Zellaustritt, und verschiedene Arten von Zellen traten auf. Große primitive Übergangszellen sowie Zellen, die ebenfalls im Blut zu finden sind, waren in großem Maße nachzuweisen. Weiterhin wurde der Zellgehalt der peripheren Lymphe, die aus afferenten Lymphgefäßen gewonnen wurde, ermittelt. Bei einem Lymphfluß von 1-4 ml/Std. lag er bei 100-1500 Zellen/mm^3; in der Hauptsache handelte es sich um Lymphocyten mittlerer Größe. Die Bedeutung des Vorkommens der verschiedenen Zellarten in der Lymphe wird diskutiert.

E. Grün. 1360.

Pelt, R. W. van; East Lansing, Michigan State Univ., Coll. of Veterin. Med., Dep. of Surgery and Med. Properties of equine synovial fluid. **(Die Eigenschaften der Synovialflüssigkeit des Pferdes.)** J. Amer. veterin. med. Assoc. **141** (1962) Nr. 9. S. 1051-1061. — 8 Abb., 40 Lit.

Die Synovialflüssigkeit ist ein proteinhaltiges Dialysat des Blutplasmas, dem durch die Synovialzellen Mucin beigefügt wird. Die Nichtelektrolyte der Synovia diffundieren, im Gegensatz zum Blutplasma, in beiden Richtungen zwischen Blut und Gelenksflüssigkeit; die Elektrolyte werden in Übereinstimmung mit der Gibbs-Donnantheorie durch Membrangleichgewicht ausgeschieden. Die Synovialflüssigkeit kann mithin als eine Gewebsflüssigkeit angesehen werden, die bei Erkrankungen charakteristischen Veränderungen unterliegt. Es wurden entsprechende Untersuchungen durchgeführt, um die normalen physikalischen, biochemischen und cytologischen Eigenschaften der Synovialflüssigkeit des Pferdes zu ermitteln. Hierauf aufbauend sollten die Veränderungen bei pathologisch veränderter Synovia erfaßt werden. Die Untersuchungen sollten dazu beitragen, die verschiedenen Arthritisformen zu spezifizieren; es sollte eine frühzeitige und genaue Diagnose gestellt und dadurch Rückschlüsse auf die Prognose gezogen werden, es sollte ermittelt werden, wie das Gelenk auf eine antiarthritische und antibakterielle Therapie reagiert; es sollte die Ätiologie der Erkrankung geklärt und die Menge der Synovialflüssigkeit ermittelt werden. — Synovia wurde von 83 Gelenken von insgesamt 27 Pferden gewonnen. Untersuchungen fanden am Radiocarpal-, am Intercarpal-, am Metacarpophalangeal-, am Tibiotarsal- und am Metatarsophalangealgelenk statt. Die normale Synovia ist klar, gelblich und frei von Niederschlägen. Die Menge der Synovia ist abhängig von der Gelenkgröße. Junge Pferde haben größere Synoviamengen als ältere Tiere. Der Synovialserumzuckerspiegel ist nicht konstant. Gewöhnlich ist der Synovialzuckerspiegel höher als der Blutserumzuckerspiegel. Die Synovia aus kleinen Gelenken ist visköser als diejenige aus größeren Gelenken. Die Viskosität ist wahrscheinlich vom Hyaluronsäuregehalt abhängig. Es wurde weiter der Gehalt der Synovia an alkalischer Phosphatase bestimmt. Die Gesamtleukocytenzahlen variieren zwischen den einzelnen Gelenken. In der Synovia herrschen Lymphocyten und Monocyten vor; weiter wurden polymorphkernige Leukocyten, Klasmatocyten und Eosinophile gefunden; einige Synovialzellen waren vorhanden. O. Dietz. 1374.

Debuch, Hildegard; Köln, Univ., Physiol.-Chem. Inst. **Über die Aldehyde aus den Gehirnen verschiedener Säugetiere.** Hoppe-Seyler's Z. physiol. Chem. **327** (1962) Nr. 2/6. S. 65-73. — 2 Abb., 6 Tab., 13 Lit. Zus. in Engl.
Aus den Glycerinphosphatidfraktionen verschiedener Säugetiergehirne (Pferd, Rind, Schwein, Kaninchen und Ratte) wurden jeweils die Aldehyde der Plasmalogene als Dimethylacetate isoliert und gaschromatographisch analysiert. Die Aldehydgemische der Plasmalogene oben genannter Gehirne bestehen praktisch ausschließlich aus Palmitin- und Stearinaldehyd sowie Octadecenal. Der hohe Gehalt an C_{18}-Aldehyden (bis zu 80% der Gesamtaldehyde) ist bemerkenswert. Das Verhältnis von gesättigten zu einfach ungesättigten C_{18}-Aldehyden weist bei den untersuchten Arten große Unterschiede auf. Aldehyde mit längerer Kohlenstoffkette als C_{18} wurden nicht aufgefunden, verzweigtkettige waren in Spuren vorhanden. E. Kolb. 1376.

Anonym. Les méthodes employées pour l'étude du métabolisme et de la libération de l'histamine. **(Die gebräuchlichen Methoden für das Studium des Stoffwechsels und der Freisetzung von Histamin.)** J. Physiol. [Paris] **53** (1961) Nr. 6. S. 847-894. — 6 Abb., 2 Tab., 109 Lit.
Der Bericht enthält neben einer Aufzählung der Teilnehmer einer Tagung sowie einer Einführung und dem Schlußwort von G. Ungar 4 Referate, von C. F. Code: „Die Methode des biologischen Versuchs", H. T. Graham: „Chemisch-colorimetrische Methoden", P. A. Shore: „Die fluorometrische Methode" u. R. W. Schayer: „Isotopenmethoden". — Die umfangreichen Diskussionsbeiträge (24 S.) gliedern sich in 2 Abschnitte: 1. die Diskussion zwischen den Referenten und 2. die allgemeine Diskussion. Die Thematik umfaßt vorwiegend die Technik der einzelnen Methoden und Vergleiche ihrer Leistungsfähigkeit sowie die Möglichkeit einer gegenseitigen Ergänzung. Die sehr eingehenden Diskussionen sind wörtlich wiedergegeben, so daß der Bericht im Original nachgelesen werden muß. H. Müller. 1378.

Nibart, Michel; Alfort, École Nat. Vétérin. La soif et ses variations chez le chien. **(Der Durst und seine Schwankungen beim Hunde.)** Diss. Alfort **1962** 91 S. – 69 Lit. K. Reinhardt. 1380.

Anderson, R. S. und Pickering, E. C.; Glasgow, Univ., Dep. of Veterin. Physiol. Some aspects of the renal excretion of bicarbonate in the cow. **(Einige Bemerkungen über die renale Bicarbonatausscheidung beim Rind.)** J. Physiol. [London] **164** (1962) Nr. 1. S. 30P-31P. – 6 Lit.
Bei insgesamt 33 Milchkühen wird im Harn ein mittlerer Bicarbonatgehalt von 131,0 ± 58,3 m Äquiv/l und ein pH-Wert von 7,92 ± 0,21 gemessen. Mit Hilfe der Clearancemethodik wird bei insgesamt 3 Rindern die renale Ausscheidung und tubuläre Rückresorption von Bicarbonat bestimmt. Die mittlere tubuläre Rückresorptionsrate wird mit 2,7 m Äquiv/100 ml Glomerulumfiltrat angegeben. Dieser Wert liegt in der gleichen Größenordnung wie beim Menschen. H.-A. Ketz. 1400.

Swingle, Karl und Cornelius, Charles E.; Davis, Univ. of California, School of Veterin. Med., Dep. of Clin. Pathol. Ruminant urolithiasis. V. Excretion of certain urinary biocolloid fractions by sheep on alfalfa and grain rations. **(Harnsteinbildung beim Wiederkäuer. 5. Mitt. Ausscheidung verschiedener Biokolloidfraktionen im Harn von Schafen bei Fütterung von Luzerne sowie von Getreide.)** Amer. J. veterin. Res. **23** (1962) Nr. 96. S. 972-976. – 3 Abb., 4 Lit. Zus. in Span. 4. Mitt. vgl. LZ. Abt. IV **7** (1962) Nr. 11. S. 2392.
Im Hinblick auf das gehäufte Auftreten von Harnsteinen bei Schafen mit einem hohen Anteil von Getreidefütterung wurden Untersuchungen über die Ausscheidung verschiedener Proteine und Polypeptide bei Verabreichung von Luzerne bzw. eines Gemisches von Luzerne und von Getreide (20% Luzerne, 80% Getreide) durchgeführt. Es wurden 4 Fraktionen im Harn nachgewiesen: eine bei pH 6 unlösliche Proteinfraktion, eine in 1 m NaCl-Lösung unlösliche Proteinfraktion, ein in 1 m NaCl-Lösung lösliches Proteingemisch und eine Polypeptidfraktion. Während der überwiegenden Getreidefütterung wurden durchschnittlich nur 40% des Harnvolumens des bei Luzernefütterung ausgeschieden, wobei die Reaktion allgemein unter einem pH-Wert von 8 lag und bis in den schwach sauren Bereich (pH 5,3) hineinreichte (bei Luzernefütterung pH-Werte 8-8,8). Unter Berücksichtigung der Harnvolumina war nur die bei pH 6 unlösliche Proteinfraktion bei Getreidefütterung vermehrt, wobei die Konzentration im Harn bis um das 8fache höher als bei Luzernefütterung lag und wobei täglich mehr als 200 mg ausgeschieden wurden. Auf die mögliche Bedeutung der gesteigerten Ausscheidung bestimmter Biokolloide bei hoher Getreidefütterung für die Harnsteinbildung wird hingewiesen. E. Kolb. 1400.

Viertel, Peter; Hannover, Tierärztl. Hochschule, Physiol. Inst. **Untersuchungen über den Wert der Clearance des endogenen Kreatinins und des Gesamtchromogens für die Bestimmung der glomerulären Filtrationsrate bei Schaf und Ziege unter besonderer Berücksichtigung des Harnflusses.** Diss. Hannover **1962** 71 S. – 15 Abb., 2 Tab., 154 Lit.
Bei vier Ziegen und vier Schafen wird die glomeruläre Filtrationsrate bei unterschiedlichem Harnfluß vergleichend mit Hilfe der Inulin-, der echten endogenen Kreatininclearance und der Gesamtchromogenclearance bestimmt. Es wird das Verhältnis der unterschiedlich gewonnenen Clearancewerte zueinander berechnet und gefunden, daß die Verhältnisse der Clearancegrößen zueinander vom Harnfluß unabhängig sind. Auf Grund der methodisch bedingten Schwankungsbreiten wird die echte endogene Kreatininclearance als Methode der Wahl zur Bestimmung der glomerulären Filtrationsrate bei kleinen Wiederkäuern empfohlen. Die unter verschiedenen Versuchsbedingungen bestimmte glomeruläre Filtrationsrate ist bei Schaf und Ziege nur

in einem mittleren Harnflußbereich relativ konstant. Die Inulinclearance, die echte endogene Kreatininclearance und die Gesamtchromogenclearance werden für die Ziege im Mittel mit 66,7; 77,0 und 67,3 ml · min^{-1} · m^{-2}, für das Schaf mit 48,6 bzw. 47,9 ml · min^{-1} · m^{-2} angegeben. H.-A. Ketz. 1400.

Lebedev, A. A. (Lebedew, A. A.); Iwanowo, Med. Inst., Lehrstuhl für Pharmakol. O funkcii peresažennoj reinnervirovannoj počki. **(Über die Funktion der transplantierten reinnervierten Niere.)** Bjulleteń ėksperimental'-noj biologii i mediciny, Moskva **54(27)** (1962) Nr. 7. S. 18-22. — 2 Abb., 12 Lit. Zus. in Engl.
An 10 Hunden wurde eine Autotransplantation der Niere in die Halsgegend vorgenommen. Die Reinnervation erfolgte durch eine Anastomose des zentralen Vagusendes und der Nierennerven. Der Harnleiter der transplantierten Niere wurde in die Haut der Brust, der der intakten Nieren in die Bauchdecke verlegt. Die anfänglich nach der Operation verringerte Filtration der transplantierten Niere normalisierte sich im Laufe der Versuchsperiode (2-8 Mon.). Einige Monate nach der Operation unterschied sich die Reabsorption von Glukose und ^{24}Na sowie die Exkretion von Phenolrot der transplantierten reinnervierten Niere nicht von der Kontrollniere. Eine Durchtrennung des anastomosierten Vagus führt nach einiger Zeit zu einem beachtlichen Abfall der Funktion der transplantierten Niere. G. Pose. 1400.

Sensel, Horst; Berlin, Humboldt-Univ., Veterinärmed. Fak., Men. Tierklin. und Inst. für Gerichtl. Tierheilkunde. **Die renale Aminosäurenausscheidung beim Hund unter Berücksichtigung der papierchromatographischen Nachweismethode.** Diss. Berlin **1963** 88 S. — 14 Abb.; 5 Tab., 124 Lit.
Es wird die Aminosäurenausscheidung im Harn beim Hund mittels der zweidimensionalen Papierchromatographie ermittelt, nachdem einleitend auf die Grundlagen und Grenzen dieser Methode und auf die Bedeutung der Aminosäuren für den Organsimus sowie die wichtigsten Stoffwechselvorgänge der bekanntesten Aminosäuren und auf die renale Aminosäurenausscheidung eingegangen wurde, wobei auch verschiedene Erkrankungen Berücksichtigung finden. Zur vorbereitenden Trennung der Aminosäuren von störenden Fremdstoffen (Salzen) erwies sich die horizontale Papierelektrophorese als geeignet. Bei der chromatographischen Darstellung wurden im Hundeharn die meisten der Aminosäuren gefunden, die ebenfalls im menschlichen Urin enthalten sind. Es zeigte sich, daß auch im Harn des Hundes die endogenen Aminosäuren ebenso vorherrschen wie im Urin des Menschen. E. Wiesner. 1400.

Zöller, Wolfgang Wilhelm; Bonn, Univ., Zool. Inst. **Die Uricolyse bei Säugern unter natürlichen und experimentellen Bedingungen mit besonderer Berücksichtigung der Caniden und Marsupialier.** Zool. Jb., Abt. allg. Zool. Physiol. Tiere **70** (1962) Nr. 1. S. 111-144. — 5 Abb., 16 Tab., 32 Lit.
Bei insgesamt 69 verschiedenen Säugetierarten wird der uricolytische Index untersucht. Bei den meisten domestizierten Canidenrassen erfolgt ein weitgehender Abbau der Harnsäure zu Allantoin. Bei Beuteltieren ist die Endstufe des Purinabbaues meist die Harnsäure. Die Harnsäure- und Allantoinausscheidung ist bei den untersuchten 12 Haushundrassen, bei 3 Wildcaniden- und 2 Beuteltierarten von mehreren endogenen und exogenen Faktoren abhängig. H.-A. Ketz. 1400.

Raynaud, C.; Orsay, Seine-et-Oise, France, Commissariat à l'Énergie Atomique, Dép. de Biol., Serv. Hospitalier Frédéric Joliot. Renal excretion of magnesium in the rabbit. **(Die renale Magnesiumausscheidung beim Kaninchen.)** Amer. J. Physiol. **203** (1962) Nr. 4. S. 649-654. — 13 Abb., 1 Tab., 26 Lit.
Bei männlichen Kaninchen (2-3,5 kg) wird die renale Ausscheidung von ^{28}Mg nach schneller intravenöser Injektion bestimmt. Die aus der spezifischen

Aktivität im Plasma und Harn berechnete Ausscheidungsrate spricht für eine reine glomeruläre Filtration des Magnesiums beim Kaninchen. Die Befunde schließen einen tubulären Transportmechanismus für das Magnesium aus. H.-A. Ketz. 1400.

Garm, Otto; Oslo, Veterinaerhøjskole, Inst. för Reproduksjonsfysiol. og -pathol. Transplamtasjon av fertiliserte ova. **(Transplantation befruchteter Eier.)** Medlemsbl. Norske Veterinaerforen. **14** (1962) Nr. 7. S. 203-208. – 19 Lit.

Die Transplantation befruchteter Eier ist nicht nur als Mittel einer rationaleren Ausnutzung weiblicher Tiere zur Zucht von Interesse, sondern hat auch wertvolle Untersuchungen in der Fortpflanzungsphysiologie und -pathologie, Cytologie, Genetik und Immunologie ermöglicht. Vf. gibt eine Übersicht über die Fortschritte hinsichtlich der Technik bei der Superovulation und Eitransplantation und über die künftigen Aussichten dieser Methode. E. Lehnert. 1445.

Döcke, F.; Dummerstorf, Abt. Fortpflanzungsbiol. des Inst. für Tierzuchtforsch. der Dtsch. Akad. der Landwirtsch.-Wiss. zu Berlin. **Untersuchungen zur Uteruskontraktilität beim Rind.** Arch. exp. Veterinärmed. **16** (1962) Nr. 6. S. 1205-1307. – Vgl. LZ. Abt. IV **8** (1963) Nr. 4. S. 692. 1450.

Döcke, F.; Dummersdorf, Inst. für Tierzuchtforsch. der Dtsch. Akad. der Landwirtsch.-Wiss. zu Berlin. Výzkum účinku nervového systému na dělohu u skotu. **(Untersuchungen über den Einfluß des Nervensystems auf den Rinteruterus.)** Veterinární Med. **7(35)** (1962) Nr. 6/7. S. 457-468. – 20 Abb., 10 Lit. Zus. in Russ., Franz., Dtsch.

Die Forschungen befaßten sich mit dem Einfluß des vegetativen Nervensystems auf die Kontraktilität der Gebärmutter bei Kühen. Die Kontraktionen verfolgte man mit Hilfe eines Kymographen. Nach einer Adrenalingabe i. v. folgte zunächst eine Kontraktion, die durch eine Inhibition abgelöst wurde. In den Gebärmutterecken herrschte die motorische Wirkung vor, während der Gebärmutterkörper inhibiert war. Das Acetylcholin aktiviert den Gebärmutterkörper weniger als den übrigen Körper, und dies vor allem während der Brunst. Die künstliche Besamung ruft schwächere Gebärmutterkontraktionen als der natürliche Akt hervor. Bei kastrierten Färsen kann man Gebärmutterkontraktionen durch Oestrogeninjektionen hervorrufen, aber die Kontraktionen sind für die Brunst auch dann nicht typisch, wenn die Färsen markante Brunstmerkmale zeigten. Die für die Brunst typischen Gebärmutterkontraktionen wurden durch gleichzeitige Injektion von Oxytocin und Acetylcholin hervorgerufen. B. Hamzová. 1450.

Kudláč, E.; Brno, Porodnicko-Gynekol. Katedra Veterin. Fak. Vyvolání říje u prasnic v období laktace. **(Auslösung der Brunst bei Sauen in der Laktationsperiode.)** Veterinární Med. **7(35)** (1962) Nr. 6/7. S. 507-512. – 1 Tab., 12 Lit. Zus. in Russ., Franz., Dtsch.

Von 52 säugenden Sauen zeigte sich die Brunst nach einer Applikation von 1 ml SBK/10 kg Kgw. bei 44 Tieren (88,61%). Die Brunst stellte sich gewöhnlich 3 bis 6 Tage nach der Applikation ein und dauerte 1,5 bis 2,5 Tage. Die Brunstmerkmale waren weniger markant. Auf die säugenden Ferkel hatte SBK praktisch kein Wirkung. Von 29 Sauen, die während der künstlich hervorgerufenen Brunst zugelassen waren, wurden 21 trächtig (72,41%). Die während der Laktationsperiode nach SBK-Applikation trächtig gewordenen Sauen hatten Würfe von durchschnittlich 8,81 Ferkeln; im Vergleich mit dem vorigen Wurf war die Geburtenziffer um 2,12% niedriger. Die SBK-Applikation wies die besten Ergebnisse gegen das Ende der Laktationsperiode auf, knapp vor dem Absetzen der Ferkel. B. Hamzová. 1455.

Cross, B. A. und Silver, I. A.; Cambridge, Univ., Sub-Dep. of Veterin. Anatomy. Mammary oxygen tension and the milk-ejection mechanism. **(Die Sauerstoffspannung in der Milchdrüse und der Milchejektions-Mechanismus.)** J. Endocrinology **23** (1962) Nr. 4. S. 375-384. – 7 Abb., 17 Lit.
Die Sauerstoffspannung wurde polarographisch mittels Goldnadel-Elektroden gemessen, die Kaninchen in leichter Urethannarkose durch die Haut in die Milchdrüse eingeführt wurden. Die O_2-Spannung erhöhte sich beim Entzug der Milch aus stark angefüllten Milchdrüsen. Sie erniedrigte sich bei i.v. Oxytocininjektionen, die zu Myoepithelkontraktionen führten, und bei Wirkung von endogenem und exogenem Adrenalin. Erhöhte sich die O_2-Spannung bei einer Sauerstoffatmung oder erniedrigte sie sich bei einer N_2-Atmung, so wurde die durch exogenes Oxytocin auslösbare Milchejektion davon nicht beeinflußt. Die elektrische Reizung der lateralen und kaudalen Hypothalamusgebiete verminderte die O_2-Spannung und hemmten bei Adrenalinapplikation die Milchejektion. Vff. vertreten die Meinung, daß die O_2-Spannung im Milchdrüsengewebe Rückschlüsse auf den kapillaren Blutdurchfluß in der Milchdrüse und damit auch auf die Reaktion der Myoepithelzellen auf zirkulierendes Oxytocin zuläßt. H. Mielke. 1470.

Gračev, I. I. und Gostev, A. V. (Gratschew, I. I. und Gostew, A. W.); Leningrad, Shdanow-Univ. Materialy o reflektornom vlijanii s moločnoj železy na limfootdelenie u koz. **(Material über den reflektorischen Einfluß der Milchdrüse auf die Lymphsekretion der Ziegen.)** Doklady Akademii nauk SSSR, Moskva **144(30)** (1962) Nr. 4. S. 938-941. – 4 Abb., 12 Lit.
Bei zwölf 5-8jährigen Ziegen wird in eines der Lymphgefäße der Milchdrüsen eine Kanüle eingeführt und durch die Haut nach außen gelegt. Die anfänglich niedrige Lymphsekretion (1,0-1,2 ml/Std./100 g Drüse) vergrößert sich im letzten Trächtigkeitsmonat und erreicht 2 Wochen vor der Geburt 11,2 ml/ Std./100 g Drüsengewicht und bleibt auch im 1. Laktationsmonat hoch (5 ml/ Std./100 g Drüse). Mechanische Reizung der Receptoren der sezernierenden und nicht sezernierenden Milchdrüsen führt meistens zur Verstärkung des Lymphstromes. Imitiertes Melken (ohne Milchausscheidung) verursacht einen geringeren Anstieg der Lymphsekretion als wirkliches Melken. Die Lymphsekretion auf Grund mechanischer Reize ist von reflektorischem Charakter. Bei Ausschaltung der Reflektoren durch Novocain fällt der Anstieg der Lymphsekretion nach mechanischer Reizung aus. G. Pose. 1470.

Straile, William E.; Rhode Island, Brown Univ., Biol. Dep. Sensory hair follicles in mammalian skin: the tylotrich follicle. **(Sensorische Haarfollikel in der Haut der Säugetiere; die tylotrichen Follikel.)** Amer. J. Anatomy **106** (1960) Nr. 2. S. 133-147. – 19 Abb., 27 Lit.
260 tylotriche Follikel von 13 Mäusen, 5 Meerschweinchen und 1 Chinchilla wurden untersucht. Die Ergebnisse weisen dabei auf ein Haarfollikel hin, das bei den Säugetieren mit unterschiedlichem Spezialisierungsgrad weit verbreitet ist. Die Spezialisierung dieses Follikels äußert sich in seiner taktilen Funktion, die durch eine umfangreiche Innervation, durch erektiles Gewebe und durch Ähnlichkeit zu den Vibrissa-Follikeln gewährleistet wird. Größere Unterschiede bestehen in der effektiven Wirkungsweise dieser Follikel bei den einzelnen Tierarten, aber auch in Abhängigkeit vom Wachstumszyklus der Haare. Bei Kaninchen sind die tylotrichen Follikel am höchsten spezialisiert. H. Mielke. 1490.

Bannikova, N. A. (Bannikowa, N. A.); Leningrad, Inst. für Exp. Veterinärmed. der Akad. der Med. Wiss. der UdSSR. O reflektornych izmenenijach sosudov slizistoj oboločki tonkogo kišečnika i dejatel'nosti vorsinok v processe vsasyvanija. **(Über die reflektorischen Veränderungen der Dünndarmgefäße und der Zottentätigkeit während der Resorption.)** Fiziologičeskij žurnal

SSSR imeni I. M. Sečenova, Moskva-Leningrad 48 (1962) Nr. 3. S. 324-330. — 3 Abb., 3 Tab., 15 Lit.

Bei Hunden verursachen Reizungen der Mechanoreceptoren des Darmes eine reflektorische Hemmung der rhythmischen Zottentätigkeit, Erhöhung des Zottentonus und Gefäßverengerung. Der efferente Weg dieses Reflexes geht über die Nn. splanchnici und andere Nerven des sympathischen Nervensystems, die eine Unterbrechung im Solarplexus haben. Bei Reizungen der Mechanoreceptoren des Magens hängt die Reaktionsweise der Zotten von der Reizstärke ab. Optimale Reizungen führen zu Steigerung der rhythmischen Zottentätigkeit, ohne den Tonus oder die Gefäße zu beeinflussen. Starke Reizungen verursachen gleichzeitig Erhöhung des Zottentonus und Gefäßconstriction. Im ersten Fall erfolgt der Reflex über die Fasern des N. vagus, im zweiten unter Mitwirkung des parasympathischen und sympathischen Nervensystems. G. Pose. 1500.

Kolb, E.; Leipzig, Karl-Marx-Univ., Veterin.-Physiol.-Chem. Inst., Abt. für Ernährungsphysiol. **Die Funktion der Vormägen unter Berücksichtigung klinischer Gesichtspunkte.** Mh. Veterinärmed. **17** (1962) Nr. 20. S. 828-833. — 2 Abb., 4 Lit.

In einem Übersichtsreferat wird auf die Motorik und die funktionelle Bedeutung der Vormägen eingegangen. Nach Beschreibung des Ablaufes der Hauben-Pansen-Psalterkontraktionen und deren nervös-reflektorische Regulierung wird der Wiederkauakt und der Ructus besprochen. Die Umsetzungen in den Vormägen werden unter besonderer Berücksichtigung des Kohlenhydratabbaues, des Stickstoff-Stoffwechsels, des Fettstoffwechsels und der Vitaminsynthese im einzelnen dargelegt. Abschließend wird noch einmal die Bedeutung der Vormägenfunktion für den Gesamtstoffwechsel beim Wiederkäuer hervorgehoben. Eine besondere Rolle kommt dabei dem in den Vormägen gebildeten und resorbierten niederen Fettsäuren zu, die allein etwa 50% der umgesetzten Energie liefern. Das Versagen der Vormägenfunktionen hat oft schwerwiegende Störungen des Stoffwechsels der Leber und auch der Milchdrüse zur Folge. H.-A. Ketz. 1510.

Campling, R. C. und Balch, C. C.; Shinfield, Reading, Nat. Inst. for Res. in Dairying. Factors affecting the voluntary intake of food by cows. I. Preliminary observations on the effect, on the voluntary intake of hay, of changes in the amount of the reticulo-ruminal contents. **(Faktoren, die die freiwillige Futteraufnahme bei Rindern beeinflussen. 1. Mitt. Vorläufige Beobachtungen über den Effekt, über die freiwillige Heuaufnahme und über die Veränderungen der Menge des Netzmagen-Panseninhaltes.)** Brit. J. Nutrit. **15** (1961) Nr. 4. S. 523-530. — 2 Abb., 4 Tab., 12 Lit.

Bei insgesamt 7 Rindern mit Pansenfisteln wird die tägliche freiwillige Heuaufnahme für die Dauer von 3-4 Std. gemessen. Aus den Versuchsergebnissen geht hervor, daß die tägliche Heuaufnahme vom Volumen des Panseninhaltes abhängig ist. Dabei bestehen feste Korrelationen zwischen den flüssigen und festen Anteilen des Panseninhaltes. H.-A Ketz. 1510.

Campling, R. C., Freer, M. und Balch, C. C.; Shinfield, Reading, Nat. Inst. for Res. in Dairying. Factors affecting the voluntary intake of food by cows. II. The relationship between the voluntary intake of roughages, the amount of digesta in the reticulo-rumen and the rate of disappearance of digesta from the alimentary tract. **(Faktoren, die die freiwillige Futteraufnahme bei Rindern beeinflussen. 2. Mitt. Die Beziehung zwischen der freiwilligen Aufnahme von Rauhfutter, der Menge des Netzmagen-Panseninhaltes und der Durchgangsrate der Futterbestandteile durch den Magendarmkanal.)** Brit. J. Nutrit. **15** (1961) Nr. 4. S. 531-540. — 2 Abb., 7 Tab., 15 Lit.

Bei insgesamt 4 trockenstehenden Shorthornrindern mit Pansenfistel wird die tägliche Aufnahme von Heu und Haferstroh gemessen. Die Versuchstiere nehmen mehr als doppelt so viel Heu als Haferstroh auf. Die niedrigere Strohaufnahme hängt mit der schlechteren Verdaulichkeit und dem längeren Aufenthalt dieses Futtermittels im Pansen zusammen. Aus den Versuchsergebnissen wird geschlossen, daß die freiwillige Futteraufnahme in Abhängigkeit von der Aufenthaltsdauer des betreffenden Futtermittels im Netzmagen und Pansen sowie von der Durchgangszeit durch den gesamten Magen-Darmkanal erfolgt. H.-A. Ketz. 1510.

Campling, R. C., Freer, M. und Balch, C. C.; Shinfield, Reading, Nat. Inst. for Res. in Dairying. Factors affecting the voluntary intake of food by cows. III. The effect of urea on the voluntary intake of oat straw. **(Faktoren, die die freiwillige Futteraufnahme bei Rindern beeinflussen. 3. Mitt. Die Wirkung von Harnstoff auf die freiwillige Aufnahme von Haferstroh.)** Brit. J. Nutrit. **16** (1962) Nr. 1. S. 115-124. — 3 Abb., 6 Tab., 17 Lit.
In insgesamt 4 Versuchsreihen an je 2-4 erwachsenen, nicht laktierenden Rindern wird der Einfluß einer kontinuierlichen intraruminalen Harnstoffinfusion auf die freiwillige Aufnahme von Haferstroh untersucht. Die Infusion von 25 g Harnstoff täglich führt zu einer 26%igen, die Infusion von 75 bis 150 g Harnstoff zu einer 40%igen Erhöhung der freiwilligen Aufnahme von Haferstroh. Gleichzeitig wird die Verdaulichkeit des Haferstrohes erhöht und die Aufenthaltsdauer im Magen-Darm-Trakt verkürzt. 24 Std. nach Fütterungsbeginn wird bei den Versuchstieren die gleiche Menge an Trockensubstanz im Panseninhalt gefunden wie bei Kontrolltieren, die Haferstroh ad libitum erhielten. Die Ergebnisse werden in Zusammenhang mit der Hypothese diskutiert, daß die freiwillige Futteraufnahme von der Aufenthaltsdauer der verdauten Futterbestandteile im Pansen abhängig ist. H.-A. Ketz. 1510.

Fedij, Je. M. (Fedi, Je. M.); Ukrain. Akad. der Landwirtsch.-Wiss. Rol' peredšlunkiv u travlenni molodnjaka velykoï rogatoï chudoby. **(Rolle der Vormägen der Jungrinder bei der Verdauung.)** Visnyk sil'śkogospodarśkoï nauky, Kyïv **5** (1962) Nr. 1. S. 103-104. — 1 Tab. Orig.: ukrain., Ausz.: russ.
Untersucht wurden Verdauung und Resorption von Kohlehydratverbindungen, bes. aus rohfaserreichen Pflanzen, in der Ration von 6-8 und 18 Mon. alten Rindern. Die Magenverdauung ist bei Kälbern am intensivsten. Im Alter von 6-8 Mon. werden bis 38% der Rohfaser und bis 39% der organischen Substanz im Magen verdaut. Anschließend spielen die Vormagenabteilungen eine immer größer werdende Rolle. Im Alter von 18 Mon. sind die Verhältnisse wie beim erwachsenen Tier. S. Willer. 1510.

Nelypa, P. O. Vikovi osoblyvosti syčužnoï sekreciï v teljat. **(Altersmäßige Besonderheiten der Labmagensekretion bei Kälbern.)** Visnyk sil'śkogospodarśkoï nauky, Kyïv **5** (1962) Nr. 4. S. 84-89. — 6 Tab., 11 Lit. Orig.: ukrain., Ausz.: russ.
Die Labmagensekretion geht ununterbrochen und zu verschiedenen Lebenszeiten in unterschiedlicher Höhe vonstatten. Vom 1. bis zum 6. Lebensmonat verstärkt sie sich bei Kälbern um das 8fache. Während der Milchfütterung ist die Sekretion mit einem hohen Säuregrad, einer hohen Ferment-Aktivität und dem Auftreten großer Chymusmengen verbunden. Alle diese Merkmale vermindern sich beim Übergang zu Rauh- und Kraftfutter. Nur bei der Grünfütterung kommt es zu einem erneuten beständigen Anstieg des Säuregrades und der Fermentaktivität. Die Sekretion von freier Salzsäure ist bei 10 Tage alten Kälbern noch schwach, steigt aber bis zum 15.-20. Lebenstag auf die späteren Normalwerte an. S. Willer. 1510.

Krogh, Nils; Oslo, Veterin. Coll. of Norway, Dep. of Internal Med. Studies on alterations in the rumen fluid of sheep, especially concerning the microbial composition, when readily available carbohydrates are added to the food. IV. Identification of the gram-positive flora developing during the feeding experiments. **(Untersuchungen über Änderungen der mikrobiellen Zusammensetzung des Pansensaftes beim Schaf bei Zugabe von leicht verdaulichen Kohlenhydraten zum Futter. 4. Mitt. Identifizierung der während der Fütterungsexperimente zur Entwicklung kommenden grampositiven Flora.)** Acta veterin. scand. 2 (1961) Nr. 4. S. 357-374. – 4 Tab., 30 Lit. Zus. in Norweg., Dtsch. 3. Mitt. vgl. LZ. Abt. IV 8 (1963) Nr. 6. S. 1143.

In früheren Mitteilungen wurde berichtet, daß sich nach Fütterung von Rohrzucker, Milchzucker und Stärke im Überschuß an Schafe im Pansen eine dominierende grampositive Flora entwickelt. Hierbei handelte es sich um Streptokokken, Laktobazillen und Hefepilze. Von 93 isolierten Streptokokkenstämmen waren 92 amylolytisch. Eine eingehendere Untersuchung von 28 Stämmen ergab die für *Str. bovis* charakteristischen Eigenschaften. Von 149 Laktobazillenstämmen konnten 141 identifiziert werden: *L. brevis* (106), *L. buchneri* (5), *L. cellobiosus nov. sp.* (2), *L. bifidus* (20), *L. casei var. casei* (6), *L. plantarum* (2). 7 Stämme wurden für einen intermediären Typ von *L. brevis* und *L. fermenti* gehalten. 1 Stamm konnte nicht identifiziert werden. *L. bifidus* wurde nur nach Fütterung mit Stärke gefunden. Von den 4 isolierten Hefestämmen erwiesen sich 3 als *Candida tropicalis* und einer als *C. krusei*.

W. Goldbach. 1510.

Ash, R. W.; Aberdeen, Bucksburn, Rowett Res. Inst. The flow of food material from the omasum of sheep. **(Die Abgabe von Futtermaterial aus dem Psalter des Schafes.)** J. Physiol. [London] **164** (1962) Nr. 1. S. 25P-26P. – 1 Lit.

Bei 3 Schafen mit einer unmittelbar unterhalb der Psalterlabmagenöffnung sowie im vorderen Teil des Labmagens fixierten Überführungskanüle wurde die Abgabe von Psalterinhalt quantitativ gemessen. Wurde das gesammelte Futtermaterial nicht zurück in den Labmagen gegeben, hatte dies die Überführung hoher Mengen von Psalterinhalt (maximal 810 ml/h) zur Folge. Eine Rückgabe des entnommenen Futtermaterials in den Labmagen reduzierte die Überführungsmenge auf die Hälfte und löste abwechselnd Perioden mit hoher und niedriger Überführungsrate aus. Die Einführung von 2,5 bis 4 Liter der mehr flüssigen Pansensaftfraktion (5% Trockensubstanzgehalt) von anderen Schafen erhöhte die Überführungsmenge innerhalb von 5-10 Min. für die Dauer von etwa 2 Std. Die schnelle Zufuhr von 300-400 ml Psalterflüssigkeit in den Labmagen annullierte vorübergehend die genannten Wirkungen und reduzierte Intensität und Häufigkeit der Haubenkontraktionen. Untersuchungen an 2 Schafen ergaben direkte Beziehungen zwischen den bei 6 täglichen Entnahmen ermittelten Überführungsmengen und der täglichen Futter- und Wasseraufnahme. Gehäckseltes Heu und getrocknetes Gras bedingten höhere Überführungsmengen als eine Kost aus gepreßtem Grasmehl in gleichen Mengen. Die Überführungsrate schwankte bei den drei genannten Kostformen bei einer täglichen Aufnahme von 750 bis 1100 g zwischen 1072 und 2075 ml pro 6 Std. Die Futteraufnahme selbst übte einen unterschiedlichen Einfluß auf die Menge des aus dem Psalter abgegebenen Futters aus, während das Wiederkauen ohne Auswirkungen blieb. H. Gürtler. 1550.

Murray, Moira G., Reid, R. S. und Sutherland, T. M.; Aberdeen, Bucksburn, Rowett Res. Inst. The rate of passage of digesta from the reticulo-rumen of the sheep. **(Die Überführungsrate von Inhalt aus dem Hauben-Pansen-Raum beim Schaf.)** J. Physiol. [London] **164** (1962) Nr. 1. S. 26P-27P. – 2 Lit.

Unter Verwendung eines von den obengenannten Autoren beschriebenen Apparates, durch welchen der Panseninhalt in rascher Zirkulation gehalten werden kann, wurde nach aufeinanderfolgenden Gaben von Polyaethylenglykoll in den Pansen das gesamte Gewicht des Panseninhaltes in Intervallen im Verlaufe des Tages gemessen. Aus der Abnahme des Polyaethylenglykolls kann auf die Abgabe von Inhalt in den Psalter geschlossen werden. Das

Gewicht des Panseninhaltes war dabei unmittelbar nach der Fütterung am höchsten und nahm im Verlaufe des Tages ab. 500 g Futter vermehrten den Panseninhalt um 1,5 kg; die zusätzliche Flüssigkeit ist vermutlich außer auf die Speichelsekretion auf eine Überführung von Wasser durch die Pansenwand infolge des osmotischen Effektes des Futters zurückzuführen. Die Abgabe von Panseninhalt erreichte ihr Maximum etwa 1-2½ Std. nach der Fütterung und zeigte eine zweite Spitze 7-10 Std. nach der Futteraufnahme. Insgesamt wurden von einem Schaf mit einem Gewicht von 55 kg bei der Aufnahme von 1 kg Pelletfutter und von 2-3 Liter Wasser in 24 Std. täglich etwa 6 kg Panseninhalt in der gleichen Zeitspanne abgegeben. Nur 12,5% der täglich gebildeten flüchtigen Fettsäuren passierten die Hauben-Psalter-Öffnung. Bei der Aufnahme der gleichen Futtermenge von einem Futterband während der Dauer von 24 Std. trat ein sichtlicher Abfall im Gewicht des Panseninhaltes und der abgegebenen Menge an Panseninhalt auf. Die Zugabe von 3 g Natriumchlorid zu jeder Mahlzeit bedingte bei einer zweimaligen Fütterung keine Erhöhung der Überführungsmenge aus dem Pansen, es trat aber eine geringgradige Erniedrigung des Gewichtes des Panseninhaltes ein.
H. Gürtler. 1550.

Ketz, H.-A., Plessing, H. und Selisko, O.; Potsdam-Rehbrücke, Inst. für Ernähr. der Dtsch. Akad. der Wiss. zu Berlin. **Die Vitamin A-Leberspeicherung unter verschiedenen Ernährungsbedingungen.** Mh. Veterinärmed. **17** (1962) Nr. 20. S. 801-805.
Es wird eine Literaturübersicht über die Vitamin A-Leberspeicherung bei Fischen, Geflügel, Säugetieren und beim Menschen gegeben. Daraus werden für die Praxis der Tierernährung folgende Schlußfolgerungen abgeleitet. Bei ungenügender Vitamin A-Zufuhr kommt es besonders bei trächtigen Tieren zu einem Abbau des Lebervorrates, der eine unvollständige Ausbildung der fetalen Leberreserve zur Folge hat. Da die Milch der suboptimal ernährten Muttertiere den Vitamin A-Bedarf der Jungtiere nicht zu decken vermag, kommt es zur Resistenzminderung gegenüber Infektionskrankheiten und schließlich zu Jungtierverlusten. J. Müller. 1585.

Hellström, Vidar, Hellberg, Arvid, Andersson, Albert und Eriksson, Sture; Stockholm, Staatl. Inst. für Volksgesundh., Vitaminabt.; Uppsala, Staatl. Haustierversuchsanst.; Stockholm, Schwed. Reichsstelle für Landwirtsch. Marktordn.; Uppsala, Landwirtschaftshochschule, Inst. für Tierernähr. **Die Stabilität und Ausnutzung des A-Vitamines in pulverförmigen A-Vitaminkonzentraten.** Z. Tierphysiol., Tierernähr. Futtermittelkunde **17** (1962) Nr. 4. S. 205-212. — 5 Tab., 3 Lit. Zus. in Engl.
13 pulverförmige A-Vitaminkonzentrate wurden zur Stabilitätsprüfung mit einem typischen Schweinefutter vermischt und bei ca. +15 °C aufbewahrt. Zu Beginn des Versuches und nach 1, 3, 6 u. 12 Mon. durchgeführte chemische Analysen ergaben, daß lediglich 6 Konzentrate als befriedigend stabil bezeichnet werden konnten. In gleicher Weise untersuchter Futtertran besaß bereits nach einem Monat kein Vitamin A mehr. Die Ausnutzung des Vitamin A in den Konzentraten wurde an abgesetzten Ratten mit der Leberspeichermethode getestet. Bei den Präparaten mit guter Stabilität wurde in einem Falle signifikant niedrigere Ausnützbarkeit beobachtet. Die Aufnahme von Vitamin A aus Futtertran war eindeutig schlechter als aus einer Lösung von Vitamin A-Acetat in Pflanzenöl. I. Müller. 1585.

Antener, Ilse, Neuweiler, W., Althaus, U. und Richter, R. H. H.; Vevey, Forschungslab. der Nestlé-Produkte; Bern, Universitätsfrauenklin., Lab. **Der Einfluß von Xantophyll auf die Speicherung von Vitamin A in der Leber von Muttertieren und deren Föten.** Int. Z. Vitaminforsch. [Bern] **32** (1962) Nr. 4. S. 459. 1585.

Gassmann, B., Ketz, H.-A. und Haenel, H.; Potsdam-Rehbrücke, Arbeitsbereiche Physiol. und Biol. der Ernähr. des Inst. für Ernähr. der Dtsch. Akad. der Wiss. zu Berlin. **Über die Beeinflussung der Vitamin B_1-Resorption durch Antibiotica.** Z. Tierphysiol., Tierernähr. Futtermittelkunde **17** (1962) Nr. 4. S. 212-223. — 2 Abb., 5 Tab., 36 Lit. Zus. in Engl.

Zur Untersuchung der Vitamin B_1-Sparwirkung bei Antibioticafütterung wurden 30 bzw. 60 Tage dauernde Versuche an 600 wachsenden Ratten durchgeführt. Zulagen von Terramycin (10 bis 1000 ppm TM 200 bzw. 10 bis 3000 ppm Terramycin-Calciumkomplex) bei suboptimaler B_1-Versorgung bewirkten schlechtere Futterverwertung und keine deutliche Wachstumsförderung. Bei den terramycin-gefütterten Tieren und nach Zusatz von 1% Zwiebelblättern bzw. Knoblauchzwiebeln war die Vitamin B_1-Konzentration in der Leber höher als bei den Kontrollen. Versuche mit Injektion von ^{35}S-Thiaminbromidhydrobromid ins Caecum bzw. Applikation der markierten Verbindung durch eine Magenschlundsonde ließen erkennen, daß die Resorption des Vitamin B_1 im Blind- und Dickdarm unwesentlich beeinflußt wird, daß sich aber nach Antibioticafütterung und Fütterung der Allium-Arten im Dünndarm die Resorptionsgeschwindigkeit für Vitamin B_1 vergrößert und dabei die Aufnahme von Nahrungsthiamin steigt. Es wird angenommen, daß durch Hemmung des bakteriellen Stoffwechsels im Dünndarm der bakterielle Vitamin B_1-Verbrauch absinkt und zum Teil beobachtete morphologische Dünndarmveränderungen eintreten können. Bei bakteriologischen Untersuchungen der Caecalflora bestand zwischen den Gesamtkeimzahlen der einzelnen Futtergruppen kein signifikanter Unterschied; der Anteil der Lactobazillen war nach Antibioticafütterung zurückgegangen, Proteus- und Colikeime traten häufiger auf. I. Müller. 1595.

Kirchgessner, M., Friesecke, H. und Oelschläger, W.; Stuttgart-Hohenheim, Landwirtsch. Hochschule, Inst. für Tierernähr.; Weihenstephan, Inst. für Tierernähr. der TH München. **Mengen- und Spurenelementansatz wachsender Schweine bei suboptimaler Vitamin B_6-Versorgung.** Z. Tierphysiol., Tierernähr. Futtermittelkunde **17** (1962) Nr. 4. S. 235-239. — 2 Tab., 13 Lit. Zus. in Engl.

11 ♂ Schweine erhielten mit ihrem Grundfutter Vitamin B_6 in Höhe von 45,2 ± 1,5 μg, 98,7 ± 4,8 μg bzw. 197,7 ± 21,5 μg je kg Kgw. Von den Elementen Ca, Mg, K, P, Si, Na, Fe, Mn, Cu, Zn, Co und Mo wurden Aufnahme und Ausscheidung in Harn und Kot bestimmt. Höhere Vitamin B_6-Aufnahme steigerte den K-, Na-, Ca- und P-Ansatz. K und Na wurden im Harn verzögert abgegeben. Ein Einfluß auf die Spurenelemente Cu und Fe war nicht nachweisbar, die Retension von Zn erhöhte sich bei besserer Vitamin B_6-Versorgung. I. Müller. 1595.

Anonym. The determination of alpha-tocopherol in animal tissues. **(Die Bestimmung von α-Tokopherol in tierischen Geweben.)** Nutrit. Rev. **20** (1962) Nr. 4. S. 111-113. — 3 Lit.

Eine Mikromethode zur Bestimmung von α-Tokopherol (1-20 μg) in kleinen Mengen tierischer Gewebe (0,5-1,5 g) wird beschrieben. Dabei wird das Gewebe verseift und aus dem unverseiften Material durch eine einfache säulenchromatographische Trennung das α-Tokopherol von anderen interferierenden Substanzen befreit. Das Vit. E wird dann im Eluat auf kolorimetrischem Wege mit der Emmerie-Engel-Reaktion bestimmt. Die Methode hat sich bei der Untersuchung einer Reihe von Ratten- und Hühnergeweben bewährt. E. Grün. 1630.

Schulze, W. und Butschak, G.; Berlin, Inst. für Med. und Biol. der Dtsch. Akad. der Wiss., Arbeitsstelle für Kreislaufforsch.; Inst. für Exp. Krebsforsch. **Der elektronenmikroskopische Nachweis von Dehydrogenasen im**

Herzmuskel verschiedener Versuchstiere. Acta histochem. [Jena] **14** (1962) Nr. 5/8. S. 260-269. — 6 Abb., 1 Tab., 15 Lit. Zus. in Russ., Engl., Franz.
Die Lokalisation und das Verhalten der Malat- und Succinatdehydrogenase im Herzmuskel (linker Ventrikel) von Mäusen, Meerschweinchen und Hunden wurde mit Hilfe der Nitroblau-Tetrazoliummethode am Ultradünnschnitt untersucht. Beide Fermente sind an die Membransysteme der Mitochondrien gebunden, wobei sich die Mitochondrien einzelner Zellen hinsichtlich der Aktivität unterscheiden; die Malatdehydrogenase ist außerdem an den Zellmembranen (Sarkolemm) nachweisbar. Eine unterschiedliche Diformazanablagerung konnte im Herzmuskelgewebe der untersuchten Tierarten nicht gefunden werden. Für den Herzmuskel wurde eine optimale Incubationstiefe der Reaktionskomponenten bei 20-30 μ ermittelt, die nach 20minütiger Bebrütung erreicht ist. E. Kolb. 1680.

Zalesskaja, Ju., Martinson, E. und Tjachepüld, L. (Salesskaja, Ju., Martinson, E. und Tjachepüld, L.); Tartu, Univ., Lehrstuhl für Biochem. Gljutaminaza i asparaginaza v slizistoj oboločke želudka. **(Glutaminase und Asparaginase in der Magenschleimhaut.)** Biochimija, Moskva **26** (1962) Nr. 2. S. 281-283. — 2 Tab., 6 Lit. Zus. in Engl.
Die Aktivität der Glutaminase der Magenmucosa von Hund und Katze ist verhältnismäßig hoch und entspricht in einzelnen Fällen der Glutaminaseaktivität in Gehirn und Nieren. Am höchsten ist der Glutaminasegehalt in der kleinen Curvatur, am niedrigsten im Pylorus. Die Aktivität der Asparaginase in der Magenmucosa ist niedrig, und in einzelnen Fällen nicht nachweisbar. G. Pose. 1680.

Hebb, Catherine O. und Ratković, Dobrila; Babraham, Cambridge, A.R.C., Inst. of Animal Physiol. Choline acetylase in the placenta of man and other species. **(Cholinacetylase in der Placenta des Menschen und anderer Species.)** J. Physiol. [London] **163** (1962) Nr. 2. S. 307-313. — 1 Abb., 14 Lit.
In der Placenta des Menschen und mehrerer verschiedener Species wird die Cholinacetylaseaktivität bestimmt. In der menschlichen Placenta ist die Cholinacetylaseaktivität von der 9. Woche der Schwangerschaft an nachweisbar. Danach steigt die Cholinacetylaseaktivität bis zur 24. Woche an. Aus den biochemischen Untersuchungen geht hervor, daß die Bindung der Cholinacetylase an das Placentagewebe auf eine andere Weise erfolgt als an das Nervengewebe. Im Placentagewebe ist nur eine geringgradige Cholinacetylaseaktivität nachweisbar, während die Placenta von Pferd, Rind, Schwein, Schaf, Ziege, Kaninchen, Meerschweinchen und Ratte keine Cholinacetylase enthält. H.-A. Ketz. 1680.

Šlygin, G. K., Vasil'eva, Ė. N. und Narodeckaja, R. V. (Schlygin, G. K., Wassiljewa, E. N. und Narodezkaja, R. W.); Inst. für Ernähr. der Akad. der Med. Wiss. der UdSSR. Lipotropnyj agent kišečnika. **(Das lipotrope Agens des Darmes.)** Doklady Akademii nauk SSSR, Moskva **145(30)** (1962) Nr. 4. S. 953-956. — 2 Abb., 16 Lit.
Von Hunden und Schweinen wurde Darmsekret und Mucosagewebe gewonnen und getrocknet. Die lipotrope Aktivität wurde an Mäusen nach Leites und Jakuscheva (vgl. Problemy endokrinologii i gormonoterapii, Moskva 3 [1955] S. 85.) bestimmt. Verabreichung von 20 mg mit Aceton getrocknetem Darmsekret ruft einen 26%igen Abfall des Leberfettes bei Mäusen hervor. Mucosapräparate besitzen eine ähnliche Wirkung. Es wird angenommen, daß das lipotrope Agens ein Abbauprodukt des Lipoproteins ist, das in Darmmucosa und -sekret enthalten ist. Das lipotrope Agens des Darmes unterscheidet sich wesentlich von dem in der Bauchspeicheldrüse produzierten. G. Pose. 1720.

Kaliman, P. A.; Charkow, Med. Inst., Lehrstuhl für Biochem. Fermentativnoe okislenie adrenalina, noradrenalina i tiramina v pečeni i serdce krolikov.

(Enzymatische Oxydation von Adrenalin, Noradrenalin und Tyramin in Leber und Herz bei Kaninchen.) Biochimija, Moskva **26** (1962) Nr. 2. S. 284-289. — 3 Abb., 2 Tab., 17 Lit. Zus. in Engl.

Es wurde die Oxydation von Adrenalin, Noradrenalin und Tyramin in Anwesenheit von Monoamino-oxydase, die aus Kaninchenleber und -herz gewonnen wurde, untersucht. Die Versuche an Leberhomogenaten zeigten, daß sowohl Noradrenalin als auch Tyramin oxydiert wurden, wobei Tyramin stärker als Noradrenalin oxydiert. Eine Desaminierung des Adrenalins wurde nicht beobachtet. Es besteht die Annahme, daß im Herz ein Metallferment vorliegt, das das Adrenalin auf chinoidem Wege oxydiert. Methodische Genauigkeiten sind dem Original zu entnehmen. G. Pose. 1720.

Amiragova, M. G. (Amiragowa, M. G.); Moskau, Inst. für Normale und Pathol. Physiol. der Akad. der Med. Wiss. der UdSSR. Vlijanie kofeina i barbamila na sekretornyj cikl ščitovidnoj železy. **(Der Einfluß von Coffein und Barbamyl auf den Sekretionscyclus der Schilddrüse.)** Bjulleteń ėksperimental'noj biologii i mediciny, Moskva **54(27)** (1962) Nr. 7. S. 54-58. — 3 Abb., 2 Tab., 9 Lit. Zus. in Engl.

Subcutane Verabreichung von 20-30 mg/kg Kgw. Coffein unterdrückt die Hormonbildung der Schilddrüse und stimuliert die Ausschüttung des Hormons in das Blut. Intravenöse Applikationen von Barbamyl (1 ml einer 5%-igen Lösung pro kg Kgw.) hemmt sowohl die Hormonbildung als auch die Hormonausscheidung der Schilddrüse. Der Einfluß der genannten Stoffe auf die Funktion der Schilddrüse erfolgt über das zentrale Nervensystem. Der Vf. nimmt an, daß bei den Veränderungen des sekretorischen Cyclus der Schilddrüse unter dem Einfluß von Coffein Adrenalin eine wichtige Rolle spielt, während am Wirkungsmechanismus des Barbamyls Noradrenalin beteiligt ist. G. Pose. 1730.

Premachandra, B. N. und Turner, C. W.; Columbia, Univ. of Missouri, Dep. of Dairy Husbandry. Thyrotropic hormone secretion in cattle after prolonged thyroxine therapy and after complete withdrawal. **(Die Sekretion des thyreotropen Hormons bei Rindern nach Beendigung längerer Thyroxinbehandlung.)** J. Dairy Sci. **45** (1962) Nr. 9. S. 1102-1105. — 1 Abb., 2 Tab., 12 Lit.

7 laktierende Kühe verschiedener Rassen erhielten, nachdem sie ihre Milchspitzenleistung überschritten hatten, tägliche Thyroxininjektionen in einer Menge, die 50% über der experimentell ermittelten Thyroxin-Sekretionsrate (TSR) lag, über einen Zeitraum von 11-12 Wochen, ein Tier sogar über 21 Wochen. Dieses Tier erhielt außerdem zusätzliche Thyroxininjektionen in einer Menge, die 100% über der TSR lag, über eine weitere Periode von 8 Wochen. Nach dem Absetzen der Thyroxingaben trat bei allen Tieren eine deutliche Abnahme des Milchfettgehaltes für 10-12 Tage ein. Danach kam es für einige Tage zu einer leichten Erhöhung des Milchfetts, bis sich ein gleichmäßiges Niveau einstellte. Die Aufnahme von ^{131}J durch die Schilddrüse wurde ein über dem anderen Tag bei allen Tieren im Verlaufe von 3 Wochen geprüft. Die ^{131}J-Aufnahme begann 12 Tage nach dem Absetzen der Thyroxingaben und erreichte die normale Höhe am Ende der 3. Woche. Das zeigt, daß zum gleichen Zeitpunkt, an dem die Schilddrüse ihre Jodaufnahme begann, der Abfall des Milchfettgehaltes aufhörte. Dies bedeutet, daß sich der Milchfettgehalt so lange vermindert, bis das subnormale Thyroxinniveau, das nach dem Absetzen der hohen Thyroxindosen entstanden ist, durch die Wiederherstellung der endogenen Thyroxinbildung normalisiert wird.
E. Grün. 1755.

Kabak, Ja. M. und Sokolova, E. V. (Kabak, Ja. M. und Sokolowa, Je. W.); Moskau, Univ., Biol.-Bodenkundl. Fak., Lab. für Endokrinol. Soderžanie ljuteinizirujuščego gormona v gipofize krys s dlitel'noj tečkoj. **(Der Gehalt an**

luteinisierendem Hormon in der Rattenhypophyse bei permanentem Oestrus.) Bjulleteń ėksperimental'noj biologii i mediciny, Moskva **54(27)** (1962) Nr. 7. S. 90-93. — 4 Tab., 6 Lit. Zus. in Engl.
An Ratten wurde der Gehalt an luteinisierendem Hormon (LH) bei spontanem und experimentellem (Hypothalamusläsion) permanenten Oestrus untersucht. Die während des Oestrus entnommenen Hypophysen wurden an infantilen weiblichen Ratten nach Zarrow (vgl. Endocrinology **63** [1958] S. 748.) auf den LH-Gehalt untersucht. Es erwies sich, daß der LH-Gehalt der Hypophyse sowohl bei experimentellem als auch bei spontanem permanenten Oestrus im Vergleich zum LH-Gehalt der Kontrolltiere erhöht ist. Da die Empfindlichkeit der Ovarien gegenüber LH unverändert und der Gehalt an LH in der Hypophyse erhöht ist, können die bei permanentem Oestrus auftretenden Erscheinungen möglicherweise die Folge einer gestörten LH-Befreiung sein. G. Pose. 1755.

Kolb, E.; Leipzig, Karl-Marx-Univ., Veterin.-Physiol.-Chem. Inst., Abt. für Ernährungsphysiol. **Der Stoffwechsel der stickstoffhaltigen Verbindungen beim Wiederkäuer.** Mh. Veterinärmed. **17** (1962) Nr. 21. S. 850-854. — 3 Tab., 15 Lit.
Die Arbeit faßt neuere Ergebnisse zum Stoffwechsel der stickstoffhaltigen Produkte beim Wiederkäuer zusammen. Im einzelnen werden deren Umwandlungen in den Vormägen, die Resorption des Ammoniaks aus dem Pansen sowie der ruminohepatische Stickstoffkreislauf besprochen. Aufbauend auf den biochemischen Umsetzungen wird auf die ernährungsphysiologische Bedeutung der Vormägen eingegangen und auf die Möglichkeit der Verfütterung synthetischer N-haltiger Verbindungen hingewiesen. H. Gürtler. 1790.

Rozgoni, I. I. (Rosgoni, I. I.); Ukrain. Forsch.-Inst. für Physiol. und Biochem. Landwirtsch. Nutztiere. Vmist organičnych spoluk sul'fativ u krovi ta seči koriv pry zgodovuvanni ïm sečovyny z dobavkoju sul'fatu natriju. **(Beziehungen zwischen den organisch gebundenen Sulfaten in Blut und Harn von Kühen bei gleichzeitiger Harnstoff- und Natriumsulfatverabfolgung.)** Visnyk sil's'kogospodars'koï nauky, Kyïv **5** (1962) Nr. 6. S. 118-119. — 1 Tab., 6 Lit. Orig.: ukrain., Ausz.: russ.
Natriumsulfatgaben (30 g) verbesserten bei gleichzeitigem teilweisen Ersatz der Proteine durch Harnstoff die Futterstickstoffausnutzung. Im Blut und im Harn verringerte sich dabei der Gehalt an mineralischen Sulfaten. Dagegen stimmte die Konzentration von organisch gebundenem Sulfat im Blut und Harn nicht überein. Es trat eine niedrige Harn- und eine hohe Blutkonzentration auf. Der im Blut vorliegende organisch gebundene Sulfatschwefel unterlag nur einer geringen Harnausscheidung. S. Willer. 1790.

Anonym. Reutilization of nitrogen secreted in saliva of sheep. **(Die Wiederverwendung von Stickstoff, welcher mit dem Speichel abgesondert wird, beim Schaf.)** Nutrit. Rev. **20** (1962) Nr. 3. S. 77-78. — 3 Lit.
Bei Schafen konnte die Fähigkeit nachgewiesen werden, Stickstoff zur Ernährung heranzuziehen, der mit dem Speichel abgesondert wurde. Bei einer stickstoffreichen Diät (14,5 g N pro Tag) wurden aus einer Parotisfistel täglich 2600 ml Speichel gewonnen, welche 294 mg N, davon 198 mg Harnstoff-N, enthielten. Durch den Speichel beider Drüsen wurden also täglich 0,6 g N in den Pansen zurückgeführt. Diese Menge erhöhte die N-Menge, die den Darmkanal erreicht, um ca. 4%. Bei einer stickstoffarmen Diät (6,8 g N pro Tag) wurden von einer Gl. parotis täglich bei einer Speichelmenge von 3300 ml 117 mg N, davon 78 mg Harnstoff-N, abgegeben. Beide Drüsen führten also täglich 0,2 g N in den Pansen zurück und erhöhten damit die den Darmkanal erreichende N-Menge um 3% (bezogen auf 6,8 g Nahrungs-N). Wurden in beiden Fütterungsperioden noch zusätzlich 1,4 g Harnstoff-N i.v. zugeführt, so erhöhte sich der N-, insbesondere der Harnstoff-N-Gehalt des Speichels;

die N-Balance wurde positiver. Die Wiederverwendung des Harnstoff-N, welcher als Endprodukt aus dem Blut in den Speichel übertritt und durch jenen wieder dem Pansen zugeführt wird, hat also bei Wiederkäuern eine große ernährungsphysiologische Bedeutung. E. Grün. 1790.

Omel'janenko, I. P. (Omeljanenko, I. P.); Ukrain. Akad. der Landwirtsch.-Wiss. Gazoobmin u baranĉykiv porody prekos pri zamini 25% azotu kromu karbamidom. **(Gasstoffwechsel bei Prekos-Böcken nach Ersatz von 25% des Futterstickstoffs durch Harnstoff.)** Visnyk sil'śkogospodarśkoï nauky, Kyïv **5** (1962) Nr. 6. S. 114-116. — 1 Tab. Orig.: ukrain., Ausz.: russ.
Tägl. Gaben von 17,5 g Harnstoff in Form einer wässerigen Lösung hatten bei Silagefütterung keinen Einfluß auf den respiratorischen Quotienten. S. Willer. 1790.

Marina, M. A.; Moskau, Unions-Forsch.-Inst. für Pferdezucht. Značenie soderžanija močeviny v sljune životnych. **(Die Bedeutung des Harnstoffgehalts im Speichel der landwirtschaftlichen Nutztiere.)** Životnovodstvo, Moskva **24** (1962) Nr. 6. S. 93-94. — 2 Tab.
Im Speichel der Pferde sind **39,5** mg% Harnstoff enthalten, bei Kühen 27,2-30,9 mg% und bei Schafen 60,4 mg%. Der Harnstoff gelangt in den Magen und wird durch die dort befindliche Urease (Magenwände) gespalten. Das dabei entstehende Ammoniak bildet mit der Glutaminsäure Amid-Glutamin, das vom Organismus als Donator der Aminogruppen bei der Synthese der Aminosäuren benutzt wird. Ein Teil des Harnstoffs wird von der Urease der Magenbakterien gespalten, und das erhaltene Ammoniak wird zum Aufbau von bakteriellem Eiweiß benutzt. Nur der übrigbleibende Teil des Harnstoffs wird ausgeschieden. F. Schenk. 1790.

Magidov, G. A., Čaljuk, E. A., und Plužnikov, A. A. (Magidow, G. A., Tschaljuk, Je. A. und Plushnikow, A. A.) Vozrastnye i sezonnye izmenenija fiziologičeskich pokazatelej i obmena veščestv u loščadej. **(Veränderungen der physiologischen Merkmale und des Stoffwechsels bei Pferden nach Alter und Jahreszeit.)** Trudy. Vsesojuznyj naučno-issledovatel'skij institut konevodstva, Moskva **23** (1960) S. 283-294. — 13 Tab., 5 Lit. Zus. in Engl.
An Fohlen von Traberpferden und an Fohlen von Arbeitspferden wurden alters- und jahreszeitliche Veränderungen der physiologischen Merkmale und des Stoffwechsels untersucht. Der Energieverbrauch junger Tiere reduzierte sich mit dem Alter, und zwar analog der Stoffwechselintensität. Der intensive Stoffwechselprozeß bei Fohlen im Alter von einem Jahr ist gekennzeichnet durch hohe Ausnutzung der stickstoffhaltigen Nährstoffe. Die jahreszeitlichen Faktoren üben großen Einfluß auf die Stoffwechselvorgänge aus. Es ist notwendig, die Fütterungsfaktoren (quantitativ und qualitativ), insbesondere das Verabreichen des Grünfutters, seine Protein-, Vitamin- und Mineralzusammensetzung bei der Analyse zu berücksichtigen. Im Sommer erhöht sich der Bedarf an energetischen Gesamtnahrungsstoffen um 20% und mehr. K. Tzschachmann. 1790.

Laey, Pierre de und Iezuitova, N. N. (Laey, Pierre de und Iesuitowa, N. N.); Gent, Belgien, Univ.; Pawlow-Inst. für Physiol. der Akad. der Wiss. der UdSSR. O mechanizme fermentativnogo rasščeplenija krachmala v kišečnike. **(Zum Mechanismus fermentativer Stärkespaltung im Darm.)** Doklady Akademii nauk SSSR, Moskva **146(30)** (1962) Nr. 3. S. 731-733. — 1 Tab., 11 Lit.
In in vivo- und in vitro-Versuchen an Ratten wurde die Rolle der Lumen- und Wandverdauung für die Stärkehydrolyse untersucht. Die bei der Perfusion verschiedener Darmabschnitte mit Stärkelösung eintretende Hydrolyse kann nicht allein durch die Wirkung der im Darminhalt enthaltenen Fermente erklärt werden. Vff. schließen sich dem Standpunkt von Ugolew

an, daß die Verdauung durch die an die Darmwand gebundenen Fermente eine Rolle spielt, wobei diese Fermente nicht nur in die Endstadien der Hydrolyse eingreifen, sondern auch die Anfangsstadien stimulieren. Auf welche Weise die Anfangsstadien der Hydrolyse stimuliert werden, bleibt noch ungeklärt. Es ist einerseits möglich, daß verhältnismäßig kleine Moleküle der gelösten Amylase direkt an der Darmoberfläche hydrolysiert werden. Andererseits kann die Stärkespaltung infolge Eliminierung der Reaktionszwischenprodukte aus dem Lumen in den Darmsaum erfolgen. G. Pose. 1810.

Annison, E. F. und White, R. R.; Armidale, New South Wales, Australia, Univ. of New England, School of Rural Sci. Further studies on the entry rates of acetate and glucose in sheep, with special reference to endogenous production of acetate. **(Weitere Untersuchungen zur Eintrittsrate von Acetat und Glukose beim Schaf, unter besonderer Berücksichtigung der endogenen Acetatproduktion.)** Biochem. J. 84 (1962) Nr. 3. S. 546-552. — 1 Abb., 6 Tab., 16 Lit.

Die Eintrittsrate von Acetat und Glukose in die Körperpools wurde bei gefütterten und hungernden Schafen gleichzeitig während einer konstanten Infusion markierter Glukose bzw. markierten Acetats gemessen. Der Einbau von Glukose-C in Acetat-C und umgekehrt machte nur 2-5% aus. Der Eintritt von Acetat nach der Fütterung war nur während einer kurzen Periode ausreichend konstant, um Messungen durchführen zu können, wenn eine maximale Acetatkonzentration im Pansen vorlag, die ungefähr mit dem Maximum der Produktion und Resorption von Acetat parallel ging. Die zu diesem Zeitpunkt bestimmte Eintrittsrate von Acetat und Glukose lag wesentlich höher als die von Tieren, die 24 bzw. 48 Std. gehungert hatten. Die Eintrittsrate des endogenen Acetats lag bei Schafen mit künstlich entleertem Pansen um 40-50% niedriger als bei den gleichen Tieren nach der Fütterung. Unter den Bedingungen einer normalen Acetatresorption machte der Eintritt des endogenen Acetats 25% der Gesamtaufnahme aus. Steigende Konzentrationen der Glukose bzw. des Acetats im Blut reduzieren die Eintrittsrate des endogenen Acetats bei Schafen mit ausgeräumtem Pansen und bei hungernden Tieren. Diese Befunde stützen die Hypothese, daß die Oxydation der freien Fettsäuren hauptsächlich zum Eintritt des endogenen Acetats beiträgt. E. Grün. 1810.

Annison, E. F. und White, R. R.; Armidale, New South Wales, Australia, Univ. of New England, School of Rural Sci. Formate metabolism in sheep. **(Der Formiatstoffwechsel beim Schaf.)** Biochem. J. 84 (1962) Nr. 3. S. 552–557. — 3 Abb., 5 Tab., 25 Lit.

Mit Hilfe der Isotopenverdünnungsmethode konnte nach Einzelinjektionen bzw. Dauerinfusionen ein relativ geringer Umsatz von Formiat beim Schaf ermittelt werden; die Eintrittsrate in das Blut liegt unter normalen Fütterungsbedingungen bei 2–4 mg/Std./kg. Eine beträchtliche Markierung von Plasma-Seren und -Glukose ist nach der Injektion bzw. Infusion von markiertem Formiat festzustellen. Beim Serin war hauptsächlich C 3 markiert. Bei der Glukose war eine symmetrische Verteilung der Radioaktivität auf C 3 und C 4 eingetreten; der größte Anteil von 30–40% der Gesamtradioaktivität wurde im C 6 ermittelt. Diese Verteilung der Markierung zeigt, daß der Einbau von Formiat in Glukose über Serin erfolgt — ein bereits in anderen tierischen Geweben gut bekannter Weg. Ein Vergleich der spezifischen Aktivität des Blut-CO_2 und -Formiats nach Dauerinfusion von Formiat ergab, daß dieses nur zu 0,1% zur Gesamtoxydation beiträgt. E. Grün. 1810.

Bernhard, K., Petignat, Y. und Schwed, P.; Basel. **Die Abhängigkeit der Fettsäurezusammensetzung des Leber- und Depotfettes von der Nahrung.** Int. Z. Vitaminforsch. [Bern] 32 (1962) Nr. 4. S. 487. 1830.

Moore, J. H. und Doran, B. M.; Shinfield, Reading, Berks., Nat. Inst. for Res. in Dairying. Lipid metabolism in the normal and vitamin B_{12}-deficient chick embryo. **Der Fettstoffwechsel beim normalen und an Vitamin-B_{12}-Mangel leidenden Hühnerembryo.)** Biochem. J. **84** (1962) Nr. 3. S. 506 bis 513. – 1 Abb., 4 Tab., 50 Lit.
Der Lipoidgehalt der Leber, der extrahepatischen Gewebe und des Dottersackes normaler und an Vitamin B_{12}-Mangel leidender Hühnerembryonen, die 15, 17 und 19 Tage lang bebrütet worden waren, wurde durch Fraktionierung auf Kieselsäure ermittelt. Bei den normalen Embryonen nimmt der Lipoidgehalt der Leber in der letzten Woche der Entwicklung stark zu, was besonders auf eine starke Zunahme veresterter Sterine zurückzuführen ist, die bei 19 Tage alten Embryonen 70% des Leberfettgehaltes ausmachen. Vom 17. zum 19. Tage der Entwicklung nimmt gleichfalls der Lipoidgehalt der extrahepatischen Gewebe zu, jedoch ist dies hauptsächlich auf eine Vermehrung der Triglyceride zurückzuführen. Die einzige Veränderung, die im Lipidgehalt des Dottersackes während dieses Zeitraumes festzustellen war, betraf eine Erhöhung des Verhältnisses von Cholesterinestern zu Gesamtcholesterin. Obwohl im Gesamtfettgehalt der Leber normaler und an Vitamin-B_{12}-Mangel leidender Embryonen keine Unterschiede bestanden, trat bei letzteren eine deutliche Abnahme der Sterinester und eine ebensolche Zunahme der Triglyceride auf jeder Stufe der Entwicklung ein. Im Alter von 15 Tagen lag der Phospholipoidgehalt höher und im Alter von 17 Tagen der Gehalt an freien Sterinen in der Leber der Mangelembryonen niedriger als bei normalen Tieren, während die Fettstoffe der extrahepatischen Gewebe und des Dottersackes durch Vitamin B_{12}-Mangel keine Veränderungen zeigten. Die Veränderungen in der Zusammensetzung der Fettstoffe in der Leber von Mangelembryonen werden auf eine verminderte Verwertung der Triglyceride infolge des Vitamin B_{12}-Mangels zurückgeführt. Der Einfluß des Vitamin-B_{12}-Mangels auf den Fettstoffwechsel von Hühnerembryonen wird diskutiert.
E. Grün. 1830.

Anderson, R. S. und Pickering, E. C.; Glasgow, Univ., Veterin. School, Dep. of Veterin. Physiol. Effects of intravenous infusion of potassium chloride on potassium and sodium excretion and on the rate of urine formation in the cow. **(Die Wirkungen einer intravenösen Infusion von Kaliumchlorid auf die Kalium- und Natriumausscheidung sowie auf die Harnbildungsrate beim Rind.)** J. Physiol. [London] **164** (1962) Nr. 1. S. 180–188. – 6 Abb., 17 Lit.
Bei insgesamt drei nicht narkotisierten Rindern wird das Ausscheidungsvermögen der Nieren für Kalium und Natrium nach parenteraler Kaliumchloridbelastung untersucht. Im Verlaufe der intravenösen Kaliumchloridzufuhr steigt der Plasmakaliumspiegel. Die Ausscheidungsrate des Kaliums steigt in Abhängigkeit von der i.v. Kaliumzufuhr. Dabei übersteigt die Kaliumclearance die Inulinclearance. Parallel dazu steigt Harnfluß und Natriumclearance. Auf Grund der Befunde wird der renale Ausscheidungsmechanismus des Kaliums beim Rind diskutiert. H.-A. Ketz. 1850.

Romijn, Utrecht, Netherlands, Univ., Lab. for Veterin. Physiol. Some aspects of energy production in the fowl. **(Einige Gesichtspunkte der Energieerzeugung beim Geflügel.)** Acta physiol. pharmacol. neerl. **11** (1962) Nr. 2. S. 302. 1875.

Ingram, D. L. und Whittow, G. C.; Ayr, Hannah Dairy Res. Dep. of Physiol. The effects of variations in respiratory activity and in the skin temperatures of the ears on the temperature of the blood in the external jugular vein of the ox (Bos taurus). **(Auswirkungen von Veränderungen der Atmungsaktivität und der Hauttemperatur der Ohren auf die Bluttemperatur in der äußeren Jugularvene des Rindes [Bos taurus].)** J. Physiol. [London] **163** (1962) Nr. 2. S. 211–221.

An 5 Ayrshire-Bull-Kälbern zwischen 8 und 12 Mon. wird unter verschiedenen klimatischen Bedingungen die Temperatur in der Carotisbifurcation, in den Jugularvenen, im subcutanen Bereich der hinteren Rumpfregion sowie auf der Hautoberfläche an Ohren, Extremitäten und Hinterteil thermoelektrisch gemessen. Atem- und Herzfrequenz werden registriert und in einigen Fällen das Atemminutenvolumen bestimmt. Die Einbringung der Meßstellen erfolgt unter Fluothan-Narkose. In warmer, trockener Umgebung steigen die Atemfrequenz und die Temperatur des Blutes von Carotis und Jugularvene an und pendeln sich auf höheren Niveaus ein (190/min; 39,7 °C; 38,9 °C). Wenn die Luftfeuchtigkeit bis zur Sättigung erhöht wird, steigt die Bluttemperatur in der Jugularvene in stärkerem Maße an als in der Carotis, so daß die Temperaturdifferenz zwischen beiden verschwindet. Lokale Infrarotbestrahlung erhöht die Herzfrequenz stets, Atemfrequenz und Atemminutenvolumen nehmen dabei meist ein wenig zu. Die Durchblutung der Ohren beeinflußt in kühlem Milieu die Wärmeabgabe, während aus einer die Körpertemperatur überschreitenden Umgebungstemperatur über das Blut der Jugularvene Wärme aufgenommen wird. Beim Fressen und Wiederkauen steigen die Bluttemperaturen in Carotis und Jugularvene, und die Herzfrequenz nimmt zu. I. Wolburg. 1890.

Kappey, F.; Bad Nauheim, Max-Planck-Ges., W. G. Kerckhoff-Inst. **Die Auslösung des Wärmehechelns beim Hund bei experimentell erzeugter metabolischer Acidose und Alkalose.** Pflügers Arch. ges. Physiol. Menschen Tiere **276** (1962) Nr. 1. S. 18–31. – 1 Abb., 3 Tab., 26 Lit.

Bei normalen Hunden tritt das Wärmehecheln mit einer Atemfrequenz von 260/min bei einer Umgebungstemperatur von 35,4 °C auf. Dabei sind keine Veränderungen im Elektrolytgehalt und im Säure-Basengleichgewicht des Blutes nachweisbar. Das Auftreten des Wärmehechelns erfolgt bei einer Ammoniumchlorid-Acidose mit Abnahme der Gesamtblut-Pufferbase um etwa 16 m val/l erst bei einer Umgebungstemperatur von 37,8 °C und erreicht eine Atemfrequenz von 198/min. Während einer Natriumacetatalkalose mit einer Zunahme der Gesamtblut-Pufferbase um etwa 15,5 m vol/l tritt das Hecheln mit einer Atemfrequenz von 330/min bereits bei einer Umgebungstemperatur von 31,1 °C auf. Aus den Versuchsergebnissen wird geschlossen, daß die Wechselwirkung zwischen Temperatur und CO_2-Antrieb beim hechelnden Hund vorwiegend die reine CO_2-Komponente und weniger die reine pH-Komponente betrifft. H.-A. Ketz. 1890.

Slonim, Abram Donovič. **Osnovy obščej ėkologičeskoj fiziologii mlekopitajuščich.** (Die Grundlagen der allgemeinen ökologischen Physiologie der Säugetiere.) Hrsg.: Akademija nauk SSSR, Inst. fiziol. im. I. P. Pavlova. Moskva: Izd. Akad. nauk SSSR. 1961. (430 S.) 8°. DM 10,70. (1962 A 445)

IV. RADIOBIOLOGIE

Poplavskij, K. K. (Poplawski, K. K.); Leningrad. Fazovye izmenenija reaktivnosti obločennych životnych po otnošeniju k narkotičeskim veščestvam. **(Phasenartige Veränderungen der Reaktion bestrahlter Tiere gegenüber Narkosemitteln.)** Medicinskaja radiologija 5 (1960) Nr. 9. S. 84–85. – Aus: Dok.-Dienst Kernforsch. u. Kerntechn.

Mäuse wurden mit 360; 720 und 1440 r bestrahlt und die Latenzzeit der Narkose, die Narkosedauer und der Prozentsatz der schlafenden und gestorbenen Tiere bei Äther- und Hexanalnarkose untersucht. Bei beiden Narkotica ist eine Erniedrigung der Resistenz im schwersten Stadium der Strahlenkrankheit zu bemerken. In der Latenzperiode nach 360 r ist die Resistenz gegenüber Äther erhöht, während bei Hexanal keine Veränderungen eintraten. 24 Stunden nach der Bestrahlung ist die umgekehrte Wirkung zu beobachten. 28 Tage nach der Bestrahlung mit 360 r ist gegenüber Hexanal eine Steigerung der Resistenz und gegenüber Äther eine Erniedrigung der Resistenz zu bemerken. W. Malz. 2150.

Kuznecova, N. E. (Kusnezowa, N. Je.); Moskau, Neurol. Inst. der Akad. der Med. Wiss. der UdSSR, Radiol. Lab. Izmenenija nejro-gumoral'nych veščestv krovi pri razvitii ėksperimental'noj chroničeskoj lučevoj bolezni. **(Veränderungen der neurohumoralen Substanzen des Blutes bei der Entwicklung der experimentellen chronischen Strahlenkrankheit.)** Medicinskaja radiologija 5 (1960) Nr. 9. S. 3–10. — 4 Abb., 21 Lit. Aus: Dok.-Dienst Kernforsch. u. Kerntechn.

Hunde erhielten eine Ganzkörperbestrahlung mit der täglichen Röntgendosis von 15 r 3–6 Mon. lang. 1–2mal in der Woche wurden der Gehalt an Acetylcholin, Adrenalin, Histamin und die Cholinesterase-Aktivität im Blut bestimmt. Die stärkste Veränderung wurde in der Anfangsperiode der chronischen Strahlenkrankheit festgestellt. Es tritt eine Erhöhung des Gehalts an Histamin, Acetylcholin und der adrenalinähnlichen Stoffe ein. Im weiteren Verlauf nimmt der Adrenalingehalt zu und jener der adrenalinähnlichen Stoffe sowie die Cholinesteraseaktivität fällt. Bei Hunden, deren Strahlenresistenz gering ist, treten diese Veränderungen früher auf als bei resistenteren Tieren. W. Malz. 2150.

Lipoveckij, M. S., Veksler, Ja. I., Šejngerc, A. R. und Radjuk, L. I. (Lipowezki, M. S., Wexler, Ja. I., Scheingerz, A. R. und Radjuk, L. I.) Osobennosti tečenija ėksudativnych plevritov pri lučevom vozdejstvii (ėksperimental'noe issledovanie). **(Besonderheiten des Verlaufs der exsudativen Pleuritis bei der Strahleneinwirkung [Experimentelle Untersuchung].)** Medicinskaja radiologija 5 (1960) Nr. 9. S. 47–54. — 4 Abb., 1 Tab., 9 Lit. Aus: Dok.-Dienst Kernforsch. u. Kerntechn.

Kaninchen erhielten eine Ganzkörperbestrahlung von 502 r. In verschiedenen Stadien der Strahlenkrankheit wurde eine exsudative Pleuritis durch Injektion von 1 ml einer 1%igen Kupfervitriollösung hervorgerufen. Die Pleuritis verstärkt und beschleunigt die Entwicklung der Strahlenkrankheit. Die Leukopenie ist stärker ausgeprägt und tritt früher ein. Die Normalisierung des roten und weißen Blutbildes wird länger hinausgeschoben. Die Pleuritis zeigt eine stärkere und schnellere Entwicklung der Anämie und hat einen hämorrhagischen Charakter. Es treten Blutgerinnsel in der Pleurahöhle auf, und die Absorption des Exsudates ist verlangsamt. Am stärksten ist die Erkrankung ausgeprägt, wenn die Pleuritis im schwersten Stadium der Strahlenkrankheit erzeugt wurde. W. Malz. 2150.

Korčemkin, V. I. (Kortschemkin, W. I.) O reaktivnosti serdečno-sosudistoj sistemy pri vvedenii malych koncentracij Sr^{90}. **(Reaktion des Herzgefäßsystems nach Verabreichung kleiner ^{90}Sr-Konzentrationen.)** Medicinskaja radiologija 5 (1960) Nr. 9. S. 22–26. — 1 Abb., 1 Tab., 4 Lit. Aus: Dok.-Dienst Kernforsch. u. Kerntechn.

Hunde erhielten täglich mit der Nahrung ^{90}Sr 0,002 μc/kg (insgesamt 0,2 μc/kg); 0,02 μc/kg (insgesamt 8,5; 12 und 20 μc/kg) und 1 μc/kg (insgesamt 20 μc/kg). Durch Belastung mit Adrenalin und Acetylcholin wurden die Schäden festgestellt. Es treten dystrophische Veränderungen des Myocards auf. Die Empfindlichkeit gegenüber Adrenalin erhöht sich zeitweilig mehr als gegenüber Acetylcholin. Es tritt bald ein Überwiegen des Tonus des parasympathischen Teiles des vegetativen Nervensystems ein; später reagiert der arterielle Druck schwächer auf Adrenalin. W. Malz. 2150.

Lyčevko, G. N. (Lytschewko, G. N.); Kasan, Staatl. Med. Inst. Ob izmenenii nervnogo apparata ščitovidnoj železy posle vvedenija v organizm životnogo J^{131}. **(Veränderungen im Nervensystem der Schilddrüse nach Verabreichung von ^{131}J in den tierischen Organismus.)** Medicinskaja radiologija

5 (1960) Nr. 9. S. 19–22. – 2 Abb., 6 Lit. Aus: Dok.-Dienst Kernforsch. u. Kerntechn.
Katzen und Hunde erhielten mit der Milch ^{131}J in solchen Mengen verabreicht, daß das akute Stadium der Strahlenkrankheit erreicht wurde. Die Nervenfasern wurden mit der Silberimprägnierung nach Bielschowsky-Gros dargestellt. Es kommt zu einer Unterbrechung in der Verbindung zwischen den zentralen Teilen des Nervensystems und den Organen. W. Malz. 2150.

Kakuškina, E. A., Plodovskaja, L. A. und Mirer, N. G. (Kakuschkina, Je. A., Plodowskaja, L. A. und Mirer, N. G.); Inst. für Geburtshilfe und Gynäkol. des Min. für Gesundheitswes. der RSFSR, Lab. für Endokrinol. Fiziologija razvitija potomstva, roždennogo ot samok, podvergavšichsja lučevomu poraženiju v ėmbrional'nom periode. **(Die Physiologie der Entwicklung der Nachkommenschaft von Weibchen, die in der Embryonalperiode Strahleneinfluß ausgesetzt waren.)** Žurnal obščej biologii, Moskva **23** (1962) Nr. 4. S. 296-301. – 3 Abb., 4 Tab., 17 Lit. Zus. in Engl.
Bei der Bestrahlung von weißen Ratten in verschiedenen Stadien der Embryogenese (am 9., 17. oder 20. Tag) mit Röntgenstrahlen (50, 100 und 200 r) weisen die Nachkommen folgende Besonderheiten auf: 1) das Geburtengewicht ist bei einer Reihe von Nachkommen größer, 2) die Behaarung der Jungen vollzieht sich schneller, 3) die Augen der Jungen öffnen sich schneller.
H. Göring. 2150.

Takahashi, Isamu, Sakaki, Kaoru, Hirasawa, Kiyoshi und Tanaka, Kyoichi. Histopathological studies on the effect of irradiation with various doses of x-rays upon the hemopoietic tissue of young mice. II. Changes in bone marrow. **(Histopathologische Studien des Bestrahlungseffektes von Röntgenstrahlen verschiedener Dosisbereiche am hämatopoetischen Gewebe junger Mäuse. 2. Mitt. Veränderungen im Knochenmark.)** Nat. Inst. Animal Health Quart. **1** (1961) Nr. 4. S. 225–234. – 12 Abb., 19 Lit. Orig.: engl. 1. Mitt. vgl. LZ. Abt. IV 8 (1963) Nr. 6. S. 1167.
Vff. beobachteten an 175 drei Wochen alten Mäusen den Bestrahlungseffekt am Knochenmark nach Ganzkörperbestrahlung mit Dosen von 60, 180, 300 und 600 r (5 Gruppen einschließlich Kontrollgruppe). Die histopathologischen Untersuchungen zeigten, daß bereits gut sichtbare Schäden am Knochenmark des Femurs bei einer Bestrahlung mit 60 r auftraten, was in den Veränderungen der unreifen Granulocyten und einiger Erythroblasten nachgewiesen werden konnte. Die Schädigung steigerte sich mit Zunahme der Bestrahlungsdosis, dabei wurden neben den Erythroblasten und Granulocytenvorstufen auch reife Granulocyten und Megakaryocyten geschädigt. Die Endphase war gekennzeichnet durch völlige Aplasie insbesondere nach einer Bestrahlung mit 600 r. Bei allen bestrahlten Tieren konnte unabhängig von der Bestrahlungsdosis ein sehr schnelles Fortschreiten der Veränderungen beobachtet werden, wobei zusätzlich Hyperämie und Blutungen im Knochenmark nachgewiesen werden konnten. Die Schäden erreichten den Höhepunkt zwischen 24 und 48 Std. nach der Exposition. Vff. konnten ferner feststellen, daß eine Regeneration des geschädigten Knochenmarks sehr schnell wieder einsetzt. Es gibt dabei große Unterschiede im Fortschreiten der Regeneration zwischen den einzelnen Dosisbereichen und dem Grad der Schädigung. Die Erythroblasten wurden nicht selten durch pyknotische Zellen im Frühstadium der Regeneration begleitet, vor allem nach Bestrahlungen mit Dosen von 300 r und mehr. Die Granulocyten zeigten während der Regeneration eine Tendenz zur Hyperplasie. Insgesamt erlitten die Erythroblasten eine schwerere Schädigung als die Granulocyten. Dies trat besonders nach Bestrahlungsdosen von 300 r und höher auf. G. Mehlhorn. 2150.

Isupova, L. S. und Jakovlev, V. G. (Issupowa, L. S. und Jakowlew, W. G.) Soderžanie nebelkovych sul'fgidril'nych grupp v pečeni i selezenke belych krys, oblučennych rentgenovymi lučami s predvaritel'nym vvedeniem zaščitnych doz cisteina. **(Der Gehalt von nichteiweißgebundenen Sulfhydrylgruppen in der Leber und Milz von weißen Ratten, die nach einer vorherigen Injektion einer Schutzdosis von Cystein eine Röntgenbestrahlung erhielten.)** Medicinskaja radiologija **5** (1960) Nr. 9. S. 38–42. — 2 Abb., 1 Tab., 8 Lit. Aus: Dok.-Dienst Kernforsch. u. Kerntechn.

Zu verschiedenen Zeiten nach einer Bestrahlung mit 700 und 1400 r wurden die SH-Gruppen untersucht. Innerhalb von 5 Min. bis 6 Std. nach der Bestrahlung ist keine Veränderung festzustellen. Nach 24 Std. tritt in der Leber und in noch stärkerem Maße in der Milz ein erhöhter SH-Gehalt auf. Eine Injektion von 1 mg Cystein pro 1 kg Kgw. steigert den SH-Gehalt in Leber und Milz auf mehr als das Doppelte. Werden die Tiere zusätzlich bestrahlt, so sinkt der SH-Gehalt viel schneller ab als bei unbestrahlten Tieren, wobei der Abfall nach 700 und 1400 r praktisch gleich ist. In der Milz ist die gleiche Gesetzmäßigkeit vorhanden, doch ist die Wirkung bei 1400 r stärker ausgeprägt als nach 700 r. W. Malz. 2150.

Bodjažina, V. I. (Bodjashina, W. I.) Opyt profilaktiki lučevych povreždenij placenty merkaminom. **(Versuch über die Prophylaxe mit Mercamin bei Strahlenschädigungen der Placenta.)** Medicinskaja radiologija **5** (1960) Nr. 9. S. 88–90. — Aus: Dok.-Dienst Kernforsch. u. Kerntechn.

In verschiedenen Stufen der Trächtigkeit wurden Ratten bestrahlt und der Einfluß der Bestrahlung auf die Einbettung der Embryonen in die Placenta untersucht. 5–10 Min. vor der Bestrahlung erhielten die Tiere Mercamin (75 mg/kg, 10%) i.p. injiziert. Bei Bestrahlung (200 r) am 9.–11. Tage der Trächtigkeit, dem Stadium der Organogenese und Placentabildung, zeigte Mercamin einen bedeutenden Schutzeffekt. Nach einer Bestrahlung (300–400 r) am 15. Tage der Trächtigkeit war der Schutzeffekt weniger ausgeprägt. Die größte Strahlenempfindlichkeit wurde am 9.–11. Trächtigkeitstag gefunden. W. Malz. 2180.

Pelišenko, I. A. und Rudakov, V. V. (Pelischenko, I. A. und Rudakow, W. W.); Leningrad. Vlijanie perekisi vodoroda na vychivaemost' krys i aktivnost' katalazy pri dejstvij ionizirujuščej radiacii. **(Einfluß von Wasserstoffperoxyd auf die Überlebensrate von Ratten und die Katalaseaktivität bei der Einwirkung ionisierender Strahlen.)** Medicinskaja radiologija **5** (1960) Nr. 9. S. 87. — 1 Tab. Aus: Dok.-Dienst Kernforsch. u. Kerntechn.

Einige Tage vor der Bestrahlung (700 r) wurde Ratten Harnstoffperhydrit mit 35% H_2O_2 injiziert. Nach 30 Tagen überlebten 73% der Tiere (Kontrolle 48,5%). Die Katalaseaktivität im Blut sank nach der Bestrahlung ohne Gabe von H_2O_2 um 50%. H_2O_2-Gabe + Bestrahlung senkte die Aktivität der Katalase um 23,4%, und H_2O_2-Gabe ohne Bestrahlung erhöhte die Aktivität um 15,6%. W. Malz. 2180.

Byčkovskaja, I. B. (Bytschkowskaja, I. B.); Zentr. Forsch.-Inst. für Med. Radiol. des Min. für Gesundheitswes. der UdSSR, Abt. für Exp. Histol. Zaščitnoe dejstvie gipoksin pri „kratkovremennom" i „dlitel'nom" oblučenii myšej γ-lučami. **(Die Schutzwirkung von Hypoxia während kurz- und langzeitiger Bestrahlung von Mäusen durch γ-Strahlung.)** Medicinskaja radiologija **6** (1961) Nr. 6. S. 68–72. — 5 Abb., 9 Lit. Aus: Dok.-Dienst Kernforsch. u. Kerntechn.

Die Untersuchungen sind an 360 (und 400 als Kontrolle) weißen männlichen Mäusen, 18–22 g, durchgeführt worden. Bestrahlt wurde mit der Telecobalt-Anlage ŢYT-Co-400 bei Dosisleistung von 13,3 bzw. 1,5 r/min, einer Bestrahlungsdauer entsprechend 1–2 Std. bzw. 10 Std. Die Hypoxie wurde durch Erniedrigung des barometr. Druckes bis 260 mm Hg erreicht. Als Testreaktion hat man die Überlebenszeit (ÜZ) sowie die histologischen Veränderungen des Epithels der Cornea verwendet. Bei kurzzeitiger Bestrahlung hat man die „Sättigungsdosis" zwischen 1100-1300 r festgestellt (d. h. in diesem Bereich ist die ÜZ für jede Dosis gleich). Die Dosis 1100 r scheint die „Schwellungsdosis" zu sein. Es hat sich herausgestellt, daß die Hypoxie verschiedene Wirkung bei der Schwellungs- und Nichtschwellungsdosis hat. Die Mäuse, die unter der Hypoxie mit 1100 r bestrahlt wurden, überlebten bis 8 Mon. (Die Kontrolltiere starben am 8.-13. Tage nach der Bestrahlung.) Auch das Cornealepithel zeigte wenig histologische Veränderung. Bei einer Dosis von 1300 r konnte keine Strahlenschutzwirkung von Hypoxie beobachtet werden (ÜZ. und Cornea). Als Schwellungsdosis bei langzeitiger Bestrahlung hat sich 1200 r erwiesen. Die Schutzwirkung der Hypoxie kam hier weniger und seltener zum Ausdruck (auf das Cornealepithel überhaupt nicht). Dabei konnte man experimentell nachweisen, daß der Verlust der hypoxämischen Schutzwirkung weder mit einem Einfluß der Hypoxie vor oder nach der Bestrahlung verbunden ist. D. Wrantschewa. 2180.

V. VERHALTENSFORSCHUNG

Reisinger, Ludwig; Wien. **Hermann Dexlers Beitrag zur Tierpsychologie.** Wiener tierärztl. Mschr. **49** (1962) Nr. 3. S. 333-337. — 5 Lit.
Hermann Dexler wirkte einige Jahre an der Tierärztlichen Hochschule in Wien, später in Prag. Er arbeitete über die Biologie und Pathologie des ZNS und beschäftigte sich auch mit tierpsychologischen Studien. Die 4 angegebenen Veröffentlichungen stammen aus den Jahren zwischen 1911-1926. — Dexler bezeichnete die Tierpsychologie als die Wissenschaft vom Gesamtverhalten der Tiere. Eine subjektive oder Erlebnispsychologie der Tiere als Wissenschaft lehnt er dagegen strikt ab. Über die Instinkte äußerte er die Ansicht, daß sie an den Körperbau der betreffenden Tierat völlig angeschlossen seien. Schimpansen und Orangs billigte er „intelligente Akte" (= individuelle Strukturbildungen aus dem Verstehen einer Situation) zu. Bei höheren Tieren vermutete er ein Bewußtsein. Er glaubte, daß Tiere, bei denen ein Schlaf vorkommt, auch ein Bewußtsein aufweisen. Entschieden nahm Dexler Stellung gegen die sog. „denkenden Pferde" (Krall, v. Osten). — Vorwiegend entwickelte Dexler mechanische Vorstellungen in seinen Arbeiten, trotzdem ließ er einige Verhaltensäußerungen als psychisch (bewußt) gelten. Die Bedeutung Dexlers für die Tierpsychologie wird vom Vf. als nicht sehr wesentlich bezeichnet. H. Knappe. 2200.

Büchlmann, Eduard; Salzburg. **Das artspezifische Verhalten des Pferdes als Grundlage seiner Erziehung.** Wiener tierärztl. Mschr. **49** (1962) Nr. 3. S. 276-293.
Wildpferde führen ein ausgesprochenes Nomadenleben und sind diesem anatomisch, physiologisch, exterieuristisch und verhaltensmäßig gut angepaßt. Auch bei Hauspferden finden wir diese Anpassungen wieder. Neben dem Lauftrieb wird dem Wehr-, dem Folge- und dem Rangverhalten eine besondere Bedeutung für den Menschen zugeschrieben. Der Lauftrieb ist aus den besonderen ungünstigen Umweltverhältnissen, den die Vorfahren unserer Hauspferde im Quartär ausgesetzt waren, zu erklären. Aus den Auseinandersetzungen mit Erbfeinden (z. B. Wölfen) entwickelte sich das *Wehrverhalten*, das auch bei den Hauspferden noch gut ausgeprägt ist. Die Flucht, als passive Form der Abwehr, wird beschleunigt durch verfolgende Schatten, durch Tappen, Geheul und Bisse. Aus dem Flucht- bzw. Hemmungsverhalten läßt sich eine Stimulations- bzw. Hemmungsapparatur ableiten, die zu erkennen für den Tierarzt wichtig ist. Stimulation: Der Lauftrieb wird ausgelöst und beschleunigt durch Schreckbilder, Schreckschatten und Geräusche, die von hinten her Augen und Ohren erreichen, außerdem durch taktile Reize. Hemmung: Laufhemmung tritt ein durch Schreckbilder und Schrecklaute, die von vorn auf Ohren und Augen einwirken sowie durch taktile Reizung des

Gesichts und der Mundhöhlenorgane (= faciale Hemmung). Hieraus erklären sich die Wirkungen der Knebelbremse und der Zügel. – Als Folgeverhalten bezeichnet Vf. die Kettenreaktion, die alle Mitglieder einer Herde erfaßt, wenn ein Tier plötzlich in wilder Panik davonstürmt, während die ganze Herde sich anschließt, obwohl die meisten Tiere die auslösende Ursache nicht kennen. Die soziale Rangordnung ist bei Pferden ausgesprochen labil. Die höhere Kopfhaltung deutet höhere Rangordnung an und besitzt außerdem Droh- und Schutzfunktion. Stuten verteidigen durch Schläge den leicht verletzlichen Bauch, Hengste dagegen tendieren zum Aufbäumen, zum Schlagen mit den Vorderextremitäten und zum Nackenbiß. Beim Kampf der Hengste siegt derjenige, der den Kopf höher bringt als der Gegner. Bei der Dressur wirken bestimmte „Hilfen" stimulierend, andere hemmend. Das Pferd lernt nicht nur die additive, sondern auch die konträre Wirkung der „Hilfen" kennen, wie z. B. beim Sprung: Stimulierung zum Trab und gleichzeitige Hemmung durch beidseitige Zügelwirkung ergeben den Sprung als Resultante. Von den Dressurmethoden wird die sog. scharfe Ausbildung abgelehnt. Bestrafung des Tieres hat keinen Sinn, da man von einer persönlichen Schuld des Pferdes nicht sprechen kann. Durch dauernden Mißbrauch der Zügel und Sporen werden die Pferde abgestumpft und die Reizschwelle erhöht. Bei der einfühlenden Ausbildung wird die Lust statt der Unlust als Erziehungsmittel eingesetzt. Das Zugpferd wird auf bestimmte Worte dressiert. Durch gleichzeitige Anwendung „konträrer Hilfen" (Peitschenknall und leichtes Anstellen der Zügel) kommt das Pferd in einen zügigen Trab ohne in Galopp zu verfallen. Beim Rennen selbst nutzt man den angeborenen Kampf der Jährlinge um den Vorrang aus, wie er noch häufig auf der Weide zu beobachten ist. Auch die Ausbildung des Reitpferdes muß nach den o.g. Richtlinien erfolgen. Werden Pferde in geschlossenen Formationen eingesetzt, so sind Rangordnung und Folgeverhalten (Kettenreaktionen, Massenpsychosen) streng zu beachten. Beim Reit- und besonders beim Schulpferd sind die „Hilfen" des Reiters bei allen Dressurleistungen entscheidend für den Erfolg, wobei die individuellen Eigenschaften der Tiere berücksichtigt werden müssen.

H. Knappe. 2200.

Michael, Richard P.; London, Maudsley Hospital, Inst. of Psychiatry. Observations upon the sexual behaviour of the domestic cat (Felis catus L.) under laboratory conditions. **(Beobachtungen über das Sexualverhalten bei Hauskatzen [Felis catus L.] unter Laboratoriumsbedingungen.)** Behaviour [Leiden] 18 (1961) Nr. 1/2. S. 1-24. – 4 Abb., 3 Tab., 49 Lit. Zus. in Dtsch.

In fünfjährigen Untersuchungen wurden über 1000 Paarungsversuche unter standardisierten Bedingungen beobachtet. Vaginalabstriche ermöglichten die genaue Diagnose des jeweiligen Brunststadiums. Es gelang, eine direkte Beziehung zwischen dem Grad der Verhornung der Vaginalschleimhaut und dem Sexualverhalten der Versuchstiere (Vt) herzustellen. – Analog zu den Verhältnissen bei anderen Tieren werden auch beim Brunstzyklus der Kätzin 4 Phasen unterschieden, die ausführlich beschrieben werden: A) Anoestrus: Die Kätzin schlägt jeden Kater energisch ab; beim Einführen der Vaginalsonde wehren sich die Vt. B) Prooestrus : Ansteigen der motorischen Aktivität, Nachlassen der Abwehrreaktionen, Beginn des „Rollens"; Gleichgewicht zwischen Sexual- und Abwehrverhalten, Präsentieren der Vulva; allmähliche Duldung der Sondeneinführung. C) Oestrus: Stimmungsänderung; Annahme des Katers, besondere Lautäußerungen, Präsentieren und Wälzen vor dem Kater; Aufreiten des Katers und Einführung der Sonde werden geduldet, dabei Lordose. D) Metoestrus: Allmähliches Abklingen der Erregung und Erlöschen der spezifischen Brunstverhaltensweisen in umgekehrter Reihenfolge ihres Auftretens. – Die 4 Phasen gehen kontinuierlich ineinander über. Das sicherste Kriterium einer vollen Empfängnisbereitschaft ist eine durchgeführte Begattung. Das gesamte Paarungsverhalten der Kätzin hängt maßgeblich von der sekretorischen Tätigkeit der Ovarien ab, auch das anoestrische aggressive Abwehrverhalten. Der Kater dagegen zeigt nur im vertrauten Territorium Paarungsverhalten. – Durch Testikelhormon konnte die sexuelle Angriffslust phlegmatischer Kater nicht wesentlich erhöht werden, dagegen wurden durch s.c. Implantation von 20 mg Stilboestrol-Kügelchen Kätzinnen in Hitze gebracht. – Verschiedene Abnormitäten sexueller Aktivität werden beschrieben: 1) ovariektomierte erwachsene Kätzinnen verhielten sich anfangs wie anoestrische gesunde Weibchen; nach ½ Jahr war dagegen eine Verminderung der Aggressivität gegenüber Katern zu beobachten; 2) weibliche Jungtiere werden unter Normalbedingungen von Katern nicht beachtet, unter Laboratoriumsbedingungen reiten dagegen trainierte Kater auf und werden von den Jungtieren geduldet; 3) homosexuelles Verhalten kommt sowohl bei brünstigen Kätzinnen (in Gegenwart eines nicht erreichbaren Katers) als auch bei Katern vor, wenn ein fremder zu einem trainierten Zuchtkater gesetzt wird; werden dagegen zwei Kater mit gleichen Revierrechten freigelassen, so resultiert Kampfverhalten; 4) auch Masturbation ist bei Katern zu beobachten, wenn abwechselnd brünstige Kätzinnen und leblose, pelzbezogene Objekte geboten werden. H. Knappe. 2200.

Tembrock, G. **Zur Strukturanalyse des Kampfverhaltens bei Vulpes.** Behaviour [Leiden] **19** (1962) Nr. 4. S. 261-282. – 14 Abb., 16 Lit. Zus. in Engl.
In einer 25 m² großen Freianlage des Zoologischen Instituts Berlin wurde das Kampfverhalten zweier etwa 3 Jahre alten Fuchsrüden gefilmt. Es konnten 16 Verhaltenselemente (Bewegungselemente) bei diesem Kampf ermittelt werden, wobei sich die einzelnen Elemente durch gesetzmäßige Koordination der Motorik und Sensorik und durch häufige Wiederholung auszeichneten: 1) Frontalstellung; 2) u. 3) Antiparallelstellung I und II (beide Partner stehen gegensinnig); 4) Aufstellen (Aufrichten); 5) Parallelstellung; 6) Vornniedergehen; 7) Kopfheben; 8) Kopfsenken; 9) Pfoteheben; 10) Pfoteklammern; 11) Pfoteauflegen; 12) Abwehrbuckeln; 13) Gegenstemmen; 14) Halsbiß; 15) Beißschütteln; 16) Niederdrücken. – Der Kampfablauf ließ 2 Phasen erkennen, Initialphase und Hauptphase. Unabhängig davon wurden zwei Verhaltensgruppen unterschieden: Alternativverhalten (Beißkampfverhalten oder Abwehrverhalten) und gleichsinniges Verhalten (beide Partner führen gleiche Handlungen aus). In der Initialphase wird bereits durch das Verhalten des revierfremden Rüden der weitere Kampfablauf während der Hauptphase festgelegt, wobei drei Möglichkeiten des Kampfverhaltens in Betracht kommen: Ernstkampf, Kommentkampf und Flucht (hier: Ernstkampf). Beim Kampf selbst sind Angriff und Abwehr dominierend; je nach dem Vorherrschen des einen oder des anderen erfolgt eine Zuwendung zum bzw. eine Abwendung vom Partner; als Resultante beider Tendenzen ist die Querstellung zu beobachten. Die Hauptphase wird durch zwei Verhaltenskomplexe („Syndrome") charakterisiert, und zwar durch das alternierende und durch das gleichsinnige Verhalten, wobei das SAP (= spezif. Aktionspotential) annähernd gleich bleibt. Hauptkomponenten sind dabei Halsbiß und Antiparallelstellung; da sie die Hauptelemente des Kampfverhaltens darstellen, werden sie als „Grundkoordinationen" bezeichnet und den übrigen untergeordneten Verhaltenselementen, den „Rahmenkoordinationen (1. u. 2. Grades) gegenübergestellt. H. Knappe. 2200.

Bera, Marc; Alfort, École Nat. Vétérin. L'ours des cavernes, son comportance. **(Der Höhlenbär und seine Lebensweise.)** Diss. Alfort **1961** 54 S. – 39 Lit. K. Reinhardt. 2200.

Baemer, Erich. **Lebensart des Haushuhns. 3. Teil — über seine Laute und allgemeine Ergänzungen.** Z. Tierpsychol. **19** (1962) Nr. 4. S. 394-416. –

2 Abb., 1 Tab., 8 Lit. Zus. in Engl. 2. Mitt. vgl. LZ. Abt. IV 6 (1961) Nr. 6. S. 993.

Nach jahrelangen Beobachtungen an Hühnern gibt Vf. eine umfassende Übersicht über die Lautäußerungen der Hühner, wobei rassische und individuelle Besonderheiten herausgearbeitet werden. Als Belegmaterial dient ein Tonbandarchiv. Bisher konnte Vf. etwa 30 charakteristische, gut voneinander unterscheidbare Laute bei Haushühnern nachweisen, die ausführlich beschrieben werden. Dazu kommen noch einige weniger wichtige Laute, z. B. der Wollustlaut des Hahns (vgl. Schjelderup-Ebbe, 1922) sowie Übergangslaute, die kurz erwähnt werden. Küken äußern 4 Stimmlaute, die Stimmfühlung, Verlassenheit, Schreck und Schlafbereitschaft ausdrücken. Hähne und Hennen verfügen über 14 gemeinsame, Hähne zusätzlich über 2 und Hennen über 6 eigene Lautäußerungen. — Nach ihrer Funktion werden verschiedene Lautgruppen unterschieden: Stimmfühlungslaute, Futterlockrufe, Rufe zum Herbeilocken der Hennen durch den Hahn, Achtungs- und Warnlaute (bei Gefahr durch Boden- oder Luftfeinde), Angst- und Wehlaute, Abwehrlaute (gegen Artgenossen), Rangordnungslaute, Kampfandrohung des ♀, Nestgründungslaute (Wechselspiel zwischen Hahn und Henne), Nestabwehrlaut des ♀, Legegackern, lautes „Gackern" nach überstandener Gefahr als Ausdruck abklingender Erregung (bei ♀ u. ♂), „Glucken" der Weibchen bei der Kükenaufzucht sowie das Krähen des Hahns (als Ausdruck männlichen Selbstgefühls). Da alle Lautäußerungen bei Hühnern in einer bestimmten zeitlichen Reihenfolge auftreten und keine Unterschiede zu künstlich erbrüteten und isoliert aufgezogenen Tieren festzustellen sind, kann es sich hierbei nur um angeborene Verhaltensweisen handeln. H. Knappe. 2200.

Stichmann, Wilfried; Münster/Westf., Univ., Zool.-Inst. **Transpositionsversuche mit Haushuhnrassen stark verschiedener Körpergröße.** Z. Tierpsychol. **19** (1962) Nr. 3. S. 290-320. — 1 Abb., 13 Tab., 53 Lit. Zus. in Engl.

Nach den Untersuchungen von Rensch (1947, 1954, 1958) weisen diejenigen Tierarten, die ein absolut größeres Gehirn besitzen, bessere Hirnleistungen auf als ihre Artverwandten mit einem kleineren Gehirn; sie können kompliziertere Aufgaben erlernen und diese länger im Gedächtnis behalten. Andere Autoren bestätigten bisher diese Angaben durch Versuche an verschiedenen Tierarten. Die Aufgabe der vorliegenden Arbeit lag darin, weiteres Beweismaterial, besonders über das unterschiedliche Transpositionsvermögen verschieden großer Haushuhnrassen zu erbringen. — Die Untersuchungen wurden an 4 Gruppen mit insgesamt 40 Hennen unterschiedlicher Rasse und Herkunft durchgeführt: 1) „Riesen" (Helle Brahma); 2) normalgroße Tiere (rebhuhnfarbige Italiener und weiße Leghorn); 3) Sekundärzwerge (Zwerg-Wyandotten und Zwerg-Italiener); 4) Primärzwerge (Chabo). — Die Dressur erfolgte mit straffreier Zweifachwahl in einem 100 × 55 × 65 cm großen Dressurkasten. Es erwies sich als günstig, die Versuchstiere (Vt) vor Beginn der Experimente etwas hungern zu lassen. Zunächst mußten die Vt auf bestimmte visuelle Merkmale (kreisförmig angeordnete Punkte und Raster) dressiert werden. Bei den schwierigeren Transpositionsversuchen wurden dann z. B. Anordnung und Breite der Raster geändert. — Die vorbereitenden Dressuren ergaben, daß die kleineren Hühnerrassen einfache Dressuren (z. B. Das Abwerfen eines Deckels) schneller erlernten als die größeren Rassen; das könnte nach Rensch (1958) mit dem intensiveren Stoffwechsel der kleineren Tiere zusammenhängen. Schwierige Aufgaben dagegen wurden von den „Riesen" am besten und von den Zwergen am schlechtesten gelöst. Bei mittelschweren Dressuren konnten keine nennenswerten Rassenunterschiede festgestellt werden. Von insgesamt 8 Vt der 4 Rassen besaß allerdings keines die Fähigkeit zur Ausführung einer aufgeschobenen Handlung.

H. Knappe. 2200.

Schleidt, Wolfgang M.; Seewiesen bei Starnberg, Max-Planck-Inst. für Verhaltensphysiol. **Reaktionen von Truthühnern auf fliegende Raubvögel und Versuche zur Analyse ihrer AAM's.** Z. Tierpsychol. 18 (1961) Nr. 5. S. 534-560. — 8 Abb., 6 Tab., 31 Lit. Zus. in Engl.

Zur Beobachtung gelangten: 1) eine rein wildblütige, erfahrene Truthenne mit Küken, 2) fünf erwachsene, erfahrene Bronzeputen- ♀♀ und 3) elf halbwüchsige, erfahrungslose Bronzeputen- ♂♂ + ♀♀. Die Versuche wurden teils in einem Innenkäfig (1 × 2 m), teils in einem Außengehege (6 × 7 m) durchgeführt. Als Attrappen dienten Raubvogel-Gans-Attrappe = R/G (Kurzhals-Attrappe nach Tinbergen), Bussard-Attrappe, Kreisscheibe und längliches Rechteck. Die Attrappen schwebten 2,30 m über dem Käfig bzw. 8,30 m über dem Freigehege. Die Größe der Attrappen betrug (im Längenwinkelmaß) zwischen 1°43′ und 3′13″ und die Relativgeschwindigkeit, mit der sie vorwärts bewegt wurden, zwischen 3,3 und 66,6 Attrappen-Durchmesser/sec. Weder die erfahrenen noch die unerfahrenen Truthühner reagierten unterschiedlich auf das Merkmalspaar kurzhalsig-langhalsig. Die relative Geschwindigkeit und die relative Größe der Attrappen sowie die Gewöhnung der Versuchstiere (Vt) an die Attrappen beeinflußten jedoch die Reaktionsstärke der Vt. Extrem langsame und seltene Objekte lösten starke Fluchtreaktionen aus. Bot man demgegenüber eine Attrappe sehr oft, so ließ die Intensität der Abwehrreaktionen stark nach (= Gewöhnung). Es konnte ferner festgestellt werden, daß für die Reaktionen der genannten Tiere auf Flugfeinde folgende Eigenschaften der Raubvögel bzw. ihrer Attrappen von Bedeutung sind: Größe, Form, Kontrast, Flugstrecke, Höhenwinkel, und Fluggeschwindigkeit. Die Ergebnisse dieser Arbeit gestatten es, die von Tinbergen aufgestellte „Kurzhals-Raubvogel-Hypothese“ in neuer Sicht zu deuten. H. Knappe. 2200.

Eber, Gisela; Essen-Altenhundem, Nordrhein-Westfäl. Vogelschutzwarte. **Untersuchungen über das Verhalten und die Nahrung feldernder Brieftauben.** Z. wiss. Zool., Abt. A 167 (1962) Nr. 3/4. S. 338-394. 2200.

VI. PATHOLOGIE, PATHOLOGIE DER VIRUSKRANKHEITEN, FUNKTIONELLE PATHOLOGIE

Deutsch, K.; Greifswald, Univ., Lab. für Elektronenmikroskopie. Artefacts — the great problem of electron microscopy. **(Artefakte, das große Problem in der Elektronenmikroskopie.)** Wiss. Z. Ernst Moritz Arndt-Univ. Greifswald, math.-naturwiss. R. 11 (1962) Nr. 1/2. S. 71-73. — 2 Lit.

Die Hauptschwierigkeit für denjenigen, der mit dem Elektronenmikroskop arbeitet, stellt die Tatsache dar, daß eine Untersuchung am lebenden Organismus nicht möglich ist. Daher sind Untersuchungsergebnisse nur dann als zuverlässig zu bezeichnen, wenn sie zur Ausschaltung von Artefakten mit verschiedenen Methoden erzielt worden sind. Werden zwei dem Wesen nach verschiedene mikroskopische Methoden angewendet, wie z. B. die Fixierung mit Osmiumsäure und die Gefriertrocknung, so müssen die Untersuchungsergebnisse als wenig zuverlässig bezeichnet werden, wie das am Beispiel der Mitochondrien und des endoplasmatischen Reticulums gezeigt werden konnte. Ergebnisse, die nur mit einer Methode erhalten worden sind, sind am wenigsten zuverlässig. In allen Fällen erscheint es aber zweifelhaft, ob die Befunde das tatsächliche Bild der lebenden Zelle wiedergeben. Es ist daher erforderlich, sich einen Überblick darüber zu verschaffen, welche Artefakte durch die verschiedenen Untersuchungs- und Präparationsmethoden entstehen. Es wird die Möglichkeit von Artefaktbildungen bei den wichtigsten Geweben und Strukturen wie Myelinscheide, Kollagen, Muskelfasern, Zell- und Kernmembran, Mitochondrien, endoplasmatischem Reticulum, Golgi-Apparat usw. diskutiert. Den Problemen der Artefaktbildung ist nach Meinung des Vf. noch nicht genügend Beachtung geschenkt worden, so daß trotz der überaus großen Zahl der vorliegenden Arbeiten noch vieles in der Elektronenmikroskopie nicht gut begründet ist. Es ist nur gut, wenn so viel biologisches Material wie nur möglich mit den bekannten Methoden untersucht wird, auch auf die Gefahr hin, daß mit der weiteren Entwicklung vieles hiervon später nicht zu verwerten ist. Weitere Fortschritte werden vom Studium der kleinsten Einheiten wie Proteinen, Nucleinsäuren und Fetten erwartet. D. Matthias. 2333.

Terpstra, J. I., Akkermans, J. P. W. M. und Ouwerkerk, H.; Rotterdam, Centr. Diergeneeskund. Inst., Lab. Aantekeningen bij ingezonden sectiemateriaal in 1961. (Transmissable gastroënteritis, tetanus en anemie bij varkens; pasteurellosis en de ziekte van Aujeszky bij nertsen). **(Aufzeichnungen über eingesandtes Sektionsmaterial im Jahre 1961 [Infektiöse Gastroenteritis, Tetanus und Anämie bei Schweinen; Pasteurellose und Aujeszkysche Krankheit bei Nerzen].)** Tijdschr. Diergeneeskunde 87 (1962) Nr. 19. S. 1246 bis 1255. — 1 Abb. Zus. in Engl., Franz., Dtsch.

Im Winterhalbjahr 1960/61 breitete sich ebenso wie 3 Jahre zuvor die infektiöse Gastroenteritis der Schweine in den Niederlanden stark aus und verursachte vor allem unter den jungen Saugferkeln starke Verluste. Es gelang, die Infektion experimentell zu übertragen. Therapeutisch ließ sich der Verlauf der Krankheit nicht beeinflussen. — Auf einem Betrieb trat gehäuft Tetanus unter den Schweinen auf. Injektionen von Vaccine und Serum hatten ein günstiges Resultat. — Eine verlustreiche Anämie der Saugferkel wurde vor allem im Winterhalbjahr beobachtet. — Im Herbst 1961 traten auf einer Anzahl Farmen Todesfälle bei Nerzen durch *Pasteurella multocida* auf; alle diese Betriebe erhielten ihr Futter aus einer zentralen Futterküche. — Auf einem Betrieb starben 5% der Nerze an Aujeszkyscher Krankheit; das Sektionsbild wich von dem bei anderen Tierarten ab. — Über den klinischen und epidemiologischen Verlauf, die Labordiagnose und die prophylaktischen und therapeutischen Möglichkeiten bei den aufgeführten Krankheiten werden nähere Angaben gemacht. W. Wittig. 2360.

Hadlow, W. J. und Jellison, W. L.; Hamilton, Mont., U.S. Dep. of Health, Education, and Welfare, Public Health Serv., Nat. Inst. of Health, Nat. Inst. of Allergy and Infectious Diseases, Rocky Mountain Lab. Amyloidosis in Rocky Mountain bighorn sheep. **(Amyloidosis bei Rocky-Mountain-Dickhornschafen.)** J. Amer. veterin. med. Assoc. **141** (1962) Nr. 2. S. 243–247. — 4 Abb., 14 Lit.

Bei 3 abgemagerten wildlebenden erwachsenen Rocky-Mountain-Dickhornschafen (*Ovis canadensis canadensis*) wurde sogenannte „sekundäre Amyloidose" festgestellt. Am stärksten war die Leber betroffen. Bei 2 Tieren, von denen der ganze Tierkörper untersucht werden konnte, waren außerdem noch Milz, Nieren, Nebennierenrinde, Schilddrüse und weitere Organe befallen. Gleichzeitig bestand bei 2 Tieren chronische Vereiterung einer Stirnhöhle und bei dem dritten chronische bakterielle Leptomeningitis.

W. Wittig. 2535.

Anonym. Lactic acid and malformations in chick embryos. **(Milchsäure und Mißbildungen bei Hühnerembryonen.)** Nutrit. Rev. **20** (1962) Nr. 4. S. 121–122. — 3 Lit.

Bei Hühnerembryonen können durch eine Herabsetzung des Sauerstoffpartialdrucks erhebliche Mißbildungen, besonders im Bereich des Kopfes, erzeugt werden. In den Embryonen ist dabei eine Verschiebung des pH-Wertes des Blutes von normal 8,0 auf 6,8–7,6 festzustellen, der mit einer Zunahme des Milchsäuregehaltes (normal 50–150 μg/ml) auf 400–1300 μg/ml parallel geht. In nachfolgenden Versuchen konnten durch Injektion von Milchsäure die gleichen Anomalien erzeugt werden wie durch eine Hypoxie. Daraus kann man schlußfolgern, daß es infolge der Hypoxie zu einer Anreicherung von Produkten des anaëroben Stoffwechsels, z. B. der Milchsäure, kommt, die ihrerseits zur Entstehung der Mißbildungen führen. E. Grün. 2615.

Hirsch, Herbert M.; Minneapolis, Univ. of Minnesota, School of Med., Dep. of Pathol. Some aspects of the problem of immunity against transplanted and spontaneous tumors. **(Einige Gesichtspunkte zum Problem der Immunität gegen transplantierte und spontane Tumoren.)** Bacteriol. Rev. **26** (1962) Nr. 3. S. 336–353.
Die Literatur zum Thema der Immunisierung gegen ein tumorspezifisches Antigen der Krebszelle und der Immunisierung gegen vermutlich krebsverursachende Agenzien wird besprochen. Als Beispiele werden Ergebnisse früherer Arbeiten des Vf. angeführt, in denen Inzuchtmäuse und Rückkreuzungstiere gegen stammspezifische transplantierte und spontane Mammatumoren immunisiert wurden. Dabei wurde das Alter, bei dem die Spontantumoren auftreten, herabgesetzt und anscheinend eine Autosensibilisierung gegen die Tumorentwicklung bewirkt. In weiteren Arbeiten fand Vf. bei der Neutralisation mit Antiserum eine wirtsabhängige Alteration beim Mäuse-Mammatumorvirus. Es wird betont, daß Modellversuche zur Immunitätserzeugung gegen transplantierte oder carcinogen-induzierte Tumoren nicht ohne weiteres auf die Immunitätserzeugung gegen Spontantumoren übertragen werden können. R. Widmaier. 2675.

Blaehser, Sabine; Alfort, École Nat. Vétérin. Contribution à l'étude des tumeurs de la fibre musculaire striée chez les animaux. **(Beitrag zur Untersuchung der Tumoren der quergestreiften Muskulatur bei Tieren.)** Diss. Alfort **1961** 74 S. – 6 Abb., 2 Tab., 165 Lit. K. Reinhardt. 2710.

Herzog, Martin; Zürich, Univ., Veterin.-Pathol. Inst. **Systematische und statistische Untersuchungen an gesunden und kranken Hundeherzen unter besonderer Berücksichtigung der Rassenunterschiede.** Diss. Zürich **1962** 76 S. – 19 Abb., 39 Tab., 52 Lit.
Die Untersuchungen wurden an Schäferhunden, Pudeln, Boxern und Dackeln durchgeführt, die aus dem Sektionsmaterial des Institutes stammten. Das relative Herzgewicht der 76 Schäferhunde betrug 6,66 g/kg Kgw. (4,97–8,61), das der 48 Boxerhunde 7,40 g/kg Kgw. (6,13–8,50), das der 60 Pudel 7,72 g/kg Kgw. (4,68–12,66) und dasjenige der 58 Dackel 9,07 g/kg Kgw. = 0,91% (7,30–11,45). Das Körper- und Herzgewicht nimmt bei großen Hunden mit zunehmender Körperlänge stärker zu als bei kleinen. Kleine Hunde haben ein größeres relatives Herzgewicht als große Rassen. – Herzveränderungen kommen am häufigsten bei den Boxerhunden vor. Besonders sekundär dilatierte, hypertrophierte Herzen sind relativ oft anzutreffen. Hingegen manifestierten sich starke chronische Herzveränderungen bei den Dackeln sehr selten. Hier wurde unter 31 Herzen nur ein einziges mit einer starken sekundären chronischen Dilatation gefunden. E. Wiesner. 2760.

Dergač, A. K. und Artemova, P. V. (Dergatsch, A. K. und Artjomowa, P. W.); Woronesh, Landwirtsch. Inst. Patologičeskoe razrastanie zubov u ovec. **(Pathologisches Zahnwuchern beim Schaf.)** Ovcevodstvo, Moskva 8 (1962) Nr. 6. S. 35–36. – 3 Abb.
Als eine der Ursachen der Entwicklungsstagnation bei einzelnen Schafen einer jeden Herde wurde das exzessive Wachstum der Backzähne bei gleichzeitiger Zerstörung der Knochen- und Weichteile des Kiefers ermittelt. 20–30% von 8000 untersuchten Schlachtschafen waren von diesem Makrodentismus befallen. Letzterer entwickelt sich im Alter von 1–1 ½ Jahren; am häufigsten wird er bei alten Tieren angetroffen. Es sind nur die bleibenden Backzähne betroffen, vor allem die Molaren. Das Aussehen dieser gewucherten Zähne wird näher beschrieben. Ihre Länge übersteigt die normaler Zähne um 1–2 cm.

Der Druck auf den Gegenzahn verursacht entzündliche Prozesse, die zur Entstehung eitriger, alveolärer Peridentitiden und Osteomyelitiden mit weiteren Komplikationen führen. Die Aetiologie konnte nicht geklärt werden. Mechanische, fütterungsbedingte und lokale bakterielle Insulte werden ausgeschlossen. Als prophylaktische Maßnahme wird die Adspektion der Bakkenzähne, insbesondere bei kranken und schwächlichen Tieren empfohlen.
H. Rauch. 2775.

Kavak, H. und Vain, T.; Lehrstuhl für Pathol. Anatomie und Parazitol. Izmenenija v pečeni u krupnogo rogatogo skota i ovec pri fascioleze. (**Leberveränderungen bei der Fasciolose des Rindes und Schafes.**) Sbornik naučnych trudov studentov Ėstonskoj sel'skochozjajstvennoj akademii, Tartu **2** (1961) S. 56–61. — Orig.: estn., Ausz.: russ.

Das Untersuchungsmaterial stammt von 18 Kühen und 21 Schafen. Die Gallengänge wiesen produktiv entzündliche Veränderungen und bei chronischem Verlauf Bindegewebswucherungen auf; sie sind erweitert und weisen Kalkablagerungen auf. In ihrem Epithel kommt es zur Degeneration und häufig zur Nekrose mit Ablösung von Zellen. Im Leberparenchym werden fettige Degeneration, Nekrobiose und passive Hyperämie, teilweise verbunden mit der Entstehung nekrotischer Herde im Lebergewebe im Bereich der Gallengänge, beobachtet.
H. Rauch. 2775.

Aadusoo, M. und Piir, E.; Lehrstuhl für Pathol. Anatomie und Parazitol. Izmenenija v pečeni krupnogo rogatogo skota i svinej pri ėchinokokkoze. (**Leberveränderungen bei der Echinokokkose der Rinder und Schweine.**) Sbornik naučnych trudov studentov Ėstonskoj sel'skochozjajstvennoj akademii, Tartu **2** (1961) S. 62–68. — Orig.: estn., Ausz.: russ.

Es wurden die Lebern von 4 Schweinen und 13 Kühen sowie die Lungen von 3 Kühen makroskopisch, parasitologisch und histologisch untersucht. Die Echinokokkose wird als eine schwerwiegende Erkrankung genannter Tierarten, besonders bei intensiven Invasionen, bezeichnet. Der Umfang der Leber vergrößert sich. Bei einem Schwein wurden 100 Blasen in einer 24,5 kg schweren Leber gezählt. Die Farbe der Leber hängt von der Zahl und Größe der Blasen ab. Ihre Konsistenz ist derb. In der Leber der Schweine wurden einkammrige und in der Leber und Lunge der Kühe mehrkammrige Blasen festgestellt. Histologisch werden beim Auffinden junger Echinokokken Blutungen und Nekrosen beobachtet. Um die Echinokokkenblase bildet sich eine Makrophagenschicht, später infiltrieren Leukocyten, Lymphocyten und plasmatische Zellen. In den Leberzellen kommt es zur trüben Schwellung und fettigen Degeneration. Mit der Umfangszunahme der Echinokokkenblase wird die Infiltrationszone dünner und es bilden sich Bindegewebsauswüchse.
H. Rauch. 2775.

Krook, Lennart und Barrett, Robert B.; Ithaca, N. Y., State Veterin. Coll., Dep. of Surgery; Dep. of Pathol. and Bacteriol. Simian bone disease — a secondary hyperparathyroidism. (**Knochenerkrankung bei Affen, ein sekundärer Hyperparathyreoidismus.**) Cornell Veterinarian **52** (1962) Nr. 4. S. 459–492. — 13 Abb., 2 Tab., 64 Lit.

Es werden an Hand von 2 Fällen (Spinnenaffe, ♂, etwa 2 Jahre, und Kapuzineraffe, ♀, 5 Jahre) die Literatur, röntgenologischen Befunde, klinisch-pathologischen Veränderungen des Blutes und pathologisch-anatomischen Veränderungen einer Knochenerkrankung bei Affen beschrieben. Als Kontrolltier diente ein 1 Jahr alter ♂ Kapuzineraffe. Bei der klinisch-pathologischen Untersuchung wurden Veränderungen des Calcium-, Phosphor- und (alkalischen) Phosphatasespiegels im Blutserum festgestellt. Das Skelett zeigte bei der röntgenologischen Untersuchung eine generalisierte Ostitis fibrosa cystica. Diese Veränderungen sind jenen ähnlich, die beim primären oder sekundären Hyperparathyroidismus des Menschen und Hundes beobachtet werden. Die

Sektion ergab Hyperostosen, die am ausgeprägtesten im Bereich der linken Maxilla waren. Als Resultat der Hyperostosis fehlten die normalen scharfen Konturen der Crista facialis und des Arcus zygomaticus. Bei der mikroskopischen Untersuchung zeigte der oberflächliche Teil der Maxilla eine fortgeschrittene Ostitis fibrosa. Alle Knochenstrukturen waren resorbiert und durch ein ziemlich unreifes Bindegewebe mit zahlreichen Fibroblasten und wenig Kollagen ersetzt. Gelegentlich wurde das Bild des sog. braunen Tumors beobachtet. Eine Hyperaktivität der Epithelkörperchen konnte entsprechend der Methode von Chalkley nachgewiesen werden. Die Kernplasmarelation betrug 2,69 und 2,54 im Vergleich zu 2,30 bei dem Kontrolltier. Vff. kommen zu dem Schluß, daß diese Knochenerkrankung der Affen eine Manifestation des sekundären Hyperparathyreoidismus darstellt. Die sekundäre Hyperplasie der Parathyreoidea wird durch eine Hypocalcaemie, welche die sekundäre Reaktion einer exzessiven Phosphorfütterung darstellt, hervorgerufen.

R. Berg. 2810.

Jakob, Willi; Berlin, Humboldt-Univ., Veterinärmed. Fak., Inst. für Veterin. Pathol. **Untersuchungen zum Infektionsmodus und zur Pathogenese der Listeriose des Schafes.** Diss. Berlin **1963** 120 S. — 35 Abb., 7 Tab., 156 Lit.
Untersuchungen an 56 experimentell mit *Listeria monocytogenes* infizierten Schafen sowie an 16 Schafen mit spontan entstandener Listeriose ergaben, daß sich bei intracerebraler (i.c.) Infektion selbst bei Anwendung geringer Keimmengen eine cerebrale Listeriose entwickelt. Bei intrakarotidealer (i.k.) und intravenöser (i.v.) Keimzufuhr kommt es zur Ausbildung einer Septikämie, die bei der i.k. Infektion regelmäßig, bei der i.v. Infektion gelegentlich eine Meningoencephalitis zur Folge hat. Die bei experimenteller i.c., i.k. und i.v. Infektion am ZNZ aufgetretenen Entzündungsprozesse stimmten nicht mit den spontan auftretenden Veränderungen der cerebralen Listeriose überein. Belastungen des Organismus wie mehrmalige i.v. Infektionen von Coli-Vaccine, eine 8wöchige Silagefütterung, eine zusätzliche Infektion mit Bornavirus oder eine eiweißarme Diät bei intranasaler, peroraler, intragastraler und conjunctivaler Listerieninfektion begünstigten nicht das Zustandekommen einer cerebralen Listeriose. Bei eiweißarmer Diät in Verbindung mit einer weitgehenden Blockade des RHS entwickelten sich bei intranasaler bzw. intragastraler Listerieninfektion akut bzw. subakut verlaufende Listerienseptikämien. Bei 11 von 15 spontan an cerebraler Listeriose erkrankten Schafen lagen entzündliche Veränderungen an den peripheren Zweigen des N. trigenimus vor, deren Entstehungsmöglichkeiten erörtert werden. Bei der daraufhin bei 14 gesunden Schafen an 2 peripheren Trigeminusästen (N. infraorbitalis und N. mentalis) vorgenommenen perineuralen Listerieninfektion hatte sich in 10 Fällen eine ascendierende Neuritis entwickelt, wobei aber nur in 2 Fällen Gehirnveränderungen aufgetreten waren, die ihrer Lokalisation nach annähernd, hinsichtlich der Art der Parenchyminfiltrate jedoch nicht den spontan auftretenden Veränderungen der cerebralen Listeriose ähnlich waren. Nach den Ergebnissen aller bisherigen Untersuchungen erscheint eine neurolymphogene Infektion des Gehirns über den N. trigeminus theoretisch wohl möglich. Es kann jedoch keineswegs als bewiesen angesehen werden, daß dieser Infektionsweg auch unter praktischen Verhältnissen tatsächlich in Betracht kommt.

E. Wiesner. 2826.

Wittmann, W.; Insel Riems, Immuntherapeut. Abt. des Friedrich-Loeffler-Inst. der Dtsch. Akad. der Landwirtsch.-Wiss. zu Berlin. **Die Häufigkeit der Pansen- und Klauenerkrankungen bei mit MKS-Virus infizierten Rindern.** Arch. exp. Veterinärmed. **16** (1962) Nr. 5. S. 887–894. — 6 Tab., 15 Lit.
Auf Grund einer Auswertung der im Friedrich-Loeffler-Institut vorhandenen Prüfungsprotokolle der MKS-Konzentratvaccine konnte in bezug auf die am Pansen auftretenden Sekundäraphthen stammesbedingte Unterschiede

festgestellt werden. Bis auf diese stammesbedingten Unterschiede aber ist das klinische und pathologisch-anatomische Bild des Rindes nach Infektion mit den drei MKS-Virustypen prinzipiell gleich. W. Wittmann. 2915.

Desmoulin, Claude; Alfort, École Nat. Vétérin. Contribution à l'étude de l'athérosclérose expérimentale. **(Beitrag zur Untersuchung der Atherosclerose auf experimenteller Grundlage.)** Diss. Alfort **1961** 103 S. – 3 Tab., 109 Lit.
K. Reinhardt. 3015.

Thorn, W., Jacobs, G., Lapp, H. und Wichert, P. v.; Köln, Univ., Inst. für Normale und Pathol. Physiol. **Metabolische und histologische Veränderungen in Nieren nach 2 oder 3 Stunden Ischämie und Wiederdurchblutungszeiten bis zu 20 Tagen.** Pflügers Arch. ges. Physiol. Menschen Tiere **276** (1962) Nr. 1. S. 1–10. – 1 Abb., 3 Tab., 12 Lit.
Bei Kaninchen (2,5–3,0 kg) wird der Stoffwechsel einer ischämischen Niere (2–3 Std. lange Ischämie) bis zu 20 Tagen nach der Wiederdurchblutung untersucht. In den ersten 6 Tagen nach einer 3stündigen Ischämie sind histologisch intakte neben zugrundegegangenen Tubulusepithelien nachweisbar. Bis zu 20 Tagen nach der Ischämie erfolgt eine weitgehende Regeneration des funktionellen Nierengewebes. Die am Gehalt an ATP, ADP, AMP, anorganischem P, Glykogen, an Glykose und MS gemessenen Stoffwechseländerungen der ischämischen Nieren bilden sich ebenfalls innerhalb von 20 Tagen zurück.
H.-A. Ketz. 3045.

McCance, R. A., Dickerson, J. W. T., Bell, G. H. und Dunbar, Olive; Cambridge, Univ., Med. Res. Council, Dep. of Exp. Med.; Dundee, Queen's Coll., Dep. of Physiol. Severe undernutrition in growing and adult animals. 9. The effect of undernutrition and its relief on the mechanical properties of bone. **(Extreme Unterernährung bei wachsenden und erwachsenen Tieren. 9. Mitt. Die Wirkung der Unterernährung und ihrer Behebung auf die mechanischen Eigenschaften der Knochen.)** Brit. J. Nutrit. **16** (1962) Nr. 1. S. 1–12. – 2 Abb., 5 Tab., 14 Lit. 8. Mitt. vgl. LZ. Abt. IV 8 (1963) Nr. 1. S. 10.
Bei wachsenden und erwachsenen Schweinen und Hähnen wird der Einfluß extremer Unterernährung auf die Brüchigkeit, die Elastizität, den Asche- und Wassergehalt untersucht. Während des normalen Wachstums nimmt die Knochenbrüchigkeit bei Hähnchen zu, während sie bei Schweinen weitgehend unverändert bleibt. Dagegen nimmt die Elastizität des Knochengewebes bei den Schweinen ab und bleibt bei den Hähnen unverändert. Der Aschegehalt nimmt bei beiden Tierarten zu. Bei unterernährten Tieren ändert sich in der Knochenbrüchigkeit von wachsenden Hähnchen und Schweinen nichts. Der Aschegehalt ist erhöht. Rehabilitation von der Unterernährung führt zu Veränderungen der mechanischen Knocheneigenschaften, die denen jüngerer Tiere gleichen. Besonders auffallend ist die Verminderung der Brüchigkeit der Knochen bei Schweinen nach der Rehabilitation. Die Veränderungen der mechanischen Eigenschaften der Knochen werden im Hinblick auf Struktur und chemische Zusammensetzung des Knochengewebes diskutiert.
H.-A. Ketz. 3087.

Mikami, Shin-Ichi und Ono, Kazuyuki; Morioka, Japan, Iwate Univ., Fac. of Agric., Dep. of Veterin. Anatomy. Glucagon deficiency induced by extirpation of alpha islets of the fowl pancreas. **(Glucagonmangel, hervorgerufen durch Entfernung der Alpha-Zellen des Pankreasinselgewebes beim Huhn.)** Endocrinology **71** (1962) Nr. 3. S. 464–473. – 4 Abb., 3 Tab., 20 Lit.
Bei weißen Leghornhähnchen im Alter von 4–6 Mon. wird der Kohlenhydratstoffwechsel nach der Entfernung der α-Zellen im Pankreasinselgewebe untersucht. Nach der partiellen Pankreatektomie kommt es zur extremen Hypoglykämie, die nach sich steigernden Krämpfen innerhalb 12–36 Std. der Ope-

ration zum Tode führt. Der Tod tritt im allgemeinen nach starken Krämpfen 10–30 Min. nach vollständiger Lähmung der Hinterextremitäten ein. Der Eintritt der Krämpfe erfolgt bei einem Blutdruck von 50 mg%. Die postoperative Hypoglykämie kann durch Glucagoninjektionen vollkommen behoben werden. So lange die Glucagontherapie aufrecht erhalten wird, tritt kein Tod ein. Aus den Versuchsergebnissen wird geschlossen, daß die durch partielle Pankreatektomie bedingte Hypoglykämie durch Glucagonmangel zustande kommt. H.-A. Ketz. 3110.

Groth, W.; Bonn, Rhein. Friedrich-Wilhelms-Univ., Inst. für Anatomie und Physiol. der Haustiere. **Experimentelle Untersuchungen über Calcium- und Phosphat-Mangel-Osteopathien und ihre Beziehung zur Epithelkörperchenfunktion und zum Mineralstoffgehalt des Blutes bei wachsenden Hühnern.** Zbl. Veterinärmed. **9** (1962) Nr. 10. S. 1009–1040. – 11 Abb., 9 Tab., 61 Lit. Zus. in Engl., Franz., Span.

4 Versuchsgruppen von je 40 ♂ Küken erhielten vom 10. Lebenstag ein Ca-armes Futter mit normalem und erhöhten P-Gehalt (Ca:P = 0,32 bzw. 0,15) oder ein P-armes Futter mit normalem oder erhöhtem Ca-Gehalt (Ca:P = 7,6 bzw. 13,2), während in der Kontrollgruppe das Ca:P Verhältnis 1,5 betrug. Bei der Tötung nach 5 bis 12 Wochen wurden Blut, Epithelkörperchen und Knochen besonders untersucht. Die allgemeine Wachstumshemmung war am stärksten bei Ca-Mangel mit P-Überschuß. Es folgten Ca-Mangel, P-Mangel mit Ca-Überschuß, während die Hemmung bei einfachem P-Mangel am geringsten war. Frischgewicht und Aschegehalt der Knochen – gemessen an Radius und Tibia – waren erheblich gesenkt. In den Ca-Mangelgruppen war der Ca-Gehalt und in den P-Mangelgruppen der P-Gehalt im Knochen vermindert. Alle Mangelknochen waren kürzer als die der Kontrolltiere, und zwar bei Ca-Mangel stärker als bei P-Mangel; bei letzterem traten dafür Verbiegungen auf. Im Röntgenbild zeigte die Tibia bei Ca-Mangel einen im ganzen verschwommenen Kontrast, während bei P-Mangel eine kontrastreiche Diaphyse und eine Verlängerung der Epiphysen, also eine Verlagerung der präparatorischen Verkalkungszonen in die Diaphyse, gesehen wurde. Histologisch ergab sich zwischen Ca-Mangel und P-Mangel ebenfalls ein deutlicher Unterschied. Bei Ca-Defizit sind die Wucherungszonen des Fugenknorpels verdickt, Blutgefäße dringen nur mangelhaft ein, und in der Diaphyse besteht eine Osteodystrophia fibrosa. Bei P-Mangel ist die Knorpelzone ebenfalls verdickt, aber weitaus stärker, und infolge dauernden Knorpelnachschubs und mangelhafter Chondroklastentätigkeit ist es zu einer säulenartigen Struktur gekommen. Alle genannten Veränderungen wurden rückgängig, wenn nach 5 Wochen auf Normalfutter umgestellt wurde. Im Serum sank P bei P-Mangeldiät stark ab, während ein Ca-Abfall nur bei Ca-Mangel und gleichzeitigem P-Überschuß signifikant war. Die Aktivität der alkalischen Serum-Phosphatase war bei allen Mangelgruppen gesteigert. Die Epithelkörperchen waren bei Ca-Mangel vergrößert, das Stroma gewuchert, die Kerne waren hypertrophisch und in der dem Gefäß abgewandten Seite gelegen, während gefäßseitig Vakuolen zu sehen waren. Bei P-Mangel war das Organ im ganzen kleiner, die Kerne atrophisch. Weitere ausführliche Befunde an den Epithelkörperchen müssen im Original nachgelesen werden. W. Seffner. 3130.

Campbell, J.R.; Glasgow, Univ., Veterin. School. Bone dystrophy in puppies. **(Knochendystrophie beim Welpen.)** Veterin. Rec. **74** (1962) Nr. 48. S. 1340 bis 1345. – 5 Abb.

In der Veterinärmedizin besteht eine Tendenz, die Bezeichnung menschlicher Erkrankungen auf ähnliche Krankheitszustände beim Tier zu übertragen. Auf diese Weise ist die sogenannte Oesteogenesis imperfecta des Welpen völlig falsch gedeutet worden. Durch experimentelle Untersuchungen konnte einwandfrei bewiesen werden, daß durch einen ständigen Calciummangel und eine gleichzeitige ausreichende Versorgung mit Vitamin D eine Knochendystrophie, die durch Osteoporosis und pathologische Frakturen charakterisiert ist, erzeugt werden kann. Die Erkrankung ist der sog. Osteogenesis imperfecta identisch. — Nicht allzu selten enthält die Hundenahrung ein derartiges Calciumdefizit und ein ausreichendes Angebot an Vitamin D. Viele Hundezüchter verabreichen sehr gern Fleisch und fügen manchmal etwas Calcium zu. — Seit man über die Rachitis des Hundes genauer informiert ist, geben die Züchter gern reichlich und zu viel Vitamin D, um diese Erkrankung zu verhindern. Oft geht die Vitamin D-Zufuhr jedoch weit über das normale Maß hinaus. — Wenn in der Nahrung zu wenig Calcium enthalten ist, so verursacht das Vitamin D, um den notwendigen Ca-Blutspiegel aufrechtzuerhalten, eine Resorption von Knochengewebe. Vitamin D sorgt außerdem für die Verknöcherung der Epiphysen. Dieser Prozeß, in Verbindung mit der andernorts ablaufenden Knochenresorption, kann für die Dickenzunahme an den Epiphysen verantwortlich gemacht werden. — Röntgenologische Veränderungen treten erst auf, wenn die Hälfte des Calciumgehaltes aus den Knochen entzogen ist. — Durch Blut- und Leberkupferbestimmung konnte nachgewiesen werden, daß die erzeugte Osteoporose nichts mit einem Kupfermangel zu tun hat. O. Dietz. 3130.

Freudiger, U.; Bern, Univ., Veterinärmed. Klin., Kleintierklin. **Klinik und funktionelle Pathologie der Nebennieren.** Berliner Münchener tierärztl. Wschr. **75** (1962) Nr. 21. S. 401–403. — 8 Lit.
Bei 5 vom Vf. beobachteten Fällen von chronischer Nebennierenrindeninsuffizienz beim Hund standen die klinischen Symptome der Adynamie und Asthenie im Vordergrund, denen die durch den Ausfall der Mineralo- und Glukocorticoide bedingten Verschiebungen in der Elektrolytkonzentration und im Kohlenhydrat- und damit im Muskelstoffwechsel zugrunde lagen. Hieraufdürften auch die konstant beobachteten Störungen am Zirkulationsapparat (Verkleinerung des Schlag- und Minutenvolumens mit Tachycardie, kleiner, weicher Puls), ferner Hypotonie sowie Durchfälle und Erbrechen zurückzuführen sein. Damit entspricht das klinische Bild beim Hund weitgehend dem des Menschen mit Ausnahme der hier vorkommenden Hautpigmentierungen, die beim Tier fehlen. Die Diagnose sollte durch den Thorntest sowie durch Elektrolytbestimmungen im Blut gesichert werden. Die Ursachen, die zu dieser chronischen Rindeninsuffizienz geführt hatten, waren unbekannt; in einem Fall wird eine Hypophyseninsuffizienz vermutet. Eine akute Nebennierenrindeninsuffizienz beobachtete der Vf. bei 3 Hunden mit Ileus, bei denen Hypotonie, Tachycardie, Mattigkeit, Apathie, Hypothermie und Azotämie bestanden. In 2 Fällen wiesen beide Nebennieren Blutungen, Nekrobiose und Nekrose auf, während sich bei dem 3. Hund die Nebennieren in relativem Ruhezustand befanden. Abschließend wird die Krankengeschichte eines Hundes mit akuter Addisonkrise geschildert, die durch eine Anhäufung von Stress-Zuständen bedingt worden war. D. Matthias. 3150.

Chappel, C. I., Voith, K. und Rona, G.; Montreal, Que., McGill Univ., Ayerst Res. Lab.; Dep. of Investigative Med. Further studies on the role of the adrenal gland in adrenal-regeneration hypertension. **(Weitere Untersuchungen zur Rolle der Nebennieren bei dem durch Nebennierenregeneration bedingten Bluthochdruck.)** Canad. J. Biochem. Physiol. **40** (1962) Nr. 11. S. 1567–1574. — 1 Abb., 2 Tab., 12 Lit.
Die Rolle der Nebennieren bei dem durch Nebennierenregeneration bedingten Bluthochdruck wurde bei Ratten untersucht. In unterschiedlichen Zeiträumen (0, 2½, 5, 7½ Wochen) nach einseitiger Adrenalektomie sowie kontralateraler Adrenalenucleation wurden die Tiere durch Nephrektomie sowie durch Zusatz von 1% Kochsalz zum Trinkwasser „sensibilisiert", d. h. eine

schnelle Regeneration der Nebennieren wurde provoziert. Der Blutdruck, das Herz- und Nierengewicht sowie das Auftreten von Herzgefäßläsionen wurde kontrolliert. Es konnte festgestellt werden, daß eine umgekehrte Beziehung zwischen dem Grad der Regeneration der Nebennieren und der Höhe des Blutdrucks, welcher nach der „Sensibilisierung" festzustellen ist, besteht.
E. Grün. 3150.

Ludwig, Kurt S.; Basel, Univ., Anatom. Inst. **Vitamin A-Mangel und -Überdosierung und ihre Beziehungen zum Gehalt an alkalischer Phosphatase der interlobulären Gebilde in der Rattenleber.** Acta antom. [Basel] **50** (1962) Nr. 1/2. S. 163–169. 3160.

VII. BAKTERIOLOGIE, HYGIENE

Jakovljevic, D.; Glenfield, New South Wales., Veterin. Res. Stat. Simplified staining of bacterial flagella and spermatozoal filaments. **(Vereinfachte Färbung von Bakterienflagellen und Spermatozoen-Filamenten.)** Austral. veterin. J. **38** (1962) Nr. 8. S. 421–423. – 6 Abb., 1 Tab., 6 Lit.
Für die Klassifizierung der Bakterien spielen die Flagellen eine wichtige Rolle. Ihr färberischer Nachweis ist oft schwierig. Am besten eignen sich junge Bakterienkulturen zur Anfertigung von Ausstrichen, die mit einer Mischung einer Beize (Acidum tannicum) und eines Fällungsmittels (Ferrumchlorid, Aluminiumchlorid, Kupfersulfat, Lugolsche Lösung) behandelt werden. Dann wird der Ausstrich mit einer Fontana-Silberlösung bedeckt und bis zur Dampfbildung erhitzt. Die gleiche Methode eignet sich zur Färbung der Spermatozoen.
E. Tempel. 3270.

Hackl, H.; Wien, Prosektur der Heil- und Pflegeanst. der Stadt Wien „Am Steinhof". **Ein Stanzapparat für Agar- und Gelatineplatten.** Arch. Hyg. Bakteriol. **146** (1962) Nr. 5. S. 385-387. – 1 Abb., 5 Lit. Zus. in Engl., Franz.
Zum Ausstanzen von Löchern in Agar- oder Gelatineplatten wurde ein Gerät entwickelt, das aus einer weithalsigen Glasflasche mit Gummistopfen, durch den zwei Glasrohre führen, besteht. Ein gebogenes Glasrohr wird mittels Vakuumschlauch mit der Wasserstrahlpumpe verbunden, das andere Glasrohr ist bogenförmig in den Gummistopfen eingeführt und besitzt am Außenende einen Schliff. Der innere Durchmesser dieses Rohres beträgt 9 mm. Zur Inbetriebnahme wird in die Flasche etwas Kresollösung gefüllt, die Wasserstrahlpumpe in Tätigkeit gesetzt und das Schliffrohr in den Nährboden senkrecht eingestochen. Der ausgestanzte Zylinder wird dabei sofort in den Flaschenraum und in die Desinfektionslösung gesaugt. Arbeitszeitersparnis und Gleichmäßigkeit der Lochbildung sind die Vorteile der Methode.
G. Scheibner. 3280.

Haenel, H. und Müller-Beuthow, W.; Potsdam-Rehbrücke, Bereich Biol. der Ernähr. des Inst. für Ernähr. der Dtsch. Akad. der Wiss. zu Berlin. **In vitro-Versuche zur Resistenz verschiedener Bakterien gegenüber senfölbildenden Substanzen.** Zbl. Bakteriol., Parasitenkunde, Infektionskrankh. Hyg., I. Abt., Orig. **187** (1962) Nr. 1. S. 109–120. – 3 Abb., 4 Tab., 11 Lit.
Untersuchungen an 7 fakultativ bzw. obligat anaëroben Bakterienspecies im Hinblick auf ihre Resistenz gegenüber Phenyl- und Benzylsenföl, gegenüber synthetischen senfölbildenden Substanzen sowie gegenüber Extrakten senfölglykosidhaltiger Pflanzen ergaben, daß dieselbe mit steigender Reduktivität des Nährmediums zunimmt. Als Ursache für diese Resistenzunterschiede werden neben einem direkten Abbau der Senfölverbindungen durch reduktive Vorgänge durch Veränderungen im Stoffwechsel der Bakterien unter anaëroben Bedingungen in Betracht gezogen. Auf Grund der mit der Anaërobiosis negativ korrelierten Toxizität von Senfölen konnte eine Aussage über die Qualität von Anaërobier-Nährböden und Züchtungstechniken

gemacht werden. Dabei erwies sich die Technik der Anaërobier-Züchtung unter einem Uhrglas, in dessen Wölbung sich auf 1-2 ml Nähragar 4 Std. bei 37 °C vorbebrütete Serratia-Rasen befanden, anderen Verfahren überlegen. Es gelang nicht, aus den besonders resistenten Anteilen Tochterpopulationen mit durchschnittlich höherer Resistenz zu erzeugen, so daß eine Resistenzsteigerung nicht möglich war. Es werden Angaben über die minimalen Hemmkonzentrationen der untersuchten Substanzen in flüssigen wie in agarhaltigen Nährböden gemacht. H. Gürtler. 3280.

Ristic, Miodrag; Urbana, Ill., Univ., Coll. of Veterin. Med., Dep. of Pathol. and Hyg. A capillary tube-agglutination test for anaplasmosis; a preliminary report. **(Ein Kapillarröhrchen-Agglutinationstest für Anaplasmose. Vorl. Mitt.)** J. Amer. veterin. med. Assoc. **141** (1962) Nr. 5. S. 588-594. — 4 Abb., 4 Tab., 5 Lit.
Zur Antigenherstellung wurde das Blut eines splenektomierten, mit *Anaplasma marginale* infizierten Kalbes verwendet. Nach Waschen der Erythrocyten mit physiol. NaCl-Lösung, Ultraschallbehandlung, wiederholtem, verschiedenartigen Zentrifugieren, Homogenisieren, Einfrieren und Auftauen erhält man ein Antigen, das nach Zusatz von Formalin (Endkonzentration 0,2%) bei + 4 °C aufbewahrt wurde. Die Einstellung des Antigens erfolgte mit Hilfe eines Spektral-Colorimeters bei einer Wellenlänge von 550 mμ. Die optische Dichte des Standard-Antigens (0,05 ml Antigen verdünnt mit 5,0 ml Veronal-Puffer) betrug 0,070. Das zu untersuchende Serum wurde 30 Min. bei 56 °C im Wasserbad inaktiviert und bei längerer Aufbewahrung mit Phenol in der Endkonzentration von 0,25% konserviert. Für die Ausführung des Kapillarröhrchen-Agglutinationstestes (KA) läßt man nacheinander Antigen und Serum in Kapillarröhrchen von etwa 10,0 cm Länge und 0,5 mm Durchmesser aufsteigen und bewahrt die Röhrchen bei Zimmertemperatur auf. Seren mit hohen Titern agglutinierten bereits nach 5-10 Min. Die letzte Ablesung erfolgte nach 24 Std. Die antigenen und morphologischen Eigenschaften des KA-Antigens wurden mit Fluorescein-markiertem Anti-Anaplasma-Globulin untersucht. Es wurden insgesamt 3000 Rinderblutproben im KA geprüft. Bei experimentell infizierten Rindern traten noch vor dem Höhepunkt der Infektion die ersten positiven Reaktionen auf. Während des Höhepunktes der Infektion reagierte die Mehrzahl der Rinder im KA positiv. Innerhalb der nächsten 10 Tage zeigten auch die restlichen Tiere positive KA-Ergebnisse. Vergleichende Untersuchungen mit der KBR und dem KA führten zu weitgehend übereinstimmenden Ergebnissen. Im Gegensatz zur KBR können die Rinderseren im KA unverdünnt untersucht und damit auch schwache Reaktionen erkannt werden. Die Agglutinationen ließen sich einwandfrei reproduzieren. Unspezifische Reaktionen traten nicht auf. Der KA ist einfach, schnell und ohne großen Aufwand durchzuführen und wird für die serologische Untersuchung auf Anaplasmose empfohlen.
E. Kunter. 3290.

Naumann, G. und Marggraf, F.; Leipzig, Karl-Marx-Univ., Inst. für Med. Mikrobiol. und Epidemiol. **Zur Problematik der Sicherheitspipetten.** Dtsch. Gesundheitswes. 18 (1963) Nr 2. S. 75-76. — 2 Abb. Zus. in Russ.
Es wird eine Sicherheitspipette beschrieben, die im Prinzip eine gewöhnliche, im Handel käufliche Pipette darstellt, der ein Aufsatz angeschmolzen ist. Das Mundstückrohr des Aufsatzes besitzt innerhalb einer kugelförmigen Erweiterung eine gebogene Verlängerung, deren Öffnung sich im oberen Teil der Glaskugel befindet und nach oben gerichtet ist. Ein direktes Ansaugen von Flüssigkeit in den Mund wird dadurch mit Sicherheit verhindert. Die beschriebene Sicherheitspipette gewährt nach den Erfahrungen der Vff. einen weitgehenden Schutz beim Pipettieren infektiöser Flüssigkeiten.
G. Scheibner. 3320.

Balčev, M. (Baltschew, M.) Vzaimootnošenija meždu bakterialnija antigen i amboceptor v reakcijata za svŭrzvane na komplementa. **(Wechselbeziehungen zwischen dem bakteriellen Antigen und dem Ambozeptor in der KBR.)** Izvestija na Centralnija veterinaren institut za zarazni i parazitni bolesti, Sofija 4 (1962) S. 49-55. – 2 Abb., 1 Tab., 10 Lit. Zus. in Russ., Engl.
Festgestellt wurde, daß sich das bakterielle Antigen und der Ambozeptor in der KBR bei ihrem unterschiedlichen mengenmäßigen Verhältnis in ungerader Abhängigkeit befinden. Z. Tomow. 3400.

Gurvič, A. E., Kuzovleva, O. B. und Tumanova, A. E. (Gurwitsch, A. Je., Kusowlewa, O. B. und Tumanowa, A. Je.); Moskau, Inst. für Biol. und Med. Chem. der Akad. der Med. Wiss. der UdSSR, Lab. für Pathol. des Eiweißstoffwechsels und Immunochem. Primenenie immunosorbentov v vide suspenzii dlja opredelenija absoljutnogo soderžanija antitel. **(Die Verwendung von suspendierten Immunabsorbenten zur Bestimmung des absoluten Antikörpergehaltes.)** Biochimija, Moskva 27 (1962) Nr. 2. S. 246-251. – 3 Abb., 3 Tab., 13 Lit. Zus. in Engl.
Die zur absoluten Antikörperbestimmung bekannten Verfahren besitzen entscheidende Mängel, so auch das nach Heidelberger, mit dem nur präzipitierende Antikörper erfaßt werden und das eine Titrierung des Antigens erfordert. Nach einer beschriebenen Methodik (vgl. Biochimija, Moskva 22 [1957] Nr. 6. S. 1028.) können besondere Immunabsorbenten verwendet werden, die nach entsprechender Suspendierung (vgl. Biochimija, Moskva 26 [1961] Nr. 5. S. 934.) 50-70mal mehr Antikörper binden. In vorliegender Arbeit wird über die weitere Vervollständigung dieses Verfahrens berichtet. 0,3-0,6 ml des suspendierten Immunabsorbenten werden mit 5-10 mg des Präparats und 1 ml Immunserum (unverdünnt bzw. mit NaCl verdünnt) vermischt und nach Schütteln in ein Spezialgerät, das schematisch dargestellt ist, zur descendierenden Chromatographie gebracht. Am folgenden Tage erfolgt das Abspülen vom Filterpapier mit 0,85%iger NaCl (pH-Wert 7,0), die Zentrifugierung, die Resuspendierung des Sedimentes mit 2 ml 1 n NaOH, eine nochmalige Zentrifugierung und die Bestimmung des Eiweißes nach Lowry. Mit Hilfe dieser Methodik, bei welcher der Immunadsorbent ein Eiweiß-Cellulose-Komplex ist, wurden je 16 Antikörperbestimmungen von 2 Immunseren ausgeführt. Berechnungen ergaben, daß der mittlere Fehlerwert 4% beträgt. In einem Serum waren 1,737 $\pm$ 0,07 mg Antikörper und im anderen 1,123 $\pm$ 0,14 mg Antikörper enthalten. Neben der relativ einfachen Ausführung besteht ein Vorteil der Methodik darin, daß auch die nicht präzipitierenden Antikörper ermittelt werden können. W. Bathke. 3400.

Rice, Christine E.; Hull, Quebec, Animal Diseases Res. Inst., Canada Dep. of Agric., Health of Animals Div., Animal Pathol. Lab. The effect of unheated normal bovine serum on the complement fixing activity of heat inactivated bovine antiserum with homologous antigen. II. Aggregative properties. **(Die Wirkung nicht erwärmten, normalen bovinen Serums auf die Komplementbindungsaktivität von wärmeinaktiviertem bovinen Antiserum mit homologem Antigen. 2. Mitt. Aggregative Eigenschaften.)** Canad. J. comparat. Med. veterin. Sci. 26 (1962) Nr. 5. S. 107-115. – 3 Abb., 2 Tab., 23 Lit. 1. Mitt. vgl. LZ. Abt. IV 7 (1962) Nr. 9. S. 1853.
Um zu bestimmen, ob die größere Komplementbindung, die beim „modifizierten" Komplementbindungstest beobachtet wurde, auf eine erhöhte Aggregation des Antigen-Antikörper-Komplexes zurückzuführen ist, wurden parallele Teste nach beiden Methoden mit 2 verschiedenen Bakterienantigenen vorgenommen. Am Ende der Bindungsperiode wurden die Mischungen zentrifugiert, das Sediment zweimal gewaschen und in einem kleinen Volumen Puffer wieder suspendiert. Proben jeden Sedimentes wurden im Immun-Fluoreszenz-Mikroskop unter Verwendung eines Fluorescein-gekennzeichneten

Kaninchenantikörpers für eine Globulinfraktion von frischem Meerschweinchenserum, das die 1. Komplementkomponente enthielt, geprüft. Ein höherer Aggregationsgrad wurde in den Sedimenten aus Testen mit modifiziertem Komplement beobachtet, wobei das Komplement einen Zusatz einer verdünnten bovinen Serum-Globulin-Fraktion durch Dialyse hergestellt, enthielt. Aggregate aus Mischungen mit erhöhter Komplementbindung, bestimmt durch Titration der restlichen hämolytischen Aktivität des Überstandes, erschienen etwas stärker floureszierend.. Eine schwache oder gar keine Fluoreszenz wurde in gefärbten, gewaschenen Sedimenten aus Antigen-Antikörper-Mischungen ohne Komplement oder aus Mischungen von Antigen, wärmeinaktiviertem normalem Serum und Komplement erhalten. Die beiden benutzten Antigene waren Suspensionen abgetöter *Leptospira pomona* und *Br. abortus*. Die entsprechenden Antiseren stammten aus Kühen, die natürlich infiziert waren. G. Godglück. 3400.

Liacopoulos, P., Halpern, B. N. und Perramant, F.; Paris, Hôpital Broussais, Centre de Rech. Allerg. et Immunol. Unresponsiveness to unrelated antigens induced by paralysing doses of bovine serum albumin. **(Die durch paralysierende Dosen von Rinderserumalbumin verursachte Unempfänglichkeit für andere Antigene.)** Nature [London] **195** (1962) Nr. 4846. S. 1112 bis 1113. — 1 Tab., 4 Lit.

Die bei erwachsenen Meerschweinchen herbeigeführte Immunparalyse ist nur in einer frühen und späten Phase, das heißt während der ersten Behandlungstage und nach Abschluß der Behandlung spezifisch. Während der die Immunparalyse herbeiführenden Injektionsserien ebenso wie bei einer verlängerten Behandlung ist die Unempfänglichkeit auf andere Protein-Antigene ausgedehnt, die in keiner Beziehung zu dem für die Erzeugung der Immunparalyse verwendeten Antigen stehen. H. Müller. 3430.

Charčenko, G. I. (Chartschenko, G. I.) Pro vzajemodijannja neimunnych bilkiv krovi z bakterial'nymy antygenamy. **(Über die Wechselwirkung nicht immuner Bluteiweiße mit bakteriellen Antigenen.)** Mikrobioligičnyj žurnal, Kyïv **24** (1962) Nr. 4. S. 3-7. — 1 Abb., 3 Tab. Orig.: ukrain., Ausz.: russ., engl.

Die Wechselwirkung nicht immuner Plasmaeiweiße mit bakteriellen Antigenen trägt selektiven Charakter. Das Diphtherietoxin wird in erster Linie durch die Alpha 1-Globuline, das Tetanustoxin durch die Alpha 2-Globuline und das *Cl. perfringens*-Toxin durch die Gamma-Globuline absorbiert. Die Eiweiße der Gamma- und Beta-Fraktion adsorbierten ebenfalls hämolytische Streptokokken, *Staphylococcus aureus*, weiße und zitronengelbe Staphylokokken. Die Ergebnisse weisen auf Transport- und Verteilungsunterschiede bakterieller Antigene im Organismus hin. H. John. 3430.

Tigertt, W. D.; Fort Detrick, Frederick, Md., Walter Reed Army Med. Center, U. S. Army Med. Unit. Soviet viable Pasteurella tularensis vaccines. **(Sowjetische Pasteurella tularensis-Lebendvaccine.)** Bacteriol. Rev. **26** (1962) Nr. 3. S. 354-373. — 1 Abb., 102 Lit.

1926 wurde die Tularämie zum ersten Mal in der SU diagnostiziert, als eine Epidemie entlang der Wolga im Astrachaner Gebiet auftrat. Von 1929 bis 1938 breitete sich die Krankheit weiter nach Osten und Westen aus. Im Jahre 1940 kam es zur Aktivierung der Seuchenherde im Süden der SU und weiteren Ausbreitung nach Westen bis an den Dnjepr. Die Mortalitätsrate bei der Tularämie ist in der SU niedriger als in den USA und liegt bei etwa 1,0%. Die unzureichende Wirksamkeit der *Pasteurella tularensis*-Totvaccine veranlaßte sowjetische Wissenschaftler Lebendvaccinen zu entwickeln. 1942 wurden zum ersten Mal mit dem im Irkutsker Seucheninstitut gezüchteten Stamm „Moskau", der eine abgeschwächte Virulenz und hohe Immunogenität besaß, mehrere Tausend Menschen mit Erfolg vacciniert. Im Laufe der folgenden

Jahre wurden verschiedene Lebendvaccinen entwickelt und umfangreiche Impfungen vorgenommen. Der vorliegende Bericht gibt eine Übersicht über die einzelnen Abschnitte bei der Erforschung und Vervollkommnung der Tularämie-Lebendvaccine und ihrem Einsatz bei der Bekämpfung der Tularämie. Die Laboruntersuchungen über die *P. tularensis*-Vaccine-Stämme, die Impfstoffherstellung, die Vaccination, die allergischen Teste und die Revaccinationen werden ausführlich behandelt. Die gute Wirksamkeit der *P. tularensis*-Lebendvaccine wird heute allgemein anerkannt und hat wesentlich zur Verminderung und Kontrolle der Seuche beigetragen. Die Vaccine besitzt den gleichen Wert wie die Pockenvaccine. So ist es hauptsächlich der umfangreichen Vaccination zu verdanken, daß die Fälle von Tularämie von 100000/Jahr in den vierziger Jahren auf wenige 100 jährlich reduziert werden konnten. Die Impfung mit Lebendvaccine bildet den Hauptbestandteil der Maßnahmen zur Bekämpfung der Tularämie. In Zukunft sollen weitere, neue *P. tularensis*-Stämme untersucht und geprüft werden, um eine noch wirksamere Vaccine herzustellen. Zur Überwindung der großen Schwierigkeiten bei den Massenimpfungen gegen eine größere Anzahl von Krankheiten ist es vor allen Dingen notwendig, kombinierte Vaccinen und einfachere Impfmethoden zu entwickeln. E. Kunter. 3490.

Lamming, G. E.; Sutton Bonington, England. „Covexin" — **eine neue Vaccine für Schafe.** Tierzüchter **14** (1962) Nr. 5. S. 170-171.
Durch intensive Nutzung der gleichen Weide, für Schafe mehrere Jahre hintereinander, traten überraschende und besonders hohe Verluste durch die sich jahrelang im Boden haltenden, bodengebundenen Bakterien der Clostridiengruppe auf. Antibiotica sind gegen die oft tödlich wirkenden Bakterientoxine nicht wirksam, so daß man z. B. die Lämmerruhr nur durch Vaccination der tragenden Schafe und durch Seruminjektionen bei neugeborenen Lämmern bereits 12 Std. nach der Geburt bekämpfen konnte. Gegen die Enterotoxämie und eventuell gegen Bradsot, Wundgasbrand und Tetanus mußte außerdem vacciniert werden. Neuerdings wurde in England eine Vaccine „Covexin" gegen die wichtigsten sieben Erkrankungen, die durch Clostridien hervorgerufen werden entwickelt, mit der tragende Schafe acht und zwei Wochen vor der Geburt vacciniert werden und dann bis zum folgenden Herbst geschützt sind, während die Lämmer bis zu 12-16 Wochen gegen Lämmerruhr und Breinierenkrankheit immun sind. W. Fritzsch. 3490.

Petit, Jean; Alfort, École Nat. Vétérin. Contribution à l'étude des réactions hématologiques, histologiques et sérologiques provoquées chez le rat blanc par les vaccinations antibrucelliques. Étude comparée des souches B 19 vivante et 45/20 tuée et adjuvée. **(Untersuchungen über die hämatologischen, histologischen und serologischen Reaktionen von weißen Ratten nach Vaccinationen gegen Brucellose. Vergleichende Untersuchungen an Lebendstämmen B 19 und an Stamm 45/20 Adsorbat-Totvaccine.)** Diss. Alfort **1962** 53 S. — 3 Tab., 38 Lit. K. Reinhardt. 3490.

Langston, C. W. und Williams, P. P.; Beltsville, Md., Agric. Res. Center, Dairy Cattle Res. Branch. Reduction of nitrate by streptococci. **(Nitratreduktion durch Streptokokken.)** J. Bacteriol. **84** (1962) Nr. 3. S. 603.
Aus Silage wurden 2 Nitrat reduzierende Streptokokkenstämme isoliert, die beide als *Streptococcus faecium var. mobilis* identifiziert wurden. Der *Streptococcus faecium var. mobilis* wurde der American Type Culture Collection unter der Nummer 14436 einverleibt. W. Kuhlmann. 3560.

Pillet, J., Orta, B., Perrier, M. und Corrieras, F.; Annexe de Garches, Inst. Pasteur. Étude sérologique de 289 souches de staphylocoques pathogènes isolées de laits de vaches et de brebis. **(Serologische Untersuchung von 289 pathogenen Staphylokokkenstämmen, isoliert aus Kuh- und Schafmilch.)**

Ann. Inst. Pasteur **108** (1962) Nr. 5. S. 716-727. — 3 Tab., 10 Lit. Zus. in Engl.

Die serologischen Untersuchungen werden mit 289 pathogenen Staphylokokkenstämmen durchgeführt, von denen 165 aus Kuhmilch und 124 aus Schafmilch isoliert worden sind. 76 Stämme sind bei den üblichen systematischen Kontrolluntersuchungen von Kuh-Sammelmilchproben gezüchtet worden, während die anderen die Ursache von akuten oder chronischen Mastitiden darstellen. Alle Stämme erwiesen sich bei der biochemischen Prüfung als koagulasepositiv, mit Ausnahme von 2 auch als mannitpositiv. 47 Stämme entwickeln β-Toxine, 221 α- und β-Toxine und 21 nur α-Toxine. Mit Ausnahme eines einzigen Falles sind die Stämme mit β- sowie mit α- und β-Toxinen Fibrinolysin-negativ, die anderen Fibrinolysin-positiv. 208 Stämme sehen goldgelb aus, 11 cremefarben, 18 weiß und 52 zitronengelb (meist aus Schafmilch). Bei der serologischen Untersuchung werden folgende Ergebnisse erzielt: 1) β- sowie α- und β-hämolytische Stämme aus Kuhmilch: 64% Typ 9; 15,6% andere Typen, 20,4% keine Agglutination mit bekannten Seren; 2) Stämme aus Schafmilch: 91,7% Typ 7 und zusätzlich positive Agglutination mit 2 spezifisch absorbierten Seren; 3) α-hämolytische Stämme: 13 gleiche Typen wie Stämme, die aus menschlichem Material isoliert worden sind, 7 Stämme, die den β- sowie α- und β-hämolytischen Stämmen nahestehen, 1 nicht typisierbarer Stamm. Im allgemeinen unterscheiden sich die aus Kuh- und Schafmilch gezüchteten Staphylokokken-Stämme erheblich von den Stämmen, die aus menschlichem Material gewonnen worden sind; sie weisen eine schwächere Agglutination auf; manche Schafmilchstämme gehören einem besonderen Typ an. Die beim Menschen häufig vorkommenden Typen I und I-II-5 lassen sich weder in Kuh- noch in Schafmilch ermitteln.

E. Tempel. 3565.

Haukenes, Gunnar; Bergen, Norway, Univ. of Bergen, School of Med., Gade Inst., Dep. of Microbiol. Serological typing of Staphylococcus aureus. **(Serologische Typisierung bei Staphylococcus aureus.)** Acta pathol. microbiol. scand. **56** (1962) Nr. 1. S. 106-107. — 1 Tab., 6 Lit.

Vorläufiger Bericht über eine Analyse der Staphylokokken-Faktorenseren mit Hilfe der Oeding-Technik. Danach besteht z. B. das Faktorenserum c aus den Komponenten a_2, a_4, a_5, b_1, c_1. Jeder für die Typisierung verwendete Stamm hat eine bestimmte Antigenformel, welche in einer späteren Abhandlung mitgeteilt werden soll.

W. Kuhlmann. 3565.

Takizawa, Takayasu, Oguchi, Fusako und Tajima, Yoshio; Tokyo, Univ., Inst. for Infectious Diseases, Dep. of Veterin. Med. Experimental staphylococcosis in mice. II. The relationship between the number of organisms of three strains inoculated and the reaction induced in mice. **(Experimentelle Staphylokokkose bei Mäusen. 2. Mitt. Die Beziehung zwischen der Keimzahl bei drei verimpften Stämmen und der bei den Mäusen hervorgerufenen Reaktion.)** Jap. J. veterin. Sci. **23** (1961) Nr. 5. S. 307-313. — 5 Abb., 4 Tab., 7 Lit. Orig.: jap., Ausz.: engl. 1. Mitt. vgl. LZ. Abt. IV 8 (1963) Nr. 6. S. 1200.

Mitteilung der statistisch gesicherten, unterschiedlichen Reaktion der Mäuse auf i.v. applizierte Mengen von 10^9, 10^8, 10^7 oder 10^6 Keimen der Staphylokokkenstämme EQP-3, BVM-31 und HM 16. Eine Keimzahl von 10^9 tötete die meisten Mäuse innerhalb 2-7 Tagen p.inj.

W. Kuhlmann. 3565.

Mondini, S. und Dovadola, E.; Bologna, Univ., Ist. di Patol. Spec.; Clin. Med. Veterin. Tipizzazione fagica di ceppi di stafilococco isolati da polli, da farine di carne e di pesce e da mastiti actinogranulomatose bovine. **(Phagen-Typisierung von Staphylokokken, die aus Hühnern, Fleisch- und Fischmehl und aus mastitiskranken Rindern gezüchtet wurden.)** Zooprofilassi **14** (1959) Nr. 10. S. 755-764.

Die Autoren haben 35 Phagenstämme benutzt, um damit 143 Staphylokokkenstämme zu typisieren. Bei den Staphylokokken handelte es sich um 76 Stämme, die von mit Staphylokokken infizierten Hühnern isoliert waren, 52 Kokkenstämme waren aus Fisch- und Fleischmehl aus dem Handel gezüchtet, 15 stammten aus Mastitisfällen von Kühen. Während die von Hühnern stammenden Staphylokokken durch den Bacteriophagen 47 C gelöst waren, zeigten die Phagen keinerlei Wirkung auf die Fisch- und Fleischmehlstämme. 5 Rinderstämme waren von 47 C, 5 von 47 C und 42 D und 1 von 47 gelöst. Es ist also wohl möglich, mit spezifischen Bacteriophagen bestimmte Klassifizierungen unter Staphylokokken vorzunehmen.
F. Schmidt-Hoensdorf. 3565.

Bliss, Eleanor A. und Alter, Burr M.; Bryn Mawr, Pa., Bryn Mawr Coll., Dep. of Biol. Bacterial resistance to antibiotics in vivo. II. Population patterns among staphylococci. **(Resistenz der Bakterien gegen·Antibiotica in vivo. 2. Mitt. Populationstypen unter den Staphylokokken.)** J. Bacteriol. 84 (1962) Nr. 1. S. 125–129. – 3 Tab., 6 Lit. 1. Mitt. vgl. LZ. Abt. IV 6 (1961) Nr. 11. S. 1967.
Die gewöhnliche Resistenzhöhe eines empfindlichen Stammes *Staph. aureus* stieg nach Einwirkung des Antiboticums in vivo an. Obgleich ein Ansteigen bei der minimalen Hemmkonzentration von Streptomycin im Nährboden selten festgestellt wurde, zeigte die Hälfte der Kulturen von behandelten Mäusen einen Wechsel in der Population zu größerer Toleranz gegen das Antibioticum. Ein ähnlicher Wechsel trat nicht bei Staphylokokken ein, die in vivo mit Penicillin oder Chlortetracyclin behandelt worden waren. Außer bei hochresistenten Mutanten schien die Höhe der Populationstoleranz gegen Streptomycin im Verhältnis zur Antibioticakonzentration in dem Wirtsgewebe zu stehen, weil die Stämme schon ein Maß an Resistenz besaßen, wenn sie in vivo dem Streptomycin ausgesetzt wurden. Der Mechanismus des Überlebens und Entstehens von zufällig hochresistenten Mutanten wird besprochen. Nach i. v. Injektion einer massiven Dosis eines relativ avirulenten Keimes, z. B. eines Staphylokokken-Stammes, kommt es zur schnellen Einschränkung der Bakterienmenge. Es ist nicht unmöglich, daß eine resistente Mutante unter den wenigen überlebenden Keimen bleibt und dann eine ungewöhnlich große Zahl resistenter Keime in der Population zu finden ist. W. Fritzsch. 3565.

Fedinec, Alecander A.; Philadelphia, Pa., Hahnemann Med. Coll. and Hospital, Dep. of Anatomy. Transport of tetanus toxin across the rabbit placenta and fetal membranes. **(Weg des Tetanustoxins über die Placenta des Kaninchens und die fetalen Häute.)** J. Lab. clin. Med. 60 (1962) Nr. 4. S. 606–611. – 25 Lit.
Vf. untersuchte den Übergang des Exotoxins von *Clostridium tetani* durch die Placenta und die fetalen Häute an 42 tragenden Kaninchen, die sich im 2. und 3. Drittel der Trächtigkeit befanden. 25 D.l.m. des Toxins (1 Dosis letalis minima = 0,02 ml pro kg/Kgw. des i.v. injizierten ungelösten Toxins) wurden an folgenden Stellen injiziert: M. gastrocnemius der Mutter, Ohrvene der Mutter und nach Freilegen des Uterus in den Thorax des Fetus, die fetale Amnionhöhle und das Uteruslumen. Als Kontrollen wurden Injektionen mit physiol. Kochsalzlösung durchgeführt. Die Tiere wurden beobachtet, ob sich Tetanussymptome zeigten, nach verschiedenen Zeiten Proben von mütterlichem und fetalem Blut, Amnionflüssigkeit und Mageninhalt des Fetus gewonnen und im Toxintierversuch an Mäusen geprüft. Die Ergebnisse zeigten, daß das Tetanustoxin nicht vom mütterlichen in den fetalen Kreislauf und vom Blut des Fetus in das mütterliche Blut passieren kann. In die Uterusöffnung oder die Amnionhöhle injiziertes Toxin erreicht das mütterliche Blut nicht, jedoch es gelangt in den fetalen Kreislauf. Wahrscheinlich wird das Tetanustoxin durch die Dottersackmembran resorbiert. W. Fritzsch. 3610.

Weibull, C. und Lundin, Britt-Marie; Stockholm, Sweden, Centr. Bacteriol. Lab. Size and shape of pleuropneumonia-like organisms grown in liquid media. **(Größe und Form von pleuropneumonieähnlichen Organismen in flüssigen Nährmedien.)** J. Bacteriol. **84** (1962) Nr. 3. S. 513-519. — 7 Abb., 2 Tab., 13 Lit.

Form, Größe und Zusammenlagerungen von Mycoplasmen sind weitgehend vom verwendeten Nährmedium und dem Alter der Kulturen abhängig. In 24-48 Std. bebrüteten Kulturen variiert die Größe der Mycoplasmen nicht mehr, als es von Bakterien bekannt ist. 95% der untersuchten Zellen wiesen eine Größe von 0,2 bis 0,6 μ auf; in älteren Kulturen schwankt die Größe erheblicher. In 24 Std. bebrüteter Bouillon können neben runden und ovalen auch stabähnliche Formen gefunden werden; in länger bebrüteter Bouillon nehmen alle Zellen runde Gestalt an. Die Zusammenlagerung von Mycoplasmen konnte in 10% Serum enthaltendem Nährmedium häufiger beobachtet werden als in Bouillon mit geringerem Serumzusatz. Einzelne Mycoplasmen wurden auf Objektträgerkulturen im Wachstum verfolgt. Der Sauerstoffverbrauch, untersucht im Warburgapparat, war in jüngeren Kulturen (24-48 Std.) wesentlich höher als in älteren Kulturen (150-250 Std.).

D. Schimmel. 3625.

Smith, Paul F.; Vermillion, South Dakota State Univ., School of Med., Dep. of Mikrobiol. Fate of ergosterol and cholestanol in pleuropneumonialike organisms. **(Ergosterin und Cholestanol im Stoffwechsel von pleuropneumonieähnlichen Organismen.)** J. Bacteriol. **84** (1962) Nr. 3. S. 534-538. — 2 Abb., 2 Tab., 9 Lit.

Das für das Wachstum essentielle Cholesterin kann durch Ergosterin und Cholestanol ersetzt werden. Diese Substanzen wurden mit ^{14}C markiert und getrennt dem Nährmedium zugegeben. Durch säulenchromatographische Untersuchungen der nichtverseiften Lipoidfraktion des verwendeten O_7-Stammes konnten hauptsächlich diese beiden Stoffe wieder gefunden werden.

D. Schimmel. 3625.

Gourlay, R. N.; Kikuyu, Kenya, East African Veterin. Res. Organization. Polysaccharid haptens from urine of cattle infected with mycoplasma mycoides. **(Polysaccharid-Haptene aus dem Harn von Rindern, die mit Mycoplasma mycoides infiziert sind.)** Nature [London] **195** (1962) Nr. 4836. S. 99. — 6 Lit.

Serum, Plasma, gelöste Blutzellen, Harn und Pleuralflüssigkeit oder entzündliches Exsudat von Rindern, die natürlich oder experimentell mit *Mycoplasma mycoides* infiziert waren, wurden auf Antigene des betreffenden Erregers mittels Agargelpräzipitation, auf Antikörper gegen *Mycoplasma mycoides* mittels Komplementbindungsreaktion und Agglutinationstest und kulturell auf lebende Mycoplasmen untersucht. Harnproben natürlich und experimentell infizierter Rinder enthielten weder Antikörper noch lebende Organismen. Es konnten jedoch präzipitierende Antigene nachgewiesen werden. Mindestens zwei präzipitierende Antigene, die in anderen Körperflüssigkeiten vorhanden waren, fehlten im Harn, aber die im Harn vorhandenen befanden sich in allen anderen Körperflüssigkeiten. Durch Fraktionierung wurden in den zwei Fraktionen vier präzipitierende Antigene gewonnen. Jede Fraktion enthielt drei Antigene, zwei Antigene waren in beiden gemeinsam. Beide Fraktionen waren Molisch-positiv, gaben negative Biuretreaktionen, besaßen komplementbindende Eigenschaften, waren relativ atoxisch für Mäuse und Kaninchen sowie pyrogen in Kaninchen und besaßen Haptencharakter, da sie keine Antikörper bei Kaninchen und Mäusen erzeugten. J. Beer. 3625.

Sharma, G. L. und Bhalla, N. P.; Mukteswar-Kumaon, Uttar Pradesh, Indian Veterin. Res. Inst. In vivo effect of terramycin and dihydrostreptomycin on the organism of contagious caprine pleuropneumonia. **(Die in vivo-Wirkung von Terramycin und Dihydrostreptomycin auf den Erreger der an-**

steckenden Ziegenpleuropneumonie [C. C. P. P.].) Indian J. veterin. Sci. Animal Husbandry **32** (1962) Nr. 2. S. 119-124. — 3 Tab., 7 Lit.
Terramycin wirkte in einer Konzentration von 50 μgm pro ml in einem Nährboden mit Zusatz von 10% Ziegenserum auf einen virulenten *Mycoplasma caprae*-Stamm abtötend. Die paraffinierten Röhrchen wurden bei 37 °C bebrütet und 30 Tage beobachtet. Von 21 künstlich mit C. C. P. P. infizierten Ziegen wurden 20 mit Zwischenräumen von 0, 6, 12, 24, 48, 60 und 72 Std. p.i. mit je 100-125 mgm. Terramycin erfolgreich behandelt. Die Tiere wurden s.c. mit 0,25 ml einer 48stündigen *M. caprae*-Kultur im Nacken infiziert. Mit Dihydrostreptomycin konnten nur 3 von 15 experimentell mit *M. caprae* infizierte Ziegen gerettet werden (eine der 6 Std.-Intervallgruppe und 2 der 12 Std.-Gruppe). Die erfolgreich behandelten Ziegen waren gegen diese Infektion noch 10 Mon. nach der Antibioticabehandlung immun.

W. Fritzsch. 3625.

Bonaduce, A. und Squeri, L.; Messina, Univ., Ist. di Malattie Infettive, Profilassi e Polizia Veterin. Osservazioni sull' Erysipelothrix rhusiopathiae al microscopio elettronico. **(Beobachtungen an Rotlaufbakterien im Elektronenmikroskop.)** Zooprofilassi [Rom] **13** (1958) Nr. 10. S. 677-690.
Vff. haben Rotlaufbakterien im Elektronenmikroskop untersucht in gewöhnlichen und in solchen Nährböden, denen bestimmte Substanzen, wie Penicillin, Phenol, Formalin und quaternäre Ammoniumbasen (Zephiran) hinzugesetzt wurden. Bei der ersten Gruppe entwickelten sich die Keime unter der Einwirkung von Penicillin in Form von Filamenten und wiesen eine starke Aufhellung des Cytoplasmas auf, das sich teilweise in Fragmenten oder in kleinen Anhäufungen vorfand. Daneben fanden sich polare Massen, die teilweise auch frei vorkamen. In der zweiten Versuchsserie, in der Penicillin, Phenol, Formalin und Zephiran zu bereits entwickelten Kulturen hinzugesetzt wurden, zeigten die Keime zunächst keinerlei Veränderung, aber nach 24 Std. wurden sie durchsichtig, das Cytoplasma teilte sich in verschiedener Weise, die polaren Körperchen schienen größer und zeigten allmählich auch Erscheinungen der Auflösung. Bei den mit Zephiran behandelten Keimen ergaben sich Schwierigkeiten in der Beobachtung unter dem Elektronenmikroskop, da die Präparate nicht durchlässig für die Elektronenstrahlen waren.

F. Schmidt-Hoensdorf. 3640.

Aleksandrov, N. A. (Alexandrow, N. A.) Pasterellez svinej. **(Pasteurellose der Schweine.)** Veterinarija, Moskva **39** (1962) Nr. 10. S. 35-37. — 1 Tab.
Vierjährige Beobachtungen in 25 Ortschaften mit Schweinepasteurellose in den Zucht- und Mastbeständen stellen die Grundlage für Erörterungen dar, die Vf. bezüglich der Epizootiologie und des Einflusses der Umwelt anstellt. In den Betrieben bestand eine solide Futtergrundlage; anderweitige Epizootien traten in der Zeit nicht auf. Sämtliche verendeten Tiere wurden bakteriologischen Kontrollen unterzogen. Neben vereinzelten Listeriosefällen wurde fast die annähernd gleiche Anzahl von Schweinepasteurellose und Paratyphus ermittelt. Als Besonderheit hebt Vf. die Tatsache hervor, daß hierbei die Schweinepasteurellose als typische Jungtierinfektion in Erscheinung trat (2-3 Monate alte Tiere wurden vorwiegend befallen). Der Ausgang der bakteriologischen Untersuchung und der eingeleiteten Tierversuche sprachen immer wieder für Primärinfektionen. Vf. beobachtete ein ausgeprägtes, saisonmäßiges Auftreten der Pasteurellose. Nach vereinzelten Infektionen im Sommer war stets im Herbst bei plötzlichen Abkühlungen des Wetters ein starkes Ansteigen der Krankheitsfälle zu verzeichnen. Außerdem wird die einseitige und minderwertige Fütterung als prädisponierender Faktor angegeben. Bei den Ferkeln ist der Krankheitsverlauf meist perakut, so daß es nicht zu Organveränderungen, die als typisch angesehen werden könnten, kommt. Nur die bakteriologische Untersuchung gibt hier eine eindeutige

Antwort. Davon ausgehend, daß paratyphöse Erkrankungen und Pasteurellose vorwiegend bei Tieren der gleichen Altersgruppe auftreten, schlägt Vf. vor, eine polyvalente Konzentratvaccine zur Schutzimpfung zu verwenden bzw. beide Impfstoffe gleichzeitig anzuwenden. W. Bathke. 3710.

Ščerbatych, P. Ja., Cion, R. A., Protasov, A. I., Gribanovskaja, E. Ja., Urban, V. P. und Korobko, I. R. (Stscherbatych, P. Ja., Zion, R. A., Protassow, A. I., Gribanowskaja, Je. Ja., Urban, W. P. und Korobko, I. R.); Leningrad, Veterinärmed. Inst. Primenenie globulinov pri pasterelleze svinej. **(Die Anwendung von Globulinen bei der Schweinepasteurellose.)** Veterinarija, Moskva **39** (1962) Nr. 10. S. 33-35. — 1 Tab.
Spezifische Globuline, aus Pasteurellose-Hyperimmunserum durch Alkohol-Acetat-Einwirkung gewonnen, wurden an weißen Mäusen und Ferkeln auf ihre prophylaktische und therapeutische Wirksamkeit geprüft. Nachdem in zwei Versuchsreihen mit Mäusen eine schützende Eigenschaft der Globuline feststellbar war, ging man zu Labor- und Praxisversuchen an 4 Monate alten Ferkeln über. Auch hier konnte durch den Einsatz der Globuline ein deutlich sichtbarer Schutz vor dem spezifischen Erreger (sowohl prophylaktisch als auch therapeutisch) beobachtet werden. Weiterhin kamen diese Globuline im Zusammenhang mit der lapinisierten Schweinepestvirusvaccine unter Praxisbedingungen zum Einsatz; werden sie 24-48 Std. nach der Virusvaccine appliziert, ist die postvaccinale Reaktion (Temperaturerhöhung, eventuell letale Abgänge) stark abgeschwächt. Andererseits wird der immunologische Umbau im geimpften Organismus verstärkt, was besonders deutlich bei schwächer entwickelten ausgeprägt ist. Diese zusätzliche Behandlung der Schweine nach der Schweinepestschutzimpfung mit den aus Pasteurellose-Hyperimmunserum stammenden Globulinen führt zu einer Bildung der Immunität für 4½ Monate. W. Bathke. 3710.

Stellmacher, W.; Berlin, Staatl. Veterinärmed. Prüfungsinst. **Die biochemischen Varianten von Salmonella dublin.** Mh. Veterinärmed. **18** (1963) Nr. 2. S. 72-73. — 1 Tab.
Die Varianten von *Salmonella dublin* lassen sich nur mit Hilfe der biochemischen Reihe voneinander unterscheiden. Im Vordergrund steht dabei ihr Verhalten gegenüber den Zuckerarten Arabinose, Dulcit und Rhamnose. Die Arabinoseschwäche ist das Charakteristikum für *Salmonella dublin*. Von 311 untersuchten Stämmen erweisen sich 280 als *S. dublin*, 18 als *S. dublin var. köln*, 10 als *S. dublin var. accra* und 3 als *S. dublin var. hessarek*. *S. dublin var. teheran* wird nicht ermittelt. Da der Originaltyp *S. dublin* häufig biochemische Abweichungen zeigt, wird angenommen, daß hier ein Konglomerat mehrerer Varianten zusammengezwungen ist. E. Tempel. 3720.

Kovalevśka, A. M., Geonja, M. I. und Varenko, Ju. S. (Kowalewska, A. M., Geonja, M. I. und Warenko, Ju. S.) Minlyvist' dejakych predstavnykiv grupy salmonela pid vplyvom plazmy ljudśkoï krovi. **(Die Veränderlichkeit einiger Salmonellenvertreter unter Einfluß menschlichen Blutplasmas.)** Mikrobiologičnyj žurnal, Kyïv **24** (1962) Nr. 4. S. 12-16. — 2 Tab., 7 Lit. Orig.: ukrain., Ausz.: russ., engl.
Bei Rückimpfung zweier Stämme *S. heidelberg* und dreier Stämme *S. ent. breslau* auf Medien, die menschliches Plasma in hoher Konzentration enthalten, konnte die Veränderlichkeit eines Stammes *S. heidelberg* und *S. ent. breslau* festgestellt werden. Nach seinen biochemischen Eigenschaften näherte sich der *S. heidelberg*-Stamm den Dysenteriebakterien, während die *S. ent. breslau*-Variante biochemisch und serologisch *E. coli* O-III B: 4 entsprach. Diese Veränderungen wurden nur bei einer bestimmten Passageanordnung, häufigen Rückimpfungen mit entsprechenden Intervallen und bei maximaler Plasmakonzentration erreicht. Nach Hinzufügung von Galle wurde der Veränderlichkeitsgrad gehemmt. H. John. 3720.

Prell, Hermann H.; Frankfurt/M., Univ., Inst. für Mikrobiol. **Über die Einschränkung des Lysogenisierungsvermögens und die Erhöhung der UV-Sensibilität des Salmonella-Bakteriophagen P 22 nach HNO_2-Behandlung.** Z. Vererbungslehre 93 (1962) Nr. 3. S. 335-350. 3720.

Watanabe, Tsutomu und Lyang, Keong W.; Keio, Univ., School of Med., Dep. of Bacteriol.; Tokyo, Japan, Kitasato Inst. Episome-mediated transfer of drug resistance in Enterobacteriaceae. V. Spontaneous segregation and recombination of resistance factors in Salmonella typhimurium. **(Episomatisch-bedingte Übertragung von Arzneimittel-Resistenz bei Enterobacteriaceae. 5. Mitt. Spontane Abtrennung und Rekombination von Resistenz-Faktoren bei Salmonella typhimurium.)** J. Bacteriol. 84 (1962) Nr. 3. S. 422-430. Multiple Arzneimittelresistenz [Sulfonamid (Su), Streptomycin [Sm], Chloramphenicol (Cm), Tetracyclin (Tc)] wird durch Konjugation von *Shigella flexneri* 2b, Stamm 222 auf *Salmonella typhimurium* LT-2 übertragen. Die Su-, Sm- und Cm-Resistenz-Faktoren werden sehr oft spontan verloren, während der spontane Verlust des Tc-Resistenz-Faktors weniger beobachtet wird. Es wird angenommen, daß die spontane Abtrennung der Resistenzfaktoren entweder auf genetischen Austausch zwischen den Resistenz-Faktoren und dem „host genom" zurückzuführen ist oder unvollständige Antwort der übertragbaren Resistenzfaktoren. Stämme, die gegen 4 Mittel resistent sind, werden durch übertragende, abtrennende Typen der übertragbaren Resistenz-Faktoren (Su, Sm, Cm, Tc) auf die Stämme mit (Tc) und (Su, Sm, Cm) gebildet. Bei diesen Stämmen, die gegen 4 Mittel resistent sind, befinden sich 2 Typen der übertragbaren Resistenz-Faktoren in 2 verschiedenen Stadien. In einem Stadium sind die beiden Typen unabhängig voneinander in den gleichen Zellen vorhanden. Im anderen Stadium wird ein übertragbarer Resistenzfaktor nachgewiesen, der als Ergebnis der Rekombination der beiden Typen der übertragbaren Resistenz-Faktoren entstanden ist. Zwei ungewöhnliche Stämme von LT-2 mit Su-, Sm- und Cm-Resistenz-Faktoren und mit 4-Resistenz-Faktoren werden ermittelt. Diese Stämme können ihre Resistenz-Faktoren nicht durch Konjugation auf *Escherichia coli* K 12 übertragen. Die Übertragung von (Tc) auf Stamm LT-2 mit nicht übertragbaren Su-, Sm- und Cm-Resistenz-Faktoren läßt 2 Typen von Klonen entstehen. Der eine kann die 4-Resistenz-Faktoren als Einheit durch Konjugation auf K-12 übertragen und der andere nur Tc, und häufig trennt er 2 Typen von Klonen ab. Der eine hat Tc-, der andere nicht übertragbare Su-, Sm- und Cm-Resistenz-Faktoren. Es wird angenommen, daß die beiden ungewöhnlichen Stämme mit nicht übertragbaren Resistenz-Faktoren einen unvollständigen Resistenz-Übertragungsfaktor besitzen. E. Tempel. 3720.

Le Minor, L.; Paris, Inst. Pasteur. Conversion par lysogénisation de quelques sérotypes de Salmonella des groupes A, B et D normalement dépourvus du facteur 0:27 en cultures 27 positives. **(Umwandlung durch Lysogenisierung von einigen Salmonella-Serotypen der Gruppen A, B und D, die normal nicht mit dem O-Faktor 27 versehen sind, in O27-positive Kulturen.)** Ann. Inst. Pasteur 103 (1962) Nr. 5. S. 684-706. — 4 Tab., 7 Lit. Zus. in Engl. Aus dem Filtrat einer Bouillonkultur eines 27– Stammes von *Salmonella schwarzengrund* wird der Phage 27 isoliert. In umfangreichen Versuchen werden andere Salmonellen durch den Einfluß des Phagen 27 veranlaßt, den Faktor 27 zu übernehmen. Dazu werden Stämme von *S. haifa*, *S. reading*, *S. abortus equi*, *S. typhimurium*, *S. paratyphi B*, *S. paratyphi A* und *S. typhi* verwendet. Dadurch werden die 27– Kulturen in 27+ Kulturen transformiert. Außerdem läßt sich ein spezifisches Immunserum herstellen gegen den Faktor 27 durch Verwendung eines 27+ Stammes von *S. bredeny* und Absättigung mit dem wilden 27– Stamm. Die benützten Stämme der A-, B- und D-Gruppe sind gegenüber dem Phagen 27 empfindlich, dagegen resistent gegenüber verschiedenen Serotypen der anderen O-Gruppen bis zur O-Gruppe 59. Der Faktor 27 ist an den Faktor 4 der B-Gruppe gebunden, an die Faktoren 2 der A-Gruppe und 9 der D-Gruppe. Er ist unabhängig von den O-Faktoren 1,12_2 und 12_3. Bei manchen Stämmen wie *S. schwarzengrund*, *S. reading*, *S. haifa* und *S. paratyphi B* tritt gleichzeitig mit dem Faktor 27 ein sekundärer O-Faktor auf. Die mit diesem Sekundärfaktor korrespondierenden Agglutinine werden durch *S. abortus equi* abgesättigt. Im Gegensatz dazu bleiben nur die Agglutinine 27 nach der Absättigung der Sera anti *S. bredeney*, *S. abortus equi*, *S. typhimurium*, *S. paratyphi A*, *S. paratyphi A var. durazzo* und *S. typhi* 27 durch die 27- Originalstämme. Durch ununterbrochene Aktion der Phagen 27 und PLT_{22} kann man einen Stamm von *S. typhimurium* veranlassen, sowohl den O-Faktor 1 als auch den O-Faktor 27 gleichzeitig zu erwerben. Bei *S. schwarzengrund* wird das Gegenteil erreicht; denn einer dieser beiden Phagen macht den Serotyp nicht sensibel für den anderen Phagen.

E. Tempel. 3720.

Kampelmacher, E. H., Guinee, P. A. M. und Clarenburg, A.; Utrecht, Lab. voor Zoönosen en hat Nat. Salmonella Centrum. Salmonellakiemen geïsoleerd in Nederland 1951–1960. **(In den Niederlanden 1951—1960 isolierte Salmonellen.)** Tijdschr. Diergeneeskunde 87 (1962) Nr. 22. S. 1405–1422. — 8 Tab., 2 Lit. Zus. in Engl., Franz., Span., Dtsch.

In den Niederlanden müssen alle Salmonellen, die aus Menschen, Tieren, Lebensmitteln, Futtermitteln und anderem Material isolisert worden sind, zur Differenzierung an die Staatliche Salmonella-Zentrale eingesandt werden. In den Jahren von 1951 bis 1960 werden 42871 Stämme näher bestimmt. Zahlreiche Tabellen geben Aufschluß über die Herkunft sowie die ermittelten Salmonella-Serotypen. 24788 Stämme, die aus menschlichem Material gezüchtet worden sind, gehören 53 Typen an. 75% sind in den letzten 3 Jahren isoliert worden, 80% setzen sich aus 7 Typen zusammen. *S. typhimurium* wird immer häufiger isoliert, während *S. typhi*, *S. paratyphi B*, *S. bareilly*, *S. enteritidis* und *S. stanley* abnehmen. Bei 6194 Stämmen aus Rind und Kalb werden 32 Typen ermittelt. Während 1951–1955 *S. dublin* mit 98–99% im Vordergrund steht, wird später eine Zunahme von *S. typhimurium* beobachtet. Bei 573 Stämmen vom Schwein sind 34 Typen vorhanden. An erster Stelle stehen *S. typhimurium*, *S. dublin* und *S. cholerae suis*. Besorgniserregend ist die Zunahme von gesunden Salmonellen-Ausscheidern bei den Schweinen. Aus Hühnereiern und deren Produkten sind 169 Stämme mit 21 Typen isoliert worden, aus Enteneiern 99 Stämme mit 8 Typen. In den Jahren 1955–1960 werden 573 Stämme mit 79 Typen in Fleisch- und Fischmehl nachgewiesen. *S. typhimurium* kommt in diesem Untersuchungsmaterial nicht häufiger als die anderen Typen vor. Weiterhin werden Salmonellen in Abwässern, Oberflächenwasser, Schlachthäusern, weiteren Haustieren, Nagetieren und exotischen Tieren festgestellt. E. Tempel. 3720.

Rolle, M. und Patz, H.; München, Univ., Inst. für Tierhyg. **Toxische Colikeime bei durchfall- und ödemkranken Ferkeln.** Berliner Münchener tierärztl. Wschr. 75 (1962) Nr. 2. S. 21–22. — 8 Lit.

Die toxischen Colistämme, die bei verendeten Ferkeln stets im entzündeten Dünndarm, z. T. auch in den Darmlymphknoten und selten in den inneren Organen gefunden werden können, gehören meist den Serogruppen O 139 und O 138 an. Die klinischen Symptome sind nicht vom Bakterienstamm, sondern von der Lokalisation der schädigenden Einwirkung abhängig. Durch die Sperma-Agglutinationsprobe können toxische Kolikeime von atoxischen unterschieden werden. Mit der Sperma-Agglutinations-Hemmungsprobe ist nachweisbar, daß die toxische Substanz an bestimmte K-Antigene gebunden ist.

J. Beer. 3730.

Namioka, S. und Murata, M.; Tokyo, Japan, Nat. Inst. of Animal Health. Studies of the pathogenicity of Escherichia coli. II. The effect of a substance obtained from pseudoeosinophils of rabbits on the organism. **(Untersuchungen zur Pathogenität von Escherichia coli. 2. Mitt. Die Wirkung einer aus Pseudoeosinophilen von Kaninchen gewonnenen Substanz auf den Keim.)** Cornell Veterinarian **52** (1962) Nr. 3. S. 289–296. – 1 Abb., 2 Tab., 4 Lit. 1. Mitt. vgl. Jap. J. Med. Sci. and Biol. **14** (1961) Nr. 11.

Das Verhalten verschiedener *Escherichia coli*-Stämme sowie einiger *Salmonella*-Stämme gegenüber einem als Phagocytin bezeichneten Extrakt aus pseudoeosinophilen Leukocyten des Kaninchens wurde untersucht. Auf Grund der Ergebnisse lassen sich die untersuchten *E. coli*-Stämme in 2 Gruppen einteilen. Die Stämme der einen Gruppe, die von Schweinen mit infektiöser Gastroenteritis und Ödemkrankheit, von einem Kalb mit Kälberruhr, von einem erkrankten Huhn und von erkrankten Menschen stammten, erwiesen sich als relativ resistent gegenüber Phagocytin. Diese Stämme waren auch positiv bei Injektion in die abgebundene Dünndarmschlinge des Kaninchens nach der Methode von De und Mitarbeitern, 10. *E. coli*-Stämme, die von normalen schweinen und Rindern stammten, erwiesen sich gegenüber Phagocytin empfindlich. 4 Salmonellakulturen verschiedener Typen verhielten sich ähnlich wie die resistenten *E. coli*-Stämme. Vff. schlußfolgern, daß Phagocytin zur Selektion toxischer *E. coli*-Kulturen dienen kann. W. Wittig. 3730.

Meyer, Margaret E.; Davis, Univ. of California, School of Veterin. Med. Metabolic characterization of the genus Brucella. IV. Correlation of oxydative metabolic patterns and susceptibility to Brucella bacteriophage, type abortus, strain 3. **(Stoffwechseleigenschaften der Gattung Brucella. 4. Mitt. Beziehungen zwischen Oxydationsvermögen und Empfindlichkeit für den Brucellaphagen, Typ abortus, Stamm 3.)** J. Bacteriol. 82 (1961) Nr. 6, S. 950–953. – 1 Tab., 9 Lit. 3. Mitt. vgl. LZ. Abt. IV 7 (1962) Nr. 8. S. 1657.

Es wurden insgesamt 212 Brucella-Stämme (*B. melitensis*, *B. abortus*, *B. suis* und *B. neotomae*) auf ihre oxydativen Leistungen an 11 Aminosäuren und 7 Kohlenhydraten und auf ihre Empfänglichkeit für den Brucellaphagen,Typ abortus, Stamm 3 geprüft. Nur diejenigen Stämme, welche die gleichen oxydativen Fähigkeiten wie *B. abortus* aufwiesen, waren auch für den Brucellaphagen empfänglich, ungeachtet ihrer auf der Grundlage klassischer Differenzierungsmethoden erfolgten Einteilung. Brucella-Stämme, die sich nach den konventionellen Bestimmungsmethoden wie *B. melitensis* verhalten, aber die gleichen Stoffwechseleigenschaften besitzen wie *B. abortus*, waren phagensensibel und stellen in Wirklichkeit *B. abortus*-Stämme dar. Die Prüfung der Empfänglichkeit für den Brucellenphagen, Typ abortus, Stamm 3 und der oxydativen Stoffwechselleistungen gestatten die Identifikation von *B. abortus*. E. Kunter. 3740.

Kolář, Jan; Praha, Státní Veterin. Ústav. Epizootologická závažnost nosičství a vylučování brucel serologicky anergickým skotem a možnosti včasného zjištění takových zvířat. **(Die epizootiologische Bedeutung der serologisch-anergischen Brucellenträger und -ausscheider und die Möglichkeiten einer rechtzeitigen Ermittlung solcher Tiere.)** Veterinární Med. **7(35)** (1962) Nr. 4/5. S. 409–416. – Zus. in Russ., Dtsch.

Allen Bestrebungen um die Sanierung der Rinderhaltungen zum Trotz entstehen immer neue Brucelloseherde. Zur Infektionsquelle können Tiere werden, die auf die normale serologische Untersuchung (Langsam-Agglutination und Komplementbindung) negativ reagieren. Die latenten Brucellenträger können sich in der Incubationsphase befinden, die Phase einer intensiveren Antikörperbildung kann bei ihnen mit einer Abnahme oder Unterdrückung derselben abwechselnd auftreten, sie sind serologisch anergisch und scheiden dabei virulente Brucellen aus, oder die Antikörper sind nach Überwindung der aktiven Brucellose geschwunden. Außer den normal angewandten serologischen Reaktionen werden die Ringreaktion mit Vollmilch, Coombs-Test zum Nachweis inkompletter Antikörper, allergischer Test und bakteriologische Untersuchung der Fehlgeburten, Fruchthüllen, Lochien, der Milch und evtl. von Punktaten empfohlen. Es gelang, experimentell die latente Form nach i.v. Applikation von 5–10 ml getöteter Brucellen (dichte Suspension) hervorzurufen, wodurch der bakteriologische Nachweis beim lebenden Tier oder nach der Schlachtung erleichtert wird. B. Hamzová. 3740.

Lambert, G. und Amerault, B. S.; Ames, Iowa, Animal Disease and Parasite Res. Div., Nat. Animal Disease Lab., Bacteriol. Investigations. An evalution of acidified plate test antigens for detecting bovine brucellosis. **(Über die Brauchbarkeit der Platten-Agglutination mit angesäuerten Antigenen zur Diagnose der Brucellose des Rindes.)** Amer. J. veterin. Res. **23** (1962) Nr. 96. S. 1031–1034. – 2 Tab., 12 Lit.

An 57 vaccinierten und 22 nicht vaccinierten Rindern, die in der Mitte der Trächtigkeit mit dem virulenten *Brucella-abortus*-Stamm 2308 experimentell infiziert worden waren, wurden vergleichende Blutuntersuchungen mit dem Plattentest mit angesäuerten Antigenen (pH 4,0; 3,6; 3,4; 3,2 und 3,0), der Serumlangsamagglutination (LA) und dem Plattentest (PT) durchgeführt. Der Infektionsstatus der Tiere wurde am Ende der Trächtigkeit durch bakteriologische Untersuchungen des Blutes, der Milch, des Uterusinhaltes und der fetalen Organe festgestellt. Die Hemmung der verdächtigen serologischen Reaktionen stand in direkter Abhängigkeit von der Höhe des Titers in der LA und dem PT und dem pH-Wert des Antigens. Niedrigere Titer wurden mehr gehemmt. Der Hemmeffekt nahm in dem Maße zu, wie der pH-Wert der Antigen-Serum-Mischung niedriger wurde. Ergänzungsreaktionen in Form des Plattentestes mit angesäuerten Antigenen sind nicht geeignet, das Infektionsgeschehen in einem brucelloseinfizierten oder -verdächtigen Bestand zu klären, da mit der Hemmung niedriger LA-Titer gleichzeitig auch niedrige, spezifische Infektionstiter nicht angezeigt werden. E. Kunter. 3740.

Dubanský, Vladimír und Dražan, Jaroslav; Brno, Ústav Epizootol. Veterin. Fak. VŠZL. Příspěvek k průkazu aglutininů v poševním hlenu jalovic vakcinovaných kmenem B-19. **(Ein Beitrag zum Nachweis von Agglutininen im Scheidenschleim von mit dem Stamm B 19 vaccinierten Färsen.)** Veterinární Med. **7(35)** (1962) Nr. 4/5. S. 417–426. – 2 Abb., 4 Tab., 7 Lit. Zus. in Russ., Dtsch.

18 Färsen wurden versuchsweise vacciniert, davon 9 mit Stamm B-19 H und 9 mit Stamm B-19 N. Die Gabe betrug 10 ml. Nach 5 Wochen wurden die Tiere bis auf 3 Färsen der zweiten Gruppe revacciniert. Das Blutserum der Färsen wurde serologisch (Langsam-Agglutination) und mit der Komplementbindung, der Scheidenschleim mit der Langsam-Agglutination und der Ringreaktion untersucht. Die größte Antikörpermenge fand sich im Scheidenschleim 2–3 Wochen nach der Vaccination, dann ging der Titer auf 1:2–1,40 zurück und hielt sich auf dieser Höhe 3–4 Mon. Später ließen sich die Antikörper im Scheidenschleim der vaccinierten Färsen nicht mehr nachweisen; der Titer von 1:10 wird nicht als Nachweis einer natürlichen Infektion der Tiere angesehen. Die Ergebnisse erlaubten nicht, das Verhältnis zwischen der Höhe der Titer im Blutserum und im Scheidenschleim festzustellen. Die Titer der Antikörper im Scheidenschleim und im Blutserum waren nach der Vaccination mit B-19 H höher als nach B-19 N. Nach der Revaccination nahm die Höhe der Titer im Scheidenschleim zu. B. Hamzová. 3740.

Bienvenu, Rene J. und Young, Varley, F.; Natchitoches, Northwestern State Coll. of Louisiana, Dep. of Bacteriol.; Northwest Louisiana Animal

Disease Res., Diagnostic Lab. The relationship of pregnancy hormones to brucellacidal activity in bovine serum. **(Die Beziehung der Trächtigkeitshormone zu der brucellaciden Wirkung des Rinderserums.)** Amer. J. veterin. Res. **23** (1962) Nr. 96. S. 1027–1030. – 2 Abb., 4 Tab., 6 Lit.
Das Serum virgineller, unvaccinierter Färsen hat in vitro auf *Brucella abortus* eine stark bactericide Wirkung. Während der Trächtigkeit tritt eine Abschwächung dieser Eigenschaft auf, welche zwischen dem 3. und 4. Trächtigkeitsmonat am deutlichsten ist. Für die Dauer der verminderten Serumaktivität ist die Empfänglichkeit der Tiere für eine Brucellainfektion erhöht. Da sich eine Herabsetzung der brucellaciden Wirkung auch durch Injektion von menschlichem Choriongonadotropin erreichen läßt, besteht die Möglichkeit, daß ein solches Hormon auch beim Rinde vorhanden ist.

J. Jürgens. 3740.

Renoux, G.; Montpellier, Fac. de Méd. Brucellose caprine. I. Bactériologie et sérologie d'un troupeau de chèvres observé pendant deux ans et demi. **(Ziegenbrucellose. 1. Mitt. Bakteriologie und Serologie einer Ziegenherde, die 2½ Jahre beobachtet wurde.)** Ann. Zootechnie **10** (1961) Nr. 4. S. 233–277. – 21 Tab., 37 Lit. Zus. in Engl.
Es wurden Kulturen aus Blut, Milch, Vaginalabstrichen angelegt und Autopsieproben entnommen, um die Brucellastämme zu identifizieren. Weiter wurden Agglutinationskomplementbindungstests ausgeführt und die inkompletten oder blockierenden Antikörper bestimmt. Aus einer einzigen post mortem entnommenen Probe, die in der Gewebekultur für *Brucella* positiv ist, kann man nicht folgern, daß dieses Tier, wenn es am Leben geblieben wäre, die Krankheit durch sich selbst überwunden hätte. Ohne Rücksicht auf den Titer wurde der 1. positive serologische Test 3 bis 5 Wochen nach der Infektion beobachtet. Es ergaben sich eine Reihe serologischer Kurven während des Verlaufs der Ziegenerkrankung sowie auch einige Male das Prozonenphänomen bei der Agglutination. Eine Komplementbindungsprozone war selten, und im allgemeinen wurden inkomplette Antikörper nicht früher gefunden als Agglutinine oder komplementbindende Antikörper. Weiter zeigte sich keine Beziehung zwischen dem Agglutinationstiter und einer zur gleichen Zeit entnommenen positiven Kultur. Für die Agglutination ist der Mindesttiter von 50 I.U. signifikant und ein Titer von 1:4 signifikant im Komplementbindungstest sowie ein Titer von 1:10 signifikant im Blockierungstest. Die Vereinigung der 3 serologischen Tests gestattet den Nachweis zu 90% mit der wichtigen Ausnahme von Ziegen, die in utero durch *Br. melitensis* infiziert wurden. Diese bleiben auch in den serologischen Tests negativ.

G. Godglück. 3740.

Renoux, G.; Montpellier, Hérault, Fac. de Méd. Brucellose caprine. II. – Influence de la Brucellose caprine sur les gestations. Comportement des produits. **(Ziegenbrucellose. 2. Mitt. Einfluß der Ziegenbrucellose auf die Trächtigkeit und den Zustand der Nachkommen.)** Ann. Zootechnie **11** (1962) Nr. 1. S. 61–76. – 7 Tab., 9 Lit. Zus. in Engl. 1. Mitt. vgl. vorst. Ref.
Die Ziegenbrucellose hängt von der Intensität und dem Alter der Infektion der Mutter ab. Wenn die Mutterziege bei der Autopsie positiv war, sind die Aussichten für die Infektion des Lammes durch *Br. melitensis* erhöht. „Normale" Ziegen sind Träger von *Br. melitensis* für etwa 1 Jahr. Genetische Faktoren scheinen die Empfänglichkeit der Ziegen für die Brucellose zu kontrollieren. 3 Stämme wurden gefunden, die sich von dem infizierenden Stamm unterschieden. Sie ähnelten *Br. ovis*, Buddle.

G. Godglück. 3740.

Kopecky, Kenneth E.; Iowa, Nat. Animal Disease Lab. The epidemiology of Johne's disease. **(Die Epidemiologie der Johne'schen Krankheit.)** Iowa State Univ. Veterinarian **24** (1961/62) Nr. 3. S. 153–157. – 31 Lit.

Kurzes Übersichtsreferat. Das *Mycobacterium paratuberculosis* benötigt zur kulturellen Züchtung einen zusätzlichen Wachstumsfaktor, im allgemeinen abgetötete *Mycobact. phlei*. Die Diagnose stützt sich neben dem klinischen Bild auf die Anwendung des Hauttestes mit Johnin und der KBR, deren Wert unterschiedlich beurteilt wird. In Kotausstrichen und Abstrichen von den Schleimhäuten lassen sich in klinischen Fällen die spezifischen Erreger mit hoher Sicherheit nachweisen. Die natürlichen Wirte sind die Wiederkäuer. Bei Rindern tritt die Infektion meist im Alter von 2–5 Jahren auf. Die Ansteckung bei Kälbern erfolgt per os oder uterin. Die Erkrankung besitzt eine weltweite Verbreitung ohne besondere Bevorzugung einer bestimmten Bodenart und Umgebung. W. Kötsche. 3760.

Jansen, B. C. und Alexander, R. A.; Pretoria, Transvaal, Republic of South Africa, Onderstepoort Veterin. Res. Inst. Enterotoxemia-like conditions among sheep in South Africa. **(Enterotoxämieähnliche Zustände bei Schafen in Südafrika.)** Advances veterin. Sci. 7 (1962) S. 131–146. — 1 Tab., 23 Lit.

Unter den bakteriellen Krankheiten der Schafe besitzen die enterotoxämieähnlichen die größte Bedeutung in Südafrika. Dazu gehört der Lämmerdurchfall, der durch *Clostridium welchii* Typ B hervorgerufen wird. *Cl. welchii* produziert als Haupttoxinfraktion β-Toxin und außerdem noch acht andere Antigenfraktionen. Aus der Literatur war bekannt, daß Lämmer von Mutterschafen mit einem hohen anti-β und niedrigen anti-α Serumtiter (ohne feststellbare Antikörper gegen andere *Cl. welchii*-Fraktionen) gegen die experimentelle Infektion mit einem Feldstamm des *Cl. welchii* Typ B geschützt waren, der alle typischen Toxinfraktionen erzeugte. Lämmer, denen nach Operation unter sterilen Bedingungen 1,0 ml vierstündige *Cl. welchii* Typ B-Kultur in den Darm injiziert worden war, verendeten nicht, weil deren Mutterschafe β-Antitoxintiter besaßen und daher die Lämmer auch geschützt waren. Die Dosis letalis minima des Toxins wurde an Mäusen bestimmt. Zur Toxinproduktion wurde ein geeigneter, nicht bekapselter Stamm ausgewählt und auf einem näher beschriebenen Nährboden gezüchtet. 4 Stunden nach Beimpfung war die Toxinproduktion maximal und nahm bei weiterer Bebrütung wieder ab. Bei neutralem pH-Wert ist die Toxinproduktion optimal. Das Toxin bleibt bei pH 6 stabil. Zur Immunisierung voll empfänglicher Schafe wurde eine Vaccine verwendet, die alaunpräzipitiertes Toxoid enthielt. — Bei der Enterotoxämie (Breinierenkrankheit) wird *Cl. welchii* Typ D, das auch normalerweise im Darm vorhanden ist, zu schneller Vermehrung und steigender Toxinproduktion angeregt. Dextrinlösung hat eine spezifische stimulierende Wirkung auf die Toxinproduktion. Das pathologisch-anatomische Bild der Krankheit wird besprochen. Im Darminhalt wird ε-Toxin nachgewiesen und seine Spezifität durch die bekannten Methoden geprüft. Die Isolierung von *Cl. welchii* Typ D aus dem Darminhalt hat keine diagnostische Bedeutung. Dagegen ist die Isolierung aus Leber, Niere und Darmlymphknoten wertvoll. Es konnte gezeigt werden, daß Serumantikörper gegen die ε-Toxinfraktion allein nötig sind, um Schafe gegen eine experimentelle Infektion mit *Cl. welchii* Typ D, das alle typischen toxischen Fraktionen erzeugt, zu schützen. Deshalb führte man Immunisierungsversuche mit einem trypsinaktivierten toxischen Kulturfiltrat durch, welches mit Formaldehyd behandelt und mit Kaliumalaun präzipitiert wurde. Die Herstellung einer Vaccine wird beschrieben. W. Fritzsch. 3805.

Vorob'ev, A. A. und Labinskij, A. P. (Worobjow, A. A. und Labinski, A. P.) Ocenka vzaimootnošenij meždu antigenami v botuliničeskom pentaanatoksine na osnovanii izučenija različnych pokazatelej immuniteta u životnych. **(Beurteilung von Wechselbeziehungen der Antigene des Botulinus-Penta-Anatoxins auf der Grundlage verschiedener Immunitätswerte bei Tieren.)**

Bjulleteń ėksperimental'noj biologii i mediciny, Moskva **53(27)** (1962) Nr. 6. S. 55-59. – 2 Tab., 15 Lit. Zus. in Engl.

In Meerschweinchenversuchen wurden vergleichend das Botulinus-Penta-Anatoxin und die Monoanatoxine dieses Gemisches bezüglich der Antikörperbildung und der Immunitätsstärke untersucht. Im Penta-Anatoxin waren die Typen A, B, C, D und E enthalten. Die Antikörperbestimmung im Blut der Versuchstiere erfolgte 25 Tage nach der Immunisierung mittels Titration auf weißen Mäusen; die Immunitätskontrolle setzte nach weiteren 5 Tagen durch s.c. Applikation der entsprechenden Toxine ein. Aus den tabellarisch dargestellten Resultaten geht hervor, daß ungeachtet der Tatsache, daß nach der Injektion der Monoanatoxine die Antikörper denen nach der Verabreichung des Penta-Anatoxins gleichwertig sind oder diese übersteigen, die Intensität der Immunität nach dem Penta-Anatoxin stärker ausgeprägt ist. Vff. äußern die Vermutung, daß diese Erscheinung der stärkeren Immunitätsbildung bei Penta-Anatoxin wahrscheinlich mit der stärkeren Einbeziehung der Gewebe-Immunität im Zusammenhang stehen kann. Die niedrigeren Titer beim Penta-Anatoxin dürfen keinesfalls als Ausdruck einer bestehenden Konkurrenz unter den einzelnen Antigenen gewertet werden. W. Bathke. 3815.

Ogg, James E.; Fort Collins, Colorado State Univ. Studies on the coccoid form of ovine vibrio fetus . I. Cultural and serologic investigations. **(Untersuchungen über die coccoide Form des ovinen Vibrio fetus. 1. Mitt. Kulturelle und serologische Untersuchungen.)** Amer. J. veterin. Res. **23** (1962) Nr. 93. S. 354-358. – 3 Tab., 11 Lit. Zus. in Interlingua.

Vibrio fetus-Keime vom Schaf, Serotyp I, wechseln bereits nach 72-96 Std. Bebrütung auf drei getesteten Agarnährböden (Thiol-, Blut- und Albimi Brucella-Agar) von der Kommaform in die coccoide oder pleomorphe Phase. Die Anzahl wurde in Prozent in gefärbten Präparaten festgestellt. Diese Umwandlung geschieht in Bouillon und halbfesten Nährböden langsamer. 10-20% coccoider Zellen sind nach 48 Std. in Thiolagar vorhanden, währenddessen zu dieser Zeit in Blut- oder Albimi Brucella-Agar noch sehr wenige coccoide Keime enthalten sind. Der Serotyp V von *Vibrio fetus* benötigt viel längere Bebrütung als Serotyp I bevor coccoide Zellen in deutlicher Zahl in den Kulturen erscheinen. Die optimale Bebrütungstemperatur zur Erzeugung coccoider Formen auf dem Agarnährboden beträgt 37 °C. Höhere Agglutinationstiter erhielt man bei Kaninchen, denen typisches Spiralzellantigen injiziert worden war, als bei denen, welchen Antigen coccoider Zellen gegeben wurde. Kreuzagglutinationsreaktionen traten zwischen Spiralzellantigen und dem Antigen coccoider Formen und umgekehrt auf. Die Kreuzreaktionen zeigten Antigengemeinschaften und keinen großen Wechsel in der Antigenstruktur zwischen den beiden Kulturphasen an. Sowohl die chemischen und physikalischen Eigenschaften als auch die wahre Rolle der coccoiden Formen von *Vibrio fetus* bei pathologischen Prozessen bleibt noch zu untersuchen.
W. Fritzsch. 3840.

Dozsa, Leslie, Mitchell, R. G. und Olson, N. O.; Morgantown, West Virginia Agric. Exp. Stat. Histologic changes of the uterine mucosa following the duration of Vibrio infection and the subsequent development of immunity. **(Histologische Veränderungen der Uterusmucosa nach einer Vibrio-Infektion und der folgenden Entwicklung einer Immunität.)** Amer. J. veterin. Res. **23** (1962) Nr. 95. S. 769-776. – 11 Abb., 1 Tab., 16 Lit. Zus. in Interlingua.

Nach Untersuchungen über die histologischen Veränderungen der Uterusmucosa bei vier experimentell mit *Vibrio fetus* infizierten Kühen von 120-520 Tagen nach Infektion wurde festgestellt, daß eine allmähliche Wiederherstellung des Endometriums während dieser Zeit geschieht. Zu den Veränderungen in den einzelnen Abschnitten von 120-180, 180-300, 300-420 und 420-550

Tagen werden genaue histologische Angaben gemacht. Die hauptsächlichste histologische Reaktion der Uterusmucosa besteht in einer Lymphocytose. Ungeachtet der Dauer der Infektion vergingen 2 Mon. zwischen der letzten Isolierung von *Vibrio fetus* aus dem Cervicalschleim und der Wiederherstellung des Endometriums in histologischer Hinsicht. Infolge der *Vibrio fetus*-Infektion erwarben die Kühe eine Immunität, welche nicht länger als 6 Mon. währte. Etwas Widerstand war dennoch vorhanden; denn die histologischen Veränderungen in der Uterusmucosa der gleichen Kühe bei Reinfektion nach 6 Mon. waren viel weniger schwer und von kürzerer Dauer als nach Erstinfektion. W. Fritszch. 3840.

Park, W. A., Munro, I. B., Melrose, D. R. und Stewart, D. L.; Reading, Univ., Dep. of Microbiol.; Min. of Agric., Fisheries and Food; Reading Cattle Breeding Center; London, Pig Ind. Development Authority. Observations on the ability of two biochemical types of Vibrio fetus to proliferate in the genital tract of cattle and their importance with respect to infertility. **(Beobachtungen über die Vermehrungsfähigkeit zweier biochemisch verschiedener Vibriofetus-Typen im Genitaltrakt des Rindes und ihre Bedeutung als Unfruchtbarkeitsursache.)** Brit. veterin. J. **118** (1962) Nr. 10. S. 411-420. — 2 Abb., 3 Tab., 19 Lit.

Die auf Grund ihres biochemischen Verhaltens (H_2S-Bildung und Wachstum bei Zusatz von 1% Glycin) als Typ B (*V. fetus intestinalis*) klassifizierten katalasepositiven Vibrionen sind imstande, sich in der Vagina nichtträchtiger Färsen anzusiedeln und bleiben dort bis zu 12 Mon. nachweisbar. Auch zur Durchführung von Färsenpassagen ist dieser Typ geeignet. Bei Verwendung eines vom Typ A (*V. fetus veneralis*) stammenden Antigens zeigten mit dem Typ B infizierte Färsen eine positive Scheidenschleimagglutination. Einer der Intestinalis-Stämme ging auf einen mit Unfruchtbarkeit und Vibrionenabort verbundenen Bullen zurück, ein anderer stammte von einem Vatertier, dessen Befruchtungsergebnisse sich nach Zusatz von Streptomycin zum Samen signifikant besserten. Es scheint daher angebracht, nicht nur den Typ A, sondern auch den Typ B als pathogen anzusehen und Bullen, bei welchen *V. fetus intestinalis* vorliegt, als Deckinfektionsträger zu betrachten und einer Behandlung zu unterziehen. J. Jürgens. 3840.

Friedman, Mischa E. und Alm, Warrens L.; Fort Detrick, Frederick, Md., U.S. Army Chem. Corps. Effect of glucose concentration in the growth medium on some metabolic activities of Listeria monocytogenes. **(Der Einfluß verschiedener Glukosekonzentrationen im Nährmedium auf einige Stoffwechselleistungen von Listeria monocytogenes.)** J. Bacteriol. **84** (1962) Nr. 2. S. 375-377. — 1 Abb., 2 Tab., 6 Lit.

Listerien, welche in einem Medium mit 1% Glukosezusatz angezüchtet wurden, verhielten sich Mäusen gegenüber weniger virulent als Listerien aus Bouillon mit 0,2-0,6% Glukosegehalt. Ein Anstieg der Glukosekonzentration im Nährmedium bewirkt ein Absinken der Dehydrogenaseaktivität, es besteht demnach ein Zusammenhang zwischen Virulenz der Listerien und ihrer oxydativen Fähigkeit. Durch Warburguntersuchungen konnten diese Beobachtungen ergänzt werden; gewaschene Listerien, welche in Bouillon mit unterschiedlichem Glukosegehalt gewachsen waren, wurden in einem 10 μ Mol Glukose enthaltendem Medium auf ihren Sauerstoffverbrauch geprüft. Die Sauerstoffaufnahme war bei den Keimen aus Bouillon mit hohem Glukosegehalt am geringsten. D. Schimmel. 3845.

Füzi, M. und Pillis, I.; Budapest, Univ. of Med., Inst. of Microbiol. Production of opacity in egg-yolk medium by Listeria monocytogenes. **(Durch Listeria monocytogenes erzeugte Trübung im Eigelbnährboden.)** Nature [London] **196** (1962) Nr. 4850. S. 195. — 15 Lit.

Einige Mikroorganismen verursachen Trübung in flüssigen und festen Nährböden, die natives unerhitztes Eigelb enthalten. Bei einigen Bakterienspecies scheint diese Eigenschaft mit ihrer Virulenz (speziell der Toxizität) gekoppelt zu sein. 50 *Listeria monocytogenes*-Stämme riefen nach sechstätiger Bebrütung (37 °C) auf Eigelbagarplatten mit 5% unerhitzem nativen Eigelb eine Trübung des Nährbodens hervor. 45 Stämme verursachten nur eine leichte Trübung um die Makrokolonie mit einer schwachen Klärung im Zentrum der Zone. 5 Stämme bildeten kräftigen und dichten Bodensatz ohne Klärung. Während eines Jahres veränderte sich diese Eigenschaft der Stämme trotz mehrerer Passagen auf Eigelbagarplatten nicht. Es konnten keine Beziehungen zwischen Serotyp, Alter, Herkunft der Stämme und dem Reaktionstyp in Eigelb festgestellt werden. Lediglich die hämolytische Aktivität zeigte etwas Übereinstimmung mit der Eigelbreaktion. Alle *L. monocytogenes*-Stämme, die einen kräftigen Bodensatz im Eigelbnährboden bildeten, zeigten kräftige Hämolyse auf der Blutplatte, währenddessen schwach trübende Stämme mit zwei stark hämolysierenden Ausnahmen im allgemeinen schwach hämolytisch waren. Diese Reaktionen, die *Listeria*-Stämme hervorrufen, sind makromolekularen Substanzen, möglicherweise Enzymen zuzuschreiben, da die Veränderungen sich nicht entwickeln, wenn die Stämme auf Eigelbagarplatten gezüchtet werden, die mit einer Cellophanmembran bedeckt werden. Es werden weitere Untersuchungen durchgeführt, um den Mechanismus der Eigelbreaktion von *L. monocytogenes*-Stämmen zu erklären und deren mögliche Rolle als Charakteristikum für die Virulenz dieser Bakterien zu prüfen. W. Fritzsch. **3845.**

Dedek, Joachim; Berlin, Humboldt-Univ., Veterinärmed. Fak., Staatl. Veterinärmed. Prüfungsinst. **Untersuchungen zur Diagnostik der Listeria monocytogenes.** Diss. Berlin **1963** 34 S. — 22 Tab., 63 Lit.

Vf. untersucht an Hand von 100 Listerienstämmen und 30 morphologisch ähnlichen Stämmen ein von Train vorgeschlagenes Differenzierungsschema für *Listeria monocytogenes*. Die morphologisch ähnlichen bzw. fraglichen Stämme unterschieden sich bis auf eine Ausnahme von *Listeria monocytogenes* bereits durch ihr Kolonienwachstum auf der Blutplatte und durch ihr morphologisches Verhalten bei der Gramfärbung. Alle Listerienstämme lagen stets grampositiv vor. Die Ansicht Wildführs, daß Listerienstämme nach mehrtätiger Bebrütung gramlabil bis gramnegativ werden, konnte nicht bestätigt werden. Sämtliche Listerienstämme zeigten, im Gegensatz zu Literaturangaben, keine β-Hämolyse auf Blutagarplatten unter Verwendung von Hammelblut. Im hängenden Tropfen bei Zimmertemperatur waren alle Listerienstämme deutlich beweglich, die morphologisch ähnlichen Stämme dagegen alle unbeweglich. Die Objektträgerschnellagglutination gewährleistete eine sichere und schnelle Differenzierung von *Listeria monocytogenes* gegenüber morphologisch ähnlichen bzw. fraglichen Stämmen. Bei der Tierpathogenitätsprüfung ist der Anton'sche Augentest am Meerschweinchen der i.p. Injektion an der weißen Maus vorzuziehen. Ausschließlich Listerienstämme riefen die bekannte eitrige Keratoconjunctivitis an Meerschweinchen hervor. Die weiße Maus erwies sich als Versuchstier ungeeignet für den Anton'schen Augenversuch. Das biochemische Verhalten der Listerienstämme gegenüber verschiedenen Zuckerarten in Barsiekowbouillon mit Lackmus und Hottingerbouillon mit Bromthymolblau als Indikator war in beiden Bunten Reihen gleich. Von den morphologisch ähnlichen Stämmen zeigte kein Stamm ein gleiches biochemisches Verhalten wie *Listeria monocytogenes*. Demnach ist es mit Hilfe des Kolonienwachstums auf Blutagar, der Gramfärbung, der Beweglichkeitsprüfung im hängenden Tropfen und der Objektträgerschnellagglutination möglich, *Listeria monocytogenes* sicher und schnell gegenüber morphologisch ähnlichen Bakterienarten zu differenzieren. Das von Train vorgeschlagene gekürzte Schema zur Differenzierung von *Listeria monocytogenes* ist brauchbar und kann empfohlen werden. E. Wiesner. 3845.

Jaromjuk, G. A. und Domaradskij, I. V. (Jaromjuk, G. A. und Domaradski, I. W.); Irkutsk, RSFSR, Forsch.-Inst. für Seuchenbekämpf. in Sibirien und im Fernen Osten. K voprosu o prirode fibrinolitičeskoj substancii čumnogo mikroba. **(Über die Natur der fibrinolytischen Substanz des Pesterregers.)** Bjulleteń ėksperimental'noj biologii i mediciny, Moskva **53**(27) (1962) Nr. **4**. S. 87-91. — 29 Lit. Zus. in Engl.
Nachdem bereits früher durch die Autoren nachgewiesen werden konnte, daß die fibrinolytische Aktivität des Pesterregers an die Mikrobenzelle gebunden ist, versuchen Vff., durch Fraktionierung der Zellen den Anteil der einzelnen Bestandteile zu ermitteln. Da sich virulente und avirulente Stämme bezüglich der fibrinolytischen Aktivität gleich verhalten, arbeitet man mit den letzteren (1,17 und EV). Als Fibrinogenproduzenten dienten Pferde und Bullen; das Thrombin wurde aus Rinderplasma hergestellt. Da sich in den vorbereitenden Untersuchungen Fibrinogen und Fibrin in den Reaktionen gleich verhielten, arbeitete man mit dem Fibrinogen (1 ml einer 0,1%igen Lösung zu 0,2 ml verschiedener Verdünnungen der Bakteriensuspension). Die Phenolextrahierung ergab, daß die hierbei gewonnenen Polysaccharide keine fibrinolytische Aktivität besitzen. Ebenso erwies sich die Hydrolyse mit verdünnter Essigsäure zur Extrahierung der fibrinolytischen Substanz als unbrauchbar. Die fibrinolytische Aktivität war jedoch in der Lösung nach Bearbeitung der Pestbakterien mit Kaliumthiocyanat oder mit Harnstoff nachweisbar. Durch wiederholte und verschiedene Untersuchungen stellten Vff. fest, daß die fibrinolytische Substanz wahrscheinlich durch die strukturellen Proteine des bakteriellen Cytoplasmas charakterisiert wird. Durch die Ausfällung mit Ammoniumsulfat gelang es, das mikrobielle Toxin und die aktive Fraktion zu trennen. W. Bathke. 3850.

Nilsson, P. O. und Thörne, H.; Västerås, Sverige, Veterinärbakteriol. Lab. Pseudomonas aeruginosa — en mikroorganism med ökad aktualitet. **(Pseudomonas aeruginosa, ein Mikroorganismus von steigender Aktualität.)** Nord. Veterinärmed. **14** (1962) Nr. 9. S. 538-546. — 68 Lit.
Da Infektionen mit *Pseudomonas aeruginosa* während der letzten Jahre sowohl unter Menschen als auch Haustieren immer gehäufter auftreten, liefern Vff. eine Übersicht über die humanmedizinische und veterinärmedizinische Literatur auf diesem Gebiet unter gleichzeitiger Mitteilung eigener Beobachtungen. E. Lehnert. 3850.

Poustis, Jean; Alfort, École Nat. Vétérin. La réglementation sanitaire vétérinaire doit-elle être modifiée? **(Ist die veterinärhygienische Gesetzgebung abänderungsbedürftig?)** Diss. Alfort **1962** 81 S. — 42 Lit.
K. Reinhardt. 3902.

Pankrath, Christian; Berlin, Humboldt-Univ., Veterinärmed. Fak., Inst. für Epizootol. und Hyg. **Stand der Wasser- und Abwasserhygiene im Kreis Seelow (Zustand der Wasserversorgungsanlagen).** Diss. Berlin **1963** 97 S. — 27 Abb., 107 Lit.
Einleitend werden quantitative und qualitative Anforderungen an das Trinkwasser sowie die hygienischen Bedingungen für den Betrieb von Einzel- und Zentralwasserversorgungsanlagen aufgeführt. Es folgt eine Aufzählung der häufigsten Mängel an ländlichen Wasserversorgungsanlagen. — Der Status der Wasserversorgung jeder der 70 Gemeinden des Kreises Seelow wird unter besonderer Berücksichtigung einer speziellen kritischen Beurteilung der Situation in den Viehställen der einzelnen Gemeinden charakterisiert. Die Ergebnisse der bakteriologischen Untersuchungen werden vergleichsweise herangezogen. — Auf Grund der Untersuchungsergebnisse müssen von 99 Einzel-

wasserversorgungsanlagen 47,5% beanstandet werden, wobei der Anteil der nicht einwandfreien bei den Kesselbrunnen mit 82% bedeutend höher liegt als bei den Rohrbrunnen (40%). 34% der Brunnen von Zentralwasserversorgungsanlagen (40) sind zu beanstanden. Zur Beseitigung der bedenklichen Verhältnisse in der ländlichen Wasserversorgung wird der Bau von Zentralwasserversorgungsanlagen empfohlen. Vorschläge zur Sanierung bestehender und zum Bau neuer Wasserversorgungsanlagen folgen. Eine umfangreiche Aufklärung der Bevölkerung und eine bessere Zusammenarbeit der an der Wasserversorgung Beteiligten werden vorgeschlagen. Schließlich wird Kritik an den diesbezüglichen Verordnungen geübt, die die Belange der Veterinärmedizin nicht berücksichtigen. Zum Schluß folgen Anregungen für zweckmäßige Tränkeinrichtungen der einzelnen Tierarten. E. Wiesner. 3950.

Schneider, Wolfram; Berlin, Humboldt-Univ., Veterinärmed. Fak.; Veterinäruntersuchungs- und Tiergesundheitsamt. **Über die Brauchbarkeit einer Grünfutter-Trockenanlage zur Abtötung von Enterobacteriaceen (unter besonderer Berücksichtigung von Rieselgras).** Diss. Berlin **1963** 79 S. — 30 Tab., 103 Lit.
Für die im Berliner Raum gelegenen landwirtschaftlichen Betriebe sind die Rieselfelder, die die Abwässer des gesamten Berliner Stadtgebietes zur Verwertung aufnehmen, ein nicht wegzudenkender Bestandteil ihrer landwirtschaftlichen Nutzfläche. Seit eh und je werden seitens der Hygiene gewisse Bedenken gegen die Verwendung des auf den Rieselfeldern für die menschliche Ernährung gewonnenen Gemüses, aber auch gegen das hier gewonnene Futter geäußert. Infektions- und Invasionskrankheiten aller Art können zur Gefahr für Mensch und Tier werden, weil die Abtötung ihrer Erreger durch die Verrieselung und die entsprechenden vorbereitenden Vorgänge nicht immer und in jedem Falle gewährleistet ist. Eine besondere Bedeutung kommt hierbei den Salmonellen zu. Vf. hat deshalb versucht, einen Weg zu suchen, auf dem er glaubt, Salmonellen-Übertragungen durch das Futter verhindern zu können. Bei der Futtergewinnung spielt die Grünfuttertrocknung heute bereits eine stärkere Rolle. Auf einer LPG mit Rieselfeldern war seit 1958 ein Schrägrosttrockner in Betrieb, über den ein auf 3-4 cm geschnittenes Grüngut getrocknet wird. Es sollte ermittelt werden, ob im Grüngut enthaltene Enterobacteriaceen durch den Trocknungsprozeß abgetötet werden, so daß die Verfütterung eines solchen Gutes unbedenklich wird. Es zeigte sich, daß etwa 20% der untersuchten Rieselgrasproben vor der Trocknung u. a. 8 verschiedene Salmonellenstämme enthielten. Darüber hinaus konnte eine größere Anzahl weiterer Enterobacteriaceen festgestellt werden. Nach dem Trocknungsprozeß war zwar nach den vorliegenden Keimzählungen je nach der unterschiedlichen Temperatur bei der Trocknung eine gewisse Keimreduzierung zu ermitteln, jedoch ist nicht zu erwarten, daß die im Rieselgras nachgewiesenen TPE-Keime durch den Trocknungsprozeß abgetötet werden. Somit ist es auch nicht möglich, mit Hilfe des Schrägrosttrockners in seiner derzeitigen Ausführung ein hygienisch einwandreies Futter zu gewinnen.
E. Wiesner. 3970.

Chajrullin, Š. Š. (Chairullin, Sch. Sch.); Orenburg, Forsch.-Inst. für Milchvieh- und Fleischviehzucht. Besprivjaznoe soderžanie skota v uslovijach surovych zim. **(Laufstallhaltung der Rinder bei strengem Winter.)** Vestnik sel'skochozjajstvennoj nauki, Moskva **7** (1962) Nr. 4. S. 76-84. — 5 Abb., 7 Tab. Zus. in Engl., Franz., Dtsch.
Für Gebiete mit rauhem Klima, in denen im Winter heftige Fröste und Schneestürme an der Tagesordnung sind, wie z. B. in den Neuland- und Steppengebieten, wurde ein geschlossener Stall entwickelt, der zentrale oder randständige Silagebergeräume besitzt und in dem sich die Tiere in Boxen frei bewegen können. Die Laufhaltung steigerte die Arbeitsproduktivität um das

3-4fache. Der Stall ist für Aufzucht und Mast von Jungtieren gedacht. Bei einer tägl. Arbeitszeit von 6-7 Std. genügten 4 Arbeitskräfte, um eine Herde von 400-430 Tieren zu betreuen. S. Willer. 3980.

Gordon, W. A. M.; Stormont, Belfast, Farm. Environmental studies in pig housing. II. Ventilation and its measurement. **(Umweltstudien in Schweineunterkünften. 2. Mitt. Die Ventilation und ihre Messung.)** Brit. veterin. J. 118 (1962) Nr. 6. S. 243–256. – 1 Abb., 3 Tab., 28 Lit. 1. Mitt. vgl. LZ. Abt. IV 8 (1963) Nr. 3. S. 530.
Während man bei menschlichen Behausungen etwa seit 1945 (Kommité für Bauversuchswesen) den CO_2-Gehalt der Luft nicht mehr als ausschlaggebendes Kriterium für deren Belüftung ansah, behielt dieser Wert für die Bewertung der Stalluft noch weiterhin seine Bedeutung. Die Ventilation kann entweder direkt durch Messung der Luftströmung innerhalb oder außerhalb eines Gebäudes oder indirekt durch Feststellung der Konzentrationsveränderungen eines der Atmosphäre zugeführten Gases oder Dampfbestandteiles ermittelt werden. Problematisch für die Bewertung der Ventilationsrate ist die Frage, inwieweit es zwischen der einströmenden Luft und der bereits im Gebäude vorhandenen zur Diffusion kommt. Im ländlichen Bauwesen hat die irrtümliche Auffassung, Komfort sei mit Gesundheit nicht zu vereinbaren, die Entwicklung brauchbarer Schweineställe entscheidend gehemmt. In den Untersuchungen, deren Ergebnisse die vorliegende Arbeit behandelt, wurde die Ventilationsrate verschiedener Stallbautypen direkt oder indirekt gemessen. In letzterem Verfahren wurde Wasserstoff als Vergleichselement benutzt, dessen Konzentrationsabnahme mit Hilfe des Katharometers ermittelt wurde. Die sehr hohen Luftumsetzungsraten in Gebäuden mit hoher Temperatur und hoher Luftfeuchtigkeit stehen zu den bisherigen Auffassungen im Gegensatz. Das Prinzip des Katharometers ist im Text erklärt. H. Busse. 3980.

Young, George A., Underdahl, Norman, R., Welch, Louis C. und Caldwell, James D.; Lincoln, Univ. of Nebraska, Dep. of Veterin. Sci. Swine repopulation. V. Certification and farm performance of secondary specific-pathogen-free (SPF) pigs. **(Über die Schweine-Repopulation. 5. Mitt. Beurteilung und Eignung der besonders krankheitsfrei aufgezogenen (SPF) Schweine.)** J. Amer. veterin. med. Assoc. **140** (1962) Nr. 11. S. 1196–1200. – 1 Abb., 5 Tab., 12 Lit. 4. Mitt. vgl. LZ. Abt. IV **7** (1962) Nr. 7. S. 1527.
Zu Anfang wird noch einmal auf das Programm der „specific pathogenfree" (SPF) aufgezogenen Schweine eingegangen, wobei die einzelnen Etappen dieses Planes kritisch analysiert werden. Es werden vor allem die Leistungen der in Farmen gehaltenen Nachkommen der SPF-aufgezogenen Schweine untersucht. Die chronischen Schweinekrankheiten (Ferkelgrippe und Schnüffelkrankheit) einerseits und die Parasitosen andererseits standen vor allem zur Diskussion. Auf die notwendigen Impfungen und auf Fragen des Immunitätsbildungsvermögens wird eingegangen.
W. Richter/Kleinmachnow. 4000.

Chaloin, Jean-Philippe; Alfort, École Nat. Vétérin. Transport par mer des carnivores domestiques et des primates. **(Überseetransport der Haustier-Carnivoren und anderer Säugetiere.)** Diss. Alfort **1961** 54 S. – 2 Abb., 1 Tab., 21 Lit. K. Reinhardt. 4005.

Wittmann, G. und Matheka, H.-D.; Tübingen/Neckar, Bundesforsch.-Anst. für Viruskrankh. der Tiere. **Gasförmiges Aethylenoxyd als Desinfektionsmittel gegen das Maul- und Klauenseuchevirus.** Berliner Münchener tierärztl. Wschr. **75** (1962) Nr. 20 S. 383–384. – 1 Tab., 11 Lit.
Mit Hilfe eines 85–88%igen, unbrennbaren CO_2-Aethylenoxyd-Gasgemisches wurden bei 55 °C und einer relativen Luftfeuchtigkeit von 70–80% mit 5 atü nach 90–180 Min. auch unter ungünstigen Bedingungen verschiedene MKS-

Virusproben sicher inaktiviert. Feuchtes Virus wird rascher inaktiviert als angetrocknetes. Die Methode wird besonders für die Desinfektion empfindlicher Geräte empfohlen. H. Hantschel. 4020.

VIII. PHARMAKOLOGIE, TOXIKOLOGIE

Tournut, J. und Monnier, J.; Toulouse, École Nat. Vétérin., Pathol. Méd. du Bétail; Fac. de Méd., Inst. de Bactériol. et d'Hyg. Étude de la perméabilité du placenta de la vache à trois antibiotiques (Pénicilline, Oxytétracycline, Chloramphénicol). **(Durchlässigkeit der Placenta der Kuh für drei Antibiotica [Penicillin, Oxytetracyclin, Chloramphenicol].)** — Rev. Méd. vétérin. **113** (1962) Nr. 10. S. 663–671. — 3 Tab., 13 Lit. Zus. in Engl., Span.
Die Placenta dient in unterschiedlicher Weise als Filter zwischen dem mütterlichen und dem fetalen Blutkreislauf. Man unterscheidet die Placenta epitheliochorialis, syndesmochorialis, endotheliochorialis, haemochorialis und haemoendotheliochorialis. Die Pl. epitheliochorialis des Rindes erlaubt nicht einmal den Durchtritt von Gammaglobulinen zum Fetus. Nach Tournut läßt aber die Placenta des Rindes das Jodsalz des Sulfadimerazins ohne jede Schwierigkeit durchdringen. Insgesamt 32 vom 5. bis 8. Mon. tragende Kühe wurden in Gruppen eingeteilt und erhielten Penicillin (i.v. oder i.m.), je 3 oder je 5 Mill. E., oder Oxytetracyclin je 2 g i.m. oder Chloramphenicol je 5 g i.m. 1 bis 1½ Std. nach den Injektionen wurden die Tiere durch Entblutung geschlachtet, und schnell das Kalb aus dem Uterus entfernt. Das Blut von Kuh und Kalb zeigt an Hand seiner eventuellen antibiotischen Einwirkung auf Stämme von *Sarcina lutea* (für Penicillin oder Chloramphenicol) und *Bacillus cereus* (für Oxytetracyclin) den Gehalt an Antibiotica an. An 20 Kühen zeigte sich, daß die Placenta des Rindes für Penicillin praktisch undurchlässig ist, desgleichen für Oxytetracyclin. Im fetalen Blut wurden nur therapeutisch unwirksame Mengen ermittelt. Dagegen enthielt das fetale Blut fast die gleiche Menge (80–100%) Chloramphenicol wie das mütterliche Blut. Die Placenta der Kuh ist also für Chloramphenicol durchlässig. Vff. nehmen an, daß die verschiedene Permeabilität durch die verschiedenen Molekulargewichte der Antibiotica bedingt ist. Die Placenta des Rindes läßt Substanzen mit dem Molekulargewicht bis 323,1 (Chloramphenicol) gut und bis 356,4 (Penicillin) geringgradig durchtreten. Oxytetracyclin mit dem Molekulargewicht von 496,84 kann deshalb nicht von der Mutter auf den Fetus übergehen.
K. Preißler. 4225.

Spörri, H.; Zürich, Univ., Veterin.-Physiol. Inst. **Über die Wirkung des Succinylcholins auf den Blutkreislauf und die Atmung beim Pferd.** — Helv. physiol. pharmacol. Acta **20** (1962) Nr. 3. S. 260–272. — 5 Abb., 2 Tab., 14 Lit.
In insgesamt 36 Versuchen an 14 Pferden (453–624 kg) wird der Einfluß von Succinylcholin-dijodid in einer Dosis von 0,17 mg/kg i.v. auf das EKG, das Phonocardiogramm und auf die Druckkurven der rechten und linken Herzkammer, der A. pulmonalis und A. maxillaris untersucht. In angegebener Dosis führt Succinylcholin-dijodid zu ventrikulären Extrasystolen, zu Atrioventrikularblocks, zur Verzögerung der Repolarisation des Kammermyocards, zu hochgradigen Blutdrucksteigerungen im großen und kleinen Kreislauf und zur Apnoë mit nachfolgender Cheyne-Stokes'scher Atmung. Die beobachteten Störungen werden mit einer angst- und schmerzbedingten Erregung des vegetativen Nervensystems und der damit verbundenen vermehrten Adrenalinausschüttung erklärt. Der Grad der Herz-Kreislaufstörungen ist bei narkotisierten Tieren wesentlich niedriger. In Pentobarbital-Narkose werden in Verbindung mit längeren Apnoën Reizbildungsstörungen in Form von Extrasystolen erst nach Rückkehr der Atmung beobachtet. Es wird vorgeschlagen, die Verwendung von Succinylcholin-dijodid bei unbetäubten Pferden aus Gründen des Tierschutzes abzulehnen. H.-A. Ketz. 4275.

Irrgang, Lothar; Berlin, Humboldt-Univ., Veterinärmed. Fak., Med. Tierklin. und Inst. für Gerichtl. Tierheilkunde. **Vormagenbewegungen der Ziege unter Röntgenkontrolle.** Diss. Berlin **1963** 76 S. — 41 Lit.

Das Problem der „Ruminatoria" wird am Beispiel des Tartarus stibiatus einer kritischen Literaturbetrachtung unterzogen. Anschließend wird das Schrifttum über die Eignung von Atropin zur Stillegung der Vormagenbewegungen besprochen. — Die Röntgenoskopie mit negativer Kontrastierung wird für die geeignetste Methode gehalten, die Vormagenbewegungen exakt und unter annähernd physiologischen Verhältnissen zu untersuchen. — Als physiologische Zahl der Pansenbewegungen werden durchschnittlich 7 Bewegungen in 5 Min. beobachtet; durch den Einfluß der Fütterung kommt es zu einer Steigerung um 4 bis 5 Bewegungen. Durch Tartarusstibiatus-Gaben sind die Vormagenbewegungen der Ziege beeinflußbar; 0,5 g haben eine anregende Wirkung von 10 Min. Dauer, nach 1,0 bis 2,0 g überwiegt nach individuell verschiedener initialer Anregung ein sekundäres Absinken der Pansenbewegungen, zum Teil bis zur Atonie, verbunden mit Allgemeinstörungen. 1 %iges Atropinum sulfuricum führt in einer i.m. Dosis von 1,4 mg/kg Kgw. zu einer 15 bis 27 Min. dauernden Stillegung der Pansenbewegungen. — Auf den durch Atropin stillgelegten Pansen hat Tartarus stibiatus keine anregende Wirkung. In höheren Dosen auftretende negative Einflüsse entsprachen denen am nichtstillgelegten Pansen. Tartarus stibiatus kann als „Ruminatorium" bei Ziegen nicht empfohlen werden. E. Wiesner. 4290.

Aschheim, Emil; New York, Univ. School of Med., Dep. of Pathol. A new model of skin injury. **(Ein neues Modell von Hautschäden.)** Proc. Soc. exp. Biol. Med. **109** (1962) Nr. 3. S. 660–664. — 2 Tab., 17 Lit.

Die topische Anwendung von Vasoconstrictoren und von Xylen modifiziert die gewöhnliche Hautwirkung nach darauf folgender Anwendung verschiedener Phlogogene an der Ratte. Die Ausbildung dieses Zustandes scheint das periphere, neurohumorale System einzuschließen. G. Godglück. 4300.

Aas Hansen, M.; Oslo, Veterinaerhøjskole, Inst. for Indremed. Selén som profylaktikum og terapeutikum ved muskeldystrofi. **(Selen als Prophylakticum und Therapeuticum bei Muskeldystrophie.)** Medlemsbl. norske Veterinaerforen. **14** (1962) Nr. 1. S. 4–12. — 20 Lit.

Eine Übersicht über die Selenverbindungen, ihre Applikationsart, Dosierung, ihre Wirkung und ihre Toxizität. E. Lehnert. 4310.

Rappoport, M. B., Mosķeti, K. V. und Gladunec, P. I. (Rappoport, M. B., Mosketi, K. W. und Gladunez, P. I.); Archangelsk, RSFSR, Med. Inst. Vlijanie kortizona na zaživlenie. **(Der Einfluß von Cortison auf die Wundheilung.)** Bjulleteń ėksperimental'noj biologii i mediciny, Moskva **53(27)** (1962) Nr. 4. S. 108–110. — 9 Lit. Zus. in Engl.

Vff. untersuchten den Einfluß von Cortison auf die Heilung von artefiziellen Haut- und Muskelwunden bei Kaninchen am histologischen Präparat, das zu verschiedenen Zeiten von den Wundrändern gewonnen wurde. Die Ergebnisse besagen, daß es in der Art der Regenerationsprozesse Unterschiede zwischen den Versuchs- und Kontrolltieren gibt. Bezüglich einer herabgesetzten Exsudation und Unterdrückung der Profileration von Bindegewebselementen im Anfangsstadium der Regeneration stimmen die Feststellungen mit denen anderer Autoren überein. Anders verhält es sich bei den Muskelfasern. Hier kamen bei den Versuchstieren bereits im Anfangsstadium deutlich ausgeprägte dystrophische Veränderungen zur Beobachtung. Neben regressiven Prozessen konnten kurz danach auch progressive Veränderungen in Form einer aktiven Vermehrung und Regeneration der Muskelfasern sowie das Auftreten von Myoblasten und Muskelnieren an den Wundrändern gesehen werden. Es wird die Möglichkeit eingeräumt, daß Cortison in bestimmten Phasen der

Wundheilung zu einer Akivierung der Anpassungsmechanismen des Organismus führt, was in einer lebhafteren Regeneration der Muskelfasern zum Ausdruck kommt. Die Anwendung von Cortison wird deshalb besonders bei Muskelwunden empfohlen. H. Rauch. 4310.

Drischel, H., Fett, K. D., König, Annemarie und Rautenberg, W.; Greifswald, Univ., Physiol. Inst. **Die Wirkung kleiner Noradrenalindosen auf die Glukose-, Phosphor- und Kaliumaufnahme bzw. -abgabe der Leber gesunder Hunde.** Pflügers Arch. ges. Physiol. Menschen Tiere **276** (1962) Nr. 1. S. 11–17. – 5 Abb., 23 Lit.

Bei insgesamt 12 Hunden (20–27,5 kg) wird der Einfluß einer intravenösen Infusion von l-Noradrenalin (1 μg/kg/min) auf den Glukose-, Phosphor- und Kaliumstoffwechsel der Leber untersucht. Dabei kommt es zu einer kurzfristigen Hyperglykämie, einer Glukosemobilisierung aus der Leber und einer gegenregulatorischen Insulinausschüttung. Der gleichzeitig beobachtete Anstieg des Blutkaliumspiegels kommt durch eine Kaliumabgabe zum Teil aus der glatten Muskulatur und zum Teil aus der Leber zustande.
H.-A. Ketz. 4350.

Jones, A., Bagley, H. M. und Cleverly, L. M.; Brentford, Middlesex, Beecham Res. Lab. Limited, Product Res. Div. Microbiological studies on a new Penicillin, BRL 1621. **(Mikrobiologische Untersuchungen an einem neuen Penicillin, BRL 1621.)** Veterin. Rec. **74** (1962) Nr. 42. S. 1113–1120. – 12 Abb., 5 Tab., 5 Lit.

BRL 1621 stellt ein Penicillin aus der Reihe der Isoxazolyl-Penicilline dar und kommt unter dem Namen Orbenin (Beecham Res. Lab. Ltd.) in den Handel. Die Wirkung von BRL 1621 auf zahlreiche Staphylokokken und einige Streptokokken- und Corynebakterienstämme von Rindern sowie einige gramnegative Bakterienarten wurde in vitro mit der Wirkung von Methicillin, Penicillin G, Streptomycinsulfat, Novobiocin und Chlortetracyclin-HCl verglichen. Alle geprüften Stämme waren empfindlich gegenüber BRL 1621-Konzentrationen von 5,0 μg/ml oder weniger. Toleranzprüfungen ergaben, daß Streptokokkenstämme gegen BRL 1621 in der für ein Penicillin typischen Art resistent wurden. In vitro-Untersuchungen über die Wirkung von BRL 1621 auf Bakterien bei Gegenwart von Milch ließen den Schluß zu, daß sich BRL 1621 gut für die Behandlung der Staphylokokkenmastitis eignen würde.
G. Scheibner. 4400.

Billiet, Roland; Alfort, École Nat. Vétérin. L'association synergique tétracycline-oléandomycine. Ses possibilités d'application en médecine vétérinaire canine. **(Synergismus von Tetracyclin und Oleandomycin und seine Anwendungsmöglichkeiten in der Veterinärmedizin beim Hunde.)** Diss. Alfort **1961** 62 S. – 2 Abb., 8 Tab., 44 Lit. K. Reinhardt. 4400.

Gautheret, Claude; Alfort, École Nat. Vétérin. Étude d'un nouvel antibiotique: le 4-béta-hydroxyéthyldiéthylène diaminométhyltétracycline phénoxyméthylpénicillinate. Étude pharmacologique et essais cliniques. **(Die Untersuchung eines neuen Antibioticums, des 4-beta-hydroxyaethylen-diaminomethyltetracyclin-phenoxymethyl-Penicillins. Pharmakologische Untersuchungen und klinische Versuche.)** Diss. Alfort **1961** 49 S. – 10 Abb., 9 Tab., 2 Lit. K. Reinhardt. 4400.

Seils, H.; Eberswalde, Bezirkstierklin. **Die Anwendung von Dextrofusal und Vitafusal-Dessau zur Unterstützung postoperativer Maßnahmen in der Großtierchirurgie.** Medicamentum [Berlin] **1962** Nr. 12. S. 373–378.

Es werden Erfahrungen mit den Präparaten Dextrofusal und Vitafusal-Dessau mitgeteilt. In ihrer Zusammensetzung ähneln sich beide Präparate weitgehend. Es handelt sich um eine sterile, pyrogenfreie Infusionslösung aus Dextropur (Traubenzucker), Aethylalkohol und Aqua bidest., bei Vitafusal zusätzlich um Vitamine des B-Komplexes sowie Vitamin C. – Folgende Indikationsgebiete sind als gegeben zu erachten: 1) Herzinsuffizienzen und Kreislaufstörungen, 2) Auffüllung des Blutvolumens nach größeren Blutverlusten, 3) Therapie des Schocks, 4) Leberschädigungen verschiedenster Genese, 5) Prämedikation und Unterstützungstherapie bei schweren Stoffwechselerkrankungen wie puerperale Haemoglobinurie, Acetonurie, Tetanie, Gebärparese – hier in Verbindung mit intravenösen Calciumgaben – sowie bei chronischen und akuten Infektionskrankheiten. Innerhalb eines Zeitraumes von 14 Monaten wurde Dextrofusal bzw. Vitafusal bei insgesamt 126 Behandlungen an 52 Rindern und 12 Pferden bei chirurgischen und geburtshilflichen Indikationen eingesetzt. Beide Präparate sind geeignet, eine empfindliche Lücke in den therapeutischen Möglichkeiten tierärztlichen Handelns zu schließen. Sie haben sich besonders bei postoperativen Schock- und Schwächezuständen und bei Kreislauf- und Stoffwechselstörungen verschiedenster Genese bewährt. O. Dietz. 4440.

Bojanowska, Anna; Warszawa, Państwowy Zakład Hig. Zastosowanie insektycydów fosforoorganicznych w dezynsekcji sanitarnej. **(Die Anwendung von phosphororganischen Insektiziden in der Sanitätsdesinfektion.)** Roczniki państwowego Zakładu Hig. **13** (1962) Nr. 3. S. 237-244. — 15 Lit.

Es werden in den letzten Jahren viele Gattungen der gegenüber DDT unempfindlichen Schädlingsinsekten beobachtet. Manchmal wird auch eine polyvalente Resistenz gegen DDT, HCH, Dieldrin und Chlirdan festgestellt. Der Mechanismus dieser Resistenz beruht auf der Intensivierung des DDT-Umwandlungsvorganges im Organismus in ungiftiges DDE durch die Chlorwasserstoffabspaltung vom DDT-Molekül. Dieser Vorgang wird durch das in Geweben von nichtempfindlichen Insekten in beträchtlich höheren Konzentrationen als bei empfindlichen erhaltene Enzym DDT-Dehydrochlorinase hervorgerufen. Aus diesem Grunde empfiehlt die Weltgesundheitsorganisation (WHO) phosphororganische, durch stärkere insektizide Kraft bei gleichzeitig niedrigerer Toxizität für Menschen und höhere Tiere gekennzeichnete Mittel anzuwenden. Diese Präparate können in folgenden Fällen angewandt werden: 1. Fliegenbekämpfung; in Haustierställen ist ein Wandbespritzen mit 1%igem Diazinon oder Ronnel (Korlan) bzw. 5%igem Malathion durchzuführen. Für die Geflügelställe sind in platte Gefäße eingegossene 1%ige Dipterex- oder 0,1%ige DDVP-Zuckerlösungen geeignet. Die 0,1%igen Diazinon- und 2%igen Ronnel- bzw. Malathionlösungen können mittels eines elektrischen Apparates in Anwesenheit von Kühen zerstäubt werden (10 Min. einmal pro 24 Std.). 2. Mückenbekämpfung; es wird das Bespritzen der Innenwände und Zimmerdecken mit Malathion oder Baytex enthaltenden Präparaten bei einer Menge von 2 g pro m^2 empfohlen. 3. Ameisen- und Schabenbekämpfung; es werden ausgezeichnete Erfolge durch das Auslegen von 1%iger Dipterexlösung enthaltenden Zuckergiftködern erhalten.
W. Radomiński. 4450.

Havret, Dominique; Alfort, École Nat. Vétérin. Le glutamate de magnésium en thérapeutique vétérinaire. **(Das Magnesiumglutamat, ein tierärztliches Therapeuticum.)** Diss. Alfort **1961** 49 S. – 35 Lit. K. Reinhardt. 4490.

Bolz, W. und Bieniek, H.; Hohenheim, Landwirtsch. Hochschule, Inst. für Tierheilkunde; Tierklin. **Klinische Untersuchungen und Lungenfunktionsprüfungen unter Succinylcholinwirkung beim Pferd.** Dtsch. tierärztl. Wschr. **68** (1961) Nr. 20. S. 572-578; Nr. 22. S. 653-657. – 7 Abb., 2 Tab.

Abgesehen von der Relaxation der Skelettmuskulatur steht im klinischen Bild der Succinylcholinwirkung die Beeinträchtigung der Atmung im Vordergrund. Die primär auftretende totale Atemlähmung ist von der individuellen Empfänglichkeit der Tiere und der Dosierung abhängig. Herzarrhythmien und

z. T. tumultarische Herztätigkeit werden noch nach Gaben von 0,13-0,18 mg/kg Kgw. beobachtet. Die Blutdruckerhöhung wird durch die Hyperkapnie begünstigt, da eine Erniedrigung des pH-Wertes und z. T. eine Erhöhung des Kohlensäurepartialdruckes nachgewiesen wird. Blutungen am Herzen und in der Lunge sind weitere Erscheinungen. Die Sauerstoffsättigungswerte des Blutes sinken (zwischen 93 und 28% Hb O_2, normal 94,7-98,2%). Nach Succinylcholingaben beim Pferd sinkt der pH-Wert des Blutes nach der neutral-sauren Seite, während der Partialdruck der Kohlensäure ansteigt (durchschnittlich um 63%). Bei chronisch alveolärem Lungenemphysen und bei parasitär bedingter Lungenfibrose werden sehr niedrige Sauerstoffsättigungswerte gefunden (27-22,5% Hb O_2 ateriell, bis 8,5% Hb O_2 venös). Ein tiefer voroperativer Hb O_2 unter 95% weist auf Herz- und Lungenschaden hin und stellt eine Kontraindikation für die Relaxation dar. Vor einer Wiederholung der Succinylcholingabe wird gewarnt. P.-G. Schoop. 4500.

Lloyd, Sybil und Pickford, Mary; Edinburgh, Univ., Dep. of Physiol. The effect of oestrogens and sympathetic denervation on the response to oxytocin of the blood vessels in the hind limb of the dog. **(Die Wirkung der Oestrogene und der Sympathicusdenervation auf die Reaktion der Blutgefäße der Hintergliedmaße des Hundes auf Oxytocin.)** J. Physiol. [London] **163** (1962) Nr. 2. S. 362-271. — 7 Abb., 7 Lit.

Bei narkotisierten Hunden wird die Durchblutung der Hintergliedmaßen unter dem Einfluß von Ocytocin, Oestrogenen und nach Sympathectomie untersucht. Oxytocin allein führt nach intraarterieller und intravenöser Injektion zur Steigerung des Blutflusses in den Gefäßen der Hinterextremität. Bei gleichzeitiger Verabreichung von Oestrogenen kommt es bei gleicher Oxytocindosis zur Reduzierung des Blutflusses. Nach einseitiger lumbaler Sympathectomie führt Oxytocin zur Vasodilatation bei normal-innervierter Extremität. Bei gleichzeitiger Denervierung wirkt Oxytocin vasoconstrictorisch; dieser Effekt hält 5 Tage an. Danach wirkt Oxytocin sowohl bei der normal innervierten als auch bei der denervierten Extremität vasodilatatorisch. Die Befunde werden im Vergleich zu ähnlichen Befunden bei der Ratte diskutiert. H.-A. Ketz. 4500.

Schulte, F. J. und Ten Bruggencate, H. G.; Göttingen, Kinderklin. und Poliklin.; Univ., Physiol. Inst. **Die Wirkung von Nebennierenrindenhormon auf einzelne Nervenzellen im Rückenmark der Katze. Ein experimenteller Beitrag zum Wirkungsmechanismus des Prednisolon in der Therapie zentralnervöser Erkrankungen.** Klin. Wschr. **40** (1962) Nr. 17. S. 865-872.

Bei insgesamt 11 Katzen wird der Einfluß von Prednisolon auf die einzelne Nervenzelle, nachdem einige Tiere intracollicular decerebriert und einige oberhalb von C_1 spinalisiert wurden, mit Hilfe elektrophysiologischer Methoden untersucht. Nach i.v. Verabreichung von 3 und 10 mg Prednisolon/kg Kgw. wird die Eigen- und Fremdreflexerregbarkeit spinaler α-Motoneuronen gesteigert. Neben der Zunahme der Impulsfrequenz der α-Motoneuronen wird eine Aktivierung von stummen Zellen beobachtet. Auch bei Ausschaltung der Fusimotoneuron-Muskelspindel-Schleife kommt es unter Prednisoloneinwirkung zur direkten Erregung der α-Motoneuronen. Prednisolon bewirkt in angegebenen Dosen eine Aktivierung der motorischen Vorderhornzellen. Aus den Versuchsergebnissen wird geschlossen, daß Prednisolon die Erregbarkeit jeder einzelnen Nervenzelle steigert und daß dieser Effekt durch multiple Verbindungen von den höher gelegenen Zentren noch potenziert wird. H.-A. Ketz. 4500.

Voigt, O.; Leipzig, Karl-Marx-Univ., Inst. für Veterin.-Pharmakol. und -Toxikol. **Zur toxikologischen Situation der Jahre 1960/61.** Mh. Veterinärmed. **17** (1962) Nr. 21. S. 862-867. — 1 Abb., 4 Tab., 14 Lit.

Um die Entfernungen beim Einsenden des Tiermaterials zu verringern, wird die Einrichtung weiterer veterinärmedizinischer toxikologischer Untersuchungsstellen angeregt. Der Ursachenklärung am Ort des Geschehens durch den Toxikologen wird große Bedeutung beigemessen, um so die Giftanalyse häufig zu erleichtern. Im Steigen ist der Anteil des Rindes (17% 1958–33,1% 1961) an den Gesamtuntersuchungen, wobei eine besonders hohe Zahl von Vergiftungsfällen im Mai und September auftritt. Ein großer Anteil entfällt im Mai auf Haltungs- und Fütterungsfehler (unzureichende Vorbereitung auf den Weideaustrieb), daneben aber „echte" Vergiftungen durch Gelbspritzmittel, Zinkphosphid, chloridhaltige Düngemittel (Kainit, Sylvin) u. a. Besonders erwähnt werden Nitrat- und Nitritvergiftungen, einmal durch Dünger und Siliersalz (z. B. Kofasalz), z. a. durch nitratreiche- bzw. Nitrat akkumulierende Pflanzen (Futtersonnenblumen, Rüben, Hafer, Weizen, Gerste, Mais, Luzerne, Winden-, Wolfsmilch- und Nachtschattengewächse). Der chemische Nitrat- und Nitritnachweis beim Wiederkäuer in Pansen, Blätter-, Labmagen, Harn und Nieren kann bereits nach 12-48 Std. negativ ausfallen und schließt deshalb die Möglichkeit der Vergiftung nicht aus.

H. Liebenow. 4610.

Marinov, Marin. Slučai na masovo i težko otravjane na kravi s fonition. **(Fälle einer schweren Massenvergiftung bei Kühen mit Phonithion.)** Veterinarna sbirka, Sofija 59 (1962) Nr. 3. S. 19-20.

Vf. hat bei Kühen eine Vergiftung mit der organischen Phosphorverbindung Phonithion, ein Schildlausbekämpfungsmittel, beobachtet. Symptome: Freßunlust, Salivation, Kolik-Anfälle, Enteralgie. Puls 94-98, Atmung 25-30 je Min., erschwert. Die Erkrankung ging entweder tödlich aus oder führte zu Aborten und Notschlachtungen. Pathologisch-anatomischer Befund: Blutungen im Unterhautgewebe, Leberdystrophie, Darmentzündung, Abomasus-Nekrose, Blutungen im Epicardium. Es wurde eine symptomatische Behandlung angewandt.

N. Iwanow. 4720.

Hoorens, J. und Thoonen, J.; Gent, Lab. voor Pathol. Ontleedkunde. Nitriet-intoxicatie bij het varken. **(Nitritvergiftung beim Schwein.)** Vlaams diergeneeskund. Tijdschr. 30 (1961) Nr. 7/8. S. 204-210. — 5 Lit. Zus. in Engl., Franz., Dtsch.

Vff. geben die Letaldosis für Nitrit beim Schwein nach Literaturangaben mit 75 mg, beim Rind mit 150 mg/kg Kgw. an. Todesfälle bei Schweinen traten einmal bei Regenwasser auf, das aus einem nicht gereinigten Grünfuttersilo stammte; zum anderen bei Wasser aus einem Reservoir mit viel Blaualgen (*Cyanophycaeen*) (250 mg Nitrit/l Wasser). Das Blut der verendeten Tiere war braun gefärbt, die Leber leicht geschwollen und die Milz zusammengeschrumpft. Versuche: Ein Versuchstier (33 kg Kgw.) mit 2,908 g aufgenommenem Nitrit enthielt 60 mg Nitrit/l Blut; ein anderes (4,5 kg Kgw. und 350 mg Nitrit) 17,5 mg/l Blut. Die Nitrit-Letaldosis liegt bei ca. 80 mg/kg Kgw. Zur Behandlung der Methämoglobinämie wird 1-4%iges Methylenblau in 5%iger Glukoselösung empfohlen.

H. Liebenow. 4720.

Aldašev, A. A. (Aldaschew, A. A.); Kirgis. Landwirtsch. Inst. Rol' akonita beloustogo v kormovych otravlenijach životnych. **(Die Rolle von Aconitum leukostomum bei Futterintoxikationen der Tiere.)** Veterinarija, Moskva 39 (1962) Nr. 8. S. 48-49.

Die Untersuchungen ergaben, daß *A. leukostomum* Worosch ursächlich nicht in Frage kommt bei den auf den Bergweiden der Kirgisischen SSR häufig bei Schafen zu beobachtenden Intoxikationen. Unter natürlichen Bedingungen nehmen landwirtschaftliche Haustiere die über die Erdoberfläche wachsenden Pflanzenteile von Aconitum nicht auf. Auch die zufällige Aufnahme der Pflanze, die 0,2-4,9% Alkaloide enthält, führt nicht zu einer tödlichen Vergiftung.

H. Rauch. 4720.

Prodanov, P. (Prodanow, P.) Otrovni rastenija v Bŭlgarija. **(Giftpflanzen in Bulgarien.)** Priroda, Sofija **10** (1961) Nr. 4. S. 36-42. — 4 Abb.
Übersicht der Giftpflanzen in Bulgarien. Gegen die Vergiftungen durch Giftpflanzen ist durch Anpassung an die Gifte (cyanogene Glukoside), Reinigung des Saatgutes, Bekämpfung der Giftpflanzen auf den Weideflächen und Feldern, Anwendung von Herbiciden zu kämpfen. T. Radew. 4730.

Matusevič, V. F., Feklistov, M. N. und Roždestvenskij, V. A. (Matussewitsch, W. F., Feklistow, M. N. und Roshdestwenski, W. A.) Osobennosti stachibotriotoksikoza krupnogo rogatogo skota. **(Besonderheiten der Stachybotryotoxikose des Rindes.)** Veterinarija, Moskva **39** (1962) Nr. 9. S. 23-25. — Zus. in Engl.
Nachdem bereits 1959 über diese Erkrankung des Rindes berichtet worden ist, beschreiben Vff. eine Massenerkrankung, bei der in 160 Seuchenausbrüchen allein 6270 Pferde und 1914 Rinder erkrankten. Fast alle schwer erkrankten Tiere mußten notgeschlachtet werden. Eine solche intensive Ausbreitung wird auf folgende Faktoren zurückgeführt: 1) die Gewinnung und Lagerung der Rauhfuttermittel war äußerst schlecht, wodurch der Pilz *St. alternans* günstige Vermehrungsvoraussetzungen fand; 2) das Rauhfutter wurde vor der Verabreichung nicht mit 2%iger Sodalösung zwecks Zerstörung des Toxins bearbeitet; 3) die Futterration der Tiere war bezüglich des Säuren-Basen-Verhältnisses nicht ausgeglichen. Vff. konnten in eigenen Versuchen nachweisen, daß bei richtiger und zugleich vollwertiger Fütterung das Rind eine genügende Widerstandskraft gegenüber dem Toxin des Pilzes besitzt, aber bei saurer Fütterung, wie es bei der Silage oft der Fall ist, sofort erkrankt. Klinisch bestand Speichelfluß, erhöhte Temperatur (40-42 °C), Stomatitis, Atonie der Vormägen, Durchfall und erhöhter Durst. Bei der Obduktion standen akute hämorrhagische Entzündungen des Abomasums und des Darmes sowie dort auftretende nekrotische Veränderungen im Vordergrund.
W. Bathke. 4730.

Ibrišimov, Nikola und Čardakliev, Vasil. (Ibrischimow, Nikola und Tschardakliew, Wassil.) Masovo zaboljavane na ovcete, predizvikano ot priemane na pšenični klasove. **(Eine Massenerkrankung der Schafe nach Aufnahme von Weizenähren.)** Veterinarna sbirka, Sofija **59** (1962) Nr. 3. S. 21-22.
Es wird eine Erkrankung mit Vergiftungserscheinungen bei 250 Schafen beschrieben, die in akuter und subakuter Form mit Todesfällen verlief. Ursache für diese Erkrankung war das übermäßige Aufnehmen von frischen Weizenkörnern, die die Schafe von den auf den abgemähten Feldern verstreuten und liegengebliebenen Weizenähren gefressen hatten. Bei den schweren Fällen kam es zu einer Temperaturerhöhung bis zu 39,6°, die Conjunctiva war schmutzig-rot, die Augenlider halb geschlossen (Lichtscheu), Puls und Atmung waren beschleunigt, die breiigen Exkremente hatten einen üblen Geruch und enthielten eine große Menge unverdauter Weizenkörner. Bei diesen Schafen beobachtete man Festliegen; wenn die Tiere nicht behandelt wurden, starben sie. Eine zweite Gruppe von Schafen wies Symptome einer schwächeren Vergiftung auf, wobei leicht gerötete Conjunctiven, Freßunlust, breiige Exkremente und Schmerzhaftigkeit bei Palpation der Bauchgegend beobachtet wurden. Bei einer dritten Gruppe wurde nur Freßunlust und Weichwerden der Exkremente festgestellt. Die Behandlung der erkrankten Schafe bestand in Verabfolgung von 60 bis 80 g Natriumsulfat, 50 g Kohle und Leinsamenschleim. Sehr guter Heilerfolg wurde bei peroraler Verabreichung von höchstens 50 g Bolunaphtol erzielt. Da der Rumeninhalt eine saure Reaktion hatte, wurde den kranken Schafen peroral auch Natrium bicarbonicum gegeben. Abgesehen von der applizierten Therapie wurde angeregt, die Schafe nicht auf die abgemähten Weizenfelder zu lassen, besonders nach Regen und bei war-

mem Wetter. Nach dieser Behandlung und den einhergehenden prophylaktischen Maßnahmen konnte die Krankheit bedeutend eingeschränkt werden.

G. Radew. 4730.

Žuravlev, V. V. (Shurawlew, W. W.) Aspergillotoksikoz svinej. **(Aspergillustoxikose beim Schwein.)** Veterinarija, Moskva **39** (1962) Nr. 9. S. 33-34.

Vf. berichtet über die in einer Wirtschaft aufgetretene Erkrankung unter den Schweinen, die mit folgenden Symptomen verlief: Futterverweigerung, zum Teil blutiger Durchfall, Obstipation und nervöse Erscheinungen in Form von Krämpfen und Paresen. Die Körpertemperatur betrug 39,5-40,7 °C. Der letale Ausgang trat meistens am 3.-4. Tage ein. Die Obduction ergab eine hämorrhagische Entzündung im Magen und eine katarrhalische Entzündung im Dünndarm, zahlreiche Punkt- und Streifenblutungen auf Schleimhäuten und Serosen sowie Milztumor. Klinische und pathologische Befunde sprachen zum Teil zwar für Schweinepest, jedoch konnte die Diagnose durch epizootiologische Beobachtungen bestätigt werden. Nachdem anderweitige bakterielle Infektionen ausgeschlossen werden konnten, erfolgten positive Anzüchtungsversuche des toxischen Pilzes *Aspergillus fumigatus* aus den Futtermitteln und aus den Organen verendeter Schweine. Durch die Beseitigung der Ursache (verpilzte Futtermittel wurden nicht mehr verabreicht) und durch die Behandlung (nicht näher erläutert) gelang es, weitere umfangreiche Verluste zu vermeiden. Vf. weist abschließend nochmals darauf hin, daß bei der Differentialdiagnose der Schweinepest unbedingt die Aspergillose zu beachten ist.

W. Bathke. 4730.

Cameron, J. Malcolm; Glasgow, Roy. Infirmary, Univ., Dep. of Pathol. Experimental lathyrism in the South African toad. **(Experimenteller Lathyrismus bei der südafrikanischen Kröte.)** Nature [London] **197** (1963) Nr. 4862. S. 94-95. — 2 Abb., 6 Lit.

Vf. prüft den Einfluß von Semicarbazid auf Krötenlarven (*Xenopus lacvis*). Ungefähr 10 Tage vor Durchbruch der Vorderextremitäten kamen 250 Kontroll- (K) und 350 Versuchstiere (V) in ein Aquarium, das 4 ml 0,005%iges Semicarbazidhydrochlorid/l Wasser enthielt. Nach der Metamorphose lebten 230 (K) und 350 (V); von letzteren wiesen 76 Tiere Rückgratverkrümmungen auf, 75% aller (V) zeigten Risse im Tibio-Tarsalgelenk, bei 20% war das Hüftgelenk abgeflacht. Letztere Erscheinung ist typisch für Semicarbazid, sie tritt nicht nach *Lathyrus odoratus* (wohlriechende Platterbse) auf.

H. Liebenow. 4730.

Thomann, Peter E.; Zürich, Univ., Veterinärmed. Klin. **Die Beeinflussung verschiedener Stoffwechselabläufe durch Fluor.** Diss. Zürich **1962** 77 S. — 3 Abb., 9 Tab., 107 Lit.

Mit der zunehmenden Industrialisierung aller Länder nehmen zwangsläufig auch die Schadensmeldungen durch Industrieabgase und Industrieflugstaub zu. Während Futterpflanzen, die mit SO_2 verunreinigt sind, noch ohne weiteres frisch oder siliert verfüttert werden können, verleihen F-Abgase und F-Flugstaub den befallenen Pflanzen durch Anreicherung toxische Eigenschaften, die bei langdauernder Aufnahme beim Weide- und Stallvieh Erkrankungen und wirtschaftliche Schäden hervorrufen können. Vf. hat diese Verhältnisse durch experimentelle Untersuchungen in Rheinfelden (Schweiz) überprüft. 80 mg F/Liter Pansensaft hemmen die Gärleistung nur ganz schwach, schädigen die Panseninfusorien jedoch bereits stark. Nach 800 mg/l wurde eine Gärungshemmung von ca. 30% festgestellt. Im Fütterungsversuch mit steigenden Fluordosen bis zu 3 mg F/kg Kgw. war kein Einfluß der Fluordosen auf die Dichte der Panseninfusorien vorhanden. Bei dieser Höchstdosis beträgt gleichzeitig der Fluorspiegel im Pansensaft 4,2 mg F/l. Der Fluorgehalt des Blutes war mehrere Tage erhöht, die Blutgerinnung war nicht verlängert. Auch die Serumfermentaktivität war unverändert.

E. Wiesner. 4750.

Walch, Morand; Alfort, École Nat. Vétérin. L'influence des sels résiduaires des mines de potasse d'Alsace sur l'organisme animal. **(Einwirkung der Abraumsalze aus elsässischen Kalibergwerken auf den tierischen Organismus.)** Diss. Alfort **1962** 49 S. – 85 Lit. K. Reinhardt. 4750.

Knox, Betty. Derrisforgiftning årsag til massedødsfald blandt minkhvalpe. **(Derrisvergiftung als Ursache massenhafter Todesfälle unter Nerzwelpen.)** Medlemsbl. danske Dyrlaegeforen. **45** (1962) Nr. 10. S. 359.
350 Nerzwelpen einer Farm starben nach der Behandlung mit Derrispuder. Vf. warnt vor dem Gebrauch von DDT und von Derrispräparaten in der Geburtsperiode. E. Lehnert. 4760.

Toxicity associated with certain batches of groundnuts. Report of interdepartmental committee. London: Department of scientific and industrial research. 1962. (16 S.)

IX. INNERE MEDIZIN, NICHT INFEKTIÖSE KRANKHEITEN, INFEKTIONSKRANKHEITEN

Auffray, Pierre; Alfort, École Nat. Vétérin. Essais de traitement de diverses affections des carnivores domestiques par la thérapeutique tissulaire embryonnaire. **(Behandlungsversuche bei verschiedenen Leiden der Haustiercarnivoren mittels Embryonalgewebetherapie.)** Diss. Alfort **1961** 50 S. – 1 Tab., 25 Lit. K. Reinhardt. 4990.

Slanina, L. und Gdovin, T.; Košice. Prevencia vnútorných traumatických ochorení predžalúdkov hovädzieho dobytka pomocou tvrdých feritov. **(Zur Vorbeuge innerer traumatischer Vormagenerkrankungen bei Rindern mit Hilfe von harten Ferriten.)** Veterinářství **12** (1962) Nr. 8. S. 237-239. – 2 Abb., 2 Tab.
Es wird über Beobachtungen berichtet, bei denen einerseits in der Klinik der Veterinärmed. Fakultät in Košice, andererseits in einigen Veterinärstationen zum Schutz gegen die Verwundung der Netzmagenwand durch verschluckte scharfe Eisengegenstände in den Netzmagen harte Ferrite mit magnetischer Dauerwirkung versuchsweise per os eingeführt wurden. Die in der Praxis verwendeten Ferrite waren 75 mm lang, 16-26 mm im Durchmesser, mit abgerundeten Polen, von etwa 60-90 g Gewicht. Während der letzten zwei Jahre wurden sie an 206 Tieren ausprobiert. Während einer Beobachtungsdauer von durchschnittlich 425 Tagen boten die Ferrite einen zuverlässigen Schutz vor der Netzmagenverwundung. Sie eignen sich besonders für Zuchten, in denen häufig traumatische Reticuloperitonitiden vorkommen, und für wertvolle Zuchttiere sowie Hochleistungsrinder. F. Nádvorník. 5065.

Rosted, A. F.; Tromsø, Norges. Forsøk med galletilskudd per os ved visse former av indigestioner hos drøvtyggere. **(Versuche mit Gallegaben per os bei gewissen Formen von Indigestionen bei Wiederkäuern.)** Medlemsbl. norske Veterinaerforen. **13** (1961) Nr. 12. S. 347-349. – 5 Lit.
Vf. hat 18 Fälle mittels Gallegaben mit gutem Resultat behandelt. 4 Fälle werden näher beschrieben. Die günstige Wirkung liege wahrscheinlich in dem Umstande, daß gallensaure Salze die Gallebildung anregen und dadurch den bei gewissen Indigestionen eingetretenen Mangel an Galleproduktion kompensieren. E. Lehnert. 5070.

Strand, Maren; Oslo, Veterinaerhøjskole, Inst. för Kirurg. Et tilfelle av obstruksjon av Ductus choledochus hos hund. **(Ein Fall von Verstopfung des Ductus choledochus beim Hund.)** Medlemsbl. norske Veterinaerforen. **14** (1962) Nr. 3. S. 74-78. – 16 Lit.
Es handelt sich um einen Leberschaden traumatischer Art mit nachfolgender Narbenretraktion nebst Verschluß des Ductus choledochus. Die durch das Trauma verursachte Läsion des Lebergewebes bewirkte, daß die Galle ihren Weg vom Ductus hepaticus, eventuell Ductus cysticus durch das betreffende

Loch im Lobus medialis dexter in die Bauchhöhle nahm, die 6 Liter seröser, galleähnlicher Flüssigkeit enthielt, in welcher große Mengen von Gallenfarbstoff und Gallensäure festgestellt wurden. Die fragliche 10 Mon. alte Pointer-Hündin war vor 1 ½ Mon. von einem Auto angefahren worden. E. Lehnert. 5085.

Dubois, M. Notes de cardiologie clinique. IV. Nouvelle observation d'un syndrome de Wolff-Parkinson-White en pathologie animale. **(Klinische Beobachtungen bei Herzerkrankungen. 4. Mitt. Ein Fall von sogenanntem Wolff-Parkinson-White-Syndrom.)** Recueil Méd. vétérin. **138** (1962) Nr. 7. S. 595–605. – 4 Abb., 3. Mitt. vgl. LZ. Abt. IV **7** (1962) Nr. 10. S. 2125.
Diese Herzanomalie ist beim Meschen ziemlich selten, und vom Tier sind in der Literatur erst 5 Fälle berichtet worden (2 Rinder, 3 Pferde). Beim Menschen zeigt das EKG folgende Veränderungen: eine Verkürzung der PR-Zeit, eine Verbreiterung der QRS-Zacke und eine Schenkelblock-ähnliche Deformation des Kammer-EKG. Hinischtlich der Ätiologie dieses Syndroms bestehen verschiedene Theorien. Ein solches WPW-Sydrom trat bei einem Rind 18 Tage nach der experimentellen Infektion mit Maul- und Klauenseuche auf, und zwar unmittelbar (10–12 Sek.) im Anschluß an eine Erregung des Tieres, die durch Anrufen und mäßige Schläge auf die Kruppe verursacht war. Die PR-Zeit war von 0,20 auf 0,12 Sek. verkürzt, die ansteigende Phase der QRS-Zacke war von 0,02 auf 0,06 Sek. und die QRS-Zeit von 0,08 auf 0,12 Sek. verlängert. Außerdem war eine Schenkelblock-ähnliche Deformation deutlich sichtbar. Beim Menschen ist das WPW-Syndrom oft von paroxysmalen Tachycardien begleitet. Es ist bekannt, daß auch bei der Maul- und Klauenseuche Beschleunigungen der Pulszahlen nicht selten sind.
A. Meyer. 5110.

Fromenteau, Henri; Alfort, École Nat. Vétérin. Troubles nerveux d'origine nutritionnelle chez le porc. **(Nervöse Störungen alimentären Ursprungs beim Schwein.)** Diss. Alfort **1961** 71 S. – 58 Lit. K. Reinhardt. 5157.

Papparella, V.; Napoli, Univ., Ist. di Malattie Infettive, Profilassi e Polizia Veterin. Sull'encefalomielite aviare recentemente comparsa negli allevamenti italiani. **Eine Gehirnentzündung, tritt neuerdings in den italienischen Zuchten auf.)** Zooprofilassi [Rom] **17** (1962) Nr. 10. S. 751–796. 5157.

Slagsvold, P. und Tollersrud, S.; Oslo, Veterinaerhøjskole, Inst. for Husdyrbruk og Genetikk. Muskeldystrofi hos kalv. Forsøk med mjølkeerstatningsmidlet „Kip". **(Muskeldystrophie beim Kalb. Versuche mit dem Milchersatzmittel „Kip".)** Medlemsbl. norske Veterinaerforen. **13** (1961) Nr.10. S. 265–280. – 37 Lit.
Todesfälle mit Muskeldystrophie nach Verfütterung von „Kip", einem aus getrockneter Magermilch, Schweinefett, Rindertalg und Linolaten bestehenden Milchersatzmittel, das frei von α-Tokopherol und relativ reich an ungesättigten Fettsäuren ist, gaben den Anlaß zu Versuchen mit dem genannten Futtermittel bei 10 neugeborenen Kälbern. Geteilt in zwei Gruppen, erhielt die eine Kip, die andere Kip mit Zusatz von 100 mg E-Vitamin pro kg Kip-Pulver. In der Kip-Gruppe starben 2 Kälber nach 9 bzw. 11 Wochen unter dem typischen Bild wachsartiger Degeneration. Hinsichtlich der Serumtransaminase, Kreatinausscheidung und Blutmineralgehalt ließ sich in der letzten Hälfte der Versuchsperiode zwischen den beiden Gruppen ein deutlicher Unterschied feststellen. Der Cholesterolgehalt war in der Kip-E-Vitamin-Gruppe erhöht. Bei der Schlachtung kamen die Kälber der Kip-E-Vitamin-Gruppe in die Qualitätsklasse I, die der Gruppe ohne Vitamin E in die Klasse II. E. Lehnert. 5177.

Walker, D. J., Harris, A. N. A., Farleigh, E. A. Setchell, B. P. und Littlejohns, I. R.; Armidale; Glen Innes; Glenfield. Muscular dystrophy in lambs in N.S.W. **(Muskeldystrophie bei Lämmern in Neusüdwales.)** Austral. veterin. J. **37** (1961) Nr. 5. S. 172–175. – 1 Tab., 23 Lit.

Muskeldystrophie trat in mehreren Schafbeständen in Neusüdwales in den Frühjahrs- und Sommermonaten auf. Es erkrankten vorwiegend Lämmer im Alter von 2 bis 3 Wochen ohne Unterschiede hinsichtlich Geschlecht und Rasse sowie Alter der Mutterschafe; der Befallsgrad lag zwischen einem und 20%. Die Mehrzahl der erkrankten Lämmer zeigten gekrümmte Haltung und steifen Gang. In schweren Fällen war Festliegen zu beobachten; trotzdem bestand auffällige gute Sauglust. Bei einigen Lämmern kam es zur Spontanheilung, die Mehrzahl der Unbehandelten verendete jedoch. Bei der pathologisch-anatomischen Untersuchung wurden typische blasse Flecken oder Längsstreifen besonders in der Psoas-, Bein-, Nacken-, Intercostal- und Zwerchfellmuskulatur festgestellt; mitunter erschien der gesamte Muskel fischfleischähnlich. In wenigen Fällen war außerdem die Herzmuskulatur betroffen. Histopathologisch lagen in den Muskelzellen der veränderten Bezirke bis zu 90% und bei makroskopisch normal erscheinender Muskulatur bis zu 10–20% Nekrosen mit hyaliner Degeneration vor. In einigen Fällen bestand außerdem Verkalkung und fibröse Entartung oder Proliferation des Sarkolemms. Biochemische Untersuchungen ergaben normalen Bilirubingehalt, jedoch deutliche Erhöhung der GOT-Werte im Serum (400 bis 4000 E/ml). Untersuchungsergebnisse über den Einfluß von Selen auf den Verlauf der Muskeldystrophie werden mitgeteilt. Th. Hiepe. 5177.

Theile, H.; Berlin, Humboldt-Univ., Veterinärmed. Fak., Poliklin. für Kleine Haustiere. **Osteogenesis imperfecta bei Hund und Katze.** Mh. Veterinärmed. **17** (1962) Nr. 22. S. 901–905. — 5 Abb.
Die Osteogenesis imperfecta ist eine generalisierte Skeletterkrankung, bei welcher die Knochen auf Grund einer verminderten periostalen Bildung von Knochengewebe äußerst anomal brüchig sind. Die Röhrenknochen sind kürzer als bei normalem Wachstum und zeigen keine interne spongiöse Struktur, während die Corticalis nur als dünner Bleistiftstrich erscheint. Meist aus nichtigem Anlaß treten multiple Frakturen an den Röhrenknochen auf, die nur geringe Schmerzhaftigkeit verursachen und bei der Heilung keine Kallusbildung zeigen. Lauda gibt die Erkrankung ziemlich allgemein als ein Erbleiden an. — Das spärlich vorhandene veterinärmedizinische Schrifttum über diese Erkrankung wird referiert. 4 Einzelfälle, ausschließlich bei Hund und Katze, konnten gefunden werden. Vf. berichtet selbst über je einen Fall von Osteogenesis imperfecta bei einem Hund (Collie) und einer Katze (Siam). Beide Patienten konnten am Leben erhalten werden. Es kommt bei derartigen Patienten darauf an, sie bis zu einen gewissen jugendlichen Alter vor auch nichtigen traumatischen Anlässen zu bewahren. Eingetretene Frakturen werden konservativ behandelt. Eine Rachitistherapie erscheint zweckmäßig. O. Dietz. 5185.

Fourgeaud, Maurice; Alfort, École Nat. Vétérin. Troubles du métabolisme phosphocalcique chez les bovins. Indications du dihydrotachystérol dans les syndromes à tendance hypocalcémique. **(Störungen des Phosphorcalcium-Stoffwechsels beim Rinde. Indikationen für Dihydrotachysterol bei hypocalcämischen Symptomen.)** Diss. Alfort **1961** 84 S. — 1 Abb., 100 Lit. K. Reinhardt. 5220.

Jabart, Maurice; Alfort, École Nat. Vétérin. Essai de traitement de l'acétose des vaches laitières par une association médicamenteuse à base d'insuline. **(Behandlung der Acetonaemie bei Milchkühen mit einem Arzneimittelkomplex auf Insulingrundlage.)** Diss. Alfort **1961** 46 S. — 1 Abb., 36 Lit. K. Reinhardt. 5230.

Eduardo-Zapata, Gérardo-Edmundo; Alfort, École Nat. Vétérin. Le mal des montagnes chez les animaux domestiques. **(Die Bergkrankheit bei Haustieren.)** Diss. Alfort **1961** 53 S. — 43 Lit. K. Reinhardt. 5310.

Bang, Povl; København, Kgl. Veterin.- og Landbohøjskole, Hyg.-Bakteriol. Lab. Et salmonelloseudbrud blandt importerede Shetlandsponyføl. **(Ein Salmonellose-Ausbruch unter importierten Shetlandponyfohlen.)** Nord. Veterinärmed. **14** (1962) Nr. 9. S. 529–537. – 25 Lit.
Diese Seuche brach nach einem anstrengenden Transport aus, weshalb zu vermuten ist, daß der nachgewiesene Typ, *Salm. typhimurium*, bei einem oder mehreren Fohlen vorhanden war. 9 von 59 Fohlen starben. Bei 49 der überlebenden Fohlen wurden im Kot *S. typhimurium*-Keime ermittelt. Fast alle Stämme waren für Chloramphenicol, Terramycin, Streptomycin und Sulfathiazol empfindlich. Selbst 107 Tage nach dem letzten klinischen Fall ließ sich dieser Keim bei 2 Fohlen nachweisen. E. Lehnert. 5360.

Carev, S. G. und Nikolaeva, V. V. (Zarew, S. G. und Nikolajewa, W. W.); Kasan, Veterinärmed. Inst.; Blagowestschensk/Amur, Fernöstl. Forsch.-Inst. für Veterinärmed. Opyty izyskanija laboratornoj modeli i profilaktiki infekcionnogo atrofičeskogo rinita svinej. **(Versuche zur Ermittlung von Laboratoriumstieren und die Prophylaxe der infektiösen atrophischen Rhinitis der Schweine.)** Veterinarija, Moskva **39** (1962) Nr. 8. S. 73–74.
Vff. verimpften an weiße Mäuse sterilisierten Organbrei, welchen sie aus der Nasenschleimhaut von Schweinen gewonnen hatten, die an Rhinitis atrophicans erkrankt waren. Sie homogenisierten dazu die Schleimhautteile, verdünnten mit Natriumchloridlösung und gaben sie durch Seitz-Filter. – Vff. konnten nach der subcutanen Verabreichung feststellen, daß besonders bei weißen Mäusen im Alter von 1–5 Tagen die Ansteckung gelingt, die Tiere zeigen in kurzer Frist die typischen Veränderungen. Vff. sind deswegen der Meinung, daß man weiße Mäuse zur experimentellen Erforschung der Ätiologie, Prophylaxe und Therapie der Rhinitis atrophicans benutzen könne. Versuche zur Prophylaxe dieser Erkrankungen mittels Applikation von Gamma-Globulinen, die von Schweinen gewonnen wurden, welche die atrophische Rhinitis überstanden hatten, waren erfolgreich. Sie müssen jedoch erst durch Großversuche bestätigt werden. E. Werner. 5370.

Nizovcev, V. A. (Nisowzew, W. A.); Narjan-Mar, ASSR der Komi, Landwirtsch. Versuchsstat. Lečenie antibiotikami severnych olenej, bol'nych nekrobacillezom. **(Die Behandlung der Rene bei Nekrobacillose mit Antibiotica.)** Veterinarija, Moskva **39** (1962) Nr. 8. S. 66.
In Feldversuchen ist das hochwirksame Antibiotikum Biomycin mit dem wesentlichen Nachteil behaftet, daß es vor der intramuskulären Applikation angewärmt werden muß (befindet sich in öliger Suspension). Aus diesem Grunde wurde das neue Präparat Bicillin-3 in wäßriger Lösung angewandt. Es wird in einer Dosierung von 300000 IE verabfolgt und stellt eine wirksame Ergänzung der notwendigen chirurgischen Behandlung der betroffenen Klauen- und Mundschleimhäute dar. H. Rauch. 5405.

Brucher, Bernard; Alfort, École Nat. Vétérin. Contribution à l'étude des entérotoxémies à Welchia perfringens chez les bovins. **(Untersuchungsbeitrag zur Enterotoxämie beim Rinde durch Welchia perfringens.)** Diss. Alfort **1961** 60 S. – 29 Lit. K. Reinhardt. 5416.

Safarov, Ju. B. (Safarow, Ju. B.); Aserbaidshan. Landwirtsch. Inst. Izučenie morfologičeskogo sostava krovi pri èksperimental'noj infekcionnoj ènterotoksemii. **(Studium der morphologischen Zusammensetzung des Blutes bei experimenteller infektiöser Enterotoxämie.)** Doklady Akademii nauk Azerbajdžanskoj SSR, Baku 18 (1962) Nr. 5. S. 45–48. – 2 Tab. Orig.: russ., Ausz.: aserbaidshan.
Die Versuche wurden an 4 natürlich erkrankten und 6 künstlich mit *Bac. perfringens* Typ C infizierten Schafen durchgeführt. Es wurde festgestellt, daß die Zahl der Erythrocyten im Krankheitsprozeß um 2–3 Mill. abnimmt

und erst ganz allmählich wieder ansteigt. Analoge Beobachtungen wurden im Verhältnis zum Hämoglobin gemacht. Demgegenüber erhöht sich die Leukocytenzahl während des Höhepunktes der Erkrankung auf das 2–3fache. Die leukocytäre Formel ändert sich auf Kosten der segmentkernigen Neutrophilen und Lymphocyten. Die Anwenseheit des hämolytischen Faktors bei *Bac. perfringens* konnte bei entsprechenden Nachprüfungen bestätigt werden. Die höchste hämolytische Aktivität wies der klassische Stamm A des *Bac. perfringens* auf. H. Rauch. 5416.

Wells, E. A.; Uganda, Dep. of Veterin. Serv. and Animal Ind. Pasteurellosis of cattle: clinical and epidemiological observations in the Ankole district of Uganda 1953–1961. **(Rinderpasteurellose — klinische und epidemiologische Beobachtungen im Ankole-Gebiet von Uganda.)** Brit. veterin. J. **118** (1962) Nr. 8. S. 336–344. – 1 Abb., 3 Tab., 6 Lit.
Es wird eine Beschreibung der klinischen, pathologisch-anatomischen und bakteriologischen Resultate gegeben, die zur Diagnose der Rinderpasteurellose (hämorrhagische Septikämie) im Ankole-Gebiet im Südwesten von Uganda im April, Mai und Juni des Jahres 1953 führten. Das war der erste bakteriologisch bestätigte Ausbruch bei der Ankole-Longhorn-Rasse und bei in Uganda einheimischen Tieren. Die Beweise zeigen, daß Wasserlöcher eine bedeutende Rolle bei der Verbreitung der Krankheit spielen im Gegensatz zum Kontakt beim Grasen und daß die Vagina unmittelbar nach dem Kalben eine mögliche Eintrittspforte für die Infektion darstellt. Die Krankheit tritt bei Ankole-Longhorn-Tieren weniger akut auf, als es gewöhnlich in der Literatur beschrieben wird. Die Morbidität und Mortalität ist geringer. Es wird angenommen, daß Rinderpasteurellose immer in Ankole vorhanden war, daß man sie jedoch teilweise mit subakutem Milzbrand und „black-quarter" verwechselt hat. Eine Untersuchung der Berichte seit 1953 zeigt, daß Rinderpasteurellose eine unbedeutende Tierkrankheit in Ankole ist, es sei denn, unbekannte Faktoren erhöhen die Virulenz von *Pasteurella* so stark, daß eine Epizootie auftritt. Die Epizootie aus dem Jahre 1953 war möglicherweise die einzige, die in Ankola in dieser Zeit auftrat. W. Fritzsch 5455.

Celoval'nikov, A. I. und Ubeev, A. D. (Zelowalnikow, A. I. und Ubejew, A. D.); Burjat-Mongol. ASSR. Ėffektivnost' precipitirovannoj formolvakciny protiv pasterelleza jakov. **(Die Wirksamkeit der präzipitierten Formolvaccine bei der Pasteurellose der Yaks.)** Veterinarija, Moskva **39** (1962) Nr. 8. S. 30–31.
Die für die hämorrhagische Septikämie des Rindes, Schafes und Schweines bestimmte Vaccine wurde von Vff. erstmalig zur Prophylaxe der Pasteurellose des Yaks und dessen Hybriden 2. und 3. Generation eingesetzt. Bei insgesamt 1800 neun Monate bis drei Jahre alten Tieren erwies sich die Vaccine im Experiment als wirksam; die Impfung erfolgte zweimalig (5 und 8 ml) mit 12–15tägigem Intervall. In Herden mit klinischer Pasteurellose kam dann nach dem Einsatz von Hyperimmunserum und Antibiotica bei erkrankten Tieren und bei den restlichen Tieren die Vaccine zur Verwendung, wodurch der Seuchenausbruch günstig beeinflußt werden konnte. Im folgenden Jahr (Januar) führte man eine prophylaktische Schutzimpfung des Bestandes durch. Eine deutliche Verminderung der Krankheitsfälle sowie der tödlich verlaufenden Erkrankungen wurde erzielt. 50–60 Tage vor dem Abkalben immunisierte Tiere verleihen den geborenen Kälbern eine relative Widerstandskraft gegenüber dem Erreger. Postvaccinale Reaktionen wurden nicht festgestellt, ungeachtet dessen, daß bei −25 °C geimpft worden war.
W. Bathke. 5456.

Calaprice, A.; Portici, Staz. Sperimentale Zooprofilattica del Mezzogiorno. Sulla pasteurellosi del gatto a sintomatologia nervosa. **(Pasteurellose der Katzen mit nervöser Symptomatologie.)** Zooprofilassi [Rom] **14** (1959) Nr. 10. S. 767–773.

Über die Pasteurellose der Katzen ist verhältnismäßig selten berichtet worden. Sie ist aber viel häufiger, als man im allgemeinen annimmt. Besondere Bedeutung erhält sie, wie aus den Angaben des Vf. hervorgeht, dadurch, daß sie durch die bei ihr manchmal auftretenden Gehirnerscheinungen mit der Tollwut verwechselt werden kann. Die aus den Katzen isolierten Pasteurellen erwiesen sich als pathogen für Kaninchen, Meerschweinchen, Tauben und Katzen, waren aber apathogen für den Hund, das Schwein und das Schaf.

F. Schmidt-Hoensdorf. 5465.

Heddleston, Kenneth L., Reisinger, Robert C. und Wako, Lawrence P.; Beltsville, Md., Bacteriol. Investigation, Nat. Animal Disease Lab., Animal Disease and Parasite Res. Div.; Washington, Animal Disease Eradication Div. Studies on the transmission and etiology of bovine shipping fever. **(Untersuchung über die Übertragung und Ätiologie des Shipping-Fiebers des Rindes.)** Amer. J. veterin. Res. **23** (1962) Nr. 94. S. 548–553. — 4 Tab., 7 Lit.

Pasteurella multocida (Trehalose positiv), *Pasteurella haemolytica* und *Myxovirus parainfluenza* 3 (SF-4) wurden unter natürlichen Bedingungen durch Kontakt und experimentell auf empfängliche Kälber übertragen. In beiden Versuchsgruppen entwickelten sich klinische Krankheitserscheinungen, die unter natürlichen Bedingungen stärker waren als nach künstlicher Infektion. Es wird angenommen, daß die ersten Krankheitserscheinungen bei den natürlich gehaltenen Tieren durch Pasteurellen allein verursacht wurden. Experimentell wurden Übertragungsversuche mit *Pasteurella multocida* und *Pasteurella haemolytica* allein nicht durchgeführt. Umwelteinflüsse scheinen eine Hauptrolle im Krankheitskomplex zu spielen. J. Beer. 5465.

Vostrikov, N. I. (Wostrikow, N. I.); Tschaplygin, Gebiet Lipezk, RSFSR, Veterin.-Bakteriol. Rayonlab. Ob usoveršenstvovanii serologičeskoj diagnostiki brucelleza krupnogo rogatogo skota. **(Zur Vervollkommnung der serologischen Diagnostik bei der Rinderbrucellose.)** Veterinarija, Moskva **39** (1962) Nr. 8. S. 78-79. — 1 Tab., 1 Lit.

Vergleichend wurden die folgenden serologischen Reaktionen: Langsamagglutination in physiologischer Kochsalzlösung (Verdünnungen 1:50, 1:100, 1:200, 1:400), Komplementbindung (Verdünnungen 1:5, 1:10) und Langsamagglutination in 12%iger Kochsalzlösung (Verdünnungen 1:20, 1:40, 1:80) mit Blutseren aus Beständen mit unterschiedlicher Seuchenlage und aus Impfbeständen untersucht. Insgesamt wurden 1027 Blutproben untersucht, deren Resultate tabellarisch dargestellt werden. Vf. empfiehlt ebenfalls, wie Karkadinowskaja, I. A., an Stelle der bisher verwendeten 2 Reaktionen (LA und KB) nur noch die LA in 12%iger Kochsalzlösung durchzuführen, da mit dieser Probe die gleichen Resultate erzielt werden können, wenn die Verdünnungen 1:20, 1:40, 1:80 angesetzt werden.

W. Bathke. 5475.

Caparrini, W.; Ist. Zooprofilassi del Lazio., Sez. di Viterbo. Il tranquillante cloropromazina nella cura del tetano nel cavallo. **(Chlorpromazin bei der Behandlung des Starrkrampfes der Pferde.)** Zooprofilassi [Rom] **13** (1958) Nr. 10. S. 693-695.

Vf. berichtet über die Anwendung von Chlorpromazin beim Starrkrampf des Pferdes, das sich in der Dosis von 500 mg zweimal täglich, i.m., als zusätzliche Medikation zum Penicillin-Procain gegen die Muskelkrämpfe als außerordentlich wirksam erwiesen hat. Von anderen Autoren ist neben der Penicillinbehandlung noch die mit Tetanusantitoxin hinzugefügt worden. Auch hier wirkte Chlorpromazin, das auch endovenös gegeben werden kann, als Muskelrelaxans. Sämtliche in dieser Weise behandelten Pferde sind geheilt worden. Kontraindikationen gegen Chlorpromazin haben sich nicht ergeben.

F. Schmidt-Hoensdorf. 5520.

Francke, K. und Ludewig, R.; Dresden, Med. Akad., Chirurg. Klin.; Leipzig, Karl-Marx-Univ., Inst. für Pharmakol. und Toxikol. **Zur lokalen Anwendung von Wasserstoffperoxid bei tetanusinfizierten Mäusen.** Zbl. Chirurg. 87 (1962) Nr. 44. S. 1893-1897. — 1 Abb., 1 Tab., 26 Lit.
In früheren Untersuchungen hatten Vff. festgestellt, daß durch epicutane Anwendung hochprozentiger Wasserstoffperoxyd-Lösungen ohne Schaden beträchtliche Mengen Sauerstoff in die Tiefe des behandelten Gewebsbezirkes eingebracht werden können. Weiterhin wurde in den vorgenommenen Versuchen geprüft, ob es möglich ist, die Folgen einer Tetanusinfektion bei Mäusen durch frühzeitige Applikation von 20%igem Wasserstoffperoxyd günstiger zu gestalten. Von den intracutan und subcutan mit Tetanus infizierten Versuchstieren verendeten bedeutend weniger, wenn ihnen außerdem Wasserstoffperoxyd injiziert wurde. Auf Grund der mitgeteilten Befunde sollte man bei Bagatellverletzungen beim Menschen der sofortigen epicutanen Behandlung mit 10-30%igen Wasserstoffperoxydlösungen den Vorzug geben.
W. Fritzsch. 5520.

Gulati, R. L. und Gautam, O. P.; Hissar, Punjab Coll. of Veterin. Sci. and Animal Husbandry. Glanders in mules. **(Rotz bei Mauleseln.)** Indian veterin. J. 39 (1962) Nr. 11. S. 588-593. 5570.

Poddubskij, I. V., Ščurevskij, V. E. und Alikaeva, A. P. (Poddubski, I. W., Stschurewski, W. Je. und Alikajewa, A. P.); Kusminki, Gebiet Moskau, Unions-Inst. für Exp. Veterinärmed., Lab. zum Studium der Tuberkulose und Paratuberkulose. Materialy po izučeniju paratuberkuleza sel'skochozjajstvennych životnych. **(Materialien zum Studium der Paratuberkulose der landwirtschaftlichen Nutztiere.)** Trudy Vsesojuznogo instituta ėksperimental'noj veterinarii, Moskva 26 (1962) S. 115-134. — 6 Abb.
Vf. geht davon aus, daß die Paratuberkulose der einzelnen Tierarten seit Anfang des vorigen Jahrhunderts bekannt ist, aber die Ätiologie lange Zeit unklar war. Er beweist das an Hand einer relativ ausgedehnten Schrifttumsstudie. Danach beschreibt er das path.-anat. und path.-histol. Bild bei an Paratuberkulose erkrankten Tieren und hebt dabei die Variabilität des Krankheitsbildes hervor, wobei er darauf hinweist, daß sich die Veränderungen in einzelnen Darmabschnitten bzw. auch im gesamten Darm zeigen können. Zur Diagnosestellung können nach Versuchen des Vf. und den Angaben des Schrifttums mehrere Methoden angewandt werden: klinisch-anatomische, bakteriologische, allergische (mittels Paratuberkulin) und serologische (KBR). Die dafür erforderlichen Untersuchungen werden an Hand der Literatur und eigener Erfahrungen gegenübergestellt sowie genau beschrieben. Als prophylaktische Maßnahmen wird die Vaccinierung gefährdeter Bestände empfohlen. Eine spezielle Therapie kann vom Vf. nicht vertreten werden, da die bisher benutzten Medikamente (Antibiotica, Sulfonamide, Cortisone u. ä.) nicht spezifisch gegen Paratuberkulose wirken. Vf. zieht folgende Schlußfolgerungen: Wichtig sind eine gute Haltung und gehaltvolle Fütterung, besonders Vitamine und Mineralstoffe, der landwirtschaftlichen Nutztiere; beginnt eine Bekämpfung der Paratuberkulose erst, nachdem diese klinisch sichtbar geworden ist, so ist dies unter den jetzigen Verhältnissen fast aussichtslos; durch serologische oder allergische Untersuchungen (letztere nicht so gut!) erkrankte Tiere rechtzeitig erkennen und isolieren; beste Prophylaxe ist die Aufzucht von paratuberkulosefreiem Vieh. E. Werner. 5590.

Nigmatullin, T. G.; Kusminki, Gebiet Moskau, Unions-Inst. für Exp. Veterinärmed., Lab. für Biochem. und Polymere. Mineral'nyj sostav syvorotki krovi krupnogo rogatogo skota v dinamike paratuberkuleznogo processa. **(Das Mineralstoff-Verhältnis des Blutserums bei Rindern im Ablauf paratuberkulöser Prozesse.)** Trudy Vsesojuznogo instituta ėksperimental'noj veterinarii, Moskva 26 (1962) S. 107-114. — 4 Tab., 9 Lit.

Einleitend bringt Vf. eine Literaturgegenüberstellung der Calcium-, Phosphor- und Magnesiumblutserumwerte bei Rindern. Danach beschreibt er seine Untersuchungen des Mineralstoffgehaltes des Blutserums bei Rindern, die sich in unterschiedlichen Erkrankungsstadien (klinisch sichtbar, nur durch die KBR oder nur durch allergische Proben festgestellt bzw. noch gesunde Kontrolltiere) der Paratuberkulose befanden. Vf. stellt seine Untersuchungsergebnisse in mehreren Tabellen nach den einzelnen Stadien und auch im monatlichen Wechsel zusammen. Er kommt danach zu folgenden Schlußfolgerungen. Während der Calcium- und Magnesiumgehalt des Blutserums bei Rindern, die sich in der vorklinischen bzw. klinischen Erkrankungsperiode befinden, absinkt, bleibt er bei solchen, die mittels der KBR bzw. allergischer Proben als positiv befunden wurden, normal. Im Gegensatz dazu hält der Blutserumspiegel des anorganischen Phosphors fast konstant seine Norm; geringe Schwankungen treten nur beim klinischen Ausbruch der Paratuberkulose auf. Die Stärke der Veränderung des Blutserum-Mineralstoffgehalts entspricht der Schwere der Paratuberkulose-Erkrankung.

E. Werner. 5590.

Lukašev, I. I., Rotov, V. I. und Rožnjatovskaja, O. I. (Lukaschew, I. I., Rotow, W. I. und Roshnjatowskaja, O. I.); Charkow, Zootechn. und Veterinärmed. Inst. Obnaruženie mikobakterij paratuberkuleza v sperme bykov. **(Der Nachweis von Mycobacterium Johnei [Paratuberkulose] im Bullensperma.)** Veterinarija, Moskva **39** (1962) Nr. 9. S. 28-30.

Die bei einem Bullen einer Besamungsstation ermittelte Paratuberkulose war Anlaß zur Untersuchung bei den weiteren Bullen der Besamungsstation, wobei ein besonderes Augenmerk auf die Ausscheidung von Erregern mit dem Sperma gelegt wurde. Von den insgesamt 96 vorhandenen Bullen reagierten 8 positiv und weitere 12 fraglich auf das aviäre Tuberkulin. Von diesen wie auch von nicht reagierenden Tieren wurden Spermaproben auf Paratuberkuloseerreger untersucht. Die entnommenen Proben wurden mit Schwefelsäure versetzt und zentrifugiert bzw. bis zur Schaumbildung geschüttelt; während bei der ersten Bearbeitung der Bodensatz geprüft wurde, fertigte man bei der zweiten die Ausstriche aus dem Schaum an. Zur Abgrenzung der Paratuberkuloseerreger von den saprophytären säurefesten Mikroorganismen verwendete man die Färbung nach Ziehl-Neelsen mit anschließender nochmaliger Gegenfärbung mit 1%iger Kaliumpermanganatlösung und Säuerung mit Salzsäure (nach Grogorow u. M.). Die Paratuberkuloseerreger erscheinen in roter und die Saprophyten in gelber Farbe. Bei zwei der positiv reagierenden Bullen waren Paratuberkuloseerreger im Sperma feststellbar. Bei den gleichen Bullen waren die Erreger ebenfalls bakterioskopisch in Darmabstrichen vorhanden. Von 10 untersuchten und allergisch fraglich reagierenden Tieren waren bei 7 im Sperma und bei 4 im Darm die Untersuchungen positiv. Um Klarheit über die Ausbreitung der Erreger zu gewinnen, wurden die Hoden nach der Schlachtung geprüft (ebenfalls aber nur bakterioskopisch, ohne Anzüchtungsversuche). In mehreren Fällen gelang auch hier der Erregernachweis. Vergleichsuntersuchungen bei gesunden Bullen der gleichen und einer anderen Besamungsstation verliefen in dieser Hinsicht ergebnislos.

W. Bathke. 5590.

Šarov, V. A. und Gazarch, Z. S. (Scharow, W. A. und Gasarch, S. S.); Kusminki, Gebiet Moskau, Unions-Inst. für Exp. Veterinärmed., Lab. zum Studium der Tuberkulose und Paratuberkulose. Diagnostika paratuberkuleza u melkogo rogatogo skota. **(Die Diagnostik der Paratuberkulose bei Jungrindern.)** Trudy Vsesojuznogo instituta èksperimental'noj veterinarii, Moskva **26** (1962) S. 135-138.

Nach einer relativ kurzen Gegenüberstellung des bisher zu diesem Thema erschienenen Schrifttums (vorzugsweise Schrifttum aus der Sowjetunion) beschäftigen sich Vff. mit eigenen serologischen und allergischen Untersuchungen bei der Paratuberkulose. – Danach soll die Komplementbindungsreaktion mit dem von ihnen benutzten Antigen WIEW in 67% der Fälle die Paratuberkulose-Infektion anzeigen. Diese positiven Ergebnisse der KBR konnten in 80% der Fälle entweder durch das pathologisch-anatomische Sektionsbild oder durch die bakteriologischen und histologischen Untersuchungen bestätigt werden. Für Schafe und Ziegen schlagen Vff. allergische Untersuchungen vor, und zwar zeigte hierbei eine doppelt durchgeführte intracutane Testung den besten Erfolg. Abschließend stellen Vff. fest, daß es bei der Sanierung von mit Paratuberkulose infizierten oder verdächtigen Beständen am zweckmäßigsten ist, komplexe serologische und allergische Untersuchungen anzuwenden. Dadurch wird die größte Anzahl der infizierten Tiere herausgefunden. E. Werner. 5590.

Velčev, D. (Weltschew, D.) Opiti za èksperimentalno vŭzproizveždane na paratuberkuloza pri agneta i zajci. **(Versuche zur experimentellen Paratuberkulose bei Lämmern und Kaninchen.)** Izvestija na Centralnija veterinaren institut za zarazni i parazitni bolesti, Sofija **4** (1962) S. 101-106. – 7 Lit. Zus. in Russ., Engl.
Zwei normal ernährte Lämmer wurden intravenös ergebnislos mit Ptb.-Kultur inoculiert. Zwei andere, während der Versuchszeit mit Maissilage, Maiskleie und minderwertigem Heu gefütterte Lämmer wurden per os mit pathologisch veränderten, vom Rinde stammenden Därmen und Lymphknoten infiziert. Eines dieser Lämmer starb vorzeitig 45 Tage nach der ersten Futteraufnahme ohne paratuberkulöse Darmveränderungen zu zeigen, während das zweite, erkrankte und 8 Monate nach der ersten Futteraufnahme mit für Paratuberkulose typischen Anzeichnen einging. Auf dieselbe Weise wurden vier weitere Lämmer infiziert, die 15 Tage vor und 3 Mon. nach der Infektion mit dem Trinkwasser Essigsäure verabreicht erhielten. Ein Lamm starb vorzeitig ohne pathologisch-anatomische paratuberkulose Veränderungen aufzuweisen, weitere zwei erkrankten typisch an Paratuberkulose; das eine wurde im 6. Monat geschlachtet, das andere verendete 13 Mon. nach der ersten Futteraufnahme. Das vierte und letzte Lamm blieb bis zum Versuchsabschluß gesund. Neben Lämmern wurden auch Kaninchen intravenös und peroral infiziert, ohne dabei die Erkrankung wiedererzeugen zu können. Z. Tomow. 5590.

Nordström, G. Behandling av aktinomycos hos nöt. **(Behandlung der Aktinomykose beim Rind.)** Medlemsbl. Sveriges Veterinärförbund **14** (1962) Nr. 19. S. 542. – 2 Lit.
Vf. erzielte mit Amykton-2-(Hydroxypropyl)-Trimethylammoniumjodid – (Hersteller Pharmacia, Uppsala) bei gewissen Fällen von Aktinomykose des Rindes gute Resultate. Eine mittelgroße Kuh erhält 100 ml 20% Lösung, und zwar 50 ml i.v. und 50 ml s.c., um Nebenwirkungen vorzubeugen.
E. Lehnert. 5600.

Christensen, John F., Osebold, John W. und Douglas, James R.; Davis, Calif., Univ., School of Veterin. Med. Bovine anaplasmosis in the coast range area of California. **(Anaplasmose der Rinder im Küstenhügelland Kaliforniens.)** J. Amer. veterin. med. Assoc. **141** (1962) Nr. 8. S. 952-957.
5680.

Kuttler, K. L., Marble, D. W. und Matthews, N. J.; Reno, Univ. of Nevada, Coll. of Agric. Anaplasmosis complement-fixation response in calves from anaplasmosis-infected dams. **(Anaplasmose-Komplementbindungsreaktion bei Kälbern von an Anaplasmose erkrankten Muttertieren.)** Amer. J. veterin. Res. **23** (1962) Nr. 96. S. 1007-1010. – 4 Tab., 7 Lit.
Vff. beschreiben, daß besonders im Norden Nevadas bei den Rindern gehäuft Anaplasmose-Infektionen (Küstenfieber) auftreten. Bis zu 88% positiver

Komplementbindungsreaktionen konnten bei erwachsenen Kühen festgestellt werden. Die Krankheit zeigt sich klinisch zuerst bei zweijährigen Tieren, deswegen wurde angenommen, daß die Kälber eine gewisse Immunität besitzen. Um das zu ergründen, beobachteten Vff. zwei Jahre lang eine Rinderherde. Sie konnten dabei feststellen, daß auch die Milchkälber schon eine positive KBR haben, wobei der Höhepunkt der Titerbewegung am 6.-10. Tage nach der Geburt erreicht wurde; danach tritt eine rückläufige Bewegung ein. Eine Infektion dieser Saugkälber konnte in keinem Falle festgestellt werden. Aus diesem Grunde vertreten die Vff. die Hypothese (ist z. T. auch im Schrifttum vorhanden), daß die zur positiven KBR führenden Antikörper entweder noch intrauterin oder durch die Colostralmilch auf die Kälber übertragen werden. Diese führen aber auch gleichzeitig dazu, daß die Tiere im 1. Lebensjahr immun gegen Anaplasmose-Infektionen sind und erst im 2. Lebensjahr klinisch erkranken. E. Werner. 5680.

Allbritton, Allan R. und Seger, C. L.; Baton Rouge, Louisiana State Univ., Agric. Exp. Stat., Dep. of Veterin. Sci. The transport and excretion of bile pigments in anaplasmosis. **(Der Transport und die Ausscheidung des Gallepigments bei der Anaplasmose.)** Amer. J. veterin. Res. **23** (1962) Nr. 96. S. 1011-1018. — 11 Abb., 28 Lit.

Im Schrifttum gibt es sich widersprechende Meinungen zur Art der Anämie bei der bovinen Anaplasmose; diese werden kurz dargelegt. — Danach beschreiben Vff. die Anordnung ihrer Versuche, für welche sie splenektomierte und mit *Anaplasma marginale* infizierte Kälber benutzen. — Die Ergebnisse (Veränderung der Anzahl der Erythrocyten — Hämoglobingehalt usw.) werden an Hand graphischer Darstellungen gegenübergestellt. Es zeigt sich dabei, daß die Anämie bei den splenektomierten Tieren früher eintritt als bei den infizierten. — Außerdem wurden der Bromsulphthalein-Test (5 mg BSP je kg/Kgw. — Kontrolle nach 5, 10, 15 und 30 Minuten) und histologische Leberuntersuchungen durchgeführt. Dabei zeigten sich Veränderungen der Funktion und des Aufbaus der Leber nur bei infizierten Tieren, nachdem die Anämie manifest geworden war und eine erhöhte Ausscheidung von Urobilinogen im Urin und Kot vorlag. — Es zeigt sich also, daß bei der Anaplasmose-Anämie der Rinder ein erhöhter Abbau von Erythrocyten durch Makrophagen des RES auftritt, und daß das Galle-Pigment die Überreste dieses Abbaus als Urobilinogen transportiert und über die normalen Gallenwege in einer erhöhten Menge ausscheidet. Die Leberveränderungen bei der Anaplasmose treten somit nicht als primäre Krankheitserscheinungen auf, sondern sie entstehen sekundär durch das Fehlen des Sauerstoffs im zirkulierenden Blut, als Folgeerscheinung der Anämie. E. Werner. 5680.

Dubakin, N. I.; Moskau, Veterin.-Bakteriol. Gebietslab. Suchaja krov́ dlja serologičeskogo issledovanija na leptospiroz. **(Getrocknetes Blut für serologische Leptospiroseuntersuchungen.)** Veterinarija, Moskva **39** (1962) Nr. 8. S. 74-75. — 1 Tab.

Die Tatsache, daß eingesandtes Blut zur Untersuchung nach 3-4tägigem Transport oft nicht mehr geeignet ist, gab zu Untersuchungen Anlaß, ob getrocknetes Blut zum Agglutinations-Test geeignet ist. Blut infizierter und gesunder Tiere wurde zu 0,05 ml auf Filterpapier getrocknet, nach ein, zwei oder drei Monaten mit 0,5 ml physiologischer Kochsalzlösung (also 1:10) verdünnt und dann mit den entpsrechenden Verdünnungen in einem Mikroagglutination-Lysis-Test untersucht. Aus Tabellen geht hervor, daß im Vergleich zu den nativen Seren das getrocknete Blut nach der genannten Zeit analoge Resultate liefert. Bei der Einsendung getrockneter Blutproben ist wasserundurchlässiges Papier als Verpackung erforderlich. W. Bathke. 5702.

Nedoborskij, K. M. und Varževskij, È. F. (Nedoborski, K. M. und Warshewski, E. F.); Rayon Tschemerowzy, Gebiet Chmelnizki. O tečenii leptospiroza u krupnogo rogatogo skota. **(Über den Verlauf der Leptospirose bei Rindern.)** Veterinarija, Moskva **39** (1962) Nr. 8. S. 26-27.

Klinischer Bericht über zwei Leptospirosefälle bei Kühen einer Wirtschaft, die nach erfolgloser Behandlung notgeschlachtet werden mußten. Die Diagnose wurde bakteriologisch bestätigt. Nach der Leptospirenschutzimpfung traten keine weiteren Krankheitsfälle in dieser Wirtschaft auf. Ein anderer Leptospirosefall bei einer Kuh konnte durch Arrenal-, Coffein-, Streptomycin-, Bicillin- und Urotropinbehandlung ausgeheilt werden. W. Bathke. 5710.

Krupenko, S. S. und Banakova, L. A. (Krupenko, S. S. und Banakowa, L. A.); Gebiet Kaliningrad. Lečenie i profilaktika leptospiroza u teljat chinozolémbriontkanevym preparatom. **(Behandlung und Prophylaxe der Kälberleptospirose mit einem Chinosol-Embryonalgewebe-Präparat.)** Veterinarija, Moskva **39** (1962) Nr. 8. S. 27-28.

Von 240 Kälbern einer Wirtschaft erkrankten plötzlich 50 unter Fieber (40-41,5 °C), Abgeschlagenheit, Diarhhoe und Polyurie. Zur Behandlung wurde Penicillin, Streptomycin und Syntomycin eingesetzt. Ungeachtet dessen verendeten 18 dieser 50 Tiere. Die Sektionen ergaben Ikterus der Unterhautgewebe, Flüssigkeitsansammlung in den Körperhöhlen, Lungenödem, Schwellung der großen Parenchyme und Lymphknoten, was Anlaß zur Diagnose Leptospirose gab. Die serologische Untersuchung von Blutproben bestätigte diese Diagnose. Zur weiteren Behandlung der erkrankten und zum Schutz der noch nicht erkrankten Tiere setzte man ein Chinosol-Embryonalgewebepräparat (5 g Chinosol in 100 ml Embryonalgewebe) erfolgreich ein, indem man je Kalb 10-20 ml i.m. applizierte.
W. Bathke. 5710.

Nasibullina, F. K. (Nassibullina, F. K.) K zabolevaemosti sel'skochozjajstvennych životnych leptospirozom v Alma-Atinskoj oblasti. **(Erkrankungen landwirtschaftlicher Nutztiere an Leptospirose im Gebiet von Alma-Ata.)** Izvestija Akademii nauk Kazachskoj SSR. Serija mediciny i fiziologii, Alma-Ata **1962** Nr. **2**. S. **23-24**. — 1 Tab., 5 Lit. Orig.: russ., Ausz.: kasach.

Nachdem 1942 erstmalig in Kasachstan die Labordiagnose Leptospirose gestellt wurde, ermittelte man diese Infektion in verschiedenen Bezirken des Gebietes von Alma-Ata. Vf. berichtet über systematische Untersuchungen in drei Bezirken dieses Gebietes. Die Typendifferenzierung ergab, daß bei Rindern und Schafen *L. kasachstanica* I., *L. kasachstanica* II, *L. grippo-typhosa*, *L. tarassovi*, *L. canicola* und *L. icterohaemorrhagiae* in diesem Gebiet überwiegen. W. Bathke. 5710.

Blagodarnyj, Ja. A., Tomilova, T. P. und Nasibullina, F. K. (Blagodarny, Ja. A., Tomilowa, T. P. und Nassibullina, F. K.) K voprosu ob istočnikach leptospiroznoj infekcii v Južnych Kzylkumach. **(Zur Frage der Ansteckungsherde der Leptospirose in der südlichen Ksyl-Kum.)** Izvestija Akademii nauk Kazachskoj SSR. Serija mediciny i fiziologii, Alma-Ata **1962** Nr. **2**. S. **25-28**. — 2 Abb., 1 Tab. Orig.: russ., Ausz.: kasach.

In der Arbeit werden die Ergebnisse epizootiologischer und serologischer Untersuchungen von Rindern und freilebenden Nagetieren, die von einer speziell in das Gebiet der Ksyl-Kum geleiteten Expedition ermittelt wurden, beschrieben. Im Gegensatz zu den nördlichen Gebieten dieser Steppe kommen in den südlichen weniger Leptospirentypen vor; vorwiegend handelt es sich um *L. kasachstanica* I, *L. grippo-typhosa*, *L. pomona*, *L. tarassovi*, *L. canicola*, *L. icterohaemorrhagiae* und *L. hebdomadis*. Als wichtigste Ansteckungsquelle wurden die großen Sandmäuse ermittelt. Wie auch bei den Rindern lagen bei diesen in den einzelnen Gebieten unterschiedliche Verseuchungsgrade vor. Infizierte Tiere waren in den Wirtschaften nachweisbar, wo saisonmäßige Umtriebe zu den Flußtälern stattfanden. Dort, wo sich die

Tiere das gesamte Jahr in der Steppe befanden und als einzige Wasserquelle Brunnen vorhanden waren, konnten keine mit Leptospiren infizierten Tiere ermittelt werden. W. Bathke. 5710.

Blagodarnyj, Ja. A. und Rybalko, S. I. (Blagodarny, Ja. A. und Rybalko, S. I.) K voprosu ob inficirovannosti leptospirozom zajcev-pesčanikov (Lepus Tolai L.). **(Zum Problem der Leptospirose unter den Hasen vom Typ Lepus Tolai L.)** Izvestija Akademii nauk Kazachskoj SSR. Serija mediciny i fiziologii, Alma-Ata **1962** Nr. 2. S. 15-16. – 1 Tab., 3 Lit. Orig.: russ., Ausz.: kasach.

Vff. untersuchten 70 Hasen vom Typ *Lepus Tolai* L., die im südlichen Teil des Gebietes Alma-Ata in der Zeit vom 20. Oktober bis 20. November 1960 geschossen wurden, auf Leptospirose. In 4 Fällen wurden mit der Agglutination-Lysis-Reaktion positive Titer (1:200 bei *L. grippo-typhosa* und 1:100 bei *L. kasachstanica* II) ermittelt. Es wird hervorgehoben, daß diese Tiere mit positiver Reaktion aus einem örtlich begrenzten Gebiet stammen, während das gesamte Schußgebiet einen Umfang von 180 km hatte. Bei den 4 Tieren handelte es sich um Häsinnen. Die Sektion ergab in einem Fall einen ausgeprägten Milztumor. Vff. nehmen an, daß die Hasen an der Verbreitung pathogener Leptospiren beteiligt sind. W. Bathke. 5710.

Kovaleva, E. P., Rybaltovskij, O. V., Ivanova, M. A. und Dedaš, V. G. (Kowaljowa, Je. P., Rybaltowski, O. W., Iwanowa, M. A. und Dedasch, W. G.) Issledovanie svinej i krupnogo rogatogo skota po RSK na toksoplazmoz. **(Untersuchung der Schweine und Rinder mittels der Komplementbindung auf Toxoplasmose.)** Veterinarija, Moskva **39** (1962) Nr. 8. S. 24-26. – 1 Tab.

Nach einer einleitenden Literaturübersicht, in der insbesondere amerikanische und tschechische Arbeiten erörtert werden, berichten Vff. über serologische Untersuchungen, die sie auf dem Moskauer Schlachthof an Tieren mit Bronchopneumonien durchführten. Als positiv galten die Reaktionen ++++ und +++, als schwach positiv ++. Insgesamt 62 Rinder und 310 Schweine wurden einer Kontrolle unterzogen. Unter den Schweinen ergaben sich 41 und unter den Rindern 19 positive Reaktionen. Die Tiere stammten aus der Umgebung Moskaus; eine Konzentration auf bestimmte Wirtschaften war zu erkennen. Bei der Fleischbeschau konnten Organveränderungen beobachtet werden, die für Toxoplasmose sprechen (Bronchopneumonie und Ikterus). W. Bathke. 5740.

Potel, K.; Leipzig, Karl-Marx-Univ., Veterin.-Pathol. Inst. **Die Bedeutung der Listeriose für unsere Tierbestände und aktuelle Probleme der Listerioseforschung.** Mh. Veterinärmed. 18 (1963) Nr. 1. S. 3-8. – 2 Abb., 63 Lit.

Einleitend wird ein konzentrierter Überblick über die Kenntnisse dieser Zoonose gegeben. Bei der Auswertung der am veterinärpathologischen Institut in Leipzig untersuchten Fälle aus der Zeit von 1951 bis 30. April 1962 ergab sich, daß bis 1960 ein steiles Ansteigen in der Häufigkeit der Listeriosefälle zu verzeichnen war. Während 1960 diese Zahl auf etwa ein Drittel sank, konnte 1962 ein erneutes Ansteigen beobachtet werden. Ein Vergleich der monatlichen Aufteilung mit Bornascher Krankheit der Schafe zeigt, daß bei der Schaflisteriose der Schwerpunkt in den Monaten Februar bis April, bei Bornascher Krankheit aber in den Monaten Mai bis Juli liegt. Die Differentialgdiagnose bereitet insbesondere bei gleichzeitigem Vorhandensein von Bornascher Krankheit in der Herde Schwierigkeiten. In Hinsicht auf die Pathogenese wird auf Grund von Untersuchungen an spontan erkrankten sowie an künstlich infizierten Schafen angenommen, daß bei der Entstehung der Listeriose-Encephalitis bei kleinen Wiederkäuern eine neurogen aszendierende Infektion im Bereich des N. trigeminus eine wesentliche Rolle spielt. W. Lehmann. 5760.

Ganiev, T. K. und Mamedova, D. G. (Ganijew, T. K. und Mamedowa, D. G.); Aserbaidshan. Forsch.-Inst. für Veterinärmed. K voprosu prirodnoj očagovosti pri listerioze sel'skochozjajstvennych životnych. **(Zu Problemen der Naturreservoire bei der Listeriose landwirtschaftlicher Nutztiere.)** Veterinarija, Moskva **39** (1962) Nr. 8. S. 22-24.
Obwohl Ektoparasiten (insbesondere Zecken) bisher noch nicht als Überträger der Listeriose ermittelt werden konnten, sprechen epizootiologische Beobachtungen dafür. Deshalb untersuchten Vff. Zecken aller Entwicklungsstadien im Frühjahr und Herbst, nachdem diese sich auf Rindern, Pferden, Schafen, Schweinen und Hunden in Listeriosegebieten vollgesogen hatten. Insgesamt 10657 Zecken wurden gesammelt, die sich auf folgende Typen verteilten: *Hyalomma anatolicum*, *H. detritum*, *Boophilus calceratus*, *Rhipicephalus bursa*, *Ixodes ricinus*, *Haemophysalis punctata* und *Dermacentor marginatum*. In Gruppen wurden diese Zecken gesäubert, zerrieben und bakteriologisch untersucht (Bouillon und Agar mit 1% Dextrose und 2% Glycerin). Aus den Zecken *H. anatolicum* und *B. calceratus* wurden Listerien isoliert. Weitere Untersuchungen ergaben, daß sich die Listerien in den Zecken bis zu 18 Mon. lebensfähig erhalten und transovarial verbreitet werden. Wie Mäuseversuche zeigten, können die Listerien ebenfalls durch den einfachen Biß der Zecken übertragen werden. Dieser Erkenntnis muß bei der Einleitung von Tilgungsmaßnahmen bei ausgebrochener Listeriose Rechnung getragen werden.
W. Bathke. 5760.

Bakulov, I. A., Ignatova, O. V. und Petrenko, A. E. (Bakulow, I. A., Ignatowa, O. W. und Petrenko, A. Je.); Moskau, Veterinärmed. Akad. Konjunktival'naja proba na morskich svinkach i krolikach pri diagnostike listerioza. **(Conjunctivalprobe an Meerschweinchen und Kaninchen bei der Diagnostik der Listeriose.)** Veterinarija, Moskva **39** (1962) Nr. 8. S. 75-77. — 1 Tab.
Zur Abgrenzung der Listerien von Rotlauferregern wird in der UdSSR häufig die Conjunctivalprobe an Meerschweinchen und Kaninchen verwendet. Die Frage, ob Versuchstiere für diesen Test mehrmals verwendet werden können, ist jedoch ungeklärt. 15 Listerienstämme, 4 Rotlaufstämme, 1 Salmonellen- und 1 Mikrokokkenstamm wurden an Meerschweinchen und Kaninchen überprüft. 1-2 Tropfen einer Bouillonkultur wurden auf das Auge getropft und mit einem Wattebausch leicht eingerieben. Es zeigte sich, daß diese Reaktion für Listerien spezifisch ist; schwach virulente Stämme sind jedoch nicht in der Lage, eine Keratoconjunctivitis hervorzurufen. Je virulenter die Kulturen sind, desto länger sind die Augenveränderungen ausgeprägt. Sich wiederholende Untersuchungen nach 1 bzw. 2 Mon. ergaben bei den betreffenden Augen das Vorliegen einer örtlichen Immunität, die bei den einzelnen Tieren 1-6 Mon. währte. Deshalb kann eine wiederholte Verwendung gleicher Versuchstiere nicht empfohlen werden. Diese örtliche Immunität darf nicht losgelöst von der allgemeinen Immunitätslage des Tieres betrachtet werden, wie es auch die Vermehrung von Gammaglobulinen im Blutserum bestätigt.
W. Bathke. 5760.

Genev, Chr., Vačev, Bl., Stojanov, V., Charalampiev, Ch. und Ivanov, Il. (Genew, Chr., Watschew, Bl., Stojanow, W., Charalampiew, Ch. und Iwanow, Il.) Prinos kŭm diferencirane na pričinitelja na virusnata pnevmonija po prasetata u nas. **(Beitrag zur Differenzierung des Erregers der Viruspneumonie bei den Ferkeln in Bulgarien.)** Veterinarna sbirka, Sofija **59** (1962) Nr. 3. S. 8-9.
Es werden die Ergebnisse der Untersuchung der von Vff. isolierten 8 Stämme mitgeteilt. Die Stämme wurden aus Ferkeln isoliert, bei denen bei der Autopsie Pneumonie vorgefunden wurde. Die Ferkel stammten aus verschiedenen LPG. Isoliert wurden drei Stämme aus Ferkeln von Wirtschaften mit ein-

geschränkter Krankheitsverbreitung, zwei aus Ferkeln, die mit Schweinepestvirus infiziert und bei denen Pneumonieherde festgestellt worden waren, und ein Stamm aus einem Ferkel mit fibrinöser Pericarditis. Nach mehrmaligen Passagen wurde das Virus an Hühnerembryonen untersucht. Die Embryonen verendeten in 4 bis 11 Tagen nach der Ansteckung. Bei ihnen wurden Körperhyperämie, Blutungen in den Gliedmaßen und im Kopf und in Einzelfällen auch Nekrosen am Kopf beobachtet. Bei Ausstrichen von der Dottersackmembran, die mit physiologischer Kochsalzlösung gewaschen und nach Giemsa (24 Std.) oder n. Macchiavello gefärbt wurden, wurden in allen Fällen Rickettsienstämme festgestellt. Bei 900facher Vergrößerung wurde eine große Anzahl vorwiegend rot gefärbter kokkenförmiger und ovoider Formen festgestellt. Die Ausstriche auf gewöhnlichen Nährböden blieben unter aëroben und anaëroben Bedingungen in allen Fällen steril. Auf Grund dieser Ergebnisse wird gefolgert, daß die Ferkelpneumonie in Bulgarien von Rickettsien verursacht wird, die zur Gattung Neorickettsia gehören.

P. Pawlow. 5765.

Hartwigk, H.; Berlin-Dahlem, Univ., Inst. für Veterin.-Hyg. **Zur bakteriellen Genese der Ödemkrankheit des Schweines.** Tierärztl. Umschau 17 (1962) Nr. 9. S. 293-298. – 5 Tab., 34 Lit.

Manche Frage über die Genese der Ödemkrankheit des Schweines ist noch ungeklärt. Als krankheitsauslösender Faktor muß das Colitoxin aufgefaßt werden, da es möglich ist, dieses Toxin mit stammspezifischen Coli-Antiseren zu neutralisieren. Bei 10% der an Ödemkrankheit gestorbenen Schweine können spezifische Colibakterien nicht nachgewiesen werden. Es ist deshalb zu vermuten, daß eine Toxinwirkung auch noch durch eine andere Ursache zustande kommen kann. Auf die Bedeutung der praedisponierenden Einflüsse wird eingegangen.

J. Beer. 5766.

Ljuckanov, Dimitŭr. (Ljuzkanow, Dimiter.) Edemna bolest po 2-3-dnevni praseta-sukalčeta. **(Die Ödemkrankheit der zwei- bis dreitägigen Saugferkel.)** Veterinarna sbirka, Sofija 59 (1962) Nr. 2. S. 9-10.

Die Ödemkrankheit, die 1957 in Bulgarien festgestellt wurde, war bisher vorwiegend bei Ferkeln im Alter von 45-57 Tagen beschrieben worden. Vf. stellt die Krankheit auch bei 2-3 Tage alten Saugferkeln fest. Über derartige Fälle wird im ausländischen Schrifttum berichtet, aber für Bulgarien sind das die ersten Befunde. Charakteristisch für das klinische Bild ist: Sträuben, Schwitzen, gelblicher Durchfall und tödlicher Ausgang, der bei manchen Ferkeln plötzlich, ohne klinische Symptome eintritt. Pathologisch-anatomische Veränderungen: Ödematöse Veränderungen in den inneren Organen und an der Haut sind nicht beobachtet worden. In Einzelfällen nur ikterische Färbung unter der Haut; Entzündung des Dünndarmes und der mesenterialen Lymphknoten; Leberhyperämie, bisweilen mit nekrotischen, 2-4 mm großen Herden. Als Krankheitserreger wurden β-hämolytische Coli-Bakterien von der Antigenformel 0 141:K 44:H 4 isoliert. Der Erreger wurde auch aus Fäkalienproben der Muttersauen und Ferkel isoliert. Die kranken Ferkel wurden mit Biomycin behandelt, das auch zur Prophylaxe verabfolgt wurde.

P. Pawlow. 5766.

Sharma, G. L. und Bhalla, N. P.; Mukteswar-Kumaon, Indian Veterin. Res. Inst. Vegetative endocarditis in goats experimentally infected with contagious caprine pleuropneumonia organism. **(Endocarditis bei Ziegen nach experimenteller Infektion mit Mycoplasma caprae.)** Indian J. veterin. Sci. Animal Husbandry 32 (1962) Nr. 1. S. 44-49. – 6 Abb., 10 Lit.

Drei Ziegen wurden experimentell mit *Mycoplasma caprae* infiziert. Die klinischen Erscheinungen äußerten sich in erhöhter Körpertemperatur, Hinfälligkeit und Abgeschlagenheit, der Tod trat zwischen dem 26. und 67. Tag p.i. ein. Pathologisch-anatomisch wurden neben Kongestion der Lungenzwerchfellappen Nierenrindeninfarkte, Blutfülle in der Leber, eine Endocarditis gefunden. Im Gegensatz zu Endocarditiden anderer Genese fanden die Untersucher polypöse Wucherungen nicht an den Herzklappen, sondern am Endocard der Kammerwände. Von den 3 infizierten Tieren konnten bei einem Mycoplasmen aus dem Herzblut in Reinkultur isoliert werden. D. Schimmel. 5770.

Christoph, Horst-Joachim. **Abriß der Klinik der Hundekrankheiten.** Leipzig; Jena: VEB Gustav Fischer Verlag. 1962. (586 S. m. 574 Abb.) 16,7 × 24 cm. DM 55,10. Bereits zwei Jahre nach Erscheinen der ersten Auflage, die an gleicher Stelle (vgl. LZ. Abt. IV 5 [1960] Nr. 8. S. 1444.) ausführlich besprochen wurde, liegt die 2., gründlich überarbeitete Auflage vor. Sie wurde ergänzt durch ein Kapitel „Physikalische Therapie" und durch den von S. Schlaaff verfaßten Abschnitt „Röntgentechnik". Die Umfangsvermehrung beträgt etwa 130 Seiten und 150 Abbildungen, die gegenüber denen der 1. Aufl. auch teilweise verbessert wurden. – Bereits der kurze Zwischenraum zwischen dem Erscheinen beider Auflagen spricht für die große Nachfrage, die dieses für die Hundepraxis so wichtige Werk gefunden hat. Wenn auch aufgrund der Erweiterungen der Preis um etwa 20 % erhöht werden mußte, so dürfte bereits jetzt sicher sein, daß auch diese 2. Auflage die gleiche freundliche Aufnahme finden wird, wie es bei der 1. der Fall war. E. Wiesner.

Leech, F. B. **Disease, wastage and husbandry in the British dairy herd.** Report of a national survey in 1957–58. London: H.M.S.O. 1960. (VI, 62 S.) 8°. (1962 A 1716)

Rømer, Ole. **Pneumococcus infections in animals.** Diss. København, Vet.-med. Fak. 1960. (82 S.) 8°. (Diss. 8416)

X. HÄMATOLOGIE

Desliens, Louis und Desliens, René. Viscosimétrie sanguine chez les animaux. 3e note. **(Messung der Blutviskosität bei Tieren. 3. Mitt.)** Bull. Acad. vétérin. France [N.S.] **35** (1962) Nr. 3. S. 93-104. – 1. Mitt. vgl. LZ. Abt. IV **5** (1960) Nr. 3. S. 485.

Die Viskosität des Blutes und der Hämokrit sind u. a. abhängig von der Zahl und dem Volumen der Blutzellen. Ihre Senkung ist bei den einzelnen Tierarten zu verschiedenen Zeiten beendet (Pferd nach ungefähr 6 Tagen, Kaninchen und Geflügel nach 7-17 Tagen, Hund und Schwein nach 2-3 Tagen, Schaf nach 3-4 Wochen, Rind nach 3-5 Wochen). Die Viskosität des Blutes wird durch den Zusatz von Natriumcitrat erheblich verändert, während man es ohne Nachteil bei der Messung der Viskosität des Plasmas zugeben darf. Die Viskosität des Serums ist nicht viel geringer als die des Plasmas. Die Temperatur hat auf die Ergebnisse bei beiden einen geringen Einfluß. Weiterhin wurden Vergleiche zwischen arteriellem und venösem Blut bei Pferd, Rind, Schaf und Hund (klinisch gesunde und kranke Tiere) vorgenommen. Die Unterschiede hinsichtlich der Viskosität waren gering oder fehlten ganz. Ebenfalls blieb das Hervorrufen einer Asphyxie (Zuhalten der Nase oder Nase und des Maules) ohne Einfluß auf die Viskositätswerte des Blutes, des Plasmas und des Serums. In einer Rinderherde wurden folgende Durchschnittswerte der Blutviskosität ermittelt: Kälber bis zu 1 Tag 4,1, Kälber von 2-30 Tagen 4,0, männliche Kälber von 30-65 Tagen 3,0, weibliche Kälber von 30-65 Tagen 3,8, Rinder von 5-10 Mon. 3,34, von 10-28 Mon. 3,5, Rinder von 2 Jahren 3,61, Kühe von 4-5 Jahren 3,68, Kühe von 7-13 Jahren 4,09, erwachsene männliche Rinder (Bullen oder Ochsen) 4,1. Hinsichtlich der Fütterung wurden folgende Erfahrungen gemacht; bei Kälbern verringert sich die Zellzahl im Blut nach der Geburt, die Viskosität des Plasmas bleibt niedrig und die des Blutes geht zurück. Bei Zufütterung fester Nahrung steigt die Viskosität des Plasmas an. Auf der Weide werden die Werte für Blut und Plasma größer. Die Trächtigkeit scheint die Viskosität nicht besonders zu beeinflussen. A. Meyer. 5910.

Neumann, H.-J. und Brunstermann, A.; Kiel, Landwirtschaftskammer Schleswig-Holstein, Inst. für Tiergesundh. **Praktische Hinweise zur Leukosediagnostik.** Tierärztl. Umschau **17** (1962) Nr. 12. S. 420. 423-424. – 3 Abb., 2 Lit.

Die stärkere Ausbreitung der Leukose auch in Westdeutschland hat es mit sich gebracht, daß in zunehmendem Maße den Untersuchungsinstituten Einsendungen von Blutproben aus der Praxis zugehen. Diese Proben weisen häufig Fehler und Mängel in ihrer Entnahme und Behandlung auf, die eine sichere Diagnosestellung in Frage stellen können. Vff. geben aus diesem Grunde einige praktische Hinweise. Die Probeentnahme erfolgt in ein vom Institut zum Zwecke der Verhinderung der Blutgerinnung mit Heparin-Lösung beschicktes Röhrchen. Die Blutausstriche sollen möglichst mit Frischblut angefertigt werden und mit Heparin-Blut nur dann, wenn sie innerhalb von 2 Std. ausgestrichen werden. Der Ausstrich selbst muß in gleichmäßiger Stärke erfolgen. Die beigegebene Abb. 3 ist irreführend und widerspricht außerdem dem Text, da Objektträger und Deckglas niemals gleiche Breite haben dürfen (D. Ref.). Die Versendung soll möglichst durch Boten oder Expreß erfolgen, und zwar so, daß die Proben an einem der ersten vier Tage einer Woche im Institut eintreffen. E. Wiesner. 5910.

Novik, A. I. (Nowik, A. I). Pokazateli krovi u belorusskich černopestrych svinej v zavisimosti ot rosta i razvitija, telosloženija i produktivnosti. **(Die Bestandteile des Blutes bei Weißrussischen Schwarzbunten Schweinen in Abhängigkeit vom Wachstum und von der Entwicklung von Habitus und Leistung.** Trudy Belorusskoj sel'skochozjajstvennoj akademii, Gorki **34** (1961) S. 109-129. — 11 Tab., 42 Lit.

Die Untersuchungen umfassen die morphologischen Bestandteile, die physikalischen und biochemischen Merkmale des Blutes in verschiedenen Stadien der Entwicklung. Die einzelnen Untersuchungen erstrecken sich auf die Bestimmung der Erythrocytenzahl, des Hämoglobingehaltes, der Blutsenkung, der Leukocytenanzahl, des Differentialblutbildes, der Alkalireserve und des Blutzuckers. Von den Eiweißen werden das Albumin und die drei Globulinfraktionen bestimmt. Bei neugeborenen Ferkeln beträgt die Anzahl der Erythrocyten 5,98 Mill., der Hämoglobingehalt 58%. Beide Werte sinken bis zum Alter von 10 Monaten auf 7,24 Mill. E und 73% Hb ab. Im Alter von 3 Jahren betragen die E-Werte 6,19 Mill. und der Hb-Gehalt 59%. Mit dem Alter der Tiere erhöht sich die Atmungs- und Oxydationsfunktion des Blutes. Die Hämoglobinoberfläche der Erythrocyten in 100 ml Blut erhöht sich von 165,2 m² bei Neugeborenen auf 206,2 m² bei 10 Mon. alten Tieren. Die Leukocytenwerte betragen bei Neugeborenen 9300, bei 12 Mon. alten Tieren 22900 und bei 3 Jahre alten Tieren 13400 in einem mm³ Blut. Die Zusammensetzung des weißen Blutbildes trägt bis zum 20. Lebenstag einen neutrophilen Charakter. Nach dieser Zeit überwiegen die Lymphocyten bis zu einem Alter von 2-3 Jahren, ab dem sich die Neutrophilen und Lymphocyten zu gleichen Anteilen vorfinden. Die Blutsenkung verläuft bei erwachsenen Tieren schneller als bei jungen. Der niedrigste Eiweißgehalt wird bei neugeborenen, hungernden Ferkeln mit 2,38% festgestellt. In der Periode des aktiven Wachstums werden auch die höchsten Eiweißwerte im Serum festgestellt (nach 12 Mon. 7,13%). Gleichlaufenden Veränderungen unterliegen die Eiweißfraktionen und der Eiweißkoeffizient. Vor dem Abferkeln wächst der Eiweißgehalt beim Muttertier um 0,67% an, um nach dem Abferkeln wieder etwas abzusinken. Vor dem Abferkeln werden besonders die γ-Globuline im Gesäuge abgelagert und dann mit der Milch an die Ferkel abgegeben. Die Blutzuckerwerte liegen mit 87mg% in den ersten Lebenstagen am höchsten. Im 3. Lebensjahr wird ein Blutzuckergehalt von 59 mg% festgestellt. Der Ca-Gehalt sinkt von 13,3 mg% bei Neugeborenen auf 11,3 bis 10,9 mg% bei 2-3 Jahren alten Tieren. Ferner konnte ein Einfluß der Trächtigkeit, der Frühreife und der Jahreszeit auf das Blutbild des Schweines festgestellt werden. W. Verter. 5910.

Rigonnet, Jean André; Alfort, École Nat. Vétérin. Contribution à l' étude du taux du potassium globulaire et de ses variations dans quelques espèces d'animaux domestiques. **(Beitrag zur Untersuchung des Kaliumgehalts**

von Blutkörperchen und seiner Schwankungen bei verschiedenen Haustierarten.) Diss. Alfort **1962** 59 S. – 13 Abb., 8 Tab., 36 Lit.
K. Reinhardt. 5955.

Fried, K. und Lukáčová, J.; Košice, Katedra Klin. Diagnostiky a Vnútornych Chorôb I., Veterin. Fak. VŠP. K otázke počítania krviniek u hydiny. **(Zur Frage der Blutkörperchenzählung bei Geflügel.)** Veterin. Časopis **11** (1962) Nr. 4. S. 344-351. – 2 Tab., 10 Lit. Zus. in Russ., Engl., Dtsch.
Mit Rücksicht auf bestimmte unterschiedliche Eigenschaften des Vogelblutes (Morphologie der Blutkörperchen, Auftreten von degenerierten Formen der Blutkörperchen und von Artefakten, Zahl der Blutkörperchen) überprüfte man die voneinander abweichenden Angaben über die Blutverdünnung vor der Bestimmung der Zahl der roten und weißen Blutkörperchen. Die Leukocytenzahlen bei zwei Gruppen zu je 30 Hennen zeigten bei verschiedener Verdünnung (1:20, 1:40, 1:100, 1:200) nur kleine, unbedeutende Unterschiede. Im praktischen Leben kann man zur Bestimmung der Leukocytenzahl beim Geflügel mit einer Verdünnung von 1:100 und 1:200 im Erythromelanger arbeiten, eine präzise Zählmethodik vorausgesetzt. F. Nádvorník. 5968.

Thews, G; Kiel, Univ., Physiol. Inst. **Ein Mikroanalyse-Verfahren zur Bestimmung der Sauerstoffdrucke in kleinen Blutproben.** Pflügers Arch. ges. Physiol. Menschen Tiere **276** (1962) Nr. 1. S. 89-98. – 1 Abb., 14 Lit.
Es wird eine polarographische Methode zur Bestimmung des Sauerstoffdruckes in Flüssigkeitsproben von 60 μl angegeben. Es wird eine modifizierte stabilisierte Ganzglasplatinelektrode, die zwecks Herabsetzung des O_2-Eigenverbrauches im Durchmesser auf 0,5 mm verkleinert wurde, verwendet. Bei der Blutentnahme aus dem mit einer Salbe (z. B. Finalgonsalbe) hyperämisierten Ohrläppchen wird ein heparinisiertes Röhrchen von 1 mm Durchmesser und 8 cm Länge verwendet. Bei Beachtung einer speziellen Entnahmetechnik konnten keine systematischen Differenzen zwischen Arterienpunktatblut und Ohrläppchenblut ermittelt werden. H.-A. Ketz. 5938.

Weissel, M.; Leipzig, Karl-Marx-Univ., Med. Klin. **Beurteilung der Granulopoese mit Hilfe des Linksverschiebungsgrades.** Dtsch. Gesundheitswes. **18** (1963) Nr. 1. S. 6-10. – 4 Tab., 3 Lit. Zus. in Russ.
Ausgehend von der Erfahrungstatsache, daß die Ausschwemmung unreifer Zellelemente der neutrophilen Zellreihe ein Charakteristikum für die Schwere der Erkrankung darstellt, wird versucht, mit Hilfe des Linksverschiebungsgrades einen Überblick über das funktionelle Verhalten der Granulopoese zu gewinnen. In Anlehnung an die Bock'sche Reifungszahl werden für die einzelnen Reifungsstufen der Granulopoese willkürlich Wertigkeiten festgesetzt, die mit den im Differentialblutbild ermittelten Zahlen multipliziert werden. Durch Addition der gesamten Produkte wird dann der Linksverschiebungsgrad ermittelt. Der Normalwert entspricht der Zahl der normalerweise vorkommenden stabkernigen Granulozyten. Der Linksverschiebungsgrad erfaßt mit einem Zahlenwert das gesamte Bild der Linksverschiebung und gibt Auskunft über den Schweregrad der Krankheit sowie auch Hinweise zur Differentialdiagnose verschiedener Krankheiten. Die Zusammenfassung der gesamten Linksverschiebung in einer Zahlenangabe erlaubt bei graphischen Darstellungen eine übersichtliche Kurvenführung. Der differentialdiagnostische Wert des Linksverschiebungsgrades wird an einigen Krankheiten untersucht. Hier wird nachgewiesen, daß der Linksverschiebungsgrad in Abhängigkeit von der Erkrankung eine unterschiedliche Stärke aufweist. Der niedrigste Wert wird bei der Lungen-Tbc, der höchste bei der akuten Myelose ermittelt. Die fortlaufende Registrierung des Linksverschiebungsgrades erlaubt ferner, den Ablauf der Erkankung zu beobachten. Die Verlaufsanalyse ergibt die Möglichkeit, bestimmte Komplikationen rechtzeitig zu

erkennen, und ist andererseits für eine exakte Therapieführung unerläßlich. Eine erhebliche Zahlensteigerung weist auf eine qualitative Krankheitsänderung hin. W. Verter. 5975.

Savov, Michail. (Sawow, Michail.) Vŭrchu skorostta na utajvane na eritrocitite pri zdravi kravi, junici i teleta v nakloneni na 60° mikropipeti na Pančenko. **(Über die Erythrozytensenkungsgeschwindigkeit bei gesunden Kühen, Färsen und Kälbern in auf 60° geneigten Mikropipetten nach Pantschenko.)** Veterinarna sbirka, Sofija **59** (1962) Nr. 3. S. 15-17. — 1 Abb., 1 Tab.
Bei Rindern wird die Erythrozytensenkungsgeschwindigkeit mit Hilfe der Mikropipetten nach Pantschenko ermittelt. Das Blut wird mit 3,8%iger Citratlösung im Verhältnis 1:4 verdünnt. Bei Vergleich der Senkungsgeschwindigkeit in Pipetten mit verschiedenem Neigungswinkel, u. zw. 30°, 45°, 60° und 70°, hat sich am zweckmäßigsten die Neigung von 60° erwiesen. Als Versuchstiere dienten 65 Kühe und Färsen, 18 abgesetzte Kälber und 43 Saugkälber. In 60 Min. sinken die Erythrocyten durchschnittlich 18 mm, in 2 Std. —31 mm und in 24 Std. —62 mm. Es wurde kein bedeutender Unterschied in der Senkungsgeschwindigkeit bei Kühen und Färsen einerseits und abgesetzten Kälbern andererseits festgestellt. Bei Saugkälbern geht die Blutsenkung langsamer vor sich. N. Iwanow. 6010.

Kolb, E., Müller, I., Seidel, H. und Ellrich, Th.; Leipzig, Karl-Marx-Univ., Veterin.-Physiol.-Chem. Inst. **Untersuchungen an Schweinen. 2. Mitt. Untersuchungen über die Ausfallserscheinungen und über das Verhalten des Thorntests nach halbseitiger und totaler Adrenalektomie unter besonderer Berücksichtigung der Natrium- und Kaliumkonzentration im Serum sowie in verschiedenen Abschnitten der Herz- und Skelettmuskulatur.** Zbl. Veterinärmed. **9** (1962) Nr. 7. S. 664-692. — 7 Abb., 16 Tab., 52 Lit. Zus. in Engl., Franz., Span. 1. Mitt. vgl. LZ. Abt. IV **8** (1963) Nr. 4. S. 795.
Da über die Folgeerscheinungen der Adrenalektomie beim Schwein keine Hinweise vorlagen, sahen sich Vff. veranlaßt, biochemische Untersuchungen, besonders im Hinblick auf die viel diskutierte Bedeutung der NNR bei der Entstehung wirtschaftlich bedeutsamer Schweinekrankheiten, anzustellen. Bei 3 weibl. und 2 männl. veredelten Landschweinen (4,25-60 kg, klinisch gesund) wurden die Prüfung der NNR (Thorntest), die Adrenalektomie und die Bestimmung von Na, K, Ca, Mg und Blutzucker im Serum durchgeführt. Nach halbseitiger Adrenalektomie (Op.-Technik s. Original) traten keinerlei Ausfallserscheinungen auf. Das Wachstum der Tiere wurde nicht beeinträchtigt, der Thorntest war in jedem Falle positiv. Sowohl bei gesunden Schweinen als auch nach halbseitiger Adrenalektomie war durch Beunruhigung der Tiere, wie sie die Blutentnahme aus der V. cava cranialis in Rückenlage darstellt, ein Abfall der Eosinophilen um über 50% nachzuweisen, der nach beidseitiger Adrenalektomie nicht mehr auslösbar war. Die totale Adrenalektomie erwies sich an 5 Schweinen als letaler Eingriff. Von einem postoperativen Todesfall abgesehen, betrug die Überlebenszeit 4, 4,5 bzw. 10 Tage. Hauptausfallserscheinungen nach totaler Adrenalektomie waren: zunehmende Inappetenz bis zur vollständigen Nahrungsverweigerung, Schlafsucht, hochgradige Schwächezustände sowie Herz- und Kreislaufstörungen. Nach totaler Adrenalektomie fiel der Natriumgehalt im Serum, der des Kaliums stieg an. Der Na- und K-Gehalt in verschiedenen Abschnitten der Herz- und Skelettmuskulatur war bei adrenalektomierten Tieren im Vergleich zu Normaltieren nicht signifikant verändert. Der Ca- und Mg-Gehalt lagen im physiologischen Bereich, ebenfalls der Blutzucker mit Ausnahme eines postoperativen Abfalls bei einem Versuchstier bis auf 21 mg/100 ml. Die Befunde wurden dem Schrifttum gegenübergestellt und diskutiert. Chr. Garlt. 6050.

Kolb, E., Seidel, H., Müller, I., Gürtler, H., Grün, E. und Ellrich, Th.; Leipzig, Karl-Marx-Univ., Veterin.-Physiol.-Chem. Inst., Abt. für Ernährungsphysiol. **Untersuchungen an Schweinen. 3. Mitt. Untersuchungen über das Verhalten des Natrium- und Kaliumgehaltes im Serum, des Blutzuckers, des Erythrocyten-Kaliums, der Serum-Glutaminsäure-Oxalessigsäure-Transaminase — der Ausscheidung von Natrium, Kalium und von 17-Ketosteroiden im Harn — sowie über das Verhalten des Natrium-, Kalium- und Kalziumgehaltes in der Herz- und Skelettmuskulatur nach halbseitiger und totaler Adrenalektomie.** Arch. exp. Veterinärmed. **16** (1962) Nr. 2. S. 327-360. — 11 Abb., 14 Tab., 53 Lit. 2. Mitt. vgl. vorst. Ref.

In Fortsetzung ihrer Versuche führten Vff. biochemische Untersuchungen an halbseitig und total adrenalektomierten Schweinen durch (methodische Einzelheiten zur Na- und K-Bestimmung im Serum, Herz- und Skelettmuskulatur, ferner Blutzuckerbestimmung s. 2. Mitt.). Beschrieben werden die Bestimmung des Ca-Gehaltes in der Muskulatur, die Nebennierenrindenfunktionsprüfung (Thorntest, 48-Stunden-Harn-Test mit Depot-ACTH), die Bestimmung des K-Gehaltes in den Erythrocyten, die Na- und K-Bestimmung im Harn und die Bestimmung der SGOT. Die Untersuchungen wurden an 4 klinisch gesunden, kastrierten männl. Schweinen im Gewicht von 24,5-54 kg durchgeführt (Op.-Verfahren s. 2. Mitt.). Zunächst erfolgte die rechtsseitige Adrenalektomie und nach 14 Tagen die linksseitige.. Zur besseren Heiltendenz wurde von der intraperitonealen Salthionapplikation abgesehen und zur tägl. Wundtoilette an Stelle von Jodoformpuder Holzteer verwendet. Ein weiteres Tier wurde nach einseitiger Adrenalektomie getötet und einer speziellen Untersuchung unterzogen. In Voruntersuchungen wurde zunächst das Verhalten der SGOT a.op. und p.op. bei „scheinadrenalektomierten" Tieren untersucht. Die Operationen wurden in üblicher Weise durchgeführt, ohne daß die Nebennieren entfernt wurden. Es konnte festgestellt werden, daß nach einseitiger Adrenalektomie keinerlei klinische Störungen beobachtet werden konnten. Die Ausscheidung an 17-Ketosteroiden, die bei normalen Tieren durchschnittlich $5{,}1 \pm 1{,}3$ mg/Tag betrug ($0{,}15 \pm 0{,}02$ mg/kg tägl.), stieg nach einseitiger Adrenalektomie auf $6{,}0 \pm 0{,}7$ mg ($0{,}17 \pm 0{,}02$ mg je kg tägl.) an. Nach beidseitiger AE trat im Verlaufe von 4-7 Tagen bei allen 4 Versuchstieren der Tod ein. Als Folge der totalen AE traten folgende Veränderungen auf: Abnahme der Körpertemperatur, besonders stark vor dem Tode (Werte zwischen 34,8° und 36,7 °C). Die Pulsfrequenz blieb zunächst normal bzw. zeigte eine ansteigende Tendenz; am Tage vor dem Tode erfolgte ein starker Abfall, wobei eine Frequenz von 38-44 Schlägen/Min. zu verzeichnen war. Der Na-Serumgehalt fiel um 40-76 mg/100 ml signifikant ab, während der an K um 15,7-26 mg/100 ml signifikant anstieg. Der K-Gehalt der Erythrocyten nahm um 47 bzw. 69 mg je 100 ml ab. Die Harnmenge verringerte sich, wobei vor dem Tode eine Anurie entstand, die Ausscheidung an Na und K ging damit auf 0 zurück. Der Thorntest verlief in jedem Falle negativ; die Ausscheidung an 17-Ketosteroiden ging an den dem Tode vorausgehenden Tagen sehr stark zurück. Das klinische Bild war durch einen Rückgang der Futteraufnahme bis zur vollständigen Futterverweigerung durch Adynamie der Skelettmuskulatur bis zum Verbleiben in Seitenlage, durch Durchfälle, durch schwere Herz- und Kreislaufstörungen sowie durch Gewichtsverlust charakterisiert. Bei den infolge totaler Adrenalektomie gestorbenen Tieren wurden Analysen verschiedener Abschnitte der Herz- und Skelettmuskulatur auf den Gehalt an Na, K und Ca vorgenommen; dabei zeigte sich, daß der Na- und Ca-Gehalt in der Herzmuskulatur vergleichsweise zu Normaltieren signifikant erhöht war, während die K-Abnahme statistisch nicht zu sichern war. Der Ca-Gehalt im Skelettmuskel war vergleichsweise zu klinisch gesunden Tieren signifikant erhöht, während die Abnahme an Na und K statistisch nicht zu sichern war. Die nach totaler Adrenalektomie auftretenden Störungen im Na- und K-Gehalt des Blutes und der verschiedenen Organe sind Ausdruck tiefgreifender Permeabilitätsstörungen an den Zellmembranen, die besonders nachhaltig die

Erregungsleitung, die Muskelkontraktion und Stoffwechselvorgänge beeinflussen. Chr. Garlt. 6050.

Seidel, H., Müller, I. und Kolb, E.; Leipzig, Karl-Marx-Univ., Veterin.-Physiol.-Chem. Inst. **Untersuchungen an Schweinen. 4. Mitt. Das Elektrokardiogramm nach totaler Adrenalektomie und seine Beziehung zu Änderungen des Natrium- und Kalium-Serumspiegels.** Arch. exp. Veterinärmed. **16** (1962) Nr. 2. S. 361-392. — 37 Abb., 3 Tab., 28 Lit. 3. Mitt. vgl. vorst. Ref.

Nach totaler Adrenalektomie kam es bei Schweinen neben anderen Veränderungen zu schweren Herz- und Kreislaufstörungen, die in Form von cyanotischen Verfärbungen der Ohren, Abnahme der Körpertemperatur, der Körperoberflächentemperatur und in Form starker Pulsverlangsamung vor dem Tode in Erscheinung traten. Um die Natur der Kreislaufveränderungen genauer zu erfassen, wurden in vorliegender Versuchsserie eingehende elektrokardiographische Untersuchungen durchgeführt und in Beziehung zu den Veränderungen des Na- und K-Serumspiegels sowie zum Na:K-Quotienten gesetzt. Die schweren Störungen der Herz- und Kreislauftätigkeit nach totaler Adrenalektomie (AE) bestanden, ohne daß eine Veränderung der Serum-Glutaminsäure-Oxalessigsäure-Transaminase (SGOT)-Aktivität nachweisbar war. Beschrieben werden die allgemeinen Grundlagen und die Methodik zur Elektrokardiographie des Schweines. Im Hinblick auf die unterschiedlichen Untersuchungsbedingungen anderer Autoren wurde in Voruntersuchungen das Verhalten des Kurvenbildes von Schweinen bei den von Vff. für die gesamte Versuchsserie gewählten konstanten Untersuchungsbedingungen geprüft. Dabei wurden von 3 klinisch gesunden Läufern mit einem Gewicht von je 80 kg an 5 aufeinanderfolgenden Tagen zu gleichen Zeiten (8^h) unter gleichen Bedingungen EKG geschrieben. Zahlreiche Elektrokardiogramme und Tabellen geben die Ergebnisse aller durchgeführten Untersuchungen wieder. Zusammenfassend konnte festgestellt werden, daß im EKG des Schweines (3 Versuchstiere, je 5 Analysen) unter normalen Verhältnissen Veränderungen auftraten, wie sie bei vegetativer Labilität des Menschen gefunden worden sind. Von den Veränderungen, die nach totaler AE auftraten, standen die Störungen der Erregungsleitung im Vordergrund. Der QRS-Komplex verbreiterte sich von einer durchschnittlichen Höhe der Ca-Konzentration von 31,5 mg% ab und einem durchschnittlichen Na:K-Quotienten von 10,2. Die Beziehungen zwischen ST-Depression und Na-K-Konzentration im Serum war nicht so eng wie das Verhältnis zwischen der QRS-Gruppe und dem Gehalt des Serums an Na und K. Die Ausmessung der T-Zacke zur Beurteilung der K-Konzentrationsveränderungen im Serum war beim Schwein wertlos. Die Ergebnisse werden diskutiert, wobei die EKG-Befunde klinisch gesunder Versuchstiere und total adrenalektomierter im Zusammenhang mit dem Problem der Pathogenese des „plötzlichen Herztodes" besonders herausgestellt werden. Die nach totaler AE nachweisbaren Störungen der Herztätigkeit sind dem Wesen nach von dem beim plötzlichen Herztod des Schweines auftretenden Veränderungen verschieden. Chr. Garlt. 6050.

Behrens, Gisela; Hannover, Tierärztl. Hochschule, Klin. für Kleine Klauentiere und Forens. Med.; Ambulator. Klin. **Vergleichende Untersuchungen über den Calcium- und Phosphorgehalt im Blutplasma von Sauen und Ferkeln nach Schnittentbindungen und Normalgeburten.** Diss. Hannover **1962** 29 S. — 8 Tab., 50 Lit.

Vfn. stellte Untersuchungen an Kaiserschnittsauen und deren Ferkeln über den Ca- und P-Gehalt im Serum an. Dabei sollte die Höhe des Ca- und P-Gehalts im Blutplasma und seine Beeinflussung durch Allgemeinnarkose unter Thiogenal und Lokalanästhesie mit Hostacain geprüft werden. Eingegangen wird auf den physiologischen Gehalt und Bedarf an Ca und P während der Gravidität, den physiologischen Gehalt an Ca und P bei Ferkeln und Muttersauen, den placentaren Transportmechanismus für Ca und P und die Zustandsformen des Ca und P im Blut. Bei eigenen Versuchen wurde von 44 Sauen und 137 neugeborenen Ferkeln Blut zur Ca- und P-Untersuchung entnommen [22 Kaiserschnittsauen mit 63 Ferkeln (Thiogenalnarkose); 15 Kaiserschnittsauen mit 52 Ferkeln (Hostacain-Lokalanästhesie), 7 Normalgeburten mit 22 Ferkeln]. Das Nabelblut wurde nur von lebenden, klinisch gesunden Ferkeln, deren Muttertiere nicht medikamentös vorbehandelt waren, verwendet. Bei den Sauen wurde für Vergleichsuntersuchungen unmittelbar vor Beginn der Schnittentbindung (vor Applikation des Narkoticums) und unmittelbar danach Blut entnommen. Bei natürlich ferkelnden Sauen wurde nur 1 ml Blut i.d.R. während der Geburt entnommen. Die Ca-Bestimmung wurde nach der Methode von Albers durchgeführt. Bestimmung des Farbumschlages mit dem Unicam Spektral-Photometer Typ S.P. 600 (monochromatischer Filter von 600 μ Wellenlänge). Zur Bestimmung des anorganischen P fand die Methode von Bell und Doisy Anwendung. Die Blaufärbung wurde im Unicam Photometer bei 750 μ Wellenlänge gemessen. Es wurde festgestellt, daß der mittlere Blut-Ca-Gehalt bei Ferkeln um 2-4 mg% höher als bei Sauen war. Ein Einfluß der Thiogenalnarkose oder Hostacainanästhesie auf den Blut-Ca-Gehalt von Muttersauen war nicht festzustellen. Ein Unterschied im Ca-Gehalt zwischen natürlich gebärenden Sauen und Kaiserschnittsauen war nicht wahrnehmbar. Ein Einfluß der Lokalanästhesie mit Hostacain auf den Ca-Gehalt im Blutplasma der Ferkel war nicht festzustellen. Ein Einfluß der Thiogenalnarkose auf den Ca-Gehalt im Blutplasma der Ferkel war nicht mit Sicherheit nachzuweisen. Es bestand aber eine Tendenz zu steigendem Ca-Gehalt. Unter Allgemeinnarkose oder Lokalanästhesie entwickelte Ferkel unterschieden sich nicht im Blut-Ca-Gehalt. Der mittlere P-Gehalt des Plasmas bei Ferkeln war um 2-4 mg% niedriger als der bei Sauen. Diese Feststellung entsprach nicht den Angaben der Literatur, wonach sowohl der P-Gehalt als auch der Ca-Gehalt bei Neugeborenen höher liegen soll als bei Muttertieren. Auf den Blut-P-Gehalt der Sauen hatten Thiogenalnarkose und Hostacainanästhesie keinen nachweisbaren Einfluß. Ein Unterschied im P-Gehalt natürlich gebärender Sauen und Kaiserschnittsauen war nicht nachweisbar. Ein erniedrigender Einfluß der Lokalanästhesie mit Hostacain auf den P-Gehalt im Plasma der Ferkel konnte mit Sicherheit nachgewiesen werden. Eine entsprechende Wirkung der Thiogenalnarkose auf den P-Gehalt im Plasma der Ferkel konnte nicht mit Sicherheit nachgewiesen werden. Es bestand aber eine Tendenz zu fallendem P-Gehalt. Unter Allgemeinnarkose oder Lokalanästhesie entwickelte Ferkel unterschieden sich nicht mit Sicherheit im Blut-P-Gehalt. Bei Hostacainanästhesie tendierte jedoch der P-Gehalt der Ferkel zur Erniedrigung. Chr. Garlt. 6050.

Anonym. Hepatic synthesis of plasma proteins in the dog. **(Die Synthese von Plasmaproteinen in der Leber von Hunden.)** Nutrit. Rev. **20** (1962) Nr. **4**. S. 118-119. — 5 Lit.
Die Synthese von Plasmaproteinen wurde mit Hilfe von Methionin-^{35}S bei normalen und hepatektomierten Hunden untersucht. Dabei konnte festgestellt werden, daß die Fibrinogensynthese bei normalen Hunden ca. 50mal größer als die Albumin- und 10mal größer als die γ-Globulinsynthese ist. Bei hepatektomierten Hunden ist keine Albumin- und Fibrinogensynthese nachzuweisen, während die γ-Globulinproduktion in gleichem oder noch höherem Maße als bei normalen Tieren abläuft. Dies zeigt, daß nur Albumin und Fibrinogen rein hepatischen Ursprungs sind, während die γ- und ein Drittel der anderen Globuline an anderen Stellen gebildet werden, die bisher noch unbekannt sind. E. Grün. 6060.

Stern, Malvin D. und Kronman, Martin J.; Philadelphia, Pa., Temple Univ., Dep. of Chem. A light scattering investigation of the interaction of pepsin with bovine serum albumin. **(Untersuchung der Wechselwirkung zwischen Pepsin und Rinderserumalbumin an Hand der Messung der Lichtstreuung.)** Arch. Biochem. Biophysics **96** (1962) Nr. 2. S. 386-397. — 7 Abb., 1 Tab., 49 Lit.

Bei Einwirkung von Pepsin auf Rinderserumalbumin bei pH-Wert 4,5 und 5 kommt es zu einer anfänglichen Abnahme des Molekulargewichtes, der später die Bildung höher-molekularer Komplexe folgt. Die Komplexe weisen eine kugelförmige Gestalt auf und entstehen umso schneller, je niedriger der pH-Wert liegt. Der Radius der Komplexe, die weniger als 10% des Substrat-N ausmachen, liegt im Bereich von 1200-1700 Å im Durchmesser. Demgegenüber kommtes bei Einwirkung von Pepsin auf Eieralbumin bei pH 4 zu einer einheitlichen Abnahme im Molekulargewicht der Teilchen, die durch die fortschreitende hydrolytische Spaltung bedingt ist. Die Bildung höher-molekularer Komplexe bei der Reaktion von Pepsin mit Rinderserumalbumin könnte durch Autoaggregation von hochmolekularen Spaltprodukten, durch Aggregation nativen Rinderserumalbumins mit Spaltprodukten und durch Aggregation denaturierten nichthydrolysierten Rinderserumalbumins bedingt sein.
E. Kolb. 6068.

Loeb, Walter F. und Edge, Lilita, I.; Columbus, Ohio State Univ., Coll. of Veterin. Med. A method for the determination of serum amylase in the dog. **(Eine Methode zur Bestimmung der Serumamylase beim Hund.)** Amer. J. veterin. Res. **23** (1962) Nr. 96. S. 1117-1119. — 1 Tab., 10 Lit. Zus. in Span.

Die Bestimmung der Serumamylase beim Hund mittels der Reduktionsproben liefert infolge der Anwesenheit einer Serummaltase ungenaue Werte. In vorliegenden Untersuchungen wurde die Methode nach Caraway als geeignet befunden, die auf der Messung der Veränderungen der Farbintensität der Jod-Stärke-Reaktion vor und nach der enzymatischen Hydrolyse beruht. Es wurde eine Schwankungsbreite von 318-1050 Caraway-Einheiten pro 100 ml Serum an Serumamylase-Aktivität ermittelt, mit einem Durchschnitt von 628 Einheiten. Alter, Geschlecht und Trächtigkeit waren ohne nachweisbaren Einfluß. Die Methode zeichnet sich durch Einfachheit und Schnelligkeit aus und wird für das klinisch-chemische Laboratorium als besonders geeignet empfohlen. E. Kolb. 6105.

Lettow, E., Jaeger, Ch. und Holm, U.; Berlin-Dahlem, Univ., Klin. und Poliklin. für Kleine Haustiere. **Sorbitdehydrogenase und Chininoxydase im Serum klinisch gesunder und leberkranker Hunde.** Zbl. Veterinärmed. **9** (1962) Nr. 10. S. 978-988. — 4 Tab., 44 Lit. Zus. in Engl., Franz., Span.

Untersuchungen der Sorbitdehydrogenase und der Chininoxydase an gesunden und leberkranken Hunden wurden durchgeführt und dem Verhalten der Transaminasen (GOT, GPT) gegenübergestellt. Bei gesunden Tieren wurde eine mittlere Aktivität der Sorbitdehydrogenase von 1,05 ± 0,12 Gerlach-Einheiten pro ml festgestellt. Bei leberkranken Tieren waren die Werte erhöht, wobei die mittlere Serumaktivität 4,91 ± 0,83 GE pro ml betrug. Die höchsten Werte bestanden bei Hepatitis, die niedrigsten bei degenerativen Veränderungen. In 65% der Fälle war gleichzeitig mindestens eine der Transaminasen vermehrt. Von 11 kranken Hunden mit normaler Sorbitdehydrogenase-Aktivität wiesen 8 pathologische Transaminasespiegel auf. Von 94 klinisch gesunden Hunden wiesen 80 keine Chininoxydase im Serum auf, der Rest eine schwache Aktivität von 2-4 Einheiten. Von 29 leberkranken Tieren wiesen 5 gleichfalls keine Chininoxydase im Serum auf, während 24 Tiere eine Aktivität von 2-13 Einheiten besaßen; die Transaminasen waren bis auf eine Ausnahme immer erhöht. Es wird empfohlen, bei Verdacht auf Lebererkrankung beim Hund sowohl die Sorbitdehydrogenase als auch die Transaminasen zu bestimmen, während auf den Nachweis der Chininoxydase verzichtet werden kann.
E. Kolb. 6105.

Cunningham, N. F.; New Haw, Weybridge, Surrey, Min. of Agric., Fisheries and Food, Centr. Veterin. Lab. The insulin activity of bovine and ovine blood plasma. I. Biological assay of insulin using the isolated rat diaphragm. **(Die Insulinaktivität im Blutplasma von Rind und Schaf. 1. Mitt. Die biologische Bestimmung von Insulin mit Hilfe des isolierten Rattenzwerchfelles.)** J. Endocrinology **25** (1962) Nr. 1. S. 35-42. — 1 Abb., 5 Tab., 14 Lit.
Es wird eine Methode zur biologischen Insulinbestimmung im Blutplasma beschrieben. Das Prinzip der Methode beruht auf Glukoseaufnahme eines isolierten Rattenzwerchfelles. Mit Hilfe der Methode gelingt es, Insulin in einer Größenordnung von 10-100 μ Einheiten/ml Plasma nachzuweisen. Die größte Empfindlichkeit wies die Methode in einem Konzentrationsbereich von 10-150 μ Einheiten/ml auf. Zwischen der Insulinkonzentration und dem Insulineffekt auf die Glukoseaufnahme durch das isolierte Rattenzwerchfell besteht Linearität. H.-A. Ketz. 6110.

Cunningham, N. F.; New Haw, Weybridge, Surrey, Min. of Agric., Fisheries and Food, Centr. Veterin. Lab. The insulin activity of bovine and ovine blood plasma. II. The insulin-like action of extracts of bovine and ovine blood plasma. **(Die Insulinaktivität im Blutplasma von Rind und Schaf. 2. Mitt. Die insulinähnliche Wirkung von Rinder- und Schafplasmaextrakten.)** J. Endocrinology **25** (1962) Nr. 1. S. 43-52. — 8 Tab., 14 Lit. 1. Mitt. vgl. vorst. Ref.
Es wird nachgewiesen, daß Säure-Aethanol-Extrakte von Rinder- und Schafplasma am isolierten Rattenzwerchfell in vitro eine insulinähnliche Wirkung haben. Diese Wirkung entspricht etwa 100-500 μ Einheiten Insulin pro ml und steht in keiner Relation zum Blutzuckerspiegel. Es werden Werte über den Insulinplasmaspiegel und die insulinähnliche Wirkung des Blutplasmas von trächtigen Schafen und Rindern unmittelbar nach dem Abkalben, bei Rindern mit Acetonämie und bei Schafen mit Trächtigkeitstoxämie mitgeteilt. H.-A. Ketz. 6110.

Schmid, D. O. und Erhard, L.; München, Inst. für Blutgruppenforsch. der Tierzuchtforsch. e.V. **Über den Nachweis gemeinsamer Blutgruppenantigene bei Rind und Pferd sowie bei Mensch und Pferd im Immunhämolysetest.** Z. Immunitätsforsch. exp. Therap. **124** (1962) Nr. 2. S. 149-155. — 1 Tab., 36 Lit. Zus. in Russ., Engl., Franz., Span.
Beim Pferd sind bisher 10 Blutgruppenfaktoren bekannt. Nach Immunisierung wiesen von 32 Pferden 22 Tiere Antikörper auf. Bei 6 Tieren wurden Normalantikörper, allerdings mit außerordentlich schwachem Titer nachgewiesen. Zum Nachweis der Blutgruppenantigene A, C, und H ist das Hämolyseverfahren der Agglutination vorzuziehen, da der Hämolysintiter um ein Vielfaches höher ist als der Agglutinintiter. Die Normalantikörper waren im Immunhämolysetest nicht nachweisbar. Zur Konservierung der Pferdeerythrocyten ist Rous-Turner-Lösung ungeeignet, Acidumcitricum-Dextrose-Stabilisator dagegen hat sich bewährt. Als Komplement eignen sich zweimal mit Pferdeerythrozyten bei +4 °C absorbierte Kaninchenseren. Humanseren anti-A und anti-BA enthalten in Verdünnungen von $^1/_4$ bzw. $^1/_{160}$ spezifische Heterohämolysine gegenüber dem Blutgruppenfaktor C des Pferdes. Nach Immunisation eines Pferdes wurde ein Heterohämolysin gegen den Blutgruppenfaktor Z des Rindes gefunden. G. Becker. 6125.

Schmid, D. O.; München, Inst. für Blutgruppenforsch. der Tierzuchtforsch. e.V. **Zur Sonderstellung des Blutgruppensystems J beim Rind.** Z. Immunitätsforsch. exp. Therap. **124** (1962) Nr. 2. S. 101-114. — 7 Tab., 43 Lit. Zus. in Russ., Engl., Franz., Span.
Das Blutgruppensystem J ist primär ein System von löslichen Gewebeantigenen. Chemisch, immuno-chemisch und serologisch ist das monovalente J mit dem Blutgruppen-Antigen A des Menschen, R vom Schaf, A vom Schwein

verwandt und ist mit Normalantikörpern nachweisbar. Von 311 untersuchten Feten war der Faktor J 31mal im Serum nachweisbar. Er unterliegt anscheinend einem pränatalen Reifungsprozeß, erst in den ersten Lebenswochen lagert er sich der Erythrocytenoberfläche an. Diese Anlagerung an J-negative Blutkörperchen kann auch experimentell sowohl in vivo als in vitro erfolgen. J-negative Erythrocyten sind nach Behandlung mit einer Tanninlösung (1:20000) in der Lage, J-Substanz zu adsorbieren. Die Adsorbtion läßt sich im Immunhämolysetest nachweisen. Es gibt 3 Phänotypen: J^{cs} (J im Serum und an Erythrocyten nachweisbar), J^{s} (J im Serum nachweisbar, fehlt bei den Erythrozyten), J^{a} (J nicht nachweisbar). Diese Phänotypen werden in deszendierender Ordnung dominant vererbt und anscheinend durch multiple Allele kontrolliert. J^{cs}-Phänotypen haben einen höheren Titer im Plasma als J^{s}- Phänotypen Das J-Antigen konnte auch an der Magenschleimhaut und im Spermaplasma, nicht an den Spermien selbst nachgewiesen werden. Die höchste J-Konzentration liegt in der Ovarialzystenflüssigkeit vor. Die J-Substanz ist sehr hitzestabil, nach Erwärmung auf 98-100 °C 15 Min. ist sie unverändert und läßt sich elektrophoretisch in 4 Fraktionen aufteilen. Die Fähigkeit zur Bildung von anti-J scheint auch unter genetischer Kontrolle zu stehen. J-Antigen und anti-J können beim selben Tier gleichzeitig vorkommen. G. Becker. 6125.

Putnoky, Gy., Nagy, I. S. und Tolnay, P.; Budapest, Fachärztl. Poliklin. des XIII. Bezirks der Hauptstadt, Inst. für Ärztl. Fortbild., Zentrallab. **Untersuchungen mittels Papierelektrophorese an den Blutseren von mit Zymosan behandelten weißen Mäusen.** Arch. Geschwulstforsch. **19** (1962) Nr. 4. S. 297-304. – 3 Tab., 22 Lit.
In vorliegenden Versuchen sollte festgestellt werden, ob Zymosan in der von Vff. angewandten wirksamen Dosierung irgendeine, auch das Properdin enthaltende Proteinfraktion des Blutserums verändert. Eine Vermehrung des Properdins könnte sich durch die quantitative Veränderung irgendeiner Proteinfraktion des Blutserums kundtun. Untersucht wurden die Proteine des Blutserums von gesunden und von asciteskranken Mäusen mittels Papierelektrophorese, und die Wirkung von parenteral angewandtem Zymosan wurde beobachtet (Methodik s. Original). Gesamteiweißbestimmung mittels Refraktionsmethode. Die Ergebnisse deuteten darauf hin, daß die Properdinsynthese auf Kosten der Gammaglobuline vor sich geht. Dieser Vorgang äußerte sich in einer quantitativen Verminderung des Gesamtproteins und der Gammaglobuline. Die bei den unbehandelten krebskranken Tieren beobachtete Veränderung im Serum wurde durch eine Zymosanbehandlung zum großen Teil ausgeglichen. Chr. Garlt. 6135.

XI. VIRUSKRANKHEITEN

Münsterer; Bonn. **Vorbildliche Virusforschung.** Tierzüchter **14** (1962) Nr. 18. S. 671-672. 6200.

Leunen, J., Strobbe, R. und Mammerickx, M.; Uccle-Bruxelles, Inst. Nat. de Rech. Vétérin. Notice technique sur un appareil à rouler des flacons pour cultures de cellules rénales. **(Technische Notiz über einen Apparat zum Rollen von Flaschen mit Nierenzellkulturen.)** Bull. Office int. Épizooties **57** (1962) Nr. 5/6. S. 615-617.
320 Flaschen von 32 cm Höhe und 11 cm Durchmesser kommen in einen Apparat, der mit Hilfe eines $^1/_{10}$ PS Motors 8 U/Std. läuft. Auf diese Weise wird in 6-7 Tagen auf der gesamten Innenfläche der Flaschen ein Kulturrasen erhalten. Jede Flasche wird mit 0,2 ml Zellsuspension und 200 ml Kulturmedium beschickt. Zur Viruszüchtung werden nur 30 ml Medium zugegeben und auf diese Weise konzentrierte Viruslösungen erhalten. A. Heinig. 6210.

Khera, K. S. und Dhillon, S. S.; Hissar, Punjab, India, Coll. of Veterin. Sci. and Animal Husbandry, Dep. of Pathol. and Bacteriol. Morphology of goat kidney monolayer cultures and cellular changes produced by foot-and-mouth disease virus. **(Morphologie von Ziegen-Nierenmonolayerkulturen und durch MKS-Virus verursachte Zellveränderungen.)** Amer. J. veterin. Res. **23** (1962) Nr. 97. S. 1294-1299. — 7 Abb., 19 Lit.
Monolayerkulturen aus Ziegen-Nierengewebe zeichnen sich durch überwiegendes Vorkommen von epithelialen Zellelementen aus. Das färberische Verhalten dieser Zellen sowie der spärlicheren Fibroblasten in unbeimpften und in MKS Virus-infizierten Kulturen wird beschrieben und mit den in anderen Kultursystemen zu erhebenden Befunden verglichen. E. Hahnefeld. 6210.

Orfei, Z. Recenti acquisizioni nella sierodiagnosi delle infezioni da virus mediante il test di neutralizzazione. **(Neuere Fortschritte in der Serodiagnose der Virusinfektionen mittels des Neutralisationstestes.)** Zooprofilassi [Rom] **17** (1962) Nr. 6. S. 437-450. — 6 Abb., 41 Lit.
Vf. gibt einen gedrängten Überblick über die wesentlichsten Daten in der Entwicklung des Neutralisationstest und erläutert die diesem Verfahren zugrundeliegenden Vorgänge im Virus-Wirt-System. Der breite Anwendungsbereich bei verschiedenen Virusinfektionen von Mensch und Tier macht dieses Verfahren sowohl für Zwecke der Routinediagnostik — wie Antikörperbestimmungen und Virustypisierungen — als auch für wissenschaftliche Fragestellungen wertvoll. Die Vielfalt der zur Verfügung stehenden Methoden und Modifikationen findet eingehende Erwähnung unter Berücksichtigung der jeweils unterschiedlichen Eignung. Neuere Erkenntnisse über die Neutralisationskinetik unter verschiedenen quantitativen Virus-Antikörper-Verhältnissen und variierten Inkubationsbedingungen, die Rolle von Anti-Zellseren bei Gewebekultur-Neutralisationstests, der Farb-Test (metabolic inhibition test) und das Plaque-Reduktions-Verfahren werden ebenfalls berücksichtigt, nicht ohne eingehende Behandlung der aus der Literatur bekannten Probleme. Die zahlreichen Details ermöglichen eine gründliche und rasche Orientierung über Fragen des Neutralisationstest aus neuerer Sicht. E. Hahnefeld. 6220.

Rothenbacher, H. J., Barner, R. D. und Beebe, R. E.; Lansing, Michigan State Univ.; Dep. of Agric. Equine infectious anemia. I. Present status of disease in Michigan. **(Ansteckende Blutarmut der Einhufer. 1. Mitt. Gegenwärtiger Stand der Krankheit in Michigan.)** Veterin. Med. **57** (1962) Nr. 8. S. 687-689. — 4 Tab., 17 Lit.
Nach längerer Zeit kam im Jahre 1959 erstmalig die infektiöse Anämie der Einhufer wieder zur Feststellung. Bei nachfolgenden Untersuchungen erwies sie sich als verhältnismäßig weit verbreitet. 13 verdächtige Pferde kamen zur Untersuchung. 12mal wurde die Diagnose pathologisch-anatomisch und histologisch bestätigt. In einem Falle starb das Pferd an einer akuten Streptokokkeninfektion, die mit einer Anämie einherging. I. Beer. 6255.

Obara, Jinzo und Nakajima, Hideo. Iron metabolism in equine infectious anemia. V. Measurement of sites on erythrocyte destruction. **(Eisenstoffwechsel bei der infektiösen Anämie des Pferdes. 5. Mitt. Messungen am Ort der Erythrocytenzerstörung.)** Nat. Inst. Animal Health Quart. **1** (1961) Nr. 1. S. 32-35. — 2 Abb., 2 Tab., 6 Lit. Orig.: engl.
Einem gesunden und einem mit dem Virus der infektiösen Anämie infiziertem Pferd wurden Cr-51-markierte Erythrocyten injiziert. Als nach 15 Tagen bei dem gesunden Pferd die Aktivität im peripheren Blut etwa auf die Hälfte abgesunken war, wurden beide Tiere entblutet. Bei dem infizierten Pferd ist eine größere Gesamtaktivität, Ansteigen des Eisengehaltes in der Leber und Absinken in der Milz festzustellen. Vff. ermittelten die Lebensdauer (50%) der Erythrocyten mit 15,9 Tagen beim gesunden und 9,8 Tagen beim infizierten Pferd. W. Winkler. 6255.

Obara, Jinzo und Nakajima, Hideo. Iron metabolism in equine infectious anemia. VI. Organ uptake of plasma-bound iron-59. **(Eisenstoffwechsel bei der infektiösen Anämie der Pferde. 6. Mitt. Organaufnahme von plasmagebundenem Eisen — Fe-59.)** Nat. Inst. Animal Health Quart. **1** (1961) Nr. 1. S. 36-40. — 3 Abb., 3 Tab., 3 Lit. Orig.: engl. 5. Mitt. vgl. vorst. Ref.
Vff. führten an einem gesunden und an 3 infizierten Pferden die Untersuchungen durch. Ein gesundes und das infizierte Pferd wurden 24 Std. nach Applikation von plasmagebundenem Fe-59 entblutet, die zwei restlichen infizierten Pferde wurden 9 Tage nach der Injektion getötet. Bei dem gesunden und dem infizierten Pferd (24 Std. p.i.) betrug die Aufnahme im Knochenmark über 90% und war bei beiden Tieren etwa gleich groß. Auch in anderen Organen wie Leber und Milz wurden keine Unterschiede gefunden. Der Eisengehalt der beiden Pferde, die 9 Tage nach der Injektion getötet wurden, betrug bei dem einen Tier 77% der Ausgangsaktivität im Knochenmark, bei dem anderen dagegen nur 27%. In anderen Organen der beiden Pferde konnten keine signifikanten Werte ermittelt werden. Es wird daraus gefolgert, daß der größte Teil des Eisengehaltes im zirkulierenden Blut vom Knochenmark aufgenommen wird. W. Winkler. 6255.

Tanaka, Kyoichi und Sakaki, Kaoru. Neutralization test on serum from horses infected with the virus of equine infectious anemia. **(Neutralisationstest an Serum, das von Pferden stammte, die mit der infektiösen Anämie infiziert worden waren.)** Nat. Inst. Animal Health Quart. **2** (1962) Nr. 3. S. 128-139. — 2 Abb., 1 Tab., 8 Lit. Orig.: engl.
Vff. testeten in 5 Versuchen an Pferden die neutralisierende Wirkung des Anämievirus. Der Neutralisationstest der infektiösen Anämie wurde mit Antiseren von 3 Pferden: Nr. 55, 53 und 183 ausgeführt, die künstlich mit dem Virus der infektiösen Anämie infiziert wurden. Die neutralisierende Wirkung des Antiserums von dem Pferd Nr. 55, das sich von der Krankheit erholte, wurde in 2 Fällen festgestellt, in einem Falle nicht, wo nur eine Verlängerung der Incubationszeit bestand. Das Antiserum von dem Pferd Nr. 53, das sich von der Krankheit erholte, neutralisierte das Virus in 2 Fällen nicht. Das Antiserum von dem erkrankten Pferd Nr. 183 zeigte Virusneutralisation in zwei Fällen. Der Antikörpergehalt im carbolisierten Antiserum wurde bei Abkühlung zwischen 4 und 6 °C während einer Dauer von 7 Mon. nicht zerstört. Normalserum verhinderte nicht die Viruswirksamkeit. W. Winkler. 6255.

Rothenbacher, H. J., Ishida, K. und Barner, R. D.; Tokyo, Japan, Univ.; East Lansing, Michigan State Univ. Equine infectious anemi. Part II. The sideroleukocyte test as an aid in the clinical diagnosis. **(Ansteckende Blutarmut der Einhufer. 2. Mitt. Der Sideroleukocytentest als eine Hilfe für die klinische Diagnose.)** Veterin. Med. **57** (1962) Nr. 10. S. 886 bis 890. — 6 Abb., 16 Lit. 1. Mitt. vgl. LZ. Abt. IV **8** (1963) Nr. 7. S. 1443.
Eine einfache und schnell durchführbare Modifikation des Sideroleukocytentestes erwies sich als wertvolle Hilfe bei der klinischen Diagnose der ansteckenden Blutarmut der Einhufer in Michigan während der letzten 3 Jahre. Ihre Zuverlässigkeit konnte an 30 klinisch erkrankten Pferden bestätigt werden; 10 Pferde zeigen bei der späteren Schlachtung typische Organveränderungen. Nach Gewinnung des Blutes während einer Fieberzacke oder kurz danach und Versetzen mit Natriumcitratlösung wird durch Absetzenlassen, Abpipettieren und Zentrifugieren eine Leukocytensuspension gewonnen. Hiervon werden Objektträgerausstriche angefertigt, die mit einer frisch bereiteten Mischung von gleichen Teilen 10%iger hydrochloriger Säure und 10%iger Kaliumferrocyanidlösung gefärbt und nach Abspülen unter flüssigem Wasser mit 1%iger Safranin- oder 2%iger Carbolfuchsin-Lösung gegengefärbt werden. Nach japanischen Angaben sprechen 7 oder mehr Sideroleukocyten

unter 100000 Leukocyten in Zusammenhang mit Vorbericht und klinischem Befund für infektiöse Anämie. Der Test stellt einen zuverlässigen Ersatz der Leberbiopsie-Probe dar. J. Beer. 6258.

Bergol'c, V. M. (Bergolz, W. M.); Moskau, Staatl. Herzen-Forsch.-Inst. für Onkol. Služit li virus vozbuditelem belokrovija krupnogo rogatogo skota? **(Ist der Erreger der Rinderleukose ein Virus?)** Priroda, Moskva **51** (1962) Nr. 4. S. 102-104. — 1 Lit.
Vf. faßt die in der Literatur bekannten Versuchsergebnisse der experimentellen ätiologischen Rinderleukoseforschung (Übertragungsversuche auf Rinder, Kälber und Säuglingsmäuse, Beimpfung bebrüteter Hühnereier) in allgemein verständlicher Weise zusammen und kommt zu dem Schluß, daß es sich bei der Leukose des Rindes um eine chronische Viruserkrankung handelt.
W. Wittmann. 6286.

Anonym. Epizootiology of bovine leukemia. **(Zur Epizootiologie der Rinderleukose.)** J. Amer. veterin. med. Assoc. **141** (1962) Nr. 11. S. 1329.
Während die lymphatische Leukämie in Europa zumeist als Leukose bezeichnet wird, sind in Amerika die Begriffe „malignes Lymphom" oder teilweise auch „Lymphosarkom" üblich. Die Leukose der jungen Tiere ist durch eine generalisierte Lymphadenose gekennzeichnet, die der erwachsenen Tiere durch Abmagerung, Milchminderung, Lymphadenose und später Paresen und Paralysen. Bei etwa einem Drittel der Tiere ist die Gesamtleukocytenzahl erhöht, beim Rest der Rinder nur gering vermehrt, oder es besteht eine Leukopenie. Etwa zwei Drittel der Tiere zeigen Leukosezellen. In den Staaten Minnesota und Wisconsin haben unter den mehr als zweijährigen Rindern 12 von 100000 Leukose, unter den ausgewachsenen Zuchttieren jedoch nur 3,1/100000. Es wird jedoch eingeräumt, daß nicht alle Fälle tierärztlich erkannt und erfaßt werden. Nach der amerikanischen Fleischbeschaustatistik hat die Frequenz von 5,6/100000 im Jahre 1924 auf 18,8/100000 im Jahre 1961 für das Gesamtgebiet der USA zugenommen. Hierbei ist jedoch kritisch zu bemerken, daß in diesen Zahlen alle Neubildungen beim Rind enthalten sind.
E. Wiesner. 6288.

Seils, H.; Eberswalde, Bezirks-Tierklin. **Untersuchungen über die Leukose des Rindes. 1. Mitt. Beitrag zur Frage der allgemeinen Ausbreitungstendenz in einem Rinderbestande.** Mh. Veterinärmed. **17** (1962) Nr. 20. S. 822-825.
Vf. hat einen Rinderbestand mit Leukose 4 Jahre hämatologisch kontrolliert. Es handelt sich um eine Tbc- und Brucellose-freie Herdbuchherde der Schwarzbunten Niederungsrasse mit etwa 5000 kg Milch pro Tier und Jahr im Stalldurchschnitt. Die Blutuntersuchungen wurden bei Rindern vorgenommen, die mindestens einmal gekalbt hatten bzw. zum ersten Mal gedeckt waren. Die Auswertung erfolgte nach dem Leukoseschlüssel von Götze und Mitarbeitern. Obwohl in verschiedenen Jahren eine Teilmerzung leukotisch reagierender Tiere vorgenommen wurde bzw. einige Rinder wegen Leukose notgeschlachtet werden mußten, stieg die absolute Zahl der hämatologisch stark verdächtigen bzw. positiven Tiere laufend an. Bemerkenswert ist die Tatsache, daß Rinder bereits im Alter von 2 bis 2½ Jahren ein verdächtiges bzw. positives Blutbild aufwiesen. Manche Rinder waren während der gesamten Untersuchungszeit hämatologisch positiv, ohne klinisch zu erkranken. Hinsichtlich der altersmäßigen Zusammensetzung waren in erster Linie 2- bis 5jährige Rinder hämatologisch stark verdächtig oder hatten ein positives Blutbild. Wegen dieser eindeutigen Tendenz zur Ausbreitung der Erkrankung im Bestand wird die Leukosemeldepflicht des Tierarztes für notwendig erachtet, damit eine Übersicht über die erkrankten Bestände in der DDR erhalten wird. Aus älteren Schrifttumsangaben geht hervor, daß die Leukose schon in den Jahren 1900-1920 in Deutschland wesentlich verbreiteter war als bisher bekannt gewesen ist. A. Meyer. 6288.

Šnejder, M. A. (Schneider, M. A.); Sokol, Gebiet Lwow, Veterin.-Bakteriol. Lab. Limfadenoz svinej. **(Die Lymphadenose der Schweine.)** Veterinarija, Moskva **39** (1962) Nr. 9. S. 54-55.

Es wird über die klinischen Symptome, den Verlauf und die Pathohistologie der Lymphadenose bei Schweinen berichtet. Als klinische Symptome werden angegeben: Apathie, Trägheit der Bewegung, häufiges Hinlegen, Herabsetzung der Reizempfindlichkeit, Schwellung der Augenlider, Trübung der Hornhaut, feuchte und hyperämische Conjunctiven sowie diffuse weiße Beläge auf der Zunge. Kopf und Hals werden gestreckt gehalten, verbunden mit ausgeprägter Atemnot; dabei muß der Verdacht einer Schlundverstopfung durch Fremdkörper ausgeschlossen werden. Bei der Sektion der verendeten Tiere wird eine mangelhafte Blutgerinnung, Blutfüllung der Organe und ein gallertartiges Oedem des Unterhautzellgewebes am Vorderteil der Körper gefunden. Die Mandibular-, Bug-, Kniefalten- und Mediastinallymphknoten sind stark vergrößert und besitzen eine hirnähnliche Konsistenz. Die Schnittfläche ist ungleichmäßig grau-weiß gefärbt; mit dem Messer läßt sich eine rahmartige Masse abstreichen. In den Follikeln sind histologisch Ansammlungen großer Mengen lymphoider Zellen verschiedener Form und Größe nachweisbar. Auf dem Bauchfell und dem Netz befinden sich zahlreiche derbe Knoten mit einem Durchmesser von 0,5-2,5 cm. Der Dünndarm ist angefüllt mit dickflüssigem gelben Schleim. Im Dünndarmabschnitt ist eine Anschwellung der Peyerschen Plaques feststellbar. Die Milz ist um das 2,5-3fache vergrößert. Sie besitzt eine weiche Konsistenz. Die Milzkapsel ist ungleichmäßig verdickt und weist narbenähnliche Einziehungen auf. In der weißen und roten Pulpa sind Wucherungen aus lymphoiden Zellen mikroskopisch feststellbar, die das Milzparenchym stellenweise vollkommen verdrängen. Die Leber ist ebenfalls um das 1,5-2fache vergrößert und weist auf der Oberfläche und der Schnittfläche linsen- bis erbsengroße, grau-gelbe Knoten auf. Histologisch ist ein hyperplastisch gewuchertes Mesenchym nachweisbar, das aus polymorphen lymphoiden Zellen besteht. Ferner sind Bezirke feststellbar, in denen es durch eine intensive, diffuse leukämische Infiltration zu einer Atrophie der Leberzellen gekommen ist. Das Knochenmark stellt einen dünnen Brei von grauroter Farbe dar. Auch hier sind mikroskopisch diffuse leukämische Infiltrationen nachweisbar, die zum Schwund des hämatopoëtischen Gewebes geführt haben. Infektionskrankheiten wurden durch bakteriologische Untersuchungen ausgeschlossen. W. Verter. 6290.

Traub, Erich; Tübingen/N., Bundes-Forsch.-Inst. für Viruskrankh. der Tiere. Can LCM virus cause lymphomatosis in mice? **(Kann das LCM Virus bei Mäusen Lymphomatose hervorrufen?)** Arch. ges. Virusforsch. **11** (1962) Nr. 5. S. 667-682. — 7 Tab., 25 Lit.

Auf Grund früherer Untersuchungen des Vf. (vgl. Zbl. Bakteriol. Parasitenkunde, Infektionskrankh. Hyg., I. Abt., Orig. **147** [1941] S. 16.) und vorliegender Veröffentlichung tritt die lymphatische Leukämie der Mäuse in Zuchten, die mit dem Virus der lymphocytären Choriomeningitis (LCM) verseucht sind, häufiger auf, wie an zwei entsprechenden Gruppen (LCM-freie und LCM-infizierte Mäuse) nachgewiesen werden konnte. Dabei glich das pathologisch-anatomische Bild bei LCM-freien Mäusen dem üblichen, während bei LCM-infizierten (toleranten) Mäusen die Schwellung der peripheren Lymphknoten mehr in den Vordergrund trat. Die Befunde werden diskutiert.

W. Wittmann. 6297.

Strickland, K. L.; Kano, Northern Nigeria, Min. of Animal and Forest Resources, Veterin. Div. Vaccination of calves against rinderpest. **(Vaccination der Kälber gegen Rinderpest.)** Veterin. Rec. **74** (1962) Nr. 22. S. 630-631. — 2 Abb., 1 Tab., 1 Lit.

132 Kälber im Alter von 2-9 Mon., stammend von Rindern, die im Alter von einem Jahr oder später mit caprinisiertem Rinderpestvirus geimpft waren, und ein 2 Mon. altes Kalb von einem nichtgeimpften Rind wurden s.c. mit einer Gebrauchsdosis caprinisiertem Rinderpestvirus geimpft und danach eine Woche lang klinisch kontrolliert. Kälber bis zum Alter von 4 Monaten zeigten keine Reaktion. Die Zahl der älteren Kälber, welche klinisch mit Temperaturanstieg und zum Teil leichtem Durchfall reagierten, stieg mit zunehmendem Alter ständig an, bis auf 95% bei 8-9 Mon. alten Kälbern. 2 Tiere zeigten stärkere Reaktionen; eines davon starb, das andere erholte sich wieder ohne Behandlung. I. Beer. 6330.

Davie, J.; Pirbright, Surrey, England, Res. Inst. (Animal Virus Diseases). The classification of subtype variants of the virus of foot-and-mouth disease. **(Die Klassifikation der Varianten des MKS-Virus.)** Bull. Office int. Épizooties **57** (1962) Nr. 5/6. S. 962-967.
Besprechung der verschiedenen Methoden zur Bestimmung der Varianten und des in Pirbright gebräuchlichen Verfahrens sowie Aufzählung der bisher beschriebenen Varianten der einzelnen Typen. A. Heinig. 6342.

Cunha, Raymundo G., Palacios, Carlos A., Honigman, Moisés N. und Fuentes, Rafael A.; Maracay, Venezuela, Centre de Rech. Vétérin.; Rio de Janeiro, Brésil, Centre Panamér. de la Fièvre Aphtheuse. Étude immunologique de deux souches modifiées du virus aphteux de type „O" Vallée. **(Immunologische Untersuchungen von zwei modifizierten MKS-Stämmen des Typs O.)** Bull. Office int. Épizooties **57** (1962) Nr. 5/6. S. 717-732.
Ein avianisierter O_3- und ein lapinisierter O_1/O_2-Stamm wurden an hochempfänglichen Rindern auf ihre Unschädlichkeit und auf ihre immunogenen Eigenschaften geprüft. Beide Stämme erwiesen sich dabei als relativ apathogen. Die Neutralisationstitier (es wurde die durch konstante Serumdosen neutralisierte Virusmenge bestimmt) entsprachen — bis auf zwei Ausnahmen — den Ergebnissen der Immunitätsprüfungen. Beide Untersuchungsverfahren offenbarten die antigenen Unterschiede der modifizierten Stämme. Die Versuche ergaben ferner, daß auch beim Einsatz von Lebendvirusimpfstoffen eventuell vorhandene antigene Unterschiede des Epizootievirus zu beachten sind. A. Heinig. 6342.

Ozsoy, Ahmet, Moulton, W. M., Oral, Macit und Sutcu, Mahmut; Etlik-Ankara, Turkey, Veterin. Inst. of Bacteriol. Research work on progress in Turkey: On tissue cultures (kidney cells and bovine tongue epithelium) on the attenuation of foot-and-mouth disease virus. **(Forschungsergebnisse aus der Türkei. Über Gewebekulturen [Nierenzellen und Zungenepithel] und über die Modifikation des MKS-Virus.)** Bull. Office int. Épizooties **57** (1962) Nr. 5/6. S. 659-662.
Bericht über die Ergebnisse bei der Züchtung des MKS-Virus in Nierenzellkulturen und nach der Frenkel-Methode sowie über Versuche, das MKS-Virus durch Passagen in Säuglingsmäusen, in Eintagsküken und erwachsenen Mäusen zu modifizieren. A. Heinig. 6342.

Brown, F.; Pirbright, Surrey, England, Res. Inst. (Animal Virus Diseases). The structure and multiplication of foot-and-mouth disease virus: a review. **(Die Struktur und die Vermehrung des MKS-Virus, ein Überblick.)** Bull. Office int. Épizooties **57** (1962) Nr. 5/6. S. 949-961.
Ausführliche Abhandlung der Untersuchungsergebnisse der letzten Jahre über die Struktur und die Vermehrung des MKS-Virus. A. Heinig. 6342.

Bazin, Hervé; Alfort, École Nat. Vétérin. Action pathogène à l'égard de différentes espèces animales du virus aphteux lapinisé. Comparaison sur oeufs embryonnés du virus C (Loupoigne) normal et lapinisé. **(Pathogene Wirkung**

des lapinisierten MKS-Virus auf verschiedene Tierarten. Vergleichsprüfungen auf Hühnerembryonen mit normalem und lapinisiertem C-Virus [Loupoigne].) Diss. Alfort **1961** 47 S. – 2 Abb., 2 Tab., 129 Lit. K. Reinhardt. 6342.

Schneider, B. und Bengelsdorff, H. J.; Marburg/L., Behringwerke AG. **Über die Ausscheidung eines attenuierten MKS Impfvirusstammes und sein weiteres Verhalten im Verlauf von Rinderpassagen.** Bull. Office int. Épizooties **57** (1962) Nr. 5/6. S. 689-694.
Bei 5 mit dem durch 419 bzw. 421 Kälbernierenkulturpassagen attenuierten A_4-Stamm vaccinierten Rindern wurden täglich Proben von Speichel, Harn bzw. Milch entnommen und mit Hilfe der Gewebekulturtechnik auf Anwesenheit von Impfvirus geprüft. Die Speichelproben waren bis zum 6. und die Milchproben vom 2.-5. Tag p.v. positiv, während virushaltige Harnproben nur bei 2 Rindern ermittelt wurden. Kontaktrinder schieden zwischen dem 2. und 10. Tag nach Versuchsbeginn mit Speichel und Harn Virus aus. Die mit Speichel zweier Kontaktrinder geimpften 4 Tiere schieden gleichfalls, wenn auch nur vereinzelt, ab 4. bis 10. Tag nach der Injektion Virus mit dem Speichel und Harn aus, jedoch erfolgte bei weiteren Kontaktrindern keine Virusausscheidung mehr, und diese Tiere erwarben auch keine Immunität. Alle vaccinierten und die damit in Kontakt gehaltenen sowie die mit Speichel behandelten Rinder waren dagegen absolut immun. A. Heinig. 6342.

Savi, P. und Baldelli, B.; Rome, Min. della Sanità; Perugia, Ist. Zooprofilattico dell'Umbria e delle Marche. La persistance du virus aphteux dans les viandes et dans les produits de charcuterie. **(Die Haltbarkeit des MKS-Virus im Fleisch und in Fleischprodukten.)** Bull. Office int. Épizooties **57** (1962) Nr. 5/6. S. 891-901.
Bei im Virämiestadium geschlachteten Schweinen und Kälbern ist das Virus in allen Geweben und Organen und hält sich bei +4 °C außer in der Muskulatur in allen Organen. In Fleischprodukten wird das Virus rasch inaktiviert. Die Verarbeitung von infiziertem Fleisch zu Fleischwaren garantiert die Inaktivierung des Virus. A. Heinig. 6342.

Uhlmann, Werner; Tübingen, Bundesforsch.-Anst. für Viruskrankh. der Tiere. **Die Persistenz des Maul- und Klauenseuchevirus im Fleisch geschlachteter natürlich und experimentell infizierter Rinder und Schweine.** Bull. Office int. Épizooties **57** (1962) Nr. 5/6. S. 824-833.
Vf. prüfte den Virusgehalt von Bug- und Kniefaltenlymphknoten sowie des Knochenmarkes wegen MKS gekeulter Schweine und experimentell infizierter Rinder. Beim Vorliegen älterer Aphthen gelang der Virusnachweis nicht, dagegen waren die untersuchten Proben von Ferkeln ohne sichtbare Krankheitserscheinungen sowie von experimentell infizierten Rindern fast stets positiv. Danach bildet das Fleisch gekeulter Tiere, die nicht sichtbar erkrankt sind, eine besonders große Gefahr. Durch das „stamping out" mit anschließender Freigabe des Fleisches kann somit gerade das Gegenteil von dem erreicht werden, was eigentlich bezweckt werden sollte. A. Heinig. 6342.

Savi, Paolo, Baldelli, Bruno und Morozzi, Armando; Roma, Min. della Sanità; Perugia, Ist. Zooprofilattico dell'Umbria e delle Marche. Présence et persistance du virus aphteux dans les viandes de porcins et de bovins et dans leurs produits dérivés. **(Der Gehalt und die Haltbarkeit des MKS-Virus im Fleisch der Schweine und Rinder und in den daraus hergestellten Produkten.)** Bull. Office int. Épizooties **57** (1962) Nr. 5/6. S. 853-890.
Die Ergebnisse über die Haltbarkeit des MKS-Virus im Fleisch und in den Organen stimmen mit denen anderer Untersucher überein. In Fleischwaren wird das Virus abgetötet bevor die Ware zum Verkauf kommt. In Wurstwaren (Mortadella, Bratwurst) aus sekundär mit Kulturvirus infiziertem Fleischbrät wird das Virus gleichfalls rasch abgetötet. A. Heinig. 6342.

Brooksby, J. B.; Pirbright, Surrey, England, Res. Inst. (Animal Virus Diseases). International trade in meat and the dissemination of foot-and-mouth disease. **(Der internationale Fleischhandel und die Verbreitung der MKS.)** Bull. Office int. Épizooties **57** (1962) Nr. 5/6. S. 847–852.

Die Umstände, unter denen das Fleisch von Schlachttieren infektiös sein kann, sowie die Möglichkeiten des Überlebens des Virus im Fleisch werden erörtert. Durch den Import von Fleisch aus Afrika sowie die Verimpfung von Lebendvirus hat die Frage neue Bedeutung erlangt. Aus Gebieten, in denen exotische Typen des MKS-Virus vorkommen, sollte in keinem Falle Fleisch importiert werden. Die Gefahr, daß durch Fleisch von mit Lebendvirus geimpften Tieren eine Infektion erfolgen könnte, ist gering, sofern die modifizierten Stämme genügond gefestigt sind. A. Heinig. 6342.

Villegas, P. Miguel; Venezuela, Div. de la Santé Animale. Caractéristiques et conséquences économiques de la fièvre aphteuse en ce qui concerne spécialement le Venezuela. **(Die Charakteristik und die ökonomischen Folgen der MKS in Venezuela.)** Bull. Office int. Épizooties **57** (1962) Nr. 5/6. S. 976–990.

Vf. gibt zunächst eine Übersicht über die Kosten der MKS-Epizootien in anderen Ländern. In Venezuela werden 1950 die direkten und seit 1953 auch die indirekten Kosten, die die MKS verursacht, statistisch erfaßt. An Hand dieser Zahlen wird der hohe ökonomische Wert der systematischen Prophylaxe der MKS in Venezuela bewiesen. A. Heinig. 6342.

Anonym. La fièvre aphteuse en Thaïlande. **(Die MKS in Thailand.)** Bull. Office int. Epizooties 57 (1962). Nr. 5/6. S. 973–975.

Bericht über die Epizootiologie der MKS in Thailand, über die Ergebnisse der Typenbestimmungen im Institut Nong Sarai, über den Einsatz der Vaccine aus Kulturvirus nach Frenkel sowie über Versuche mit Impfstoffen aus Gewebekulturvirus bzw. attenuierten Virusstämmen. A. Heinig. 6342.

Wisniewski, J.; Zdunska-Wola, Pologne, Inst. Vétérin., Lab. de la Fièvre Aphteuse. Teneur en virus aphteux des tissus de bovins déterminée par cultures de tissus. **(Der mit Hilfe von Gewebekulturen ermittelte Gehalt an MKS-Virus in Rinderorganen.)** Bull. Office int. Épizooties **57** (1962) Nr. 5/6. S. 902–907.

Zu verschiedenen Zeiten nach der Schlachtung von Rindern im Virämiestadium wurde der Virusgehalt im Fleisch und in den Organen bestimmt. 48 Std. nach der Schlachtung waren die Muskulatur und das Herz virusfrei, während in verschiedenen Organen wie Lymphknoten, Knochenmark, Fett und venösem Blut trotz des pH 6,2 bis 7,8 der diese Organe umgebenden Muskulatur bis zum 9. Tag MKS-Virus nachgewiesen werden konnte. Der Virusnachweis mit Hilfe der Gewebekultur war sicherer als bei der Verwendung von Meerschweinchen. A. Heinig. 6342.

Goldsmit, L.; Beit Dagan, Israel, Veterin. Inst. Recovery of virus from cattle inoculated with FMD live modified strains (Kemron) and their apparent multiplication and distribution in vivo. **(Die Isolierung von Virus aus Rindern, die mit den modifizierten MKS-Lebendvirus-Stämmen [Kemron] geimpft worden waren und ihre offensichtliche Vermehrung und Ausbreitung in vivo.)** Bull. Office int. Épizooties **57** (1962) Nr. 5/6. S. 789–791.

Die avianisierten Typen O, A, C und Asia I wurden an erwachsene Rinder verimpft und die Isolierung des Virus aus Blut, Milch, Harn und Lymphdrüsen versucht. Im Blut konnte 4–96 Std. p.v. das Virus nachgewiesen werden, während Milch, Harn und Lymphknoten virusfrei waren. Durch den Anstieg der Virustiter im Blut zwischen 24 und 72 Std. p.v. ist die Vermehrung des Impfvirus im Tierkörper erwiesen. Kontaktrinder erkrankten nicht und bildeten auch keine Antikörper. A. Heinig. 6342.

Nobili, Italo; Palermo, Italia, Ist. Sperimentale Zooprofilattico della Sicilia. On the adaptation of foot-and-mouth disease O_{58} virus in calf kidney cultures. **(Über die Adaptation des MKS-Virus O_{58} an Kälbernierenkulturen.)** Bull. Office int. Épizooties 57 (1962) Nr. 5/6. S. 627–633.

Das Virus O_{58} wurde im Jan. 1958 in Ostsibirien isoliert und ist ein neuer Untertyp. Von 15 in Kälbernierenzellkulturen angezüchteten Virusproben erwiesen sich nicht alle als cytopathogen. Die Infektiositätstiter betrugen in Kälbernierenkulturen $10^{-6,5}$ und in Säuglingsmäusen $10^{-7,5}$ pro ml. Das Kulturvirus reagierte in der Komplementbindung mit homologem Serum noch in der Verdünnung 1:2. Monovalente Vaccinen aus O_{58}-Kulturvirus haben sich gut bewährt. A. Heinig. 6342.

Švecov, Ju. F. (Schwezow, Ju. F.); Charkow, Ukrain. Forsch.-Inst. für Exp. Veterinärmed. Reakcija gemagljutynacii z virusom jaščura. **(Hämagglutinationsreaktion mit Maul- und Klauenseuche-Virus.)** Visnyk sil'škogospodarskoï nauky, Kyïv 5 (1962) Nr. 4. S. 90–94. – 2 Tab., 10 Lit. Orig.: ukrain., Ausz.: russ.

Vf. untersuchte das Hämagglutinationsvermögen von Maul- und Klauenseuche-Virus für Rattenerythrozyten. Positive Ergebnisse wurden mit virushaltiger Lymphe von Meerschweinchen und Rind erzielt. Optimal verlief die Reaktion bei Verwendung einer physiologischen Lösung mit pH 5,8–6,5 bei 18–22 °C. Individuelle Unterschiede der Brauchbarkeit der Erythrocyten verschiedener Ratten waren nicht festzustellen. Die Spezifität der Reaktion wird unterstrichen durch die Feststellung, daß Lymphe aus Brandblasen von Rindern und Meerschweinchen nicht zur Agglutination von Rattenerythrocyten führte. S. Wagner. 6345.

Dudnykov, A. I. (Dudnykow, A. I.); Charkow, Ukrain. Forsch.-Inst. für Exp. Veterinärmed. Vyvčennja variantnych i typovych vlastyvostej virusu jaščura. **(Isolierung von Varianten und Typen des Maul- und Klauenseuche-Virus.)** Visnyk sil'škogospodarš'koï nauky, Kyïv 5 (1962) Nr. 6. S. 84–90. — 4 Tab., 4 Lit. Orig.: ukrain., Ausz.: russ.

Eine vom Vf. isolierte Variante des Maul- und Klauenseuche-Virus unterscheidet sich von den deutschen Vergleichsstämmen O_1, O_2 und O_3 und erweist sich als eine neue Variante des Typs O. Ein atypischer oder Mischstamm ist vermutlich ein A-Stamm mit geringem O-Anteil. In spezifischen Hyperimmunseren gegen diesen Virusstamm waren mittels der Komplementbindungsreaktion Antikörper beider Virustypen nachweisbar. Im Verlaufe von Meerschweinchenpassagen wurde das A-Antigen vom O-Antigen unterdrückt. Ein durch besondere Virulenz ausgezeichneter Stamm der bösartigen Form der MKS gehörte zum Typ O. Er ruft auch bei Meerscheinchen schwere Erkrankungen hervor. Die Passagierung auf Meerschweinchen führte zur Abschwächung der pathogenen Eigenschaften. Vf. weist darauf hin, daß die Variabilität des MKS-Virus bei der spezifischen Prophylaxe der Seuche besondere Beachtung verdient. S. Wagner. 6345.

Lambrechts, M. C.; Pretoria, Republic of South Africa, Veterin. Serv. The foot-and-mouth disease position in the Republic of South Africa and its control. **(Die MKS in der Republik Südafrika und ihre Bekämpfung.)** Bull. Office int. Épizooties 57 (1962) Nr. 5/6. S. 908–923.

Bericht über die MKS-Epizootien in der Republik Südafrika seit 1850 und über die Methoden der Bekämpfung. Die Seuche herrscht nicht enzootisch, sondern es handelt sich stets um Neuausbrüche an den Grenzen des Landes, insbesondere in Gebieten mit großen Wildbeständen. In den letzten 60 Jahren wurde weniger als 1% des Landes von der Seuche betroffen. Auch nach natürlicher Durchseuchung konnten niemals Virusträger beobachtet werden. Die strengen Isolierungs- und Kontrollmaßnahmen wurden von 1951–1961 durch die Aphthisation (eine bestimmte Verdünnung des Epidemievirus intramuskulär) ergänzt. Gegen die Typen SAT 2 und 1 wurden gemeinsam mit dem MKS-Institut in Pirbright 134944 Rinder geimpft. Die Nebenerscheinungen waren unbedeutend. Eine Kontaktinfektion empfänglicher Tiere erfolgte dabei nicht. A. Heinig. 6360.

Palacios Garcia, G., Castañeda Garcia, J. und Maldonado Hernandez, A.; Venezuela, Min. de Agric. y Cria, Centro de Investigaciones Veterin. Nuevas investigaciones sobre el virus aftosa avianizado Tipo „O" Cepa Lara de Venezuela. Informaciones preliminares. **(Neue Untersuchungen über das avianisierte MKS-Virus Typ „O" Cepa Lara de Venezuela. Vorl. Mitt.)** Bull. Office int. Épizooties **57** (1962) Nr. 5/6. S. 810–823.
Vff. berichten über ihre Methodik zur Gewinnung avianisierter MKS-Stämme und über die Unschädlichkeitsprüfung an Rindern. Bei vaccinierten Rindern prüften sie den Verlauf der Antikörpertiter. Ferner untersuchten sie den Einfluß des pH und der Temperatur auf die avianisierte Vaccine. A. Heinig. 6360.

Ramyar, H., Amighi, M. und Hessami, H.; Hessarek, Iran, Inst. Razi. La fièvre aphteuse et la méthode de préparation du vaccin anti-aphteux en Iran. **(Die MKS und die Methode der MKS-Vaccineherstellung im Iran.)** Bull. Office int. Épizooties **57** (1962) Nr. 5/6. S. 620–626.
Bericht über die Epizootiologie der MKS im Iran und Beschreibung des Herstellungs- sowie Prüfungsverfahrens der MKS-Vaccinen mit 4–6% Virus von Schafnierenzellkulturen. Die Impfdosis beträgt 20 ml. Die Vaccine enthält 10% Glycerin. A. Heinig. 6360.

Mayr, Anton; Tübingen/N., Bundesforsch.-Anst. für Viruskrankh. der Tiere. **Unschädlichkeit und Wirksamkeit von monovalenten Maul- und Klauenseuche-Lebend-Kulturvaccinen der Typen O, A und C beim Rind.** Bull. Office int. Épizooties **57** (1962) Nr. 5/6. S. 663–674.
Durch Passagen in Nierenzellkulturen vom Kalb oder Rinderembryo wurden MKS-Stämme der Typen O, A und C so abgeschwächt, daß sie als Lebendvirusimpfstoffe geeignet erschienen. Die Unschädlichkeitsprüfungen verliefen bei allen attenuierten Stämmen zufriedenstellend. Nach i.m. Applikation wurden vereinzelt kleine Zungenaphthen, aber nie eine Generalisation beobachtet. Die Wirksamkeitsversuche mit den monovalenten A- und C-Stämmen ergaben eine absolute Immunität der vaccinierten Tiere sowohl gegen homologe als auch heterologe Untertypen. Die Wirksamkeit der beiden O-Lebendvirusvaccinen befriedigte dagegen nicht. Ein ausreichender Schutz bestand nur gegen die homologen Stämme. Es wird vermutet, daß eine Immunisierung beim Typ O gegenüber heterologen Untertypen allgemein schwieriger ist als bei den Typen A und C. A. Heinig. 6360.

Pilz, W.; Köln-Leverkusen, Farbenfabriken Bayer AG, MKS-Stat. **Vergleichende Untersuchungen an Rindern über die Wirksamkeitsdauer trivalenter Maul- und Klauenseuche-Vaccinen aus Nierenzellkulturvirus bzw. Naturvirus.** Bull. Office int. Épizooties **57** (1962) Nr. 5/6. S. 590–594.
Mono- und trivalente Kulturvirusvaccinen erwiesen sich als voll wirksam. Hinsichtlich der Immunitätsdauer erwiesen sich die trivalenten Kulturvirusvaccinen (20% Antigen je Typ, Dosis 30 ml) entsprechenden Impfstoffen aus Naturvirus unterlegen. Die Wirksamkeitsdauer der Kulturvirusvaccinen betrug 3–4 Mon., während Naturvirusvaccinen gegen Typ O 3–5 Mon. und gegen die Typen A und C 8–9 Mon. schützten. A. Heinig. 6360.

Pilz, W.; Köln-Leverkusen, Farbenfabriken Bayer AG, MKS-Stat. **Untersuchungen über die Unschädlichkeit und Wirksamkeit von polyvalenten Maul- und Klauenseuche-Lebendvaccinen bei Rindern.** Bull. Office int. Épizooties **57** (1962) Nr. 5/6. S. 703–708.

Attenuierte Virusstämme verschiedener Typen wurden gemischt und damit Versuchsrinder bi- bzw. trivalent geimpft. Danach erwiesen sich die an sich unschädlichen Stämme in der Kombination teilweise als schwach pathogen, und die Immunität war ungenügend ausgebildet. A. Heinig. 6360.

Mayr, A., Wittmann, G., Dräger, K., Schneider, B., Bengelsdorff, H. J., Pilz, W., Armbruster, O. und Garbe, H. G.; Tübingen/N. Bundesforsch.-Anst. für Viruskrankh. der Tiere; Marburg/Lahn, Behringwerke AG; Köln-Leverkusen, MKS-Stat. der Farbenfabriken Bayer AG. **Unschädlichkeit und Wirksamkeit einer monovalenten Maul- und Klauenseuche-Lebendvaccine — Typ A — beim Rind.** Zbl. Veterinärmed. **9** (1962) Nr. 4. S. 357–370. – 4 Tab., 3 Lit.

Als Lebendvaccine diente in Kälbernierenzellkulturen (KNZK) passagiertes Maul- und Klauenseuche-Virus vom Typ A_4 Westdeutschland. An 39 Rindern (6–12 Mon. alt) wurden Unschädlichkeit und Wirksamkeit der 418.–422., 542. und 558. Viruspassage geprüft. – Die Impfung erfolgte intramuskulär am Hals. Die Impfdosis betrug 1–5 ml (unverdünnt und 1:10 verdünnt). Die Immunität wurde 14 Tage nach der Impfung mittels Tuchlappenmethode geprüft. Die infizierten, vaccinierten Tiere unterlagen 7–10 Tage der klinischen Beobachtung. – Zum Nachweis einer Ausscheidung von Impfvirus wurden 24 Std. nach der Vaccinierung ungeimpfte Ferkel (20–30 kg schwer) und ungeimpfte Rinder zu den Impflingen gestellt und mit diesen nach 13 Tagen auf Immunität geprüft. – Die Lebendvaccine verursachte bei 72% der geimpften Rinder einen Temperaturanstieg zwischen dem 2. und 4. Tage nach der Vaccination und bei 5% geringgradig lokale Veränderungen an Zunge und Oberkiefer. Störung des Allgemeinbefindens konnte bei keinem der Tiere beobachtet werden. – Das Impfvirus wurde im Speichel bis zu 6 Tagen, in der Milch vom 2. bis 5. Tage und im Harn am 2. Tage nach der Impfung nachgewiesen. Die Kontaktrinder und -schweine erkrankten nicht an Maul- und Klauenseuche, obwohl bei den Kontaktrindern im Blutserum neutralisierende Antikörper nachgewiesen werden konnten. Mit zunehmender Passage in KNZK scheint die Kontagiosität des Impfvirus für vollempfängliche Rinder abzunehmen. – Eine Reaktivierung des mit dem Speichel und Harn ausgeschiedenen Impfvirus durch Kontakt und durch intramuskuläre Verimpfung gelang in drei direkten Rind-Rind-Passagen nicht. – Die Lebendvaccine hinterließ eine sehr gute Immunität sowohl gegenüber dem homologen Testvirus als auch gegenüber fünf heterologen Varianten des TypsA ($A_{1,2,3,5,7}$), die vorher auf der Rinderzunge angezüchtet worden waren. Die im Blutserum der Impfrinder gefundenen hohen Titer an virusneutralisierenden Antikörpern waren viel höher als diejenigen, welche nach Impfung mit Formalin-Adsorbatvaccine gefunden wurden. Eine Erhöhung der MKS-Viruspassagen in KNZK führte zu keiner Schwächung der immunisierenden Eigenschaften. D. Weyhe. 6360.

Kobusiewicz, T. und Dziebkiewicz, H.; Zduńska-Wola, Pologne, Inst. Vétérin., Lab. de la Fièvre Aphteuse. Recherches sur l'immunité du bétail vacciné sous la muqueuse avec de petites doses de vaccin anti-aphteux. **(Untersuchungen über die Immunität bei Tieren, die mit kleinen Dosen MKS-Vaccine unter die Schleimhaut geimpft wurden.)** Bull. Office int. Épizooties **57** (1962) Nr. 5/6. S. 968–972.

Die Vaccination mit 1 ml Chinosol-Vaccine unter die Schleimhaut der Oberlippe erzeugt 5 Tage p.v. eine sichere Immunität, die bei Typ O 1 Monat und bei Typ A 3 Mon. anhält. Durch die Revaccination mit normalen Vaccinedosen (s.c.) kann die Immunitätsdauer auf etwa 5–6 Mon. verlängert werden. H. Heinig. 6360.

Mackowiak, C., Fontaine, J., Lang, R., Camand, R. und Petermann, H. G.; Lyon, France, Inst. Français de la Fièvre Aphteuse. Étude de la durée

de l'immunité conférée par le vaccin anti-aphteux aux jeunes bovins. **(Untersuchungen über die Dauer der Immunität bei jungen Rindern nach der Impfung mit MKS-Vaccine.)** Bull. Office int. Épizooties **57** (1962) Nr. 5/6. S. 937–948.
Die Prüfung der Immunitätsdauer sowie die Bestimmung der Antikörpertiter bei nur einmal bzw. wiederholt mit 10 ml trivalenter Saponinkonzentrat-Vaccine geimpften 5–6 bzw. 6–9 Mon. alten Jungrindern ergaben für beide Altersgruppen unterschiedliche Ergebnisse. Die Antikörpertiter bei nur einmal geimpften Tieren unter 6 Mon. lagen an der unteren Grenze der Wirksamkeit. Nach der Revaccination kam es zu einem schwachen, jedoch nur vorübergehenden Antikörperanstieg. Bei Tieren über 6 Mon. erzeugte die erste Vaccination eindeutig Antikörper; das Maximum wurde 21–30 Tage p.v. erreicht. Anschließend erfolgte gleichfalls ein relativ rascher Abfall der Neutralisationstiter. Nach der zweiten Impfung kam es zu einem raschen Antikörperanstieg, dabei spielte der Zeitpunkt der Revaccination keine Rolle, und die Titerwerte entsprachen denen älterer Tiere. Von den unter 6 Mon. alten Tieren waren 3–4 Mon. nach der Revaccination 50–60% geschützt, während die Immunitätsdauer bei der Gruppe der 6–9 Mon. alten Rinder länger war. A. Heinig. 6360.

Nonambuena, M. A., Sennao, U. M. und Gaggero, A.; Rio de Janeiro, Brasil, Centro Panamer. de Fiebre Aftosa. Vacuna contra la fiebre aftosa preparada de virus cultivado en células renales. **(MKS-Vaccine aus Gewebekulturvirus.)** Bull. Office int. Épizooties **57** (1962) Nr. 5/6. S. 618–619.
A. Heinig. 6360.

Zavagli, V.; Rome-Capannelle, Inst. de Zooprophylaxie. Utilisation pratique des vaccins anti-aphteux préparés avec du virus cultivé sur cellules rénales trypsinisées. **(Die praktische Anwendung von MKS-Vaccinen aus Gewebekulturvirus.)** Bull. Office int. Épizooties **57** (1962) Nr. 5/6. S. 651–658.
Zur Herstellung einer wirksamen Vaccine aus Gewebekulturvirus ist es erforderlich, gut immunisierende Stämme auszuwählen, die nie zu viel und nie zu wenig Passagen durchlaufen dürfen. Ferner muß die Trypsination nach einer geeigneten Methode erfolgen und die Nieren müssen von jungen Tieren eines bestimmten Alters stammen. Mit monovalenter C-Vaccine wurden in Süditalien 231050 Rinder vacciniert. Dabei wurde beobachtet, daß innerhalb von 7–8 Tagen eine gute Immunität ausgebildet war, die ca. 12 Mon. anhielt. Die Impfdosis betrug zunächst 20 ml und später 15 ml. A. Heinig. 6360.

Cunha, Raymundo G., Torturella, Ivo, Bernal, Carlos L. und Honigman, Moisés N.; Rio de Janeiro, Brésil, Centre Panamér. de la Fièvre Aphteuse. Quelques aspects de l'application du vaccin antiaphteux à virus vivant atténué. **(Einige Betrachtungen zur Anwendung von MKS-Lebendvirusimpfstoffen.)** Bull. Office int. Épizooties **57** (1962) Nr. 5/6. S. 733–747.
Vor der allgemeinen Einführung der Impfung mit Lebendvirusimpfstoffen galt es, verschiedene Fragen zu klären, wie die des Einflusses auf den Foetus, auf die Milchproduktion, die Konservierung des Impfstoffes und die Variation der pathogenen Eigenschaften. Vff. konnten nachweisen, daß der Impfstoff auch von tragenden Rindern gut vertragen wurde und außerdem die Milchleistung nicht beeinträchtigte. Der mit 20% Glycerinphosphatpuffer konservierte Impfstoff behielt bei +2° bis 6 °C mindestens 300 Tage seine volle Wirksamkeit. Der Stamm erwies sich als stabil, jedoch reagierten Tiere verschiedener Rassen unterschiedlich. A. Heinig. 6360.

Galloway, I. A.; Pirbright, Surrey, England, Res. Inst. (Animal Virus Diseases). Results of the use of two live attenuated strain vaccines, Rho 1 (SAT 2 type) and RV. 11 (SAT 1 type), in controlling outbreaks of foot-and-mouth disease. **(Ergebnisse der Anwendung von zwei Lebendvirusimpfstoffen,**

Rh 1 [Typ SAT 2] und RV 11 [Typ SAT 1] zur Bekämpfung von MKS-Ausbrüchen.) Bull. Office int. Épizooties 57 (1962) Nr. 5/6. S. 748–788.

Ausführlicher Bericht über die Anwendung von zwei MKS-Lebendvirusimpfstoffen in Südafrika. Beide Stämme waren durch Mäusepassagen abgeschwächt worden. Sie erwiesen sich im allgemeinen als sehr gut verträglich, jedoch schwankte der Prozentsatz der Tiere, die nach der Vaccination leichte MKS-Erscheinungen aufwiesen, bei den einzelnen Rinderrassen sehr erheblich (von 0,1–10%). In keinem Falle erfolgte von diesen Reagenten eine Kontaktinfektion empfänglicher, ungeimpfter Tiere. Die vaccinierten Rinder erwiesen sich gegen den nicht abgeschwächten homologen Stamm besser geschützt als gegen das Epizootievirus. Ein Teil der Tiere wurde zur Verbesserung des Impfschutzes zweimal vacciniert. A. Heinig. 6360.

Girard, H. C., Charutamra, U., Supavilai, P. und Smitinondana, P.; Nong Sarai, Thaïlande, Lab. de la Fièvre Aphteuse. Essais de vaccination du boeuf et du buffle avec divers virus aphteux atténués par passages sur souris. **(Untersuchungen über die Vaccination von Rindern und Büffeln mit verschiedenen durch Mäusepassagen attenuierten MKS-Virusstämmen.)** Bull. Office int. Épizooties 57 (1962) Nr. 5/6. S. 792–809.

Der Lebendvirusimpfstoff Typ Asia I aus Pirbright war unschädlich und schützte etwa 50% der Tiere. Der Lebendvirusimpfstoff Typ A, gleichfalls aus Pirbright, war für Rinder völlig unschädlich, jedoch für Büffel teilweise infektiös. Nach der Testinfektion erkrankten alle Rinder, während 63% der Büffel immun waren. Ein in Nong Serai selbst abgeschwächter Epizootiestamm Typ Asia I vom Büffel war sowohl für Rinder als auch für Büffel gut verträglich und immunisierte Büffel gut, schützte jedoch nur 45% der Rinder. Der Zusatz von Saponin minderte die Nebenerscheinungen und erhöhte die immunogenen Eigenschaften, so daß sich dann 882 der Rinder als immun erwiesen. Nach 7 Frenkelkulturpassagen hatte das abgeschwächte Virus seine ursprüngliche Infektiosität für Rinder wieder erlangt.
A. Heinig. 6360.

Leunen, J., Strobbe, R. und Mammerickx, M.; Uccle-Bruxelles, Inst. Nat. de Rech. Vétérin. Contribution à l'étude d'un vaccin anti-aphteux préparé à partir de virus produits en cultures de cellules rénales. **(Beitrag zum Studium von MKS-Vaccinen aus Gewebekulturvirus.)** Bull. Office int. Épizooties 57 (1962) Nr. 5/6. S. 601–614.

Vff. prüften die immunogenen Eigenschaften von MKS-Vaccinen aus auf verschiedene Weise gewonnenem Kulturvirus. Das Virus wurde stets auf Kälbernierenkulturen gezüchtet und der Einfluß des Kulturmediums (Hanks-Lösung, Earle Medium, Medium 199 und modifiziertes Baker-Medium) bzw. des Impfvirus (Virus vom Rind, Frenkel-Virus und Kulturvirus der 80.–100. Passage) auf die immunisierenden Fähigkeiten untersucht. Die Immunitätsprüfungen erfolgten an Meerschweinchen und Rindern. Vaccinen aus Virus von mit modifizierten Baker-Medium gezüchteten und mit Rindervirus beimpften Kulturen erwiesen sich den anderen überlegen.
A. Heinig. 6360.

Lucam, R., Dhennin, L., Dhennin, L. und Fedida, M.; Lyon, École Vétérin., Lab. de Virol. Animale; Alfort, Lab. Centr. de Rech. Vétérin. Essais de vaccination anti-aphteuse intradermique chez le porc. Résultats obtenus au laboratoire. **(Untersuchungen über die intradermale MKS-Schutzimpfung bei Schweinen. Ergebnisse der Laboratoriumsuntersuchungen.)** Bull. Office int. Épizooties 57 (1962) Nr. 5/6. S. 924–936.

Gruppen von je 10 Schweinen im Gewicht von 30–40 kg wurden intradermal mit unterschiedlichen Dosen OAC-Saponin-Konzentrat-Vaccine geimpft und an der Rüsselscheibe oder am Kronensaum infiziert. Die Dosis, die etwa 50%

der Schweine schützt, betrug 10 ml. Die angeblich mit dieser Methode in der Praxis erzielten günstigen Ergebnisse konnten bei Laborversuchen nicht bestätigt werden. A. Heinig. 6360.

Regös, Gyula. Ha ematologiai vizsgálatok lapinizált sertéspestisvírussal oltott házinyulakon. **(Hämatologische Untersuchungen an Kaninchen, die mit lapinisiertem Schweinepestvirus geimpft wurden.)** Magyar Állatorvosok Lapja [Ung. veterinärmed. Bl.] **17** (1962) Nr. 6. S. 205–207. – 2 Abb., 15 Lit. Zus. in Russ., Engl. Aus: Ung. Agrar-Rdsch. **1963** Nr. 1.

Von den mit lapinisiertem Schweinepestvirus geimpften und untersuchten 12 Kaninchen reagierten 7 (58,3%) am 3. bis 4. Tag p.i. mit einem fieberhaften Temperaturanstieg. Die den Kaninchen verabfolgte Virusdosis entsprach derjenigen, die in der Praxis für Schweine vorgeschrieben ist. Die Leukocytenzahl zeigte nach einer Schwankung von einigen Tagen meistens am 8. bis 9. Tag p.i., einen bedeutenden (durchschnittlich 141,5%igen) Anstieg. Anschließend zeigte sich eine milde Leukopenie, um dann die Ausgangswerte zu erreichen oder ihnen nahezukommen. Die Zahl der Erythrocyten fiel auf 50,1% des Ausgangswertes. Kaninchen, zu deren Impfung kontrollweise Milzsuspensionen normaler Kaninchen oder von Kaninchen verwendet werden, denen virulentes Schweinepestvirus injiziert wurde, sowie ungeimpfte Kaninchen zeigten keinen fieberhaften Temperaturanstieg. Die Zahl ihrer roten bzw. weißen Blutkörperchen schwankte innerhalb physiologischer Grenzen. Nach den Versuchsergebnissen des Vf. kann die bei Kaninchen durch das lapinisierte Schweinepestvirus verursachte Impfreaktion durch hämatologische Untersuchungen mit größerer Sicherheit als durch Temperaturmessungen nachgewiesen werden. Die charakteristischen Änderungen im Blutbild der geimpften Kaninchen können auch dann nachgewiesen werden, wenn die Tiere keine fieberhafte Reaktion zeigen. Während der zahlreichen Kaninchenpassagen paßte sich das Schweinepestvirus an den Organismus des Kaninchens an, es veränderte seine Pathogenität und mobilisiert die Abwehrkräfte des Kaninchenorganismus. 6382.

Kulesko, I. J., Tertyšnyk, V. I. und Syzonov, P. K. (Kulesko, I. J., Tertyschnyk, W. I. und Sysonow, P. K.); Charkow, Ukrain. Forsch.-Inst. für Exp. Veterinärmed. Efektyvnyj metod očystky virusu čumy svynej. **(Wirksame Methode der Reinigung des Schweinepestvirus.)** Visnyk sil'śkogospodarśkoï nauky, Kyïv **5** (1962) Nr. 1. S. 108–110. – Orig.: ukrain., Ausz.: russ.

Vff. führten Versuche zur Reinigung und Konzentrierung von Schweinepestvirus aus Organgewebe durch und fanden Möglichkeiten zur Herstellung einer wirksamen Vaccine. Die Untersuchungen ermöglichten die Produktion von Vaccine aus Virus, das in Lungen, Nieren und anderen Organen von Schweinen enthalten war. Dadurch wurde die Vaccineausbeute von jedem Spender bedeutend erhöht. S. Wagner. 6395.

Lysenko, I. P., Cymbal, O. M. und Kul'bačna, M. Z. (Lyssenko, I. P., Zimbal, O. M. und Kulbatschna, M. S.); Charkow, Ukrain. Forsch.-Inst. für Exp. Veterinärmed. Vygotovlennja asocijovanoï vakcyny protyv virusnych chvorob svynej. **(Herstellung von Mehrfachimpfstoff gegen Viruskrankheiten der Schweine.)** Visnyk sil'śkogospodarśkoï nauky, Kyïv **5** (1962) Nr. 5. S. 77–81. – 3 Tab. Orig.: ukrain., Ausz.: russ.

Es wurde festgestellt, daß die ungenügende Wirksamkeit der gleichzeitigen Immunisierung von Schweinen gegen Virusinfektionen nicht durch die Konkurrenz der Antigene bedingt wird, sondern daß als Virusquelle dienendes heterologes Gewebe einen negativen Einfluß auf die Ausbildung der Immunität bei den vaccinierten Tieren ausübt. Die Anwendung eines Zweifachimpfstoffes gegen Schweinepest und Aujeszky'sche Krankheit, der aus homologem, also Schweinegewebe hergestellt wurde, führt zur Ausbildung einer dauerhaften Immunität gegen beide Krankheiten. Ferner ergab sich die Möglichkeit der Herstellung einer MKS-Vaccine für Schweine aus dem Blut an MKS erkrankter Läuferschweine. Das ist von Bedeutung für die Herstellung eines Dreifachimpfstoffes gegen MKS, Aujeszky'sche Krankheit und Schweinepest.

S. Wagner. 6395.

Polikarpov, B. V., Fedotov, P. I. und Rudnev, A. A. (Polikarpow, B. W., Fedotow, P. I. und Rudnew, A. A.); Rayon Ljuberzy, Gebiet Moskau. Opyt profilaktiki čumy svinej. **(Ein Versuch zur Prophylaxe der Schweinepest.)** Veterinarija, Moskva **39** (1962) Nr. 8. S. 34–37.

Vff. versuchten die Anwendung der „lapinisierten Virustrockenvaccine" (ASW) in einigen Großmästereien des Moskauer Gebietes, die durch ständige Verwertung von Küchenabfällen immer in der Gefahr einer Schweinepestinfektion leben. Es wurde früher mit Kristall-Violett-Vaccine (KVV) geimpft. Diese erzeugt bei den Schweinen eine gute und langanhaltende Immunität ohne Nebenerscheinungen. — Die ASW wurde nun an 3 Gruppen von Schweinen geprüft. Saugferkel und Läufer bis zu 40 kg wurden 2mal mit 2–3 ml s.c. KVV vacciniert. Eine nach 30–45 Tagen durchgeführte Revaccinierung mit 2 ml ASW in Verdünnung 1:100 rief eine langanhaltende Immunität ohne Nebenerscheinungen hervor. Die dritte Gruppe umfaßte Läufer über 40 kg; sie erhielten nur eine einmalige Dosis von 5 ml KVV und wurden anschließend wie oben erwähnt mit ASW vacciniert. Auch hier waren die Ergebnisse die gleichen. Zusammenfassend konnte festgestellt werden, daß die ein- oder zweimalige Vaccinierung (dosiert nach Alter und Gewicht) mit nachfolgender Revaccinierung mit ASW alle Betriebe eines Bezirkes für den Verlauf von 2 Jahren vor der Schweinepest schützt. E. Wittmann. 6395.

Luk'jančuk, I. N. (Lukjantschuk, I. N.) Odnovremennye privivki svinej protiv roži i čumy. **(Die gleichzeitige Impfung der Schweine gegen Rotlauf und Schweinepest.)** Veterinarija, Moskva **39** (1962) Nr. 8. S. 39–40.

1957 begann Vf., versuchsweise eine kleinere Anzahl von Schweinen in einer Kolchose gleichzeitig gegen Rotlauf und Schweinepest zu vaccinieren (Kristall-Violett-Vaccine und Rotlaufformolvaccine). Die Reaktion der Schweine war nicht schlecht, d. h. es waren keine Nebenwirkungen zu bemerken. Daraufhin wurde der Versuch an einer größeren Anzahl Schweine verschiedenen Alters und Futterzustandes wiederholt. Die Ergebnisse blieben die gleichen. Beide Vaccinen wurden subcutan verabreicht, die eine auf der linken Seite, die andere auf der rechten Seite hinter dem Ohr. Es wurde zweimal mit 10tägigem Intervall vacciniert. Seit April 1957 mußte von den Tierärzten des Bezirkes die doppelte Vaccinierung angewendet werden. So wurden geimpft: 1957 — 4958 Tiere; 1958 — 14507 Tiere; 1959 — 14514 Tiere; 1960 — 8193 Tiere. Bei der Futterumstellung der Läufer (im 2.–6. Monat) wurden keine Rotlauf- und Schweinepesterkrankungen festgestellt. Die geschaffene Immunität der Tiere gegen beide Seuchen ist fest und beständig.

E. Wittmann. 6395.

Claxton, B. A.; Hook Rise, Tolworth, Surbiton, Surrey, Min. of Agric. Swine fever (crystal violet) vaccine and the registered vaccinated herds scheme. **(Schweinepestvaccine und ein Schema zur Registrierung vaccinierter Herden.)** Veterin. Rec. **74** (1962) Nr. 12. S. 355–357. — 4 Tab.

Nach ausgedehnten Feldversuchen wurde vom Central Veterinary Laboratory Weybridge eine brauchbare Kristallviolettvaccine (KVV) hergestellt und ab 1947 an die Tierärzte verkauft. Die verbrauchte Vaccinemenge stieg bis 1951 ständig an. 1951 fanden Konsultationen zwischen dem Britischen Landwirtschaftsministerium und der National Veterinary Medical Association statt, um einen Plan zum Einsatz der KVV auszuarbeiten. Durch Festlegung von Standardgebühren für die Vaccinierung und durch Vereinigung der Schweinezüchter hoffte man eine Erhöhung der Zahl der vaccinierten Schweine zu erreichen. Dieser erste Plan kam nicht zur Anwendung, und die Zahl der vaccinierten Tiere verringerte sich wieder erheblich. In erneuten Verhandlungen mit der British Veterinary Association und der National Farmer's Union sollten die Bedingungen für einen strengeren Vaccinierungsplan geschaffen und das Ministerium für die Durchführung einer strengen Kontrolle aufgefordert werden. Das verbesserte Vaccinierungsschema sollte ab 1.4.1962 zur Durchführung gelangen. H. Bergmann. 6395.

Maevskij, A. D. (Majewski, A. D.); Pskow, Veterin.-Bakteriol. Lab. Primenenie suchoj lapinizirovannoj avirulentnoj virusvakciny (ASV) protiv čumy svinej. **(Die Anwendung der avirulenten, lapinisierten Virustrockenvaccine [ASW] gegen die Schweinepest.)** Veterinarija, Moskva **39** (1962) Nr. 8. S. 37–39.
In einer Sowchose brach im Juli vergangenen Jahres, unter einem Schweinebestand von 11454 Schweinen, die Schweinepest aus. Die Tiere waren in 3 Lagern untergebracht. Im Lager 3 brach die Schweinepest unter den Ferkeln aus, es folgten die Muttertiere. Die älteren Tiere waren durch zweimalige Vaccinierung mit Kristallviolettvaccine (KVV) geschützt. Nach einleitenden hygienischen Maßnahmen (Quarantäne, Desinfektion usw.) wurde bei sämtlichen kranken und klinisch gesunden Schweinen die Temperatur täglich zweimal gemessen. 7453 Schweine der Lager 1 und 2 wurden mit ASW einmal vacciniert. Am 5. und 6. Tage post vacc. traten Temperaturerhöhungen auf. Schweine aus Lager 3, die eine erhöhte Temperatur zeigten, bekamen Schweinepestimmunserum und Antibiotica (Terramycin, Streptomycin und Penicillin). Zusätzlich wurde an den gesamten Bestand Biomycin verfüttert. Klinisch gesunde Schweine aus diesem Lager wurden mit 40 ml Serum und 2 ml ASW geimpft. Eine Gruppe von 68 Ferkeln, die im Wachstum zurückblieb, erhielt 30–40 ml Serum und täglich dreimal 15–20000 IE Penicillin. Von diesen wurden nach 10 Tagen 29 getötet und in gekochtem Zustand im eigenen Betrieb an Hühner verfüttert. Eine andere Gruppe (40 Sauen, 377 Ferkel) mit Temperaturen von 41,5–42° bekam Serum (Sauen 300 ml, Ferkel 40 ml) und Antibiotica (Sauen 300–500000 IE Penicillin, Ferkel 10–20000 IE) 2–3mal täglich. Am 2. und 3. Tage bekam die Tiere wasserlösliches Terramycin (Sauen 20–40 ml, Ferkel 10–20 ml) i.m.; am 4. Tage wurde die Serumgabe wiederholt. Eine Gruppe von 17 Muttertieren (4–7 Tage vor dem Ferkeln) war klinisch gesund und erhielt ASW. Die 17 Sauen brachten 128 gutentwickelte Ferkel. 20 Sauen mit 4 Wochen alten Ferkeln wurden mit ASW vacciniert, es war keine Störung in der Entwicklung der Ferkel festzustellen. Insgesamt starben oder wurden getötet in der Sowchose Rodina 178 Schweine (= 1,5%), die mit ASW vacciniert worden waren.
E. Wittmann. 6395.

Pogonjajlo, G. F. (Pogonjailo, G. F.); Leningrad, Veterinärmed. Forsch.-Inst. Profilaktika čumy porosjat-sosunov. **(Die Prophylaxe der Schweinepest bei Saugferkeln.)** Veterinarija, Moskva **39** (1962) Nr. 10. S. 39-42. – 1 Tab. Zus. in Engl.
Vf. untersuchte die Immunität gegen Schweinepest bei Saugferkeln, deren Mütter mit einer avirulenten, lapinisierten Trockenvirusvaccine während der Trächtigkeit immunisiert worden waren. Die Saugferkel solcher Muttertiere weisen bis etwa zum 9.–12. Tage nach der Entwöhnung eine solide Immunität auf. Die Vaccinierung der Sauen mit der Lebendvirusvaccine am Ende des zweiten oder zu Beginn des dritten Trächtigkeitsmonats zeigt keinen negativen Einfluß auf die weitere Entwicklung der Ferkel. S. Wagner. 6395.

Ten, M. P. und Krivošeev, V. F. (Ten, M. P. und Kriwoschejew, W. F.); Fernöstl. Veterinärmed. Forsch.-Inst. O vakcinacii porosjat-sosunov protiv čumy. **(Über die Vaccinierung von Saugferkeln gegen Schweinepest.)** Veterinarija, Moskva **39** (1962) Nr. 9. S. 31.

Saugferkel wurden mit einer avirulenten lapinisierten Trockenvirusvaccine gegen Schweinepest vacciniert. Eine zweimalige Impfung in einem Abstand von 30–50 Tagen schuf eine gute und dauerhafte Immunität. Dabei wurde die Vaccinedosis um das 1,6fache verringert im Vergleich zur sonst üblichen Vaccination (0,3 ml in einer Verdünnung von 1:12). Zur Vermeidung von Pneumonien wurde der Impfstoff nicht am Hals, sondern in der Beckengegend appliziert. Die Versuche wurden unter Labor- (111 Tiere) und Praxisbedingungen (1149 Tiere) durchgeführt. Die Immunität währte über 12 Monate.
S. Wagner. 6395.

Weide, Kenneth D., Sanger, V. L. und Lágáce, A.; Wooster, O., Agric. Exp. Stat., Dep. of Veterin. Sci. Inoculation of baby pigs with lapinized hog cholera vaccine (1 ml). **(Die Impfung von Saugferkeln mit einer lapinisierten Schweinepestvaccine [1 ml].)** J. Amer. veterin. med. Assoc. **141** (1962) Nr. 4. S. 464–469.

Eine Vaccinierung neugeborener Ferkel, die bei immunen Mutterschweinen säugen, mit einem lapinisierten Schweinepestvirus (SPV) wird reaktionslos vertragen. Der Impfschutz bleibt 7–9 Wochen in ausreichender Höhe erhalten, nimmt aber zu einem späteren Zeitpunkt rasch ab. Eine Testinfektion ruft bei den vaccinierten Tieren Temperaturerhöhung und Leukopenie zusammen mit einer Änderung der Zusammensetzung der Bluteiweißkörper hervor.
H. Bergmann. 6395.

Weide, Kenneth D. und Sanger, V. L.; Wooster, O., Agric. Exp. Stat., Dep. of Veterin. Sci. Inoculation of baby pigs with lapinized hog cholera vacine (2 and 4 ml). **(Die Impfung von Saugferkeln mit einer lapinisierten Schweinepestvaccine [2 und 4 ml].)** J. Amer. veterin. med. Assoc. **141** (1962) Nr. 4. S. 470–475. – Vgl. vorst. Ref.

311 neugeborene oder 4 Tage alte Ferkel von immunen Muttertieren vertrugen eine Impfung mit 2 bzw. 4 ml einer lapinisierten Schweinepestvaccine ohne Reaktionen. Diese Immunität blieb bis 120 Tage nach der Vaccinierung erhalten. Wurden neugeborene oder 4 Tage alte Ferkel von nichtimmunen Muttertieren mit der lapinisierten Schweinepestvaccine geimpft, so verendeten diese Tiere am 7. Tag post vaccinationem mit den Zeichen einer akuten Schweinepest.
H. Bergmann. 6395.

Werkman, N. F.; s'-Gravenhage. Rabies. **(Tollwut.)** Tijdschr. Diergeneeskunde **87** (1962) Nr. 21. S. 1362–1367. – 2 Abb.

Vf. gibt einen Überblick über die Tollwutsituation in den Niederlanden im Vergleich mit bekannten Daten aus anderen europäischen Ländern (Tschechoslowakei, Westdeutschland und Deutsche Demokratische Republik). Epidemiologische und veterinärhygienische Gesichtspunkte werden diskutiert.
W. Wittmann. 6412.

Nižnánský, Fr.; Bratislava, Lab. Exp. Veterin. PČSAPV. Prírodné zdroje besnoty. **(Naturquellen der Tollwut.)** Českoslov. Epidemiol., Mikrobiol., Imunol. **11** (1962) Nr. 4. S. 254–259. – 55 Lit.

Die Tollwutquellen sind in einzelnen Staaten verschieden. In wirtschaftlich und kulturell fortgeschrittenen Staaten tritt die Tollwut vor allem bei frei lebenden Tieren, besonders bei Wölfen, Füchsen, Schakalen, Fledermäusen, beim Hochwild usw. auf. Aufzeichnungen über das Vorkommen der Tollwut in den einzelnen Staaten bei verschiedenen Tierarten werden übersichtlich angeführt. In der Tschechoslowakei trat die Tollwut nach dem zweiten Weltkrieg vor allem beim Wild der böhmischen Grenzgebiete und in den letzten Jahren in der Ostslowakei auf, wohin sie von Wölfen eingeschleppt wurde. Im Winter 1958–1959 und im Sommer 1960 haben dort die Wölfe in der Gegend

von Humenné die größte Epizootie der Wiederkäuer verursacht. Zum Schluß werden Maßnahmen zur Tilgung der Tollwut vorgeschlagen.
B. Hamzová. 6412.

Pohl, Ingrid; Berlin, Humboldt-Univ., Veterinärmed. Fak., Inst. für Staatsveterinärkunde. **Beitrag zur Verbreitung der Tollwut auf dem Gebiet der DDR.** Diss. Berlin **1963** 50 S. – 28 Abb., 66 Lit.
Im Weltmaßstab tritt die Tollwut überall mit Ausnahme von Australien, Neuseeland, den Koralleninseln im östlichen Stillen Ozean, Französisch-Polynesien und den Hawaii-Inseln auf. Einigen Ländern gelang es, durch strenge Bekämpfungsmaßnahmen, infolge günstiger geographischer Lage und, sofern es sich um Länder mit reiner Hundetollwut handelte, durch präventive Hundeimpfung die Tollwut weitestgehend zu tilgen. – Das Seuchengeschehen auf dem Gebiet der DDR in den Jahren 1957–1960 wird an Hand statistischer Angaben und graphischer Darstellungen aufgezeichnet. Es wird festgestellt, daß der Fuchs Hauptträger der Seuche ist, daß der Hund als Infektionsquelle für den Menschen nach wie vor an erster Stelle steht und daß der Seuchenverlauf im Jahr 1960 einen steten Anstieg verzeichnet. Innerhalb der DDR ist die Tollwut in allen Bezirken, etwas stärker jedoch in den waldreichen, gebirgigen südlichen Gebieten verbreitet. Natürliche Grenzen (z. B. Flüsse), die der Tollwutausbreitung entgegenstehen könnten, gibt es nicht. Die Bekämpfung der Tollwut muß sich vor allem gegen den Hauptvirusträger, den Fuchs, richten. Diese Bekämpfung sollte in der ganzen DDR durchgeführt werden, ohne Ausschluß bestimmter Gebiete. Für die Bekämpfung der Tollwut unter den Haustieren reichen die tierseuchengesetzlichen Bestimmungen aus, wenn auf strenge Einhaltung dieser Bestimmungen geachtet wird und die Beobachtungszeit für ansteckungsverdächtige Hunde sich auf den Zeitraum von 5 Mon. (statt bisher 3 Mon.) erstreckt. Auf eine Schutzimpfung der Hunde muß in der DDR so lange verzichtet werden, wie es nicht gelingt, den Fuchsbestand weitestgehend zu dezimieren. E. Wiesner. 6412.

Malygin, S. A., Družkov, I. D. und Smirnov, A. P. (Malygin, S. A., Drushkow, I. D. und Smirnow, A. P.); Gorki, Wiss. Inst. für Veterinärhyg. Bešenstvo krupnogo rogatogo skota. **(Tollwut bei Rindern.)** Veterinarija, Moskva **39** (1962) Nr. 9. S. 22-23.
An Hand der innerhalb eines längeren Zeitraumes (Juli 1960 – März 1961) bei insgesamt 58 Rindern diagnostizierten Tollwutfälle werden klinische und diagnostische sowie epizootiologische und prophylaktische Gesichtspunkte auf Grund der festgestellten Besonderheiten näher erörtert.
W. Wittmann. 6415.

Almeida, J. D., Howatson, A. F., Pinteric, L. und Fenje, P.; Toronto, Canada, Univ., Dep. of Med. Biophysics; Ontario Cancer Inst., Div. of Biol. Res.; Univ., Connaught Med. Res. Lab. Electron microscope observations on rabies virus by negative staining. **(Elektronenmikroskopische Beobachtungen am Tollwutvirus durch die Negativkontrastierung.)** Virology **18** (1962) Nr. 1. S. 147-151. – 3 Abb., 13 Lit.
Mit Tollwut-Virus fixe beimpfte Hamsternierengewebekulturen wurden an verschiedenen Tagen p.i. zentrifugiert und die Pellets für elektronenoptische Zwecke präpariert. Mit Hilfe der Negativkontrastierung gelang es dann, Viruspartikel in den Zellen sichtbar zu machen. Gewisse morphologische Übereinstimmungen mit Viren anderer Virusgruppen (Newcastle disease) werden diskutiert. W. Wittmann. 6412.

Wittmann, W., Kokles, R., Wagner, S., Vetterlein, W. und Knorre, D. von; Insel Riems, Friedrich-Loeffler-Inst. der Dtsch. Akad. der Landwirtsch.-Wiss. zu Berlin. **Zur Frage der latenten Tollwut bei wildlebenden Kleinsäugern (Insectivora und Rodentia). 1. Mitt. Tierexperimentelle, serologische und**

histologische Untersuchungen mit besonderer Berücksichtigung der Tollwut. Arch. exp. Veterinärmed. **16** (1962) Nr. 5. S. 895-903. – 5 Abb., 1 Tab., 26 Lit.

Da dem Fuchs als Hauptverbreiter der Tollwut besonders wildlebende Kleinsäuger als Nahrung dienen, ist die Frage nach einem eventuellen Tollwutvirusreservoir unter Wildmäusen häufig diskutiert, aber noch nicht einwandfrei entschieden worden. In tierexperimentellen, histologischen und serologischen Untersuchungen mit dem Material von 696 gefangenen wildlebenden Mäusen und Spitzmäusen aus einem mit Tollwut verseuchten Gebiet konnte in keinem Falle Tollwutvirus nachgewiesen werden, so daß sich keine Hinweise dafür ergaben, daß den Mäusen als Tollwutreservoir eine Bedeutung zukommt. W. Wittmann. 6412.

Lazarev, P. S., Fedorov, A. I., Buchtilov, F. N., Pavlov, P. I., Zaslonov, M. S. und Plechanov, B. P. (Lasarew, P. S., Fjodorow, A. I., Buchtilow, F. N., Pawlow, P. I., Saslonow, M. S. und Plechanow, B. P.); Troizk, Veterinärmed. Inst. Nekotorye osobennosti tečenija bešenstva u krupnogo rogatogo skota. **(Einige Besonderheiten des Verlaufs der Tollwut bei Rindern.)** Veterinarija, Moskva **39** (1962) Nr. 9. S. 20-22.

Vff. konnten bei einigen Rindern Tollwut mit wenig typischen Symptomen beobachten. Da der Nachweis Negrischer Körperchen nicht in allen Fällen möglich ist, ist die einwandfreie Diagnose nur durch den Tierversuch zu stellen. Epidemiologische und prophylaktische Gesichtspunkte werden diskutiert. W. Wittmann. 6420.

Mitičkin, G. S. und Tkačenko, N. I. (Mititschkin, G. S. und Tkatschenko, N. I.) Do pytannja pro vnutriškirnu vakcynaciju protyv skazu. **(Über die intracutane Vaccination gegen Tollwut.)** Visnyk šil'škogospodarškoï nauky, Kyïv **5** (1962) Nr. 4. S. 95-97. – 1 Tab. Orig.: ukrain., Ausz.: russ.

Es wurde festgestellt, daß die intracutane Immunisierung gegen Tollwut eine bedeutende Verringerung der Impfstoffdosis ermöglicht und gleichzeitig die Wirksamkeit der Vaccinierung erhöht. Die Impfung muß so schnell wie möglich nach dem Biß eines tollwütigen Tieres erfolgen und sollte im Verlaufe von 7 Tagen bei unbedeutenden Bißwunden einmal täglich, bei schwereren Verletzungen oder Bißwunden am Kopf zweimal täglich (morgens und abends) durchgeführt werden. Der verwendete Impfstoff muß intracutan an beiden Seiten des Halses appliziert werden, für Pferde und erwachsene Rinder beträgt die Dosis 2 ml, für Jungtiere 1 ml. S. Wagner. 6425.

Camara, Thiécoura; Alfort, École Nat. Vétérin. Recherches sur les relations antigènes et immunigènes des virus de la maladie de carré et de la peste bovine. **(Untersuchungen über die antigenen und immunogenen Eigenschaften des Staupe- und des Schweinepestvirus.)** Diss. Alfort **1961** 75 S. – 9 Tab., 38 Lit. K. Reinhardt. 6432.

Howell, D. G.; Greenford, Glaxo Lab. Vaccination of the dog. **(Die Vaccinierung der Hunde.)** Veterin. Rec. **73** (1961) Nr. 3. S. 46-50.

In einer kritischen Einschätzung nimmt Vf. zum gegenwärtigen Stand der aktiven Immunisierung gegen Staupe, Virushepatitis und Leptospirose der Hunde Stellung. H. Mielke. 6445.

Ackermann, O.; Marburg/L., Behring-Werke AG. **Serologische Überprüfung des Impfeffektes nach Anwendung von Candur S und Candur SH in der tierärztlichen Praxis.** Tierärztl. Umschau **17** (1962) Nr. 11. S. 393-395.

Es wird über Immunisierungsergebnisse nach Verimpfung mit einem an Hundenierenepithel adaptierten Staupevirus und einer Staupe-Hepatitis-Vaccine berichtet. Candur S besteht aus einem apathogenen Staupevirus der 70.

Hundenierenepithelgewebspassage und Candur SH stellt eine Kombination zwischen dem apathogenen Staupevirus und einem inaktivierten H.c.c.-Virus dar. Der Neutralisationstest weist auf eine gute immunisatorische Wirkung beider Präparate hin. Nach der Vaccinierung mit Candur SH wird nicht nur ein hoher Schutzwert gegen die Hepatitis contagiosa canis, sondern auch eine verstärkte Schutzwirkung gegen Staupe erreicht. H. Bergmann. 6445.

Nikitin, M. G.; Charkow, Zootechn. und Veterinärmed. Inst. Džerela i pošyrennja chvoroby aueski v pryrodi. **(Auftreten und Verbreitung der Aujeszky'schen Krankheit in der Natur.)** Visnyk sil'škogospodarškoï nauky, Kyïv 5 (1962) Nr. 4. S. 119-120. – Orig.: ukrain., Ausz.: russ.
Nach den Feststellungen des Vf. müssen Schweine nach Durchseuchung mit Aujeszky'scher Krankheit zusammen mit wildlebenden Nagetieren als das hauptsächliche Virusreservoir in der Natur angesehen werden. Es besteht demzufolge die Gefahr enzootischer Ausbreitung der Krankheit und die Möglichkeit der Virusverschleppung in nichtverseuchte Tierbestände. Eine Korrektur der in Prophylaxe und Bekämpfung der Aujeszky'schen Krankheit angewendeten Maßnahmen ist aus diesem Grunde erforderlich.
S. Wagner. 6458.

Toneva, V. und Ivanov, I. (Tonewa, W. und Iwanow, I.) Polučavane serum protiv bolesta na Aueski ot kone s antigen prečisten virus na bolestà na Aueski. **(Serumgewinnung gegen die Aujeszky'sche Krankheit aus Pferden mit antigenbereinigtem Virus der Aujeszky'schen Krankheit.)** Izvestija na Centralnija veterinaren institut za zarazni i parazitni bolesti, Sofija 4 (1962) S. 65-70. – 1 Tab., 8 Lit. Zus. in Russ., Engl.
Gewonnen wurde Serum von hohem Titer mit nach der modifizierten Jansen-Methode gereinigten, als Antigen verwendeten Virus der Aujeszky'schen Krankheit. Die Titration nach den Methoden von Perminow und Demtschenko hatte folgendes Ergebnis: 1 cm³ von diesem Serum kann 1000 DL Virus neutralisieren. Z. Tomow. 6458.

Šinjanskij, K. A. (Schinjanski, K. A.); Donezk, Veterin.-Bakteriol. Gebietslab. O bolezni Aueski u svinej. **(Über die Aujeszky'sche Krankheit bei Schweinen.)** Veterinarija, Moskva 39 (1962) Nr. 10. S. 42-44.
Nach den Feststellungen des Vf. stellen Schweine nach ihrer Durchseuchung mit Aujeszky'scher Krankheit neben Nagetieren das wesentlichste Virusreservoir dar. Einzelne Tiere können das Virus bis zu 6 Mon. beherbergen. Es kommt zu enzootischen Erkrankungen in den betreffenden Schweinebeständen, wobei das Virus 10-15 Jahre lang in bestimmten Wirtschaften nachweisbar bleibt. Durch Übertragung der Immunität von der Mutter auf die Saugferkel sowie durch Schutzimpfungen bildet sich eine latente Form der Infektion heraus, die, wie Vf. an verschiedenen Beispielen zeigt, bei Umsetzung gesund erscheinender Tiere zur Virusverschleppung in nichtverseuchte Bestände führt. In den latent verseuchten Beständen kommt es zu einer Abschwächung des Virus, nach Verschleppung in nicht verseuchte Bestände bildet sich die ursprüngliche Pathogenität wieder aus. Auf Grund seiner Erfahrungen schlägt Vf. eine Reihe von Maßnahmen zur wirksamen Bekämpfung der latenten Form der Aujeszky'schen Krankheit bei Schweinen vor.
S. Wagner. 6458.

Renaudat, Claude; Alfort, École Nat. Vétérin. Effects du chlorhydrate de tétracycline sur des porcs inoculés expérimentalement avec le virus de P.A.V. porcine: Notion de prémunition. **(Die Wirkung von Tetracyclinchlorid auf mit dem Virus der infektiösen Pneumonie experimentell infizierte Schweine. Der Begriff der Praemunität.)** Diss. Alfort 1962 54 S. – 8 Abb., 16 Lit.
K. Reinhardt. 6485.

Sicard, Henri; Alfort, École Nat. Vétérin. Essais expérimentaux sur la prévention et le traitement de la pneumonie à virus du porc par le chlorhydrate de tétracycline per os. **(Experimentelle Untersuchungen über Vorbeuge und perorale Behandlung der Viruspneumonie des Schweines mit salzsaurem Tetracyclin.)** Diss. Alfort 1962 42 S. — 5 Abb., 16 Lit.

K. Reinhardt. 6485.

Carmichael, Leland E., Lee, Robert C. T. und Barnes, Frances, D.; Ithaca, N. Y., Cornell Univ., New York State Veterin. Coll., Veterin. Virus Res. Inst. Serological activities of antigenic components of infectious canine hepatitis virus. **(Serologische Aktivitäten antigener Komponenten des infektiösen Hundehepatitis-Virus [Infectious canine Hepatitis Virus: ICHV].)** Cornell Veterinarian 52 (1962) Nr. 1. S. 122-132. — 1 Abb., 3 Tab., 18 Lit. ICH-Virus-Antigene, die aus infizierten Hundenierenzellkulturen stammten, werden in wenigstens 2 Komponenten aufgelöst. Nach Zentrifugation zeigte der Überstand komplementbindende Aktivität und vermochte gegerbte Schaferythrocyten zu sensibilisieren, während der Bodensatz infektiöses Virus enthielt und Geflügelerythrocyten agglutinierte. Elektronenoptische Aufnahmen des Hundehepatitisvirus zeigten nach Adsorption und Elution aus Geflügelerythrocyten polyedrische Partikel von 3 Größen. Die größten Teilchen waren 55-60 mμ im Durchmesser, die zweitgemessenen 35-40 mμ und die dritten waren annähernd 22-28 mμ groß. Diese Teilchen zeigten keine komplementbindende Antigen-Aktivität, wenn man sie mit Immunserum testete. Sie waren aber infektiös und agglutinierten Geflügelerythrocyten. Es erschien den Vff. für möglich, daß das Virusantigen, an gegerbte Schaferythrocyten adsorbiert, auch in der Komplementbindungsreaktion mit beteiligt war und daß Infektivität und das Geflügelzellagglutinin Manifestationen der gleichen Einheit waren.

W. Winkler. 6485.

Nazarov, Viktor Petrovič. **Bešenstvo životnych.** (Tollwut der Tiere.) Moskva: Sel'chozgiz. 1961. (159 S.) 8°. DM 1,10. (1962 A 390)

XII. TUBERKULOSE UND IHRE BEKÄMPFUNG

Nikanorov, B. A. (Nikanorow, B. A.); Kusminki, Gebiet Moskau, Unions-Inst. für Exp. Veterinärmed., Lab. zum Studium der Tuberkulose und Paratuberkulose. Belki i morfologija krovi krupnogo rogatogo skota, zaražennogo vozbuditelem tuberkuleza ptič'ego tipa. **(Eiweißstoffe und Morphologie des Blutes beim Rind nach Infektionen mit dem Erreger der Geflügeltuberkulose.)** Trudy Vsesojuznogo instituta ėksperimental'noj veterinarii, Moskva 26 (1962) S. 102-106. — 12 Lit.
Nach einer kurzen Zusammenstellung des Schrifttums zu diesem Thema beschreibt Vf. seine labortechnischen Untersuchungen, die er über einen Zeitraum von 18 Monaten bei mit dem Erreger der Geflügeltuberkulose infizierten Rindern vorgenommen hat. Da die Geflügeltuberkulose beim Rind gutartig unter dem Bilde einer latenten Infektion verläuft, folgert Vf. daraus, daß der Organismus des Rindes gegen diese Infektion eine hohe Widerstandsfähigkeit hat. Diese Annahme wird bestätigt durch die unbedeutende Erhöhung der β- und besonders der γ-Globuline, obwohl eine Erhöhung des Gesamt-Eiweiß-Gehaltes des Blutserums, besonders der α-Globuline vorliegt. Nach Ansicht des Vf. soll eine Korrelation bestehen zwischen der Menge der β- und γ-Globuline und der Ausbreitung der Tuberkulose-Infektion im Tierkörper. Außerdem treten Veränderungen der Serum-Eiweiß-Bestandteile sowie der morphologischen Bestandteile des Blutes auf, je nach der Art des Infektionsweges (relativ stark z. B. bei peroraler Ansteckung). Abschließend stellt Vf. fest, daß die schnelle Erhöhung der α-Globuline nach der Infektion für entzündlich-destruktive Prozesse mit lokalem Charakter im Organismus spricht.

E. Werner. 6517.

Loewe, Horst-Helmut; Berlin, Humboldt-Univ., Veterinärmed. Fak., Staatl. Veterinärmed. Prüfungsinst. **Vergleichende Untersuchungen zur Diagnostik der Geflügeltuberkulose mit Hilfe der Frischblutschnellagglutination und der Tuberkulinkehllappenprobe.** Diss. Berlin **1963** 131 S. – 6 Tab., 112 Lit.

Die zunehmende Verbreitung der Hühnertuberkulose erfordert eine Verbesserung der Tuberkulose-Diagnostik. Die bisher übliche Tuberkulinkehllappenprobe (TKP) hat nur die Bedeutung eines Herdentestes und ist wegen ihrer Fehlerbreite als diagnostische Untersuchung am Einzeltier unsicher. Besonders in den letzten Jahren beschäftigten sich viele ausländische Untersucher damit, durch Erforschung der Möglichkeiten für die Frischblutschnellagglutination (FSA) und Serumschnellagglutination (SSA) die Tuberkulose-Diagnostik zu verbessern. Während die SSA eine Laboruntersuchung darstellt, kann die FSA unter Berücksichtigung bestimmter Faktoren in der Praxis ausgeführt werden. Vordringliches Ziel der Untersuchungen war es, vor allem unter Praxisverhältnissen die Leistungsfähigkeit der FSA gegenüber der TKP festzustellen. Die Ergebnisse wurden pathologisch-anatomisch kontrolliert. Insgesamt wurden 821 Hühner untersucht, wobei insgesamt zehn in- und ausländische Antigene für die FSA zur Verfügung standen. Während acht Antigene die Reaktionssicherheit der TKP nicht erreichten, wurde sie von zweien übertroffen. Doch auch diese erreichten nicht die gewünschte Sicherheit eines Diagnosticums, weil sie einen zu hohen Prozentsatz unspezifischer Reaktionen aufwiesen. Nach den vorliegenden Ergebnissen ist die TKP als diagnostische Untersuchung z. Z. noch für die Praxis am geeignetsten, zumal ihre unspezifische Reaktion nur kaum 3% beträgt. Ihre Sicherheit kann durch eine strengere Beurteilung der Kehllappenreaktion (pos. Reaktion ab 0,6 mm), wesentlich erhöht werden. E. Wiesner. 6522.

Iwainsky, H. und Käppler, W.; Berlin-Buch, Tuberkulose-Forsch.-Inst. **Über die Messung von Vermehrungsvorgängen bei Mykobakterien.** Zbl. Bakteriol., Parasitenkunde, Infektionskrankh. Hyg., I. Abt., Orig. **187** (1962) Nr. 1. S. 71-82.

Für die Messung der Vermehrungsphase von säurefesten Saprophyten nach der Warburg-Methode ist der Zusatz von Netzmitteln erforderlich. Das Netzmittel (z. B. Tween-80) muß so niedrig wie möglich dosiert werden, um nicht als mögliche Kohlenstoffquelle zu stören: 0,05% bis max. 0,2%. Ein Glycerinüberangebot im Nährsubstrat bewirkt Wachstumsverzögerung, ein Unterangebot bzw. Verbrauch führt zum Absinken der Sauerstoffaufnahme. Eine erneute Zugabe von Glycerin oder einer anderen Kohlenstoffquelle läßt den Sauerstoffverzehr wieder ansteigen. Vff. weisen in diesem Zusammenhang auf die Möglichkeit hin, markierte Verbindungen fast quantitativ von den Bakterien aufnehmen zu lassen. Durch Vorbebrütung der Bakteriensuspension ohne Kohlenstoffquelle kann die Dauer der anschließenden Warburg-Versuche abgekürzt werden. Dabei ist auf den unterschiedlichen Einfluß der verwendeten Stämme und der zugesetzten Nährstoffe zu achten. Für die Messung der Vermehrungsvorgänge bei Tuberkelbakterien wird wegen der niedrigen Wachstumsgeschwindigkeit (Beanspruchung der Apparate) und der Gefahr der Verunreinigung auf andere Methoden, z. B. die polarographische Sauerstoffbestimmung verwiesen. W. Richter/Jena. 6530.

Haferland, Wilhelm und Ruscher, Alfred; Dresden, Med. Akad. „Carl Gustav Carus", Pathol. Inst. **Der Nachweis von Tuberkulosebakterien mittels Elektrophorese.** Zbl. Bakteriol., Parasitenkunde, Infektionskrankh. Hyg., I. Abt., Orig. **187** (1962) Nr. 1. S. 65-70.

Auf der Suche nach besseren Anreicherungs- und Nachweismethoden für Tuberkelbakterien, als sie der Ausstrich des Sedimentes und das Membranfilterverfahren bieten, modifizierten Vff. das bisher unbefriedigende

Nachweisverfahren durch Elektrophorese mittels Elektroden, die an Glaskapillaren befestigt waren in der Weise, daß sie zwei abgewinkelte Ösen im Abstand von 2-3 mm als Elektroden benutzten. Die mehrmals bei 6000 U/min zentrifugierten Keime wurden in Aqua dest. aufgeschwemmt und auf eine Dichte von 10000 pro ml bei 5,9-6,0 pH eingestellt. Virulente Keime (Stamm Ravenel) wurden in vielen Fällen anodisch und kathodisch stärker angereichert und nachgewiesen als mit dem gewöhnlichen Ausstrichverfahren. Bei PAS- und INH-geschädigten Keimen war der Unterschied weniger deutlich. Vff. empfehlen weitere Bemühungen, um auf diesem Gebiet endlich zu einer diagnostischen Schnellmethode zu kommen. W. Richter/Jena. 6543.

Hoffrek, Bohumír; Brno. Příspěvek k tlumení tuberkulózy na záhumenkách. **(Beitrag zur Bekämpfung der Rindertuberkulose in den Hauswirtschaften der Genossenschaftsmitglieder.)** Veterinářství 12 (1962) Nr. 5. S. 133-134.
Die Sanierung der Rinder im sozialistischen Sektor, in den LPG und auf den VEG kann durch das Vorhandensein der privat gehaltenen Kühe gestört und gehemmt werden, die in einigen Gemeinden bis 15% und mehr des Kuhbestandes darstellen und die, soweit sie allergisch positiv sind, ihre Eigentümer nicht ausmerzen wollen. Es ist daher darauf zu achten, daß die Pfleger und Melkerinnen keine Gelegenheit haben, mit den tuberkulosekranken Tieren, auch mit Ziegen und Geflügel, in Berührung zu kommen. Sie müssen alle Schutzmaßnahmen einhalten und gesonderte Arbeitskleider und -schuhe tragen. Die Schutzmaßnahmen haben auch die Aufkauforgane, Funktionäre usw. zu beachten. Kälber tuberkulosekranker Kühe dürfen gemeinsam mit gesunden Kälbern weder transportiert noch untergebracht werden, und es ist nicht zulässig, solche Kälber ebenso wie tuberkulöse Kühe in bereits sanierte Gemeinden zu liefern. Zur Nachmast sollten gemeinsam mit gesunden Tieren keine Jungbullen untergebracht werden, die positiv allergisch reagieren. Die erfolgreiche Bekämpfung der Tuberkulose erfordert eine enge Zusammenarbeit des Tierarztes mit dem Arzt, der den Gesundheitszustand des mit der Wartung der Tiere beauftragten Personals zu verfolgen hat. Die Ortsnationalausschüsse sollten auch berechtigt sein darüber zu entscheiden, in welchen Gemeinden und bis zu welchem Zeitpunkt die positiv reagierenden Tiere aus den Hauswirtschaften zu entfernen sind. F. Nádvorník. 6560.

XIII. CHIRURGIE

Tandeau de Marsac, Patrice; Alfort, École Nat. Vétérin. Contribution à l'étude des traumatismes abdominaux chez les carnivores domestiques. **(Beitrag zur Untersuchung der abdominalen Traumen bei den Haustier-Carnivoren.)** Diss. Alfort 1962 69 S. – 21 Lit. K. Reinhardt. 6605.

Pickering, J. P.; Priestpopple, Hexham, Northumberland. Repair of a fractured mandible of a horse by bone pinning. **(Heilung eines frakturierten Unterkiefers eines Pferdes durch Nagelung.)** Veterin. Rec. 74 (1962) Nr. 52. S. 1545-1546. – 1 Abb.
Bei einem 18 Jahre alten Reitpferd war es über Nacht im Stall aus unbekannter Ursache heraus zu einer einseitigen Mandibulafraktur links gekommen. Die Frakturlinie verlief durch das Diastema. Der Frakturspalt stand in offener Verbindung mit der Maulhöhle. Die Haut war intakt. Man entschied sich, eine gewisse Fixation eines der Fragmente durch eine Nagelung herbeizuführen. Zu diesem Zweck wurde ein Nagel aus rostfreiem Stahl durch beide Unterkieferäste geschlagen, und zwar in der Weise, daß der Nagel linksseitig in das hintere Fragment eingeschlagen wurde. Die Operation wurde am stehenden Tier unter Lokalanästhesie ausgeführt. Es sollte ein Abwerfen des Pferdes vermieden werden. Die Operation gelang, und die Fraktur heilte zunächst unter Zurücklassung einer Fistel, die jedoch schließlich von selbst verschwand. O. Dietz. 6634.

Dietz, O. und Rechenberg, R.; Berlin, Humboldt-Univ., Chirurg. Tierklin. mit Zentr. Röntgenabt. **Betrachtungen zur Osgood-Schlatterschen Erkrankung bei Pferd, Hund und Katze.** Mh. Veterinärmed. **17** (1962) Nr. 21. S. 868–872.
1903 beschrieben Schlatter und Osgood einen Symptomkomplex, der nach Verletzung der Apophyse des Schienenbeines beim Menschen auftritt. Im wesentlichen handelt es sich dabei als Folge eines Traumas um Absprengfrakturen oder um Störungen in der Ossifikation des schnabelförmigen Fortsatzes der Epiphyse. Man ist heute der Auffassung, daß beim "echten Schlatter" die traumatische Ätiologie sichergestellt sein muß, die auch sekundär zu einer partiellen Fraktur der Apophyse führen kann. In der Symptomatik besteht weitgehende Einigkeit. Als charakteristisch wird die etwa daumengroße umschriebene Druckempfindlichkeit unterhalb der Patella bezeichnet. Ferner bestehen eine leichte Prominenz der Tuberositas tibiae, weiche Konsistenz in diesem Bereich, selten Krepitation. Zur Diagnose gehört neben den klinischen Erscheinungen ein typisches Röntgenbild. Die angegebenen Therapievorschläge sind unterschiedlich. Bei den Haustieren gibt es eine Erkrankung der Tibia-Apophyse, die mit dem Morbus Schlatter des Menschen identisch ist. Die Diagnose „Osgood-Schlatter-Disease" sollte hier jedoch nur gestellt werden, wenn Ätiologie, klinische Symptome und auch Röntgenbefund charakteristisch sind. – Bei der Erhebung des Röntgenbefundes sollten die physiologischen Vorgänge an der proximalen Epiphyse der Tibia Beachtung finden, um Fehldiagnosen zu vermeiden. Es werden deshalb die Stadien des Wachstumsprozesses dargestellt. Auf die entsprechenden Verhältnisse beim Pferd wird eingegangen. Drei typische, der Osgood-Schlatterschen Erkrankung des Menschen entsprechende Fälle bei Hund und Katze werden demonstriert. Auf Grund der besonderen anatomischen Verhältnisse wird das Vorkommen dieser Erkrankung beim Pferd in Frage gestellt.
O. Dietz. 6634.

Pannetier, Hubert; Alfort, École Nat. Vétérin. Contribution à l'étude des rétractions tendineuses des membres du veau. Traitement chirurgical. **(Untersuchungen über Sehnenverkürzungen an den Gliedmaßen der Kälber. Chirurgische Behandlung.)** Diss. Alfort **1962** 53 S. – 4 Abb., 19 Lit.
K. Reinhardt. 6740.

Faye, P. und Charton, A. Étude clinique et microbiologique de kératoconjonctivites ovines associées à la présence, dans l'épithélium conjonctival d'éléments identifiables à Colesiota conjunctivae. **(Klinische und mikrobiologische Studie über Kerato-Conjunctivitiden des Schafes, bei denen im Conjunctivaepithel der Colesiota conjunctivae entsprechende Körperchen feststellbar sind.)** Cahiers Méd. vétérin. **31(35)** (1962) Nr. 5. S. 161–173. – 33 Lit.
Diese Keratoconjunctivitiden (KC) haben wegen geringer ökonomischer Verluste mehr ein allgemein pathologisches als ein wirtschaftliches Interesse. Die infektiösen, spezifischen KC können nach neueren Forschungen durch Bakterien oder durch ein Virus oder durch Rickettsien hervorgerufen sein. Die KC selbst treten häufiger am Ende des Frühjahrs und im Sommer und in Abhängigkeit vom Ablammtermin auf. Die akute und subakute Form wird bei jungen Lämmern in den ersten Lebenstagen und bei erwachsenen Tieren in bisher von der Krankheit frei gewesenen Herden beobachtet. Dabei folgt dem katarrhalischen Anfangsstadium ein schleimig-eitriges Stadium mit Abheilung oder bleibenden Folgen, wie Ulcerationen, Iritis, Entropium, Ektropium usw. Besonders bei älteren Tieren geht das Entzündungsstadium aber in einigen Tagen in das follikuläre Stadium, die chronische Form, über. Die Krankheit konnte experimentell auf gesunde Lämmer durch verdünntes Sekret oder auch durch bloßes Halten der Tiere in einer Bucht übertragen werden. Von der Schleimhaut des Augenlides werden bei erkrankten Hammeln

Abstriche entnommen und gefärbt. Die Gestalt von *Colesiota conjunctivae* ist sehr verschieden, der Durchmesser beträgt 0,5–1–1,5–2 μ. Diese Körperchen liegen in Kolonien von bis zu über 200 Elementen mehr auf als in den Zellen. Von anderen Vff. beschriebene intracelluläre Initialkörperchen wurden nicht gefunden. Die Kultur dieser Elementarkörperchen gelang nicht. Die Tenazität ist sehr gering, 48 Std. bei +4 °C. Zur Systematik wird die Eingruppierung in die TPL (Trachom-Psittakose-Lymphogranulomatose) Gruppe vorgeschlagen. *Colesiota conjunctivae* scheint als Primärinfektion den nachfolgenden Bakterien den Weg zu bereiten. Die Krankheit hinterläßt eine gewisse, bis 406 Tage dauernde, aber nicht vollständige Immunität. Trotzdem kann die Tränenflüssigkeit oder ein Conjunctivalabstrich von seit mehreren Monaten geheilten Tieren gesunde Lämmer anstecken. Daher gibt es keine Möglichkeit der Immunisierung. Man kann nur prophylaktisch eine Herde vor der Infektion zu schützen suchen. Zur Behandlung verwendetes Aureomycin oder Tetracyclin schränkt die Ausdehnung der bakteriellen Superinfektionen ein. K. Preißler. 6753.

Fraser, Gordon; Edinburgh, Univ., Roy. School of Veterin. Studies, Dep. of Veterin. Bacteriol. Factors predisposing to canine external otitis. **(Prädisponierende Faktoren der Otitis externa des Hundes.)** Veterin. Rec. **73** (1961) Nr. 3. S. 55–58. – 10 Lit.

Vf. untersuchte 451 Hunde mit Otitis externa und kommt zu dem Schluß, daß besonders der Spaniel, der Kleinpudel und einige andere Rassen mit Hängeohren öfter erkranken als andere Tiere. Ein maßgeblicher prädisponierender Faktor der Otitis externa wird in einer schon vorhandenen Hautkrankheit (bei 38% seiner Fälle) gesehen, während Bakterien und Pilze von geringerer Bedeutung sind. H. Mielke. 6774.

Krásný, Fr.; Ričany, ČSSR, Bezirkstierklin. **Atypische Befunde bei der Ruminotomie des Rindes und ihre Bekämpfung.** Mh. Veterinärmed. **17** (1962) Nr. 22. S. 885–887.

90% aller Indigestionen des Rindes sind Fremdkörpererkrankungen. Als differentialdiagnostisch in Frage kommende Erkrankung wird u. a. auch die Mastitis angegeben. Am häufigsten wurden im Gefolge der Fremdkörpererkrankungen Verwachsungen der Haubenwand mit dem Zwerchfell angegeben. Nur selten reichten diese Veränderungen bis zur Milzgegend oder lateralen Pansenwand. Nicht nur nach der Ruminotomie mit extraperitonealer Pansennaht, sondern auch nach Versenkung des Pansens in die Peritonealhöhle kommt es an der Nahtstelle zu Verwachsungen zwischen Pansen und Bauchwand. Ein von der Haube aus nicht mehr zugänglicher Fremdkörper konnte bei 14 Fällen 5mal mit Erfolg entfernt werden. – Wenn an Stelle eines Fremdkörpers nur begrenzte Bindegewebsverwachsungen in die Haube hinein festgestellt wurden, führte man von der Haube aus mit dem Skalpell eine Incision durch. Man bekam so in 9 von 28 Fällen den Fremdkörper frei. Beim Vorliegen exsudativer Prozesse am Grund der Bauchhöhle mit vermehrter bernsteingelber, mit zahlreichen Fibrinflocken durchsetzter Flüssigkeit ist jeder therapeutische Eingriff nutzlos; diese Tiere gehen letztlich an Kachexie zugrunde. – Ungünstig gestaltete sich die Prognose auch dann, wenn der klinische Befund für eine schwere Allgemeinerkrankung sprach. – Beim gleichzeitigen Vorliegen einer Bauchfelltuberkulose wurden die Tiere sofort geschlachtet. Bei rezidivierenden Fällen konnte manchmal durch die Haubenhöhle und auch hinter der Haubenwand ein Abszeß als ovales, fluktuierendes, gut abgesetztes Gebilde palpiert werden. 15 Abszesse saßen kranial, 3 ventral der Haube. Diese Abszesse wurden durch Incision geöffnet, so daß sich der Eiter in die Haubenhöhle entleerte. Die Resultate waren sehr gut. Diese Methode gestattet eine Revision der Abszeßhöhle. – Unangenehm und prognostisch ungünstig sind diejenigen Fälle, bei denen bei der Operation Verwachsungen in der Zwerchfellgegend festgestellt wurden und dabei der Fremdkörper unauffindbar blieb. Rinder mit traumatischer Pericarditis werden rechtzeitig der wirtschaftlichen Verwertung zugeführt. O. Dietz. 6807.

Anonym. Photo feature. Surgical management of chronic bloat. **(Bildberichte über die chirurgische Behandlung der chronischen Tympanie.)** Veterin. Med. **57** (1962) Nr. 11. S. 978–981. – 7 Abb.

Sofern eine medikamentelle Therapie bei der chronischen rezidivierenden Tympanie des Rindes nicht zum Erfolg führt, wird das Anlegen einer Pansenfistel empfohlen. In sieben Abbildungen mit entsprechenden Legenden wird die Infiltrationsanästhesie, der Haut-, Muskel- und Peritonealschnitt, die Hervorlagerung des Pansens, der Pansenschnitt, das Anheften des Pansens an die Haut und das Anlegen einiger zusätzlicher Hefte, um einen festen Verschluß zwischen Pansen und eröffneter Bauchhöhle herzustellen, dargestellt. O. Dietz. 6807.

Flir, K.; Münster/Westf., Staatl. Veterinäruntersuchungsamt. **Die Invaginatio gastro-oesophagea, eine seltene Erkrankung des Hundes.** Dtsch. tierärztl. Wschr. **67** (1960) Nr. 24. S. 676–678. – 3 Abb., 6 Lit.

Diagnose und Pathogenese der Verlagerung des Magens in den Oesophagus werden anhand von 7 bereits in der Literatur beschriebenen Fällen und des Sektionsbefundes eines vom Vf. bei einer einjährigen Boxerhündin beobachteten Falles besprochen. Die Boxerhündin zeigte von der 6. Lebenswoche bis zu ihrem Tod häufiges Erbrechen. Der Exitus trat plötzlich ein, nachdem das Tier einen Tag zuvor jede Nahrungsaufnahme verweigert und sich Bluterbrechen eingestellt hatte. H. Mielke. 6807.

Teichmann, P.; Gützkow, Kreis Greifswald, Staatl. Tierarztpraxis. **Ein kasuistischer Beitrag zur operativen Behandlung der Dünndarminvagination des Rindes unter den Verhältnissen der Praxis.** Mh. Veterinärmed. **18** (1963) Nr. 1. S. 26–29. – 13 Lit.

Nach einer Literaturbetrachtung wird über Operation und Operationsverlauf der Dünndarminvagination bei einer etwa 6jährigen schwarzbunten Kuh berichtet. Bei der Erstuntersuchung wurde ein stark gefüllter Pansen festgestellt. Die rectale Exploration, die erst nach Verabreichung eines Spasmolyticums möglich war, ergab in der Gegend der rechten Flanke unterhalb des Hüfthöckers leicht geblähte Darmteile. Am Tage darauf kommt es zum Sistieren von Futteraufnahme, Wiederkauen und Kotabsatz. Nach Stellung der Diagnose wird die Operation am niedergeschnürten Patienten vorgenommen. Der i.v. Injektion von 10 ml Combelen schließt sich die Verabreichung von 80 ml Isocain zur Schnittlinieninfiltrationsanästhesie an. Dem Einschnitt cranioventral des linken Hüfthöckers folgen nach Eröffnung der Bauchhöhle Einlegen einer Ringmanschette und Hervorlagerung des invaginierten Darmabschnittes. Der Resektion des 2,40 m langen Darmteiles geht eine Anstrichanästhesie mit 5%igem Isocain voraus. Die Darmstümpfe werden im hinteren Wundgebiet mittels Kürschnernaht und im vorderen durch die Schmiedensche Naht verbunden, darüber wird eine Lembertnaht gesetzt. Zur Adhäsionsprophylaxe werden 5 g Decortin-H-Salbe (0,5%ig) und Aureomycinsalbe verabreicht. Nach Psaltermassage und i.p. Gabe von 100 ml Vetastrecillin-Suspension vereinigt Vf. Peritoneum, Muskulatur und Haut getrennt. Neben 500 mg pulverisiertem Tetracyclin, das zwischen die einzelnen Schichten verstreut wird, bekommt das Rind noch 2 Mill. IE Tardomyocel-Marbadal i.m. Post operatio stehen Psalter- und Darmparese im Vordergrund. Bis zum 4. Tag p.op. kommt es zu vollständigem Futterversagen, Kreislaufverschlechterung und Sistieren der Pansentätigkeit. Nach entsprechender Behandlung setzt das Tier am 5. Tag erstmals wieder Kot ab. Danach tritt eine allmägliche Besserung des Allgemeinbefindens ein, 10 Tage p.op.

gibt die Kuh 14 l Milch. 5 Monate nach der Dünndarmresektion ist eine Totalembryotomie wegen Schistosoma reflexum notwendig. Nach zweimaligem Umrindern wird die Kuh wieder tragend. H. Haase. 6812.

Trölldenier, H.; Halle/S., Martin-Luther-Univ. Halle-Wittenberg, Inst. für Veterinärwes. und Tierklin. **Statistik und Kasuistik der Lahmheit der Hintergliedmaßen des Hundes.** Mh. Veterinärmed. 17 (1962) Nr. 22. S. 906 bis 912.

Innerhalb von ca. 3¾ Jahren wurden 220 Hunde mit Lahmheiten und Lähmungen der Hintergliedmaßen vorgestellt. Nicht eingerechnet wurden Patienten mit Lahmheiten durch Schnittverletzungen, Ballen- und Zehenverletzungen und Interdigitalabszessen. Von 220 Patienten zeigten 73 Lähmungen oder Schwäche der Nachhand, 38 wiesen das Symptom der „Dackellähme" auf, und 21 zeigten eine Schwäche der Nachhand, Steifheit, schweres Aufstehen oder ataktischen Gang, wobei mehrmals röntgenologisch eine Spondylosis deformans mit Brückenbildung der Exostosen ventral der Lendenwirbel gefunden wurde. Bei 20 Beckenerkrankungen wurden 4 Kreuzbeinluxationen und 16 ein- oder mehrfache Beckenfrakturen festgestellt. Bei 11 Hunden bestand eine Luxatio femoris, bei 3 Hunden eine beiderseitige angeborene Hüftgelenksdysplasie. Unter dem Patientenmaterial wurden 19 Hunde mit Coxitis ermittelt. Bei 7 Tieren bestand eine Coxitis acuta, bei 12 Fällen eine Coxitis chronica. Bei 7 Oberschenkelerkrankungen wurden 5 Femurschaftfrakturen, 1 Collumfraktur und 1 Tumor am Schenkelhals festgestellt. Unter den insgesamt 220 Patienten befanden sich 32 Tiere mit Kniegelenkserkrankungen (12mal Gonitis acuta, 16mal Gonitis chronica, 3mal Luxatio patellae, 1mal Bänderriß). Als wichtigste Unterschenkelerkrankung trat die Fraktur der Tibia auf. Die Erkrankungen des Sprunggelenkes waren vielfältiger Art. Schließlich werden einzelne Fälle von Metatarsal- und Phalangenerkrankungen beschrieben. Die durchgeführte Therapie bei allen Erkrankungen wird kurz skizziert und, soweit feststellbar, der Verlauf aufgezeichnet.

O. Dietz. 6840.

Lundvall, Richard L.; Iowa State Univ., Dep. of Veterin. Med. and Surgery. Lamenesses of the upper hind leg. **(Lahmheit im Bereich der oberen Hintergliedmaße.)** Iowa State Univ. Veterinarian 24 (1961/62) Nr. 1. S. 7–11.

Erkrankungen im Bereich der Hintergliedmaße bereiten oft mehr diagnostische Schwierigkeiten als ähnliche Zustände im Bereich der Vordergliedmaße. Ein großer Teil dieser Erkrankungen hat seinen Sitz im oberen Gliedmaßenabschnitt, dort lassen die dicken Muskelmassen eine Aspektion, eine Palpation und eine Röntgenuntersuchung nicht zu. — Nicht zu oft werden Frakturen des Beckens beobachtet. Dabei stehen Frakturen des Tuber coxae an der Spitze. Die Diagnostik ist einfach. Das Mittel der Wahl ist Stallruhe. Atrophierende Muskeln werden mit hyperämisierenden Mitteln behandelt. Bei offenen infizierten Frakturen müssen z. T. Sequester entfernt werden. — Andere Beckenfrakturen sind selten. Die Diagnostik kann Schwierigkeiten bereiten. Die äußerliche Untersuchung und die rektale Exploration sind unerläßlich. Es wird als Therapie Stallruhe empfohlen. Beckenringfrakturen sind nur bei Ponypferden prognostisch günstig zu beurteilen. Die Bursitis trochanterica wird bei leichten Pferden und Rennpferden beobachtet. Femurfrakturen (Femurhalsfrakturen und Epiphysenlösungen) kommen bei jungen Pferden vor. Eine sichere Diagnostik ist nur durch die Röntgenuntersuchung möglich. Die Prognose ist schlecht. Verhältnismäßig häufig tritt die Gonitis auf. Sie kann infektiös sein. Das ist besonders bei Fohlen mit Nabelinfektionen der Fall. Es wird eine allgemeine und lokale antibiotische Behandlung empfohlen. Bei Gonitis chronica kann eine Cortisonbehandlung versucht werden. Meniscusrupturen können auch beim Pferd auftreten. Sie können durch Röntgenaufnahmen in 2 Ebenen diagnostiziert werden. — Die Kniescheibenluxation nach oben wird bei jungen Pferden beobachtet. Die Tenotomie des medialen Kniescheibenbandes kann angezeigt sein. Bei jungen Pferden werden nicht selten Sprunggelenksgallen festgestellt. Hierbei ist eine Cortisontherapie vorteilhaft. Der Spat ist eine der häufigsten Erkrankungen im Bereich der Hintergliedmaße. Man unterscheidet den sichtbaren und unsichtbaren Spat. Es wird auf die dabei auftretende Zehenabnutzung verwiesen. Die Spat- bzw. Beugeprobe weist bei positiven Ausfall nur auf eine Lahmheitsursache im Bereiche des oberen Gliedmaßenabschnittes hin. Beim Spat wird gebrannt oder die Periostomie durchgeführt.

O. Dietz. 6842.

Schebitz, H. und Zedler, W.; München, Univ., Chirurg. Tierklin. **Die Arthrosis deformans des Hüftgelenkes beim Hund.** Dtsch. tierärztl. Wschr. **68** (1961) Nr. 2. S. 41–49. – 17 Abb., 2 Tab., 33 Lit.

Es wird eine Definition des Krankheitsbildes gegeben, der sich eine Beschreibung des gesunden Beckens anschließt, wie es sich im Röntgenbild darstellt. Unter 275 Fällen von Knochenerkrankungen im Bereich des Hüftgelenkes wurden 49 mit Arthrosis deformans gefunden. Bei weiteren 50 entwickelte sich diese im Laufe der Beobachtungszeit. Anhand von 16 Abb. wird das röntgenologische Bild der Arthrosis deformans dargestellt. Die klinischen Erscheinungen, die Differentialdiagnose und die Therapie werden besprochen.

H. Mielke. 6842.

Gastel-Jansen, A. van und Frederik, G. H.; Utrecht, Netherlands, State Univ., Inst. for Veterin. Surgery, Dep. of Röntgenol. Pathological changes in the tarsi of cattle suffering from paresis spastica, examined by means of X-rays. **(Pathologische Veränderungen in den Sprunggelenken von Rindern, die an spastischer Parese leiden, festgestellt durch Röntgenuntersuchung.)** Veterin. Rec. **74** (1962) Nr. 46. S. 1260–1263.

Es wird noch einmal auf das Vorkommen und die Verbreitung der spastischen Parese hingewiesen. Der Zeitpunkt der ersten klinischen Symptome liegt bei ca. 6 Wochen. Die klinischen Erscheinungen werden geschildert. An ca. 30 Tieren wurden Röntgenuntersuchungen durchgeführt. Dadurch sollte die Diagnose vervollständigt und ein besseres Verständnis der möglichen Veränderungen in der Knochenstruktur herbeigeführt werden. Als wichtigste Veränderungen wurden gefunden: 1) eine Verlagerung der Tibiadiaphyse in bezug auf ihre Lage zur distalen Epiphyse, 2) Veränderungen in der Knochenstruktur um den dorsalen Teil der distalen Epiphysenlinie der Tibia, 3) Exostosen am dorsalen Rand des Calcaneus und Osteoporose an der gleichen Stelle, 4) Osteoporose entlang und in der Epiphysenlinie des Calcaneus, 5) abnorme Richtung und Gestaltung der Knochentrabekel im Calcaneus. Die Röntgenogramme verschaffen einen guten Einblick in die Schwere der Knochenveränderungen. Die gefundenen pathologischen Veränderungen im Tarsus entstehen aus der abnormen mechanischen Beanspruchung des ganzen Gelenkes, die durch die fortgesetzte Kontraktion des Gastrocnemius-Muskels ausgelöst wird. O. Dietz. 6848.

Chobert, André; Alfort, École Nat. Vétérin. Un injecteur à pression sans aiguille. Ses applications en médecine vétérinaire. **(Eine Injektions-Druckspritze ohne Nadel; ihre Anwendung in der Veterinärmedizin.)** Diss. Alfort **1961** 52 S. – 1 Abb., 8 Tab., 28 Lit. K. Reinhardt. 6871.

Jaartsveld, F. H. J. und Truijen, W. Th.; Boxtel, Noord-Brabant, Provinciale Gezondheidsdienst voor Dieren. Een gemodificeerde punctienaald, geschikt voor het afnemen van bloed bij varkens. **(Eine modifizierte Punktionsnadel für die Blutentnahme beim Schwein.)** Tijdschr. Diergeneeskunde 87 (1962) Nr. 21. S. 1380–1382. – 6 Abb.

Vff. benutzten für 500 Blutentnahmen bei Schweinen eine geänderte Punktionsnadel; deren Öffnung bestand aus der eigentlichen Spitze und einer 2–2,5 cm langen Rinne, welche durch Aufschlitzen und Abschleifen der Kanülenwand (von der Spitze her) gebildet wurde. Diese verlängerte Öffnung (Spitze und Rinne) bietet nach Meinung der Autoren eine größere Gewähr dafür, daß das Lumen der Kanüle mit dem Lumen des Blutgefäßes in direkter Verbindung steht. W. Kuhlmann. 6871.

XIV. HUF-, KLAUEN- UND ZEHENKRANKHEITEN, HUF- UND KLAUENBESCHLAG

Knezevic, P.; Wien, Tierärztl. Hochschule, Lehrkanzel für Huf- und Klauenkunde; Poliklin. für Pferde. **Hornperle in der Huflederhaut.** Berliner Münchener tierärztl. Wschr. **75** (1962) Nr. 8. S. 141–142. – 1 Abb., 18 Lit.

Als Zufallsbefund wird ein bohnengroßes und -förmiges, gelbliches Gebilde beschrieben, das distal der Kronenlederhaut in die mediale Wandlederhaut des rechten Hinterhufes eingebettet war. Die Innenfläche der Hornwand zeigte eine entsprechende Delle. Die histologische Untersuchung ergab eine konzentrische Schichtung, vorwiegend aus verhornten Zellen bestehend. In Verbindung mit der Angabe der spärlichen Literatur werden Entstehungsmöglichkeiten und Nomenklatur besprochen. H. Ruthe. 7139.

Littlejohn, Annie I.; New Haw, Weybridge, Surrey, Min. of Agric., Fisheries and Food, Centr. Veterin. Lab. Field trials of a method for the eradication of foot-rot. **(Praxisversuche mit einem Moderhinke-Tilgungsverfahren.)** Veterin. Rec. **73** (1961) Nr. 32. S. 773–780. – 5 Tab., 11 Lit.

Das Moderhinke-Tilgungsverfahren nach Beveridge wurde 1957 bei insgesamt 1477 an infektiöser Klauenentzündung (Moderhinke) erkrankten Schafen in 15 Herden unter Verhältnissen in Südengland auf seine Brauchbarkeit unter Praxisbedingungen geprüft. Es hat sich gezeigt, daß bei strenger Einhaltung der von Beveridge aufgestellten Grundsätze die Moderhinke in einer Herde mit einfachsten Mitteln getilgt werden kann. Das Vorgehen bei der Moderhinke-Bekämpfung wird in den Einzelheiten geschildert. Die Verwendung einer 10%igen Formalinlösung in Form eines Klauenbades erwies sich als völlig ausreichend; auf die Bedeutung des gründlichen Ausschneidens für den Heilungserfolg wird hingewiesen. Außerdem werden Betrachtungen über die für die Tilgung günstigste Jahreszeit sowie die Wirtschaftlichkeit des Bekämpfungsverfahrens angestellt. Th. Hiepe. 7150.

Gardner, D. E.; Wellington, Dep. of Agric., Wallaceville Animal Res. Stat. Acute lameness in sheep caused by Corynebacterium pyogenes. **(Akute Lahmheit beim Schaf infolge Corynebacterium pyogenes-Infektion.)** New Zealand veterin. J. **9** (1961) Nr. 3. S. 59. – 3 Lit.

Vf. gelang es, als Ursache von gehäuft auftretenden Lahmheiten in 2 Schafherden Neuseelands *Corynebacterium pyogenes* nachzuweisen. Im 1. Bestand erkrankten 50 von 2000 Schafen jeweils nur an einer Extremität; im 2. Bestand waren fast sämtliche 200 Tiere der Herde kurz nach der Schur zum Teil an allen vier Extremitäten erkrankt. Charakteristische Erscheinungen: hochgradige Lahmheit, lokale Veränderungen entzündlicher Natur, Taschenbildung im Zwischenklauenspalt und starke Eiterbildung. Therapieversuche ergaben, daß weder das Formalinbad noch die i.m. Penicillin-Behandlung den Krankheitsverlauf günstig beeinflußte; es gab entweder Spontanheilungen, oder die betreffenden Schafe mußten der Schlachtverwertung zugeführt werden. Die Praxisbeobachtungen wurden durch experimentelle Untersuchungen bestätigt: künstliche Infektionen mit *Corynebacterium pyogenes*-Kulturen führten stets zu dem typischen Krankheitsbild; bei den experimentell infizierten Schafen trat nach 3 bis 4 Wochen Spontanheilung ein.
Th. Hiepe. 7150.

XV. GEBURTSHILFE, KRANKHEITEN DER MUTTERTIERE UND DER NEUGEBORENEN

Steinbacher, Georg; Augsburg, Tiergarten. **Zur Trächtigkeitsdauer beim Braunbären (Ursus arctos).** Säugetierkundl. Mitt. 11 (1963) Nr. 1. S. 20–21. 7260.

Garm, O., Koppang, N. und Saxegaard, F. Et utbrudd av virusabort hos hoppe. **(Ein Ausbruch von Virusabort bei der Stute.)** Medlemsbl. norske Veterinaerforen. 14 (1962) Nr. 5. S. 125–128. – 6 Lit.
Vff. beschreiben einen Ausbruch von Virusabort (Influenza equorum) in Südnorwegen im Frühjahr 1961. Die Diagnose stützt sich auf den histologischen Befund und zum Teil auf das Ergebnis der Komplementbindung mit der fetalen Leber als Antigen. E. Lehnert. 7275.

Heinemann, F.; Bonn, Tiergesundheitsamt. **Fruchtresorptionen, Steinfrüchte und seuchenfreies Verkalben bei Kühen und Färsen.** Tierzüchter 14 (1962) Nr. 18. S. 664. 666. 7275.

Bayou, Jacques; Alfort, École Nat. Vétérin. L'avortement enzootique à virus de la brebis. **(Der enzootische Virusabort beim Schafe.)** Diss. Alfort **1961** 86 S. – 3 Tab., 48 Lit. K. Reinhardt. 7275.

Schofield, Brenda M.; London, Roy. Veterin. Coll., Physiol. Dep. The effect of injected oestrogen on pregnancy in the rabbit. **(Die Wirkung von injiziertem Oestrogen auf die Trächtigkeit beim Kaninchen.)** J. Endocrinology **25** (1962) Nr. 1. S. 95–100. – 2 Tab., 14 Lit.
Durch i.m. Verabreichung von 15–30 μg Oestradiol-17β an 3–6 aufeinander folgenden Tagen wird die Trächtigkeit bei Kaninchen in verschiedenen Stadien unterbrochen. Aus den Versuchsergebnissen geht hervor, daß Oestradiol-17β in angegebenen Dosen hemmend auf die endometriale Komponente des Uterus wirkt und die Unterbrechung der Trächtigkeit nicht über einen Antagonismus zum endogenen Progesteron des Myometriums zustande kommt. Mit Fortschreiten der Trächtigkeit muß die Dosis zur Unterbrechung der Trächtigkeit erhöht werden. H.-A. Ketz. 7275.

Rohrbasser, E.; Châtel St.Denis. La torsion de l'utérus chez la vache· **(Die Uterustorsion bei der Kuh.)** Schweiz. Arch. Tierheilkunde **105** (1963) Nr. 1. S. 30–34.
In einer Praxis von 5000 Rindern kann man pro Jahr mit 20 bis 30 Fällen von Uterustorsion rechnen. Die Umgebung (z. B. Gebirge) und besonders eine mangelhafte Fixation des hochträchtigen Uterus spielen eine Rolle beim Entstehen einer Torsion. Die direkte manuelle Retorsion am stehenden Tier gelingt praktisch immer, wenn die Hand die Cervix passieren kann. Der Fetus soll hierbei so tief wie möglich in der Gebärmutter erfaßt werden. Als letzte Hilfe können bei nicht allzu verschleppten Fällen Laparotomie mit Retorsion oder Kaiserschnitt versucht werden. Die Geburtshilfemethoden sollen jedem Fall speziell angepaßt werden. M. Vandeplassche. 7327.

Vačev, B., Minčeva, N., Popchristov, A. und Djakov, L. (Watschew, B., Mintschewa, N., Popchristow, A. und Djakow, L.) Proučvane vŭrchu abortite po svinete. **(Untersuchungen über Abortus beim Schwein.)** Izvestija na Centralnija veterinaren institut za zarazni i parazitni bolesti, Sofija 3 (1962) S. 83–95. – 1 Tab., 8 Lit. Zus. in Russ., Engl.
Bei den in 41 Schweinezuchtfarmen durchgeführten Untersuchungen des Schweineabortus wurde festgestellt, daß diese Aborte seuchen- und nichtseuchenhaften Charakters sind. Grundursache der nichtinfektiösen Aborte ist alimentären Charakters: Intoxikationen, Avitaminosen, einseitige Fütterung. Als Ursache des seuchenhaften Verferkelns wurde festgestellt: *Bacterium paracoli, S. cholerae suis, S. typhymurium, Vibrio fetus, E. coli*

haemoliticus, Leptosp. pomona. Vor und nach den Aborten wurden keine charakteristischen klinischen Symptome beobachtet. Bei einem frühen Embryotod und Fruchtmaceration stellte man einen Anstieg der Temperatur fest, der sich nach dem Verwerfen normalisiert. Die Bekämpfungsmaßnahmen sind komplex. P. Pawlow. 7327.

Gillespie, R. L.; Virden, Ill. Technique for equine Cesarean section. **(Die Technik des Kaiserschnittes beim Pferd.)** J. Amer. veterin. med. Assoc. **141** (1962) Nr. 11. S. 1333–1334.
Es wird der Kaiserschnitt bei einer Stute beschrieben. Das Tier, eine Shetland-Pony-Stute, 10 Jahre alt, hatte fünfmal ohne Komplikationen gefohlt und stand bereits 1¼ Std. in der Geburt. Das Fohlen war tot und konnte innerhalb der nächsten 45 Min. nicht auf natürlichem Wege extrahiert werden. Nach Praemedikation wurde unter Chloralhydrat-Magnesiumsulfat und Pentobarbital operiert. Dazu war das Tier in Rückenlage verbracht worden. Die Bauchhöhle wurde durch Paramedianschnitt, der Uterus parallel zu den Hintergliedmaßen des Fohlens eröffnet. Ebenfalls an den Hintergliedmaßen erfolgte die Extraktion des Fohlens. Uterus und Bauchhöhle wurden mehrschichtig verschlossen. Die gesamte Operation dauerte 2 Std. Das Tier genas vollständig. O. Dietz. 7375.

Vrtěl, M. und Holý, L.; Brno, Porodnicko-Gynekol. Katedra Veterin. Fak. Císařský řez ve vztahu k uchování plodnosti krav. **(Der Kaiserschnitt in Beziehung zur Erhaltung der Fruchtbarkeit der Kühe.)** Veterinární Med. **7(35)** (1962) Nr. 6/7. S. 603–608. – 11 Lit. Zus. in Russ., Franz., Dtsch.
Es wurden 202 Kaiserschnitteingriffe bei Kühen vorgenommen. Zur weiteren Zucht wurden 106 Kühe bestimmt, von denen 70 (66%) trächtig wurden. Während der Gravidität gab es 14,3% Aborte, die wahrscheinlich durch stärkere Adhäsionen, gestörte Gebärmutterinvolution und atrophische Veränderungen im Endometrium der operierten Seite verursacht wurden. Die Erhaltung der Fortpflanzungsfähigkeit wird durch rechtzeitige Durchführung der Operation bei lebender Frucht und minimaler Infektion des Gebärmuttergehaltes beeinflußt. Von den 106 operierten und später zugelassenen Kühen wurde in 59 Fällen (55,6%) die Frucht lebend, in 47 Fällen (44,4%) tot gewonnen. Von Kühen, deren Kälber am Leben blieben, wurden 71,2%, von Kühen mit toter Frucht nur 49% wieder trächtig. Der ökonomische Wert des Eingriffs wird durch vernachlässigte und lang andauernde Geburten sowie durch verspätete Entsendung der Tiere zur Operation herabgesetzt.
B. Hamzová. 7375.

Nöldner, H.; Gera, Bezirkstierklin. **Der Kaiserschnitt beim Schwein und seine Ergebnisse.** Mh. Veterinärmed. **17** (1962) Nr. 23/24. S. 931–934.
Der Kaiserschnitt beim Schwein ist zu einer Routineoperation geworden. Er verspricht mit großer Wahrscheinlichkeit eine Wiederherstellung des Schweines; immerhin ist eine gewisse Vorauslese bei der Operationsindikation angebracht. Der reine ökonomische Nutzen steht außer Zweifel; zudem werden auch in vielen Fällen die Ferkel für die weitere Aufzucht erhalten. Bedauerlich ist die Tatsache, daß ganz allgemein nur eine beschränkte Wiederverwendung der operierten Schweine für die Zucht erfolgt und mehr als die Hälfte grundlos nach vorausgehender Mast geschlachtet werden. Rechnet man noch die aus anderen Gründen abgängigen Tiere hinzu, so bleibt ein nur mehr geringer Prozentsatz für die Weiterzucht erhalten. Nach einer eigenen Statistik über 114 Sauen wurden 50 (58%) von vornherein geschlachtet und von den übrigen verblieben nur mehr 13 zur Zucht. F. Schaetz. 7375.

Falster, L. B.; Holbaek, Dänemark. Operativ behandling af bórruptur hos ko. **(Operative Behandlung einer Uterusruptur bei der Kuh.)** Medlemsbl. danske Dyrlaegeforen. **45** (1962) Nr. 13. S. 458–461.

Es handelte sich um eine 30 cm lange Uterusruptur, die durch das rechte Bein des Fetus verursacht worden war. Nach Eröffnung der Bauchhöhle wurde das Bein des Fetus zurück in den Uterus zur Cervix und in die Vagina hinaus befördert, wodurch sich die Möglichkeit ergab, das Kalb lebend zu entbinden. Die Operation wird näher beschrieben. Die Kuh genas vollständig. E. Lehnert. 7380.

Pettersson, Harry. Ett fall av spontan livmoderruptur vid tvillingbörd hos ho. **(Ein Fall spontaner Uterusruptur bei einer Kuh bei Zwillingsgeburt.)** Medlemsbl. Sveriges Veterinärförbund **14** (1962) Nr. 20. S. 379.
Nach Laparotomie hinter dem linken Rippenbogen wurden zwei tote Feten frei in der Bauchhöhle angetroffen. Dorsal am Corpus uteri fand sich eine Ruptur. Fruchthäute und Nachgeburt waren teilweise am Bauchfell verklebt und konnten nur zum Teil entfernt werden. Vernähung der Gebärmutter, Sulfa-, Flüssigkeits- und Vitamintherapie. Die Kuh genas. E. Lehnert. 7380.

Bracq, Clément; Alfort, École Nat. Vétérin. La framycétine dans le traitement de la diarrhée des veaux nouveau-nés. **(Das Framycetin in der Behandlung des Durchfalls der neugeborenen Kälber.)** Diss. Alfort **1961** 56 S. – 3 Tab., 30 Lit. K. Reinhardt. 7450.

Brombenger, Jean-Pierre; Alfort, École Nat. Vétérin. La tétracycline-oléandomycine. Utilisation dans la thérapeutique du syndrome „infection du veau nouveau-né“. **(Tetracyclin-Oleandomycin. Therapeutische Anwendung bei den Erkrankungen der neugeborenen Kälber.)** Diss. Alfort **1961** 53 S. – 3 Abb., 3 Tab., 11 Lit. K. Reinhardt. 7450.

XVI. TRÄCHTIGKEITSDIAGNOSTIK, STERILITÄT, BESAMUNG

Ocel, V., Taku, A., Florescu, St. und Berindej, A.; Bukurešť, Výzkumný Ústav pro Chov Zvířat. Příspěvky ke studiu časné diagnózy březosti krav pomocí vaginální reakce na oxytocin. **(Beiträge zum Studium der Trächtigkeits-Frühdiagnose bei Kühen mittels der vaginalen Oxytocinreaktion.)** Veterinární Med. **7(35)** (1962) Nr. 6/7. S. 513–518. — 6 Abb., 1 Tab., 3 Lit. Zus. in Russ., Franz., Dtsch.
Die Reaktion beruht auf Beziehungen zwischen den Geschlechtshormonen in der Zeit nach der Zulassung. Die Kühe erhielten eine Gabe von je 25—30 IE Oxytocin i.v. Die Vaginalreaktion wurde mittels Kymographen verfolgt. 3—5 Min. nach der Oxytocinapplikation wurden bei den trächtigen Kühen starke Kontraktionen von aufsteigender Tendenz verzeichnet. Der Versuch bezog sich auf 49 Kühe, die spätestesn 4 Mon. vor Versuchsbeginn zugelassen wurden. Bei nichtträchtigen Kühen waren die Kontraktionen wenig markant. Im Vergleich mit der rektalen Trächtigkeitsbestimmung war die Oxytocinreaktion bei nichtträchtigen Kühen zu 100% und bei trächtigen zu 87,8% verläßlich. B. Hamzová. 7515.

Schroeder, Dietrich; Berlin, Humboldt-Univ., Veterinärmed. Fak., Tierklin. für Geburtshilfe und Fortpflanzungsstör. **Beitrag zur Trächtigkeitsdiagnose beim Schwein mit Hilfe der Vaginalbiopsie.** Diss. Berlin **1963** 47 S. – 11 Abb., 3 Tab., 37 Lit.
Die Experimente erstrecken sich auf 279 Einzelversuche an Sauen in den verschiedensten Stadien der Trächtigkeit bzw. Nichtträchtigkeit. Das Prinzip der Untersuchungen besteht in der Entnahme eines Fragmentes der Schleimhaut von den Seitenwänden der Vagina durch eine schnell ausgeführte Biopsie mit einer eigens hierfür konstruierten Excisionsschere, der unmittelbar darauf folgenden Konservierung des so gewonnenen Schleimhautfragmentes in einer 4%igen Formalinlösung, der Anfertigung von Gefrierschnitten

und der einfachen Färbung der Schnitte, gefolgt von der Auswertung des histologischen Bildes. Die charakteristischen, histologisch unterschiedlichen Merkmale zwischen trächtigen und nichtträchtigen Sauen sind folgende: a) Nichtträchtigkeit: Das Epithel der Schleimhaut besteht aus mehreren Schichten. Die Zahl dieser Epithelschichten schwankt zwischen 6 und 18. Die basophile Färbbarkeit der Epithelzellen ist schwach. Die Bindegewebszellen der Propria sind relativ straff angeordnet. b) Trächtigkeit: Die Scheidenschleimhaut besteht aus 2—3 geordneten Zellschichten. Die basophile Färbbarkeit tritt stark hervor. Die Lamina propria wirkt blaß, aufgelockert und schwammig. Bei der Auswertung zeigt sich folgendes Ergebnis: a) tragende Sauen reagieren positiv: 112 = 89,6%, b) tragende Sauen reagieren negativ: 13 = 10,4% Fehlergebnisse, c) nichttragende Sauen reagieren negativ: 152 = 98,7%, d) nichttragende Sauen reagieren positiv: 2 = 1,3% Fehlergebnisse. Durch die unkomplizierte Schleimhautentnahme bei Sauen und die einfache und schnelle histologische Auswertung kommt dieser Untersuchungsmethode eine praktische Bedeutung zu. E. Wiesner. 7515.

Kuźmenko, I. I. (Kusmenko, I. I.); Zentr. Versuchsstat. für Künstl. Besam. Landwirtsch. Nutztiere des Min. für Landwirtschaft der Ukrain. SSR. Dostovernost' laboratornych metodov rannej diagnostiki stel'nosti korov. **(Die Zuverlässigkeit der Labormethoden zur Trächtigkeitsfrühdiagnose bei Kühen.)** Životnovodstvo, Moskva **24** (1962) Nr. 6. S. 76-78. — 2 Tab.

Aus dem Gebärmutterhals entnommener Schleim (frühestens 16 Tage nach der Besamung) wird als dünner Abstrich getrocknet; tritt dabei eine undeutliche, halbzerstörte Kristallisation auf, wird Trächtigkeit angenommen. Man kann auch ein Schleimklümpchen in eine Lösung von Kupfersulfat mit einem spezifischen Gewicht von 1,008 fallen lassen; sinkt das Sekret nach 5 Sek., so ist die Kuh trächtig. Die rektale Untersuchung zeigte, daß bei der 1. Methode 66,6% und bei der 2. Methode 73,6% richtige Ergebnisse erhalten wurden. Fehldiagnosen werden gewöhnlich durch die Pathologie der Geschlechtsorgane verursacht. Beide Methoden können als Zusatzverfahren zur Trächtigkeitsfrühdiagnose angewendet werden. F. Schenk. 7525.

Rommel, P.; Leipzig, Karl-Marx-Univ., Ambulator. und Geburtshilfl. Tierklin. **Untersuchungen zum chemisch-hormonalen Trächtigkeitsnachweis beim Schwein.** Mh. Veterinärmed. **17** (1962) Nr. 23/24. S. 918–931.

Die Möglichkeiten der Trächtigkeitsfeststellung beim Schwein sind bislang sowohl klinisch als auch chemisch-biologisch gering. Immerhin aber bestehen Phasen der Ausscheidung meßbarer und damit nachweisbarer Mengen von oestrogenen Stoffen. Diese verwertbaren Zeitabschnitte liegen zwischen dem 26. und 30. Trächtigkeitstag (Frühträchtigkeitsnachweis) und ab dem 85. Tag. Die Methodik bedient sich im Prinzip des Verfahrens der Oestrogenbestimmung nach Ittrich und ist verhältnismäßig leicht im Labor durchführbar. Bei der Umsetzung des Verfahrens in die Praxis ist es vorteilhaft, besondere organisatorische Maßnahmen anzuwenden, um die Sauen in den kritischen Zeitabschnitten zu erfassen, zu testen und je nach dem Ergebnis aufzustallen. F. Schaetz. 7525.

Lunaas, Torleiv; Oslo, Veterinaerhøjskole, Inst. før Reproduksjonsfysiol. og -patol. Tidlig drektighetsdiagnose hos purke ved påvisning av østrogener i urinen. En ny metode. **(Frühzeitige Trächtigkeitsdiagnose bei der Sau durch Nachweis von Oestrogenen im Harn. Eine neue Methode.)** Medlemsbl. norske Veterinaerforen. **14** (1962) Nr. 2. S. 43–48. — 5 Lit.

Die hier beschriebene Methode, die sich in ca. ½ Std. ausführen läßt und mit der eine Trächtigkeit 27—28 Tage nach dem Belegen diagnostiziert werden kann, umfaßt eine hydrolytische Spaltung der wasserlöslichen Oestronkonjugate. die Extraktion freigewordenen Oestrons, die Reinigung des Extraktes, die Reextraktion von Oestron mittels Lauge, Farbenhervorrufung und Extraktion des von Oestron gebildeten Farbstoffes. Beschreibung der Einzelheiten der Methodik. E. Lehnert. 7525.

Příbyl, Emil. Prohlubováním poznatků o fyziologii a patologii rozmnožování k zvyšování plodnosti a k zábraně poruch v plodnosti u hospodářských zvířat. **(Durch Vertiefung der Erkenntnisse über die Physiologie und Pathologie der Fortpflanzung von Haustieren zur Erhöhung der Fruchtbarkeit und zur Bekämpfung von Fruchtbarkeitsstörungen der Haustiere.)** Veterinární Med. **7(35)** (1962) Nr. 6/7. S. 443–446.
Es werden Probleme der Fortpflanzung landwirtschaftlicher Haustiere, vor allem der Rinder, analysiert. Bisherige Erkentnnisse auf dem Gebiet der Besamungstechnik und weitere Perspektiven mit Rücksicht auf die neuen endokrinologischen Erkenntnisse. Eine Aufzählung von Methoden zur Diagnose der Trächtigkeit, Problematik der sexuellen, vor allem unspezifischen Ansteckung. Anforderungen an die Prophylaxe der Fruchtbarkeitsstörungen. B. Hamzová. 7537.

Selouševa, A. M. (Selousjewa, A. M.); Nowotscherkassk, Zootechn. und Veterinärmed. Inst. Vysokodispersnaja ėmul'sija pri ėndometritach u korov. **(Eine hochdisperse Emulsion bei Endometritiden der Kühe.)** Veterinarija, Moskva **39** (1962) Nr. 9. S. 53–54.
Vfn. prüfte ein von Konkow für die Humanmedizin bei schlecht heilenden Wunden, Geschwüren und Verbrennungen empfohlenes Präparat bei 42 Versuchskühen und 20 Kontrolltieren, die an einer Endometritis mit Allgemeinstörungen erkrankt waren. Das Präparat nach Konkow verkörpert einen intensiv, aber zugleich mild wirkenden biogenen Stimulator mit trophischen Eigenschaften, da es eine Art Nährboden für das Wundgewebe darstellt. Es stößt infolge seiner hypertonischen Eigenschaften nekrotisiertes Gewebe ab. Weiterhin hat es eine bakteriostatische und baktericide Wirkung. Die Ergebnisse besagen, daß sich das Präparat in einer 50%igen wäßrigen Suspension zur Behandlung von postpuerperalen Endometritiden und bei Retentio secundinarum gut bewährt hat. H. Rauch. 7557.

Wohanka, K. und Hubrig, Th.; Berlin, Dtsch. Akad. der Landwirtsch.-Wiss. Vyšetřování infekce pohlavních orgánů skotu zárodkem C. pyogenes. **(Untersuchungen über die C. pyogenes-Infektion der Geschlechtsorgane des Rindes.)** Veterinární Med. **7(35)** (1962) Nr. 6/7. S. 561–576. — 8 Abb., 5 Tab., 28 Lit. Zus. in Russ., Dtsch.
Bei 50% der untersuchten Bullen fand man *S. pyogenes* auf der Schleimhaut der äußeren Geschlechtsorgane. Die Infektion einer nicht graviden involvierten Gebärmutter ist wahrscheinlich unmöglich. Das Massenvorkommen nichtspezifischer Metritiden in Rinderherden ist vor allem die Folge einer schlechten Hygiene während der Graviditätsdauer. Die Keime nichtspezifischer Infektionen in weiblichen Geschlechtsorganen können ihre pathogenen Eigenschaften nur dann zur Geltung bringen, wenn die Gebärmutterinvolution durch schlechten Stoffwechsel während der Gravidität gestört wurde. Unregelmäßigkeiten der Lochien und verspätete Gebärmutterinvolution nach spontanen Geburten stellen Symptome vegetativer Puerperiumsstörungen dar. B. Hamzová. 7562.

Førde, Bjarne, Krogsrud, Johan und Saxegaard, Finn; Oslo, Veterinaerhøjskole, Inst. før Reproduksjonsfysiol. og -pathol., Veterinaerinst. Et utbrudd av virusbalanit og virusvaginit hos storfe. **(Ein Ausbruch von Virusbalanitis und Virusvaginitis beim Rind.)** Medlemsbl. norske Veterinaerforen. **14** (1962) Nr. 4. S. 114–115.
Ein vorläufiger Bericht über den Ausbruch einer akuten, infektiösen Balanitis in einer Bullenstation. Die Symptome waren ödematöse, hyperämische bis

eitrige Entzündung der Penis- und Präputialschleimhaut. In Gewebekultur wurde ein Virus isoliert. Eine ins Vestibulum vaginae einer Färse verbrachte Virussuspension verursachte eine eitrige Affektion der Vaginalschleimhaut, aus der das Virus isoliert werden konnte. In den Epithelzellen der Scheidenschleimhaut fanden sich acidophile, intranucleäre Einschlußkörper. Bei Färsen, die mit Sperma der Bullen dieser Station künstlich besamt worden waren, wurden Fälle dieses Leidens wahrgenommen. E. Lehnert. 7562.

Brglez, Ivanka und Batis, J.; Ljubljana., Veterin. Oddelek Biotehn. Fak.; Veterin. Zavod Slovenije. Vibrio fetus kod goveda u Sloveniji. **(Vibriose beim Rind in Slowenien.)** Veterin. Arh. [Zagreb] **32** (1962) Nr. 11/12. S. 300–303. – Zus. in Engl., Dtsch. 7570.

Holý, L.; Brno, Porodnicko-Gynekol. Veterin. Fak. Klin. Příspěvek k etiotropní léčbě ovariálních cyst u skotu choriongonadotropními hormony. **(Beitrag zur ätiotropen Behandlung von Ovarialcysten beim Rind mittels choriongonadotroper Hormone.)** Veterinární Med. **7(35)** (1962) Nr. 6/7. S. 593–602. – 25 Lit. Zus. in Russ., Dtsch.

Zur Behandlung von Eierstockcysten benutzte man bei 70 Kühen Choriongonadotropin (Praedyn Spofa) in einer Durchschnittsgabe von 5000 IE i.v., und zwar durchschnittlich 144 Tage nach der letzten Geburt. Nach der Applikation des Choriongonadotropins verschwanden die Eierstockcysten in 75,7% der Fälle. Nach einer zweiten Gabe stieg die Zahl der geheilten Kühe auf 97,1%. Von 62 Kühen, die weiter in der Zucht blieben, wurden 56 trächtig, davon die meisten (46) bereits nach der ersten Besamung, durchschnittlich etwa 28 Tage nach der Cystenbehandlung. Während der Trächtigkeit wurde eine höhere Zahl von Fehlgeburten verzeichnet (bei 5 Kühen = 8,93%), und zwar zu verschiedenen Zeitpunkten der Gravidität (63.–192. Tag). Die Hormonbehandlung wird nur für hochproduktive Tiere empfohlen. Bei Zuchttieren ist diese Therapie unerwünscht, da die Neigung zu Fruchtbarkeitsstörungen erblich sein kann. B. Hamzová. 7580.

Hansson, C.-H. und Larsson, B.; Göteborg, Schweden, Blå Stjärnans Djurklin. Preputialkatarr – ett vanligt lidande hos hund. **(Präputialkatarrh, ein gewöhnliches Leiden beim Hund.)** Medlemsbl. Sveriges Veterinärförbund **14** (1962) Nr. 20. S. 579–580.

Die Behandlung mit Hexocil (Hersteller A./S. Leo, Hälsingborg), das Hexetidin enthält, ergab durchweg ein gutes Resultat. Das Präputium wird mit 10% Hexocillösung gespült; Wiederholung in Intervallen von 1–2 Wochen. E. Lehnert. 7610.

Knoblauch, H.; Meiningen, Veterinäruntersuchungs- und Tiergesundheitsamt, Abt. für Zuchthyg.; Bad Salzungen, VE-Besamungs- und Deckstat. Grundhof. **Der Virus-Bläschenausschlag des Rindes als Massenerkrankung auf einer Besamungsstation.** Mh. Veterinärmed. **17** (1962) Nr. 11. S. 445–450. – 21 Lit.

In einer Besamungsstation Thüringens trat eine rasant verlaufende Infektion mit dem Virus des Bläschenausschlages des Rindes auf. Innerhalb der ersten 7 Tage erkrankten 24 Bullen. Die Dauer der Infektion auf der Besamungsstation betrug etwa 24, die Behandlungsdauer 19 Tage. In die Behandlung wurden alle Bullen der Station einbezogen, wobei die Behandlungsart je nach Schwere der Erkrankungen bzw. Freisein von klinischen Erscheinungen modifiziert wurde. Sie bestand in intrapräputialer Verabreichung von Rivanol-Lösung, einer penicillin- und streptomycinhaltigen, öligen Suspension (Vetastrecillin), intrapräputialer Spülung mit 0,4%iger Chloraminlösung und Nachbehandlung mit Bovoflavinsalbe. Es wird die Einschleppung mit latent infizierten Bullen für möglich gehalten. Die Übertragung von Bulle zu Bulle in der Station dürfte durch unhygienische Verrichtungen beim Waschen der Tiere erfolgt sein. Eine Übertragung auf 3 Stuten, 15 Ziegenböcke und 2 Ziegen der Station konnte nicht nachgewiesen werden. Eine Beeinträchtigung der Spermaqualität und des Befruchtungserfolges war bei den erkrankten Bullen nicht festzustellen. J. Beer. 7630.

Baalsrud, N. J., Onstad, O. und Velle, W.; Oslo, Veterinaerhøjskole, Inst. for Seksualfysiol. og -patol. Forsøk med kombinert østrogen-androgenterapi ved svak brunst. **(Versuche mit kombinierter Oestrogen-Androgentherapie bei schwacher Brunst.)** Medlemsbl. norske Veterinaerforen. 14 (1962) Nr. 2. S. 39–42.
Vff. wandten das Hormonpräparat „Primodian-Depot" (der Firma Schering Norsk A/S) an, das aus 90 mg Testosteronoenantat und 4 mg Oestradiol-Valerianat in Öl besteht. Dieses Präparat hatte bei Färsen mit schwacher Brunst gute Wirkung. Man erzielt den besten Effekt, wenn man die Injektion 4–8 Tage vor der zu erwartenden Brunst vornimmt. Bei Kühen mit völlig inaktiven Ovarien scheint das genannte Mittel wirkungslos zu sein. Bei Eierstockcysten ist diese Therapie kontraindiziert. Bei acht behandelten Sauen versagte die fragliche Behandlung. E. Lehnert. 7645.

Kodagali, S. B.; Junagadh. Seasonal variation in semen characteristics and reaction time of Khillar breed. **(Jahreszeitlich bedingte Veränderungen der Spermamerkmale und Reaktionszeit der Khillarrasse.)** Indian veterin. J. **39** (1962) Nr. 11. S. 593–599. 7680.

Norel, G. J. van; Wageningen, Landbouwhogeschool, Lab. voor Veeteelt. In hoeverre worden de verschillen in de bevruchtingsresultaten tussen de K.I.-verenigingen bepaald door de stieren, de koeien of de stations? **(Inwieweit sind die Unterschiede in den Befruchtungsergebnissen zwischen den Besamungsvereinigungen auf die Bullen, die Kühe oder die Stationen zurückzuführen?)** Tijdschr. Diergeneeskunde 87 (1962) Nr. 19. S. 1256–1261. – 2 Tab. Zus. in Engl., Franz., Dtsch.
Die Befruchtungsergebnisse der Besamungsvereinigungen in den Niederlanden variieren beträchtlich. Mit Hilfe von Angaben der zentralen Aufsichtsbehörde für die künstliche Besamung in den Niederlanden wurde durch statistische Berechnungen nachgewiesen, daß diese Unterschiede signifikant sind. Ebenfalls bestehen signifikante Unterschiede zwischen einzelnen Bullen der gleichen Station. Es wird nicht als wahrscheinlich betrachtet, daß die Unterschiede zwischen den Besamungsvereinigungen zu einem wesentlichen Teil auf die Kühe oder Besamungsbullen zurückzuführen sind; vielmehr wird in der Technik und der Organisation der Besamungsvereinigungen die wichtigste Ursache für diese Unterschiede gesehen. W. Wittig. 7687.

Komáromy, János; Zürich, Univ., Veterin.-Physiol. Inst.; Utrecht, Holland, Inst. voor Veeteelkundig Onderzoek T.N.O. **Vergleichende Untersuchungen über die Vitalität der Bullensamenzellen unter besonderer Berücksichtigung der Eidotterkonzentration im Verdünnungsmittel.** Diss. Zürich **1962** 41 S. – 5 Abb., 10 Tab., 36 Lit.
Vf. prüft den Einfluß verschieden hoher Eidotterkonzentrationen im Spermaverdünnungsmittel auf die Vitalität der Samenzellen und vergleicht im weiteren Teil seiner Arbeit vier gebräuchliche Vitalitätsprüfungen miteinander. Die Einzelbewegungsmessung ergab bei Anwendung eines reinen Magermilchverdünners eine sehr rasche Abnahme der Beweglichkeit, besonders nach Temperaturschockkühlung. Bereits die Zugabe von 5% Eidotter verlängert die Bewegungsfähigkeit bedeutend, 20% Eidotter-Magermilch scheinen optimal zu sein. Das gleiche Ergebnis zeigt die Vitalfärbung. Auch hier verringert Eidotterzusatz besonders den schädlichen Einfluß der Schockkühlung. Der Methylenblau-Reduktase-Test zeigte, daß der Eidotterzusatz unmittel-

bar nach der Samenentnahme erfolgen sollte und daß bei frischem Sperma bereits 5% Eidotter die Lebensdauer fördern, bei älterem hingegen erst 20%. Im normalgekühlten Sperma nimmt in den ersten 48 Std. der Fructolyseverbrauch parallel zur Abnahme der Einzelbewegung ab. Im Simultanversuch wurde die Vitalfärbung für am wenigsten aussagekräftig gehalten. Neben der Einzelbewegungsmessung wird besonders die Methylenblau-Reduktaseprobe für ein geeignetes Prüfverfahren gehalten. E. Wiesner. 7710.

XVII. KRANKHEITEN DER MILCHDRÜSEN

Rendel, Jan und Sundberg, Thorsten; Uppsala, Sweden, Roy. Agric. Coll., Inst. of Animal Breeding; Agric. Soc., Veterin. Div. Factors influencing the type and incidence of mastitis in Swedish dairy cattle. **(Die den Typ und die Häufigkeit der Mastitis beeinflussenden Faktoren beim schwedischen Milchrind.)** Acta veterin. scand. 3 (1962) Nr. 1. S. 13–32. – 2 Abb., 10 Tab., 19 Lit. Zus. in Schwed., Dtsch.

Die Häufigkeit und der bakteriologische Typ der Mastitis wurde von 1954–59 in 57 Herden des Schwedischen Rotbunten Rindes im Rahmen der vom Veterinärdirektorat und den Landwirtschaftskammern durchgeführten Mastitiskontrolle untersucht. Von den kontrollierten Tieren wurden 1433 bereits in der 1. Laktation erfaßt, und 110 blieben 5 aufeinander folgende Laktationen unter Beobachtung. Etwa 4/5 der Mastitisfälle waren mit einer Staphylokokkeninfektion verbunden. Die Häufigkeit der Mastitis insgesamt und die Frequenz der neuen Fälle stieg mit zunehmendem Alter signifikant an. Das Kontrollprogramm führte zu einer beträchtlichen Minderung der Häufigkeit des Mastitis. Nach 5jähriger Kontrolle waren trotzdem 30% der Kühe in der 3. bis 5. Laktation mit einer Mastitis behaftet. Die Regression der Eutergesundheit in einer Laktation zur Gesundheit in der vergangenen Laktation belief sich auf 0,26. Bei 2 Jahre hintereinander erkrankten Tieren beruhte die Mastitis zumeist auf einer Infektion des gleichen Euterviertels. Zwischen dem Milchfettertrag während der 1. Laktation, als Abweichung vom gleichzeitigen Bestandsdurchschnitt gemessen, und der Häufigkeit der Mastitis in späteren Laktationen bestand kein Zusammenhang. Die Regression der Eutergesundheit der Töchter zu derjenigen der Mütter betrug bei 164 Töchter-Mütterpaaren und Berücksichtigung von 2 bis 3 Laktationen der Mütter sowie der Töchter 0,09 bis 0,20. Sie ist statistisch zwar nicht gesichert, spricht aber dennoch für einen gewissen erblichen Einfluß auf die Resistenz gegen Mastitis. H. Busse. 7800.

Schipper, I. A. und Petersen, W. E.; Fargo, North Dakota State Univ.; St. Paul, Univ. of Minnesota. Surgical correction of the hard milker. **(Die chirurgische Behandlung des Hartmelkens.)** Veterin. Med. 57 (1962) Nr. 9. S. 786–788.

Die Zeitdauer des Melkens wird häufig dadurch verlängert, daß durch Strichkanalverengungen die Milch verhältnismäßig schwer gewonnen werden kann. Eine Obstruktion des Strichkanals kann angeboren sein. Dies würde man sofort mit Beginn der ersten Melkperiode feststellen. Andererseits kann eine Strichkanalverengung durch mechanische Einwirkung entstehen, wie z. B. falsches Melken und Strichkanalentzündungen. Ohne Rücksicht auf die Entstehungsursache empfiehlt sich immer bei Strichkanalverengungen ein chirurgischer Eingriff. Leider bestehen über die Erfolgsaussichten einer entsprechenden Operation Unklarheiten. In einer größeren Versuchsreihe wurde eine Anzahl von Rindern ausgesucht, die sich schwer melken ließen. Als Operationsvorbereitung wurden je Tier 20 Einheiten Oxytocin injiziert. Der Sphinktermuskel wurde daraufhin 3mal eingeschnitten. Zu tiefe Einschnitte waren nicht so problematisch als zu geringe Schnittiefen. Ein Verkleben der Wunde verhinderte man durch Rollen des Strichkanals zwischen den Fingern.

Auch wurden zu dem gleichen Zweck wiederholt einige Zitzen in warme gesättigte Kochsalzlösung getaucht. Mastitiserscheinungen traten nach der Operation nicht auf. Durch Erweiterung des Strichkanals kann die Gesamtmilchmenge schneller ermolken werden. Es konnte errechnet werden, daß dadurch pro Rind im Jahr 28 Std. Melkzeit eingespart werden können.

O. Dietz. 7820.

Kielwein, G., Harr, M. und Reißhauer, G.; Aulendorf, Staatl. Tierärztl. Untersuchungsamt; Landesarbeitsgemeinsch. für Tiergesundheitsdienste Württemberg-Hohenzollern; Eutergesundheitsdienst. **Ein Beitrag zu aktuellen Fragen der durch betahämolytische Streptokokken und Galtstreptokokken verursachten Mastitiden.** Tierärztl. Umschau **17** (1962) Nr. 12. S. 415–419. – 9 Tab., 9 Lit.

Jedes Mastitisbekämpfungsprogramm muß auf eine Verbesserung der Melktechnik hinwirken. 24% der 1959 untersuchten Bestände im Schwäbischen Allgäu waren galtinifiziert. Es wird gezeigt, wie durch einen über 3 Jahre geführten Eutergesundheitsdienst die Zahl der eutergesunden Bestände erheblich anstieg, während bei den nicht überwachten Betrieben eine starke Zunahme der Mastitiden erfolgte. Es werden zunehmend β-hämolytische Streptokokken der Gruppe B in Mastitismilchproben festgestellt. Die hauptsächlichste Einschleppungsquelle für Galtstreptokokken und β-hämolytische Streptokokken ist der Zukauf infizierter Kühe, vor allem von Niederungsvieh aus Norddeutschland; es sollte daher in Zukunft bei der Einfuhr von Milchkühen auch der Nachweis der Eutergesundheit gefordert werden.

W. Kötsche. 7860.

Hale, H. H., Helmboldt, C. F., Plastridge, W. N. und Stula, E. F.; Storrs, Univ. of Connecticut, Agric. Exp. Stat., Dep. of Animal Diseases. Bovine mastitis caused by a Mycoplasma species. **(Mastitis des Rindes, hervorgerufen durch Mycoplasma-Arten.)** Cornell Veterinarian **52** (1962) Nr. 4. S. 582–591. – 9 Abb.

In einer Herde von 95 Milchkühen kam es nach Penicillinbehandlung von 25 Tieren mit leichten subklinischen Mastitiden zu akuten Euterentzündungen innerhalb von 24 Std. Innerhalb von 3 Wochen hatte eine weitere Ausbreitung auf zuvor gesunde Viertel und 5 weitere unbehandelte Rinder stattgefunden. 18 Kühe mußten wegen Sistierens der Milchproduktion geschlachtet werden. Die Infusion von 250000 I.E. wäßrig gelöstem Penicillin G der gleichen Chargennummer in Euterviertel gesunder Versuchstiere führte nicht zur Erkrankung. Dagegen erkrankten Tiere, die mit dem Eutersekret kranker Kühe intrakanalikulär infiziert wurden. Die Isolierung des Erregers war bei Incubation auf Blutagarplatten bei 10% CO_2 über 5 Tage möglich. Eine Agglutination mit Antiserum gegen *Mycoplasma gallinarum* trat nicht ein. Pathologisch-anatomisch lag eine Mastitis purulenta vor, wobei sich das Exsudat in den Milchkanälen schon makroskopisch durch Fibrinfetzchen und die Zisternenschleimhaut durch miliare Knötchen auszeichnete. Histologisch waren im gleichen Schnitt akute und chronische eitrig-granulomatöse Prozesse wahrnehmbar. Neben Leukocyten und Makrophagen stand die interstitielle Bindegewebe- und Lymphocytenvermehrung im Vordergrund, die zur Epithelhyperplasie und Läppchenatrophie führte. Auffallend war die heftige Reaktion reticuloendothelialer Elemente in den Alveolen. Mikroorganismen waren nach Gram und Ziehl-Neelsen nicht nachweisbar. Der Erreger wird als *Mycoplasma agalactiae var. bovis* bezeichnet.

G. Becker. 7890.

Renk, W.; Berlin-Dahlem, Univ., Inst. für Veterin.-Pathol. **Mastitiden bei Infektionen mit Clostridium perfringens.** Berliner Münchener tierärztl. Wschr. **75** (1962) Nr. 9. S. 162–165. – 3 Abb., 13 Lit. Zus. in Engl.

Nach einer einleitenden Schrifttumsübersicht über diese bislang nur selten beschriebene, meist bösartige Mastitisform wird an Hand 5 eigener Fälle zunächst der pathologisch-anatomische Befund geschildert. Neben septischen Allgemeinerscheinungen zeigten die Euter diffuse Hyperämie, ödematöse Schwellungen, die sich auch auf den Unterbauch und bis zur Vulva erstrecken, und blutig verfärbtes Sekret. Histologisch besteht vor allem eine stark entzündliche ödematöse Verbreiterung des intralobulären Bindegewebes und eine Epitheldesquamation. Bleibt das Tier am Leben, entwickelt sich eine gangränöse Mastitis. Die natürliche Infektion erfolgt vor allem traumatisch oder galaktogen, ihr Haften wird durch eine bereits bestehende Staphylokokken-Infektion begünstigt. W. Kötsche. 7890.

Hillermark, K.; Stockholm, Veterinärmed. Staatsinst. **Nocardia asteroides als Ursache einer Mastitis beim Rind.** Acta veterin. scand. 1 (1960) S. 281–293. – 2 Abb., 20 Lit.

In einem Fall von Mastitis beim Rind wurde aus dem Eutersekret und Abszeßinhalt ein Mikroorganismus isoliert, der auf Grund seiner morphologischen, kulturellen, biochemischen und pathogenen Eigenschaften als *Nocardia asteroides* identifiziert wurde. Der betreffende Stamm ertrug 15 Sek. lange Erhitzung auf 74 °C, also die in Schweden zur Pasteurisierung der Milch angewandte Zeit, was vom Gesichtspunkte der Volksgesundheit zu beachten wäre. E. Lehnert. 7890.

Mõtus, I. und Oja, M.; Lehrstuhl für Nichtansteckende Innere Krankh.; Lehrstuhl für Physiol. und Zoohyg. Diagnostika latentnych infekcij vymeni indikatornymi rastvorami. **(Diagnostik latenter Euterinfektionen mittels Indikatorlösung.)** Sbornik naučnych trudov studentov Ėstonskoj sel'skochozjajstvennoj akademii, Tartu 2 (1961) S. 120–125. – 1 Tab., 3 Lit. Orig.: estn., Ausz.: russ.

102 Milchproben von Kühen, davon 33 bakteriologisch positiv auf Str. agalactiae, wurden mittels Bromthymolblau und Phenolrot sowie Kultivierung auf dem Brownschen Blutagar vergleichend untersucht. 85–90% der bakteriologisch positiven Fällen stimmten mit den Ergebnissen der Farbreaktionen überein, während 81% der bakteriologisch negativen Fälle diese Übereinstimmung nicht ergaben. Durch die bakteriologische Untersuchung mittels Züchtung auf Blutagar sind daher sichere Ergebnisse zu erwarten. H. Rauch. 7925.

Wilson, C. D., Coats, W. A. und Brander, G. C.; New Haw, Weybridge, Centr. Veterin. Lab.; Brentford, Middlesex, Beecham Res. Lab. Ltd. Studies of a new penicillin, BRL 1621, for the treatment and control of staphylococcal mastitis in cows. **(Untersuchungen an einem neuen Penicillin, BRL 1621, für die Behandlung und Kontrolle der Staphylokokkenmastitis bei Kühen.)** Veterin. Rec. 74 (1962) Nr. 42. S. 1120–1126. – 6 Abb., 5 Tab., 17 Lit.

Insgesamt 900 Euterviertel wurden mit dem Penicillin BRL 1621 und mit Methicillin behandelt. Die Penicilline wurden von den Eutervierteln reaktionslos vertragen. Bereits im dritten Gemelk nach der Behandlung waren keine signifikanten Mengen von BRL 1621 mehr nachweisbar. In Feldversuchen an Kühen, die an chronischer, durch übliche Antibiotica nicht beeinflußbarer Mastitis, verursacht durch Penicillin G-empfindliche und -resistente Staphylokokken, litten, wurde gefunden, daß beide geprüften Penicilline eine deutliche Wirkung auf die gegen Penicillin G-resistenten Staphylokokken und auch Streptokokken aufwiesen. BRL 1621 zeigte eine stärkere Aktivität gegen Staphylokokken als Methicillin. Angewendet als Mineralölsuspension mit einer Antibioticakonzentration von 0,375 g je Tube, erwies sich BRL 1621 als Mittel der Wahl für die Behandlung der Staphylokokken- und Streptokokkenmastitis der Kühe. G. Scheibner. 7950.

XVIII. JUNGTIERKRANKHEITEN

Schwerdorffer, Eric; Alfort, École Nat. Vétérin. Quelques aspects de la pathologie dans l'élevage industrial du veau de lait. **(Einige Gesichtspunkte zur Pathologie der Massenaufzucht von Milchkälbern.)** Diss. Alfort **1962** 45 S. – 1 Tab., 35 Lit. K. Reinhardt. 8000.

Bühlmann, Hans-Rudolf; Zürich, Univ., Veterinärmed. Klin. **Ferkelverluste in den ersten 10 Wochen nach der Geburt, ihre Ursachen und ihre Verhütung.** Diss. Zürich **1962** 83 S. – 7 Abb., 1 Tab., 48 Lit.
Die Schweinehaltung in der Schweiz besteht aus etwa 1,2 Mill. Tieren und erbrachte 1957 etwa 16% des Endrohertrages der Landwirtschaft. Die Aufzuchtverluste beim Schwein wurden für die Schweiz zur gleichen Zeit auf etwa 25 bis 35% geschätzt. Eine Wirtschaftlichkeit wird in der Schweinezucht jedoch erst dann erreicht, wenn die Aufzuchtverluste unter 10% liegen. Die Hauptursachen liegen in erster Linie in falscher Fütterung und Haltung. Häufig sind die Beifuttermischungen für junge Ferkel zu grob gemahlen, es fehlen ihnen Vitamine und Spurenelemente, vor allem Eisen. Weiden fehlen meist völlig, die vorhandenen Ausläufe sind oft viel zu klein. Verluste durch Erdrücken wären vermeidbar, wenn die Ferkel in einer besonderen Bucht gehalten würden und nur zum Saugen zum Muttertier dürften. Vf. führt diese Mißstände zu einem großen Teil darauf zurück, daß sich viele Züchter den neuen Erkenntnissen gegenüber noch zu unaufgeschlossen zeigen.
E. Wiesner. 8010.

Blot, Jean-Paul; Alfort, École Nat. Vétérin. Contribution à l'étude de l'étiologie et de la pathogénie de la colibacillose du veau. Conséquences prophylactiques et thérapeutiques. **(Untersuchungen zur Entstehung und zum Krankheitsverlauf der Colibacillose des Kalbes. Schlußfolgerungen für die Prophylaxe und Therapie.)** Diss. Alfort **1961** 58 S. – 1 Tab., 157 Lit.
K. Reinhardt. 8062.

Beck, G. und Jacobsen, B.; Nürnberg, Bayer. Staatl. Veterin.-Untersuchungsanst. **Ein Beitrag zur Pneumokokkeninfektion des Kalbes.** Berliner Münchener tierärztl. Wschr. **76** (1963) Nr. 1. S. 6–7. – 16 Lit.
Die im Laufe eines Jahres von Kälbern bei der bakteriologischen Fleischuntersuchung und bei Sektionen nachgewiesenen Pneumokokkenstämme wurden bezüglich der Typenzugehörigkeit überprüft. Zahlenmäßig standen die Typen 18 und 19 im Vordergrund, die Typen 23, 28 und 33 kamen dagegen am seltensten vor. Pathologisch-anatomisch konnte am Sektionsmaterial kaum ein Mitergriffensein des Atmungsapparates beobachtet werden. Es wurde vielmehr meist eine gummiartige Milzschwellung festgestellt, zu der oft eine trübe Schwellung von Leber und Nieren kam. Die trübe Schwellung wird als parenchymatöse Degeneration gedeutet. Geht eine seröse Hepatitis mit trüber Schwellung, Zelldegeneration und Profileration einher, so muß sie nach Eberbeck und Hemmert-Halswick auf hyperergische Zustände zurückgeführt werden, außerdem gleicht sie dem durch experimentelle Histaminvergiftung erzeugbaren pathologischen Befund. Auf die mögliche pathenogenetische Bedeutung des Vorstehenden wird hingewiesen. Auf Grund der Tatsache, daß die Pneumokokken-Infektion vorwiegend während der Winter- und Frühjahrsmonate auftritt, nehmen Vff. zudem noch eine unzureichende Vitaminversorgung als prädisponierenden Faktor an. Bei der Bekämpfung der Pneumokokken-Infektion hat sich die Impfung der Muttertiere mit Pneumokokken-Formol-Vaccine bewährt. H. Haase. 8075.

Silaev, A. M. (Silajew, A. M.); Kusminki, Gebiet Moskau, Unions-Inst. für Exp. Veterinärmed., Lab. für Physiol. O toksičnosti moloka vysokoproduktivnych korov s narušeniem obmena veščestv v ostroj forme. **(Über toxisch veränderte Milch bei starken Stoffwechselstörungen hochproduktiver**

Rinder.) Trudy Vsesojuznogo instituta ėksperimental'noj veterinarii, Moskva **26** (1962) S. 193–197. – 1 Tab.

Vf. beobachtete Stoffwechselstörungen besonders bei Rindern, die erst vor kurzer Zeit abgekalbt hatten und mit sehr eiweißreichem Futter (Schweinemastfutter) ernährt wurden. Da sich das klinische Bild einer Intoxikation besonders bei den Kälbern, welche die Milch dieser Rinder erhielten, zeigte, wurde die Milch untersucht. Dabei wurde ein sehr starker Acetongehalt derselben festgestellt. Das Krankheitsbild (krampfartige Zustände u. ä.) und das pathologisch-anatomische Sektionsbild (5 von 33 Tieren waren gestorben) wird beschrieben; path.-anatomisch stehen besonders Veränderungen der Schleimhäute des Magen-Darm-Systems und teilweise auch des Endocards im Vordergrund. Im größten Teil der Arbeit befaßt sich Vf. mit den Fragen der Prophylaxe und Therapie. Er empfiehlt, in solchen Wirtschaften, wo eine Eiweißüberfütterung häufig vorkommt, besonders 15 Tage vor und 15 Tage nach dem Abkalben eine genaue Futterrationierung einzuhalten. Hierbei ist auf einen genügend hohen Kohlehydratanteil im Futter zu achten. Beim Auftreten von Intoxikationen bei Kälbern nach der Aufnahme acetonhaltiger Milch ist eine Änderung der Fütterung der Milchkühe am geeignetsten. Sehr gut bewährte sich nach Ansicht des Verfassers eine strenge Diät und die Verfütterung von gehaltreichem Heu, Zucker und Zuckerrüben.

E. Werner. 8095.

Dvořák, Miroslav; Brno, Tschechoslow. Akad. der Landwirtsch.-Wiss., Forsch.-Inst. für Veterinärmed. Profilaktika anemii porosjat-sosunov. **(Die Prophylaxe der Saugferkelanämie.)** Veterinarija, Moskva **39** (1962) Nr. 9. S. 50–52. – 2 Abb.

Ausgehend von der weiten Verbreitung und dem häufigen Auftreten der Ferkelanämie werden Untersuchungen zur Therapie und Prophylaxe dieser Erkrankung durchgeführt. In einem Zeitraum von 5 Jahren werden Versuche an insgesamt 1203 Ferkeln unter Anwendung hämatologischer, biologischer und histologischer Untersuchungsmethoden vorgenommen. Hämatologisch werden besonders die Anzahl der Erythrocyten und der Hämoglobingehalt untersucht. Hierbei wird festgestellt, daß die Erythrocytenzahl kein kennzeichnendes Symptom der Ferkelanämie ist, da sie ansteigen kann, während der Hb-Gehalt unverändert bleibt. Mittels Mikrohämatokrit wird festgestellt, daß die Hypochromaemie und das Auftreten von Mikrocyten für die Ferkelanämie charakteristische Veränderungen sind. Ferner wird berichtet, daß die Verabreichung von Eisenpräparaten, Weidegang oder biologisch vollwertigem Futter an die Muttersau keinen vorbeugenden Schutz für diese Erkrankung ergeben. Hierbei kann im Organismus des Muttertieres genügend Eisen nachgewiesen werden, es gelangt jedoch nur eine ungenügende Menge davon in den Organismus des Ferkels. Auf Grund der Versuchsergebnisse empfiehlt Vf. zur Therapie und Prophylaxe der Ferkelanämie die orale Verabreichung von Ferrum reductum für 2 Wochen oder die parenterale Zufuhr von Eisen-Dextran-Präparaten. Für Eisen-Dextran-Präparate wird eine Dosierung von 100 – 150 mg Eisen und für Ferrum reductum eine Dosis von 0,25 – 0,5 g (zweimal täglich) für 14 Tage angegeben. Mit diesen therapeutischen oder prophylaktischen Maßnahmen können größere Verluste durch die Ferkelanämie vermieden werden. W. Verter. 8142.

Koševoj, V. A. (Koschewoi, W. A.); Rayon Guljai-Pole, Gebiet Saporoshje. O zabolevanii svinej stachibotriotoksikozom. **(Zur Stachybotryotoxikose des Schweines.)** Veterinarija, Moskva **39** (1962) Nr. 9. S. 32–33.

Gehäufte Verluste unter den ca. 10 Tage alten Ferkeln einer Wirtschaft (es verendeten in der Regel gesamte Würfe) waren Anlaß zur näheren Untersuchung. Sauen und Ferkel wurden auf Wintergetreidestroh ohne Auslauf gehalten. Die Muttertiere zeigten Nekrosen am Euter und Rüssel. Während die Autopsie keine Anhaltspunkte ergab, konnte aus dem zur Einstreu verwendeten Stroh der Pilz *Stachybotrys alternans* isoliert werden. Eine neu aufgekaufte Sau mit Ferkeln erkrankte ebenfalls, nachdem sie 7 Tage auf diesem Stroh gehalten wurde; die Ferkel selbst verendeten. Nach mechanischer Säuberung und Desinfektion mit 2%iger Sodalösung wurde die Krankheit unterbunden. Akuter und noch ausgeprägter verlief diese Erkrankung in der Mastschwein-Gruppe einer anderen Wirtschaft (zwei Boxen ohne Einstreu erkrankten nicht). Das sehr unterschiedliche klinische Bild und der Obduktionsbefund werden ausführlich beschrieben. Durch eingehende Untersuchungen konnten bakterielle Infektionen und Vergiftungen ausgeschlossen werden. Untersuchungen des Strohes ergaben auch hier mykologisch positive Befunde (*St. alternans* und *St. alternaria*). Mechanische Säuberung und gründliche Desinfektion mit 2%iger Sodalösung zeigten auch hier sichtbare Erfolge. Vf. hebt hervor, daß die minderwertige Fütterung ein entscheidend prädisponierender Faktor dieser Erkrankung ist. Das wichtigste Merkmal des Obduktionsbefundes dürfte die hämorrhagische Diathese sein.

W. Bathke. 8145.

Žukov, Grigorij Vasil'evič. **Paratif molodnjaka.** (Paratyphus des Jungviehs.) Moskva: Sel'chozgiz. 1961. (135 S.) 8°. DM 0,95. (1962 A 388)

XIX. FLEISCHBESCHAU, LEBENSMITTELÜBERWACHUNG

Pals, C. H.; Washington, U.S. Dep. of Agric., A.R.S., Meat Inspection Div. World-wide impact of veterinarians in meat inspection. **(Weltumspannende Zusammenarbeit der Tierärzte auf dem Gebiete der Fleischbeschau.)** J. Amer. veterin. med. Assoc. **141** (1962) Nr. 8. S. 939–943.

Vf. streift kurz die Geschichte der Fleischbeschau, die Forderungen der Zukunft, die Beiträge der Tierärzte zur Produktion einwandfreien Fleisches, erwähnt Gesetzesentwürfe und bespricht abschließend internationale Gesichtspunkte bei der Fleischbeschau. – Obwohl 1890 in den USA ein besonderes Untersuchungssystem für Exportfleisch geschaffen wurde, begann erst mit dem Erscheinen der: „Meat Inspection Act" und der „Food and Drugs Act" im Jahre 1906 der verantwortungsvolle Weg der Tierärzte auf dem Gebiet der Fleischbeschau. Heute werden in den USA etwa 82% der gewerblichen Schlachtungen und 65% der Fleischverarbeitung vom „Meat Inspection Program" überwacht. Es wird angestrebt, daß auch kleinere Betriebe einen Tierarzt anstellen. Vf. gibt auszugsweise den Inhalt eines Briefes wieder, in dem Landwirtschaftssekretär Freeman im Juni 1962 dem Senat und dem Repräsentantenhaus einen Gesetzesentwurf über die Ausdehnung des Programms auf andere, bisher nicht überwachte Betriebe darlegt. In diesem Brief wird auf die Gefahr hingewiesen, daß ein großer Teil untersuchten Fleisches ohne Überwachung weiterverarbeitet wird und infolge unsachgemäßer Bearbeitung die menschliche Gesundheit schädigen könnte. Im letzten Abschnitt werden die Importbestimmungen erwähnt. Demnach darf Fleisch nur aus solchen Ländern eingeführt werden, die nach amerikanischen Richtlinien untersuchen. Um weitere Fortschritte auf den Gebieten der Fleischbeschau und der Lebensmittelhygiene zu erzielen, sollen die Tierärzte der ganzen Welt ihre Erfahrungen auf Kongressen und durch Veröffentlichungen austauschen. Als Modellbeispiele werden die Tagungen 1961 in Paris und 1962 in Nizza, ferner die Unterstützung der Entwicklungsländer durch die FAO und WHO angeführt. Abschließend appelliert Vf. an die Tierärzte, für die Aufgaben der Zukunft gewappnet zu sein und ihre Position in internationalen Beziehungen zu festigen.

H. Heimbürge. 8250.

Apelt, Eberhard; Berlin, Humboldt-Univ., Veterinärmed. Fak., Inst. für Lebensmittelhyg. **Untersuchungen über das Vorkommen von Salmonellen im Darminhalt gesunder Schlachtschweine.** Diss. Berlin **1963** 39 S. – 103 Lit.

Auf dem Schlachthof in Cottbus wurden 506 Einzel- und 54 Sammelkotproben von gesunden Schlachtschweinen auf das Vorkommen von Salmonellen untersucht. Dabei konnten zwei Stämme ermittelt werden, und zwar *S. enteritidis* Jena sowie *S. bovis morbificans*. Da in beiden Fällen die Proben von Tieren stammten, die nach Anlieferung auf dem Schlachthof 2 Tage bis zu ihrer Schlachtung warten mußten, wird vermutet, daß durch diese Belastung das Ausscheiden von Salmonellen begünstigt wird. Aus seuchen- und fleischhygienischen Gründen werden deshalb eine kontinuierliche Viehanlieferung und eine zügige Schlachtung gefordert. E. Wiesner. 8282.

Hessen, Leif. Leddbetennelse hos slaktesvin. **(Gelenkentzündung bei Schlachtschweinen.)** Medlemsbl. norske Veterinaerforen. **13** (1961) Nr. 9. S. 217–221. – 6 Lit.

Bei 33 von 43 Schweinen mit chronischer Kniegelenkentzündung war der Prozeß infektiöser Art, und zwar wurde er bei 25 Tieren durch Rotlaufbakterien verursacht; in 6 Fällen fanden sich α-hämolytische Streptokokken, und in 9 Fällen fiel die bakteriologische Untersuchung negativ aus. E. Lehnert. 8282.

Krüger, A.; Rostock, VEB Schlachthof, Tierärztl. Hyg.-Dienst. **Über den Echinokokkenbefall bei Mensch und Tier aus der Sicht des Schlachthofes Rostock.** Mh. Veterinärmed. **17** (1962) Nr. 19. S. 780–782.

Die Echinokokkenkrankheit bei Rind, Schaf und Schwein spielte früher im ehem. Mecklenburg und Vorpommern auf den Schlachthöfen eine große Rolle, führte zu erheblichen Verlusten in der Fleischwirtschaft und bildete einen ständigen Gefahrenherd für die menschliche Gesundheit. Nunmehr ist aber ein deutliches Absinken erfolgt. Während 1894 26,2% der Rinder, 37,0% der Schafe, 5,4% der Schweine mit Echinokokken behaftet waren, betrugen die Zahlen z.B. 1960 nur 0,3%; 0,4 und 0,03%. Informationen in Instituten und Kliniken der Universität Rostock ergaben, daß in letzter Zeit nur ganz wenige Fälle von Erkrankungen beim Menschen ermittelt wurden. Als Ursachen für diese Abnahme sind anzusehen: Kontrolle der Durchführung der unschädlichen Beseitigung erkrankter Organe einschließlich Hausschlachtungen, der Fortschritt in der allgemeinen Hygiene, die Aufklärung über die Infektionsmöglichkeiten, der Rückgang der Hundehaltung. Dies darf aber nicht dazu verleiten, die Gefahr zu unterschätzen und die Aufklärung usw. zu vernachlässigen. Abrundend werden einige Befundzahlen fremder Länder mitgeteilt. W. Mathieu. 8282.

Lepetit, Michel; Alfort, École Nat. Vétérin. Lésions de la distomatose pulmonaire erratique en inspection des viandes chez les bovidés. **(Lungenveränderungen durch verirrte Leberegel in der Fleischbeschau beim Rinde.)** Diss. Alfort **1962** 40 S. – 4 Abb., 1 Tab., 20 Lit. K. Reinhardt. 8282.

Schaal, E.; Krefeld, Staatl. Veterinäruntersuchungsamt. **Enterobacteriaceen und ihre Abgrenzung gegenüber Salmonellen bei der bakteriologischen Fleischuntersuchung.** Schlacht- u. Viehhof-Ztg. **62** (1962) Nr. 10. S. 360–365.

Die früher als Intermediusstämme bezeichneten Keime sind in ihren Eigenschaften weiterhin erforscht und gruppenweise genauer festgelegt. Ihre Abgrenzung zu den Salmonellen ist durch verfeinerte, differentialdiagnostische Methoden möglich, wobei zudem zu berücksichtigen ist, daß tunlichst innerhalb von 72 Std. eine Entscheidung gefällt werden soll. Es kommt hauptsächlich auf die Abgrenzung an, die feinere Artbestimmung usw. hat dann Zeit. Unter ausführlicher Beschreibung der verschiedenen Verfahren, ihrer Technik und Auswertung unter Vergleich mit den Ergebnissen anderer Untersucher wird über Lysin-Decarboxylase-Test nach Carlquist, den Salmonella O_1-Phagentest, modifiziert nach Thal, und den KCN-Test berichtet, wobei der kombinierten Anwendung aller 3 Methoden die besten Erfolgsaussichten zugesprochen werden. W. Mathieu. 8304.

Kraus, H.; Hannover, Tierärztl. Hochschule, Inst. für Tierärztl. Lebensmittelkunde und Milchhyg. **Neuzeitliche diagnostische Laboratoriumsverfahren unter besonderer Berücksichtigung des Clostridiennachweises im Rahmen der bakteriologischen Fleischuntersuchung.** Schlacht- u. Viehhof-Ztg. **62** (1962) Nr. 10. S. 357–359.
Für die DBR sind in Anl. 1 zu § 27 AB. A v. 1. 8. 60 die Vorschriften für die BU (bakt. Fleischuntersuchung) festgelegt; es handelt sich dabei um die Prüfung auf pathogene und apathogene, sog. unspezifische Mikroorganismen. Es muß mit solchen Verfahren gearbeitet werden, die eine Beurteilung möglichst innerhalb von 3 Tagen ermöglichen. Sowohl zu den pathogenen als auch zu den apathogenen Keimen zählen u.a. Clostridien. Die z.Zt. vorgeschriebene Erhitzung der Leberbrühe nach Kelch im Augenblick der Beschickung mit Untersuchungsmaterial ist auf Grund verschiedener Feststellungen nicht befriedigend; denn pathogene und apathogene Clostridien sind in der Muskulatur frisch geschlachteter Tiere nicht versport, die Versporung tritt je nach Clostridienart zeitlich verschieden auf, pathogene Clostridien sind weniger hitzebeständig, nachweisbar sind nur hitzeresistente und innerhalb von 24 Std. feststellbare Clostridien. Die Prüfung auf Katalasenegativität durch Zusatz von H_2O_2 hat bisher versagt. Bewährt hat sich aber die Verwendung von 0,12% Sorbinsäure, denn das Wachstum ist innerhalb von 24 Std. erkennbar, die Versporung erfolgt schneller, *E. coli*, Salmonellen und aërobe Sporenbildner werden gehemmt. Auf Lactobazillen braucht bei frisch geschlachteten Tieren keine Rücksicht genommen zu werden, Erhitzung fällt weg. Zusätzlich zur BU ist die histologische Untersuchung auszubauen und die Wäßrigkeitsfeststellung mit der verbesserten Kompressoriumquetschmethode vorzunehmen sowie die Koch- und Bratprobe zu intensivieren, um substantielle Mängel sicherer zu erfassen. W. Mathieu. 8304.

Vries, J. de; Leeuwarden, Slachthuis. De waarde van het bacteriologisch onderzoek bij het beoordelen van slachtdieren, die met Salmonellabacteriën zijn besmet. **(Der Wert der bakteriologischen Untersuchung für die Beurteilung der Schlachttiere, die mit Salmonellen infiziert sind.)** Tijdschr. Diergeneeskunde **87** (1962) Nr. 21. S. 1345–1361. – 27 Lit. Zus. in Engl., Franz., Dtsch.
In den Jahren 1957–1959 hat sich die Zahl der Salmonellenfunde bei Schlachttieren nicht verändert. Die Zahl der mit *S. typhimurium* infizierten Schlachtschweine ist seit 1950 gleich geblieben. Ein Zusammenhang zwischen *S. typhimurium*-Infektionen der Schlachtschweine und der Menschen ist nicht zu erkennen. Die Salmonellen-Infektionen der Menschen sind sehr wahrscheinlich auf andere Infektionsquellen zurückzuführen. Der Wert der bakteriologischen Fleischuntersuchung ist heute zwar unbestritten, aber die Anreicherung der Fleischproben ist nach Meinung des Vf. überflüssig, da die Zahl der dadurch ermittelten Salmonellenträger ohne Einfluß auf die Volksgesundheit ist. Salmonellen-Infektionen des Menschen durch „gesunde" Salmonellenausscheider unter den Tieren sind nur durch hygienische Maßnahmen vor und während der Schlachtung hintanzuhalten. W. Kuhlmann. 8308.

Stoitscheff, M.; Russe, Bulgarien, Staatl. Fleischkombinat, Fabrik-Lab. **Fälle später Isolierung von Salmonellen bei der bakteriologischen Fleischbeschau von kranken, mit großen Dosen Penicillin behandelten Schweinen.** Mh. Veterinärmed. **17** (1962) Nr. 18. S. 750–754.
Bei Schweinen einer Mastanstalt wurde gehäuft *Salm. cholerae suis, var. Kunzendorf* festgestellt. Die Erkrankten erhielten im Laufe von 2–3 Tagen 3× täglich je 500000 IE Penicillin i. m., das Befinden besserte sich; nach Abbruch der Behandlung mußte aber eine Anzahl geschlachtet werden wegen Wiederverschlimmerung des Zustandes. 30 Tiere wurden durch Plattenverfahren, Anreicherung, Bunte Reihe usw. probenweise untersucht. Bei 26 Tie-

ren konnte *Salm. cholerae suis* ermittelt werden, jedoch im Direktverfahren waren nur 11 davon positiv, bei den anderen zeigte sich m.o.w. verzögertes Wachstum, was sicherlich auf die Penicillinbehandlung zurückzuführen ist. In vitro-Versuche bestätigten dies, wobei aber ein Abhängigkeitsverhältnis zwischen Penicillindosis und Verzögerung des Salm.-Wachstums nicht ermittelt werden konnte. Um Fehler beim Ablesen der Resultate der BU zu vermeiden, ist es erforderlich, in den Begleitpapieren zu den eingereichten Proben anzugeben, ob die betr. Tiere in vivo mit Penicillin oder anderen Antibiotica behandelt wurden; die Frist für Abschluß der BU ist in solchen Fällen zu verlängern. W. Mathieu. 8308.

Bessonov, A. S. (Bessonow, A. S.); Skrjabin-Unions-Inst. für Helminthol. K voprosu soveršenstvovanija metoda trichinelloskopii. **(Zur Frage einer Vervollständigung der Trichinenschau.)** Veterinarija, Moskva **39** (1962) Nr. 9. S. 62–65. – 3 Tab.

Die in der sowjetischen Literatur in den letzten Jahren geführten Diskussionen über die unterschiedliche Besiedlung verschiedener Muskelabschnitte infizierten Schweinefleisches mit Trichinen veranlaßten Vf. zu umfangreichen Untersuchungen, bei denen er das Diaphragma, die Zunge, den Kehlkopf, die Speiseröhre, die Augen, Oberlippen, das Ohr und die Schwanzmuskulatur einer Kontrolle unterzog. Vf. legte Wert darauf, leicht zugängliche Muskelteile zu untersuchen. Aus den tabellarisch dargestellten Resultaten geht hervor, daß das Diaphragma, insbesondere der Muskelteil – wie bekannt – am intensivsten und am häufigsten mit den Entwicklungsstadien der Trichinen befallen ist. Von den unter dem Gesichtspunkt der leichten Erreichbarkeit entnommenen Proben sind die Parasiten vor allem in der Muskulatur der Zunge nachweisbar. Aber auch im Muskelteil des Diaphragmas liegt eine unterschiedliche Besiedlung vor. Besonders intensiv infiziert ist der Teil der Muskulatur des Diaphragmas, welcher der Leber anliegt; er ist in erster Linie zu untersuchen. Durch die Verdauung von Muskelproben in künstlichem Magensaft wies Vf. nach, daß die verschiedenen Muskelteile des Schweines ungleichmäßig infiziert sind. Vf. empfiehlt, weiterhin zu überprüfen, inwieweit die Untersuchungen des Diaphragmas durch die Trichinenschau der an der Oberfläche des Schweinekörpers gelegenen und somit nach der Schlachtung sofort entnahmefähigen Muskelteile ersetzt werden kann.
W. Bathke. 8320.

Rybaltovskij, O. V. und Vladimirova, P. A. (Rybaltowski, O. W. und Wladimirowa, P. A.); Moskau, Technol. Inst. für Fleisch- und Milchind. Prostejšij sposob trichinelloskopii svininy. **(Einfachstes Verfahren zur Trichinenschau des Schweinefleisches.)** Veterinarija, Moskva **39** (1962) Nr. 9. S. 66 bis 67.

Es wird ein neues Verfahren zur Trichinenschau beschrieben, das besonders dort zum Einsatz kommen soll, wo mit den üblichen Methoden keine eindeutige Diagnose gestellt werden kann. Es besteht in der Bearbeitung der Präparate mit 5%iger Natronlauge für die Dauer von 1 Std. bei Zimmertemperatur und für 10 Min. bei Temperaturen bis zu 45 °C (Erhitzen). Das Wesen der Methodik besteht darin, daß die Bindegewebskapseln der Trichinellen und die der Finnen sich auf Grund physikalisch-chemischer Eigenschaften unterscheiden und unter der Einwirkung der 5%igen Natronlauge die Trichinen keine Änderungen erfahren, während die restlichen Elemente zerstört werden. Vff. regen an, diese Methodik auch an anderen Schlachthöfen zu beurteilen.
W. Bathke. 8320.

Anonym. **Die Durchführung der Lebensmittelkontrolle in der Schweiz im Jahre 1961.** Mitt. Gebiete Lebensmittelunters. Hyg. [Bern] **53** (1962) Nr. 5. S. 331–378. 8410.

Hultsch, M.; Berlin, Veterinäruntersuch.- und Tiergesundheitsamt. **Versuche zur Isolierung von Pseudomonasstämmen aus Lebensmittelprodukten.** Mh. Veterinärmed. **17** (1962) Nr. 19. S. 786–788.
Es wurden 100 Lebensmittelproben, und zwar verschiedene Wurstsorten, Hackfleisch, Muskelfleisch von schlachtbaren Haustieren und Geflügel, Rindergefrierfleisch, Walfleisch, Fische, Konserven usw. auf Pseudomonaskeime überprüft, da diese evtl. zu Lebensmittelvergiftungen Veranlassung geben können. Ihre Isolierung ist insbesondere von Nikodémusz und von Gaby betrieben worden. Bei den jetzigen Proben waren 12 positive Befunde. Es stellte sich heraus, daß der von Nikodémusz empfohlene Nährboden nicht in gewünschter Weise das Wachstum anderer Keime unterdrückt, insbesondere machten sich Kokken und aërobe Sporenbildner störend bemerkbar, so daß der Gabytest zusätzlich Verwendung finden mußte. Diese Kombination ist als Routineverfahren zu umständlich und zeitraubend; durch weitere Untersuchungen muß eine Methode gefunden werden, die schnell und sicher arbeitet.
W. Mathieu. 8420.

Tysset, C., Brisou, J. und Espinasse, J.; Algérie, Inst. Pasteur, École de Méd. de Poitiers, Lab. Vétérin. Régional. Contamination de produits frais de charcuterie par des germes de la famille des Pseudomonadaceae. **(Verunreinigung von frischem Schweinefleisch durch Keime aus der Familie der Pseudomonaceae.)** Rev. Méd. vétérin. [N. S.] **25(113)** (1962) Nr. 10. S. 692–701. — 37 Lit. Zus. in Engl., Ital.
Sehr oft sind Mikroorganismen aus der großen Familie der *Pseudomonaceae* Ursache von Veränderungen von frischem Schweinefleisch und Fleischwaren. Aus 75 Proben von Fleischwaren werden 79 *Pseudomonas*-Stämme isoliert, die auf Grund ihres morphologischen und biochemischen Verhaltens differenziert werden. Die meisten *Pseudomonas*-Typen sind stark proteolytisch, lipidolytisch und Gasbildner. Sie gehören zur großen Gruppe der Fäulniserreger, die die Beschaffenheit von Fleischprodukten stark verändern können. Sie vermehren sich bei einer Temperatur von +4 °C oft erheblich. Unter natürlichen Bedingungen sind sie für den Menschen selten pathogen. In großen Mengen rufen sie Darmreizungen und anaphylaktische Erscheinungen bei Menschen hervor. Diese toxische Wirkung ist auf Eiweißspaltprodukte wie Putrescin, Kadaverin usw. zurückzuführen. Die Verunreinigung von Fleischwaren mit Pseudomonas-Arten läßt sich durch streng durchgeführte hygienische Maßnahmen im Laufe der Fabrikation vermeiden.
E. Tempel. 8420.

Seidel, G., Janeck, K. und Hoffmann, G.; Berlin, Veterinäruntersuch.- und Tiergesundheitsamt. **Über eine nach Genuß von Speiseeis aufgetretene, durch Staphylococcus aureus verursachte Intoxikation.** Mh. Veterinärmed. **17** (1962) Nr. 19. S. 782–786.
Die verschiedenartigen Ursachen von Erkrankungen nach Genuß von Speiseeis werden aufgezählt; als Bakterien kommen vor allem Salmonellen und Staphylokokken in Frage. Am 25.7.61 erkrankten 32 Personen, die neben anderen Gerichten in einem Hotel Speiseeis (Vollmilcheis) verzehrt hatten. Alle anderen Speisen fielen als Ursache aus, da alle Menschen gesund geblieben waren, die kein Eis genossen hatten, und die Untersuchung der noch greifbaren Proben entsprechend verlief. Ermittlungen ergaben, daß bei der Herstellung mehrere erhebliche Fehler und Unsauberkeiten vorgekommen waren und die Abkühlung nur durch Stehenlassen erfolgte. Vom Werkessen war keine 24-Stunden-Probe vorhanden; die Personaluntersuchung war nicht termingerecht vorgenommen. — Im Speiseeis wurde *Staph. aureus* in so großen Mengen ermittelt, daß toxische Wirkung auftreten mußte; die Krankheitsgeschichten waren dafür ebenfalls typisch. In sehr anschaulicher Weise werden die Möglichkeiten der Infektion in diesem Falle dargelegt. Wäre die erforder-

liche Sorgfalt und Sauberkeit gewahrt gewesen, hätten die Erkrankungen vermieden werden können. Dem Küchenpersonal fehlt es offenbar ganz allgemein noch an Wissen und Einsicht über die Gefahren. Peinliche Beachtung aller hygienischen Vorschriften bei Herstellung, Transport und Verkauf aller Lebensmittel ist erforderlich, die Körperpflege des Personals muß verbessert werden, die halbjährigen Untersuchungen zwecks Feststellung von Ausscheidern von Keimen der TPE-Gruppen genügen nicht angesichts der Tatsache, daß auch andere Erreger bei Lebensmittelvergiftungen eine gewichtige Rolle spielen können. Jeder, der mit Lebensmitteln umgeht, muß wissen, daß alle eitrigen Prozesse an Körper, Nase, Stirnhöhlen, Haut usw. ihn zum Aufsuchen des Betriebsarztes verpflichten, wobei in der Zwischenzeit größte Sauberkeit zu beachten ist. W. Mathieu. 8420.

Hamm, Reiner; Kulmbach, Bundesforsch.-Anst. für Fleischwirtsch., Chem.-Physikal. Inst. **Zur Biochemie der Fleischreifung. 2. Mitt. Proteinladung und Muskelhydratation.** Z. Lebensmittel-Unters. u. -Forsch. **109** (1959) Nr. 3. S. 227–234. – 4 Abb. 1. Mitt. vgl. LZ. Abt. IV **4** (1959) Nr. 11. S. 2053.
Untersuchungsmaterial ist wiederum der M. longissimus dorsi 5–7jähriger Kühe B und C unter möglichster Ausschaltung bakterieller Einflüsse. Muskel ist ein komplizierter Proteinkomplex. Es werden die Begriffe Nettoladungseffekt und Stereoeffekt eingeführt. Ersterer ist die Feststellung, daß nur soviel Wasser gebunden bzw. abgegeben wird, als die Zunahme bezw. Abnahme der Protein-Nettoladung entspricht, die Erscheinungen dabei werden beschrieben; letzterer hingegen umfaßt lediglich die Veränderungen der sterischen Zugänglichkeit geladener Proteingruppen. Nettoladungseffekt ist wohl stets von einem Stereoeffekt begleitet, Umgekehrtes braucht aber nicht aufzutreten. Innerhalb von 24 Std. nach dem Schlachten nimmt die Hydratation nur auf der basischen Seite des Muskel-Isolationspunktes (I. P.) ab, und zwar um so stärker, je höher der pH-Wert. Dies beruht darauf, daß mehrwertige Metallionen in das Muskeleiweiß eingebaut werden und so eine Verdichtung und Dehydratation des Gewebes bedingen. Im Zeitraum von 1–7 Tagen sind sowohl auf der basischen als auch auf der saueren Seite des I.P. Hydratationserscheinungen festzustellen, weil die Anzahl der verfügbaren Carboxylgruppen und in geringem Umfang auch der basischen Gruppen zunimmt, was wahrscheinlich auf proteolytische Vorgänge zurückzuführen ist. Eine merkbare Verschiebung des I.P. konnte weder bei Eintreten des Rigor mortis noch bei längerem Abhängen des Fleisches beobachtet werden, dagegen war eine Beeinflussung des I.P. durch die Höhe des Fremdwasserzusatzes festzustellen. W. Mathieu. 8440.

Hamm, Reiner; Kulmbach, Bundesforsch.-Anst. für Fleischwirtsch., Chem.-Physikal. Inst. **Zur Biochemie der Fleischreifung. 3. Mitt. Das Pufferungsvermögen des Rindermuskels.** Z. Lebensmittel-Unters. u. -Forsch. **109** (1959) Nr. 4. S. 337–347. – 6 Abb., 4 Tab. 2. Mitt. vgl. vorst. Ref.
Auch hier wurde der M. longissimus dorsi von Kühen der Schlachtklasse B unter möglichster Ausschaltung bakterieller Einflüsse ausgewertet. Als Pufferungsvermögen bezeichnet man den reziproken Wert der Änderung des pH-Wertes eines puffernden Systems mit zunehmender Menge Base oder Säure ausgedrückt durch Milligrammäquivalenten pro l^2. Im schlachtwarmen Muskel entfallen bei pH 7 etwa 80% der Gesamtpufferung auf Proteine, davon werden 75% Proteinpufferung von den strukturellen, 25% von den wasserlöslichen Proteinen übernommen. Neben der Anzahl der Ladungsgruppen ist also auch der räumliche Bau des Gewebes zu beachten. Während der ersten 24 Stunden nach dem Schlachten nimmt die Pufferkapazität des Muskels bei pH < 5 infolge Milchsäurebildung zu, bei pH-Werten > 6 hingegen ab. Während des weiteren Abhängens bis zu 9 Tagen nimmt die Gewebepufferung nur bei hohen (pH 7,5) und niederen (pH 3,0) Werten zu. Ursache sind neben Zu-

nahme der basischen und sauren Ladungen des Eiweißes proteolytische Vorgänge. Die Zunahme des proteinfreien Muskelextraktes wird auf das Auftreten von freien Aminosäuren und niederen Peptiden zurückgeführt.
W. Mathieu. 8440.

Hamm, R.; Kulmbach, Bundesanst. für Fleischforsch., Inst. für Chem. und Physik. **Zur Biochemie der Fleischreifung. 4. Mitt. Die postmortale Änderung der Bindung von Magnesium, Calcium, Zink und Eisen im Rindermuskel.** Z. Lebensmittel-Unters. u. -Forsch. **117** (1962) Nr. 2. S. 132–138. – 2 Abb., 3 Tab. 3. Mitt. vgl. vorst. Ref.
Wie bei den vorausgegangenen Arbeiten besteht das Untersuchungsmaterial aus M. longissimus dorsi vom Rind. Unmittelbar nach dem Schlachten enthält der Muskel kein oder nur sehr wenig dissoziiertes Calcium und Zink, wohl aber 60% diss. Mg. Innerhalb von 48 Std. vermehrt sich bei allen 3 Metallen der freie Anteil, bei weiterer fünftägiger Beobachtung nimmt nur die Menge an diss. Ca zu. Eisen liegt unmittelbar nach dem Schlachten in gebundener Form vor, dieser Zustand ändert sich innerhalb von 7 Tagen nicht. Hieraus wird gefolgert, daß im Muskel unmittelbar post mortem Adenosintriphosphat nicht frei, sondern über Erdalkalimetalle an das Muskeleiweiß gebunden vorliegt und daß im Verlauf des Rigor mortis durch enzymatische Dephosphorylierung das Nucleotid freigesetzt wird, wobei die Erdalkalibindung eine Rolle spielt. W. Mathieu. 8440.

Takács, János und Zukál, Endre. Adatok a sózással és szárítással tartósitott kolbászfélék érés közbeni mikrobiológiai és kémiai változásaira. **(Angaben zur Kenntnis der mikrobiologischen und chemischen Änderungen während des Reifungsprozesses von Wurstwaren, die durch Salzen und Trocknen konserviert wurden.)** Magyar Állatorvosok Lapja [Ung. veterinärmed. Bl.] **17** (1962) Nr. 6. S. 230–232. – 4 Abb., 9 Lit. Zus. in Russ., Engl. Aus: Ung. Agrar-Rdsch. **1963** Nr. 1.
Nach den Ergebnissen der Versuche der Vff. entsprechen durch Salzen und Trocknen konservierte Wurstwaren den mikrobiologischen Forderungen, falls sie keine pathogenen oder toxinerzeugenden Bakterien enthalten und aus ihnen keine Glieder der Coli-Aërogenes-Bakteriengruppe isoliert werden können. In der reifen Wurst vermindern sich die proteinspaltenden Keime beträchtlich, weil ihre Vermehrung und schädliche Wirkung durch gemeinsame Einwirkung der Stoffwechselprodukte der Laktobazillen und der Änderungen in den biochemischen Umständen behindert wird. Die Zahl der einzelnen Keimgruppen sowie die chemischen Eigenschaften zeigen einen Zusammenhang mit dem Reifungsvorgang. Um diese Zusammenhänge, die meistens nicht linearen Charakters sind, bestätigen zu können, benutzten Vff. Rangkorrelations-Berechnungen. Zur Zeit des Abschlusses des Reifungsprozesses beträgt der pH-Wert des Wurstmaterials 5,8 bis 6,0 und das Salz:Wasser-Verhältnis 13 bis 16%. Dies entspricht einem Wassergehalt von 26% (25 bis 28%) bzw. einem Salzgehalt von 3,5%. In ihren Versuchen beobachteten Vff. diese Werte am 7. bis 9. Tag. Von diesem Zeitpunkt ab stabilisierte sich sowohl pH als auch Salzgehalt in der Nähe der angegebenen Werte. Dies bedeutet auch, daß nicht nur die in den Keimzahlen ausgedrückten mikrobiologischen Prozesse, sondern auch die chemischen Vorgänge, die durch Änderungen im pH-Wert zum Ausdruck kamen, zum gleichen Zeitpunkt des Reifungsprozesses stabilisiert werden. 8485.

Schormüller, J. und Schilling, M.; Berlin, TU, Inst. für Lebensmittelchem. und Lebensmitteltechnol. **Weitere Untersuchungen über die Nitratreduktase verschiedener an der Reifung von Rohwurst beteiligter Mikroorganismen.** Z. Lebensmittel-Unters. u. -Forsch. **118** (1963) Nr. 6. S. 492–508.
8485.

Negrel, Georges; Alfort, École Nat. Vétérin. Les saumures pour jambon. Influence de l'addition des polyphosphates sur l'évolution de la flore bactérienne. **(Pökellaken für Schinken. Die Beigabe von Polyphosphaten und ihre Einwirkung auf das Bakterienwachstum.)** Diss. Alfort **1962** 52 S. – 5 Tab., 15 Lit. K. Reinhardt. 8495.

Gueguen, Jacques; Alfort, École Nat. Vétérin. Contribution à l'étude de deux souches vibrionniennes présentes dans une saumure de viande. **(Untersuchungen zweier Vibrionenstämme aus einer Fleischpökellake.)** Diss. Alfort **1961** 66 S. – 32 Abb., 1 Tab., 20 Lit. K. Reinhardt. 8495.

Singh, B. S. und Yadava, P. C.; Mathura, U. P. Coll. of Veterin. Sci. & Animal Husbandry, Dep. of Med. Carotene estimation of cow and buffalo fat deposits as a possible method of differentiation in medico-legal cases. **(Carotinbestimmung von Kuh- und Büffelfettdepots als eine in gerichtsmedizinischen Fällen mögliche Differenzierungsmethode.)** Veterin. Rec. **74** (1962) Nr. 39. S. 1047–1049. – 2 Tab., 2 Lit.
Fett aus dem Netz und dem Muskelgewebe von insgesamt 324 indischen Kühen verschiedener Rassen und 538 Büffeln der Murrah-Rasse und deren Kreuzungen wurde auf seinen Carotingehalt untersucht. Hierbei bediente man sich einer 1942 von Seshan und Sen beschriebenen, jetzt etwas modifizierten Methode, die auf der Extraktion des Carotins mit Alkohol und Petrolaether und einer photoelektrisch-kolorimetrischen Messung des Carotingehaltes beruht. Aus den Ergebnissen geht hervor, daß die von Kühen stammenden Fettproben einen Carotingehalt zwischen 0,14 und 225 μg/g Fett enthielten. Über 30% der Tiere wiesen einen Gehalt von 0–5 μg/g Fett auf. Ob eine Beziehung zwischen Carotingehalt und Tieralter, Körpergewicht oder Futtermenge besteht, konnte nicht untersucht werden, da die Fettproben aus Schlachthäusern stammten. In den 538 Büffelfettproben fand man keine Carotinspuren. Da das Vorhandensein von Carotin im Fett indischer Rinder (*Bos indicus*) ein artspezifisches Charakteristicum ist, das dem Fett vom Büffel (*Bos bubalis*) fehlt, kann der Carotinnachweis in gerichtsmedizinischen Fällen zur Differenzierung zwischen Kuh- und Büffelfleisch herangezogen werden. H. Heimbürge. 8530.

Schwarz, Leopold und Fehse, Friedrich; Hamburg, Hyg. Inst., Lehranst. für Allg. und Soz. Hyg. **Beobachtungen an Eischalen und Eiern. 9. Mitt. Über Auflagerungen auf Eiern von Land- und Wassergeflügel. II.** Zool. Anz. **168** (1962) Nr. 11/12. S. 442–449. – 14 Abb.
Als Nachtrag zu früheren Arbeiten werden Untersuchungsergebnisse von Eischalen-Auflagerungen in Dünnschliffpräparaten aufgeführt. Vff. untersuchten Präparate von Hühnereiern (Araukanahuhn, Kreuzungshuhn, New Hampshire), Eiern einer „Empire-White"-Pute, einer Pekingente und eines Säbelschnäblers. An Hand von Abbildungen von Radialschliffen und Oberflächenvergrößerungen in normalem und polarisiertem Licht werden Art der Auflagerungen, Lage der Cuticula, Basalkalottenschicht und Prismenzone besprosprochen. H. Heimbürge. 8560.

Dieck, Heinz; Berlin, Humboldt-Univ., Veterinärmed. Fak., Inst. für Lebensmittelhyg. **Können Ameisensäure und Milchsäure Salmonellen in der Volleimasse abtöten?** Diss. Berlin **1963** 55 S. – 8 Tab., 95 Lit.
Bei den Versuchen wurden *Salmonella typhimurium* und *Salmonella enteritidis jena* als Teststämme und Entenvollei als Substrat und Ameisensäure und Milchsäure als Konservierungsmittel verwandt. Die Versuche wurden bei Zimmertemperaturen und im Wasserbad bei 56 °C in verschiedenen Zeitstufen durchgeführt. Die Schwankungsbreite des Keimgehalts aller Gruppen betrug 50–800 Mill. Salmonellen/cm³ Eimasse. Die Versuche zeigen, daß eine Abtötung beider Salmonellen grundsätzlich möglich ist. Es waren jedoch oftmals

hohe Säurekonzentrationen und lange Einwirkungszeiten erforderlich, wodurch eine Gerinnung des Eieiweißes auftrat. Da sich *Salmonella enteritids jena* durchweg als resistenter erwies, mußten, da in der Praxis beide Salmonellenarten zusammen vorkommen, deren Abtötungsgrenzwerte als Gründlage einer Aussage genommen werden. Nur bei 0,7% Ameisensäurezusatz können Teststämme nach 3 Min. bei 56 °C und bei 1,2% Milchsäurekonzentration nach 3 Min. bei 56 °C restlos abgetötet werden. E. Wiesner. 8560.

Nguyen, Nhu; Alfort, École, Nat. Vétérin. Le rôle du poisson dans l'alimentation du Vietnamien. **(Die Bedeutung des Fisches in der Ernährung des Vietnamesen.)** Diss. Alfort **1962** 87 S. – 1 Abb., 11 Tab., 40 Lit.
K. Reinhardt. 8570.

Schwerin, K.-O.; Saßnitz, Fischuntersuchungsstelle des Veterinäruntersuch.- und Tiergesundheitsamtes Greifswald. **Aktuelle Probleme bei der Untersuchung von Seefischen im Binnenland.** Mh. Veterinärmed. **17** (1962) Nr. 5. S. 240–244.
In ausführlicher Form gibt Vf. einen guten Überblick über die Probleme, vor die der Untersucher von Fischen im Binnenland gestellt ist.
P.-G. Schoop. 8575.

Goy, Reinhard; Hannover, Tierärztl. Hochschule, Inst. für Tierärztl. Lebensmittelkunde und Milchhyg. **Die diagnostischen Hilfsproben zur Erkennung der Fischfäulnis in kritischer Sicht.** Diss. Hannover **1962** 47 S. – 10 Tab., 66 Lit.
Um auf dem Gebiet der Fischbeurteilung sichere und eindeutige Ergebnisse zu erlangen, prüft Vf. mehrere vorgeschlagene und ausgeübte Untersuchungsmethoden und vergleicht sie miteinander, um dadurch ein gutes Urteil über Frischezustand und Genußtauglichkeit eines Fisches zu erhalten. An 27 Seefischen (11 Schellfische, 3 Kabeljaue und 13 Rotbarsche) werden an vier aufeinanderfolgenden Tagen die Untersuchungen durchgeführt. Der grobsinnlichen Untersuchung fällt nach wie vor die wichtigste Rolle zu. Daneben werden in Verbindung mit anderen Proben noch als brauchbar angesehen die Probe mit Neßlers Reagenz auf Ammoniak, die elektrometrische pH-Wert-Messung, die Keimzahlbestimmung (Methode nach Wittfogel) und die Bestimmung der Jodadsorption. Die pH-Wert-Bestimmungen mit Phenolrotindikator sowie mit Indikatorpapier Merk (Nitrazingelb) und die Probe auf Reduktase mit 0,05%iger Resazurinlösung sind nicht zu gebrauchen.
P.-G. Schoop. 8575.

Czarnowska, Wanda, Ganowiak, Zenon und Wierzchowski, Józef; Gdańsk, WSSE. Ocena higieniczna mrożonych filetów z dorsza bałtyckiego. **(Die hygienische Beurteilung von gefrorenen Ostseedorschfilets.)** Roczniki państwowego Zakładu Hig. **13** (1962) Nr. 1. S. 99–104. – 1 Tab., 12 Lit. Zus. in Russ., Engl.
Es wurden mikrobiologische Untersuchungen einiger Ostseedorschproben durchgeführt. Die Proben wurden in der Zeit vom Januar bis Juli entnommen; sie stammten von nicht gefrorenem und gefrorenem Dorsch, und zwar von den durch Hand- und Maschinenbearbeitung hergestellten Filets. Die mikrobiologischen Untersuchungen wurden nach folgenden Richtungen durchgeführt: 1. Der *E. coli*-Titer wurde auf dem Eijkmanschen Nährboden mit laufenden Verdünnungen von 1:10 bis 1:10000 bestimmt. 2. Der Enterokokkentiter wurde auf einem Nährboden mit Natriumnitrit und Kristallviolett mit Verdünnungen wie bei der Colititerbestimmung ermittelt. 3. Die Keimzahl pro 1 g Muskelgewebe wurde mittels Nähragar- bzw. Fischerschen Dorschagarkulturen festgestellt. Die Incubationstemperatur betrug gleichzeitig 20 °C und 37 °C. 4. Die Anäerobenanwesenheit wurde auf Rohrzuckeragar festgestellt. 5. Staphylokokken wurden auf dem Chapmanschen Nährboden nachgewiesen, die Untersuchungen auf

Koagulase auf Menschenplasma durchgeführt. – Ergebnisse: Zur Gesamtmengebestimmung der Bakterien in Dorschfilets eignet sich am besten der Dorschagarnährboden bei einer Incubationstemperatur von 20 °C und einer Auswertung nach 48 Std. Beim regelmäßigen Produktionsvorgang wird kein bemerkenswerter Keimunterschied zwischen den aus Handbearbeitung und Maschinenbearbeitung stammenden Filets festgestellt. Es wird als zulässige Infektionsgrenze für die frisch gefrorenen Dorschfilets vorgeschlagen: a) Coli-Titer – über 0,1; b) Enterokokkentiter – über 0,1; c) Keimzahl pro 1 g Muskelgewebe – bis 200000; d) gänzliche Abwesenheit von Salmonellen und Shigellabakterien, von koagulasepositiven Staphylokokken und von sporenbildenden Anäerobiern. W. Radomiński. 8575.

Maxime, Henri; Alfort, École Nat. Vétérin. Contribution à l'étude des procédés de conservation du poisson par le froid. **(Untersuchungen über die Verfahren zur Kältekonservierung von Fisch.)** Diss. Alfort **1962** 51 S. – 11 Abb., 8 Tab., 11 Lit. K. Reinhardt. 8585.

Droesch, Roland; Alfort, École Nat. Vétérin. Constribution à l'étude du marché de la viande de porc. **(Untersuchungen über den Markthandel mit Schweinefleisch.)** Diss. Alfort **1961** 88 S. – 6 Abb., 11 Tab., 38 Lit. K. Reinhardt. 8630.

Gangsaas, H. A. H.; Bergen, Norwegen. Kvalitativ påvisning av kondenserte fosfater („polyfosfater") i kjøttfarseprodukter ved hjelp av papirkromatografi. **(Qualitativer Nachweis kondensierter Phosphate [„Polyphosphate"] in Füllfleischprodukten mittels Papierchromatographie.)** Medlembsl. norske Veterinaerforen. **14** (1962) Nr. 4. S. 99–103. – 1 Lit.

Das Prinzip des betreffenden Verfahrens geht davon aus, die eigenen „natürlichen" Phosphate (Monophosphate, „Orthophosphat") des Fleisches von den eventuell zugesetzten, mehr oder weniger kondensierten Phosphaten zu trennen und diese im Chromatogramm hervorzurufen. Die Methode wird näher beschrieben. E. Lehnert. 8640.

XX. MILCHKUNDE

Köhler Ellingsen, J.; Oslo. Avd. før Naeringsmiddelkontroll. En ny måte (reduktaseprøve) til bedømmelse av melkeredskapens bakteriologiske kvalitet. **(Eine neue Methode [Reduktaseprobe] zur Beurteilung der bakteriologischen Qualität der Melkgeräte.)** Medlemsbl. norske Veterinaerforen. **14** (1962) Nr. 8. S. 217–227. – 5 Lit.

Mit dieser Methode soll dem praktischen Tierarzt die Möglichkeit gegeben sein, unabhängig von einem Laboratorium die bakteriologische Qualität der Melkgeräte selbst feststellen zu können. Es handelt sich um eine Schwemmmethode, bei der sterile Magermilch als Spülflüssigkeit dient. Die Melkgeräte werden innen mit einem sterilen Wattebausch abgerieben, der in 10 ml Milch aufgeschwemmt, bei ca. 17 °C für 18 Std. aufbewahrt wird, wonach man 0,5 ml Methylenblaulösung zufügt und die Probe bei 37 °C für 6 Std. ins Wasserbad setzt. Ein Vergleich dieses Verfahrens mit gleichzeitig ausgeführten Spülproben ergab eine recht gute Übereinstimmung zwischen der Bakterienanzahl und der entsprechenden Reduktasezeit. E. Lehnert. 8715.

Thörne, H. und Nilsson, P. O.; Västerås, Veterinär-Bakteriol. Lab. Påvisande av Pseudomonas aeruginosa i mjölkprov. **(Der Nachweis von Pseudomonas aeruginosa in Milchproben.)** Nord. Veterinärmed. **14** (1962) Nr. 9. S. 547–550. – 5 Lit.

In Mastitis-Beständen wurden Euterviertelproben von Kühen auf *Pseudomonas aeruginosa* nach drei Methoden untersucht: 1) durch direkten Ausstrich, 2) Anreicherung nach Hotis und 3) Anreicherung in Serumbouillon.

Die Untersuchungsmethodik wird beschrieben. In 122 von 500 Milchproben wurden die genannten Keime ermittelt. Bei Anreicherung in Serumbouillon vor Aussaat auf Blutagar wurden Keime in mehr als 97% der infizierten Milchproben nachgewiesen, während die beiden anderen Methoden in 55–60% ein positives Ergebnis brachten. E. Lehnert. 8798.

Stüber, Otto; Rotholz, Landwirtsch.-Chem. Versuchs- und Untersuchungsanst. **Zur Milcheiweißbestimmung.** Förderungsdienst [Wien] **10** (1962) Nr. 11. S. 373–377. 8820.

Jayachandran, T., Venkataswami, V. und Varma, Kerala; Madras, Veterin. Coll., Dep. of Dairy Sci. Studies on alcohol test. **(Betrachtungen über den Alkoholtest.)** Indian veterin. J. **39** (1962) Nr. 9. S. 473–481. – 8 Tab., 7 Lit.

Einzel- (E) und Sammelmilchproben (S) von insgesamt 35 einheimischen Kühen und 207 Büffelkühen wurden auf Säuregrad und ihr Verhalten im Alkoholtest untersucht: Titration mit 0,1 n NaOH, als Indikator Phenolphthalein; Alkohol + Milch āā, beim Auftreten von Präzipitation wurde der Test als positiv gewertet. Besonderen Wert legte man auf das Verhalten der Milch im Alkoholtest bei Zusatz von Phosphaten oder Citraten (bei positiver Reaktion) oder Ca-Ionen (bei negativer Reaktion), das Verhalten von mit Wasser oder Kuhmilch (K) verdünnter Büffelmilch (B), die Proteinstabilität der Milch und auf die Ca-Mindestmenge, die nach Hitzebehandlung der Milch ein positives Ergebnis hervorrief. Aus den Versuchen geht hervor, daß der Alkoholtest zur Differenzierung zwischen K und B geeignet ist. Alle B-proben waren im Alkoholtest positiv. Die Acidität lag zwischen 0,10 und 0,25% Milchsäure, ⌀ für E = 0,18%, S = 0,13%. Sämtliche K-proben waren negativ, ihre Acidität variierte zwischen 0,09% und 0,18% (E ⌀ 0,14%, S ⌀ 0,15%). Der Mineralgehalt der Milch beeinflußt den Ausfall des Alkoholtests. Dies wurde durch Zusatz von Phosphat- oder Citrat-Anionen zur B. bewiesen, wobei eine negative Reaktion auftrat. B enthält ca. 30% mehr Ca als K (K = 0,127%, B = 0,163%). Eine Erhitzung der B auf 86 °C verändert die in Lösung befindliche Mineralmenge, so daß ein negativer Alkoholtest entsteht. Je nach Erhitzungsgrad dauert dies verschieden lange (bei 72,2 bis 62,8 °C 60–330 Min.). Eine Aufbewahrung der Milch bei +4,4 °C ergab bei K eine Abnahme der zum positiven Ausgang des Tests notwendigen Ca-Ionenmenge, während B dadurch nicht beeinflußt wurde. Eine Verdünnung der B mit Wasser oder K bis zu 40% veränderte die Reaktion im Alkoholtest nicht. Ein Unterschied in der Proteinstabilität zwischen K und B konnte nicht festgestellt werden. Zur Ausführung des Alkoholtests an B E und B S werden Alkoholkonzentrationen von 60 und 70% vorgeschlagen.
H. Heimbürge. 8820.

Carroll, E. J.; Davis, Univ. of California, School of Veterin. Med., Dep. of Clin. Pathol. Whey proteins of drying-of secretions, mastitic milk, and colostrum separated by ion-exchange cellulose. **(Die durch Ionenaustauscher-Cellulose abtrennbaren Molkeneiweiße während der Zwischenmelkzeiten, in Mastitismilch und im Colostrum.)** J. Dairy Sci. **44** (1961) Nr. 12. S. 2194–2211. – 7 Abb., 2 Tab., 18 Lit.

Mit Hilfe der Ionenaustauscher-Cellulose werden die Molkeneiweiße unter verschiedenen physiologischen und pathologischen Bedingungen untersucht. Während der Mastitis kommt es zum Anstieg der Albumin- und Globulinfraktion. Im Colostrum ist der Anteil der Immunglobuline geringer als in der Mastitismilch. Die Werte für Euglobulin und Pseudoglobulin sind weitgehend von methodischen Schwankungen abhängig. H.-A. Ketz. 8820.

Kugenev, P. und Medvedeva, M. (Kugenew, P. und Medwedewa, M.); Moskau, Landwirtsch. Timirjasew-Akad. Aminokislotnyj sostav belkov suchogo i sguščennogo moloka. **(Die Aminosäurezusammensetzung von Eiweiß aus Trockenmilch und kondensierter Milch.)** Moločnaja promyšlennost', Moskva **23** (1962) Nr. 8. S. 13–14. – 2 Tab.

Im Gesamteiweiß von Kuhmilch werden die Aminosäuren Lysin, Histidin, Arginin, Asparaginsäure, Serin, Glycin, Glutaminsäure, Threonin, Alanin, Tyrosin, Methionin, Valin, Phenyalanin und Leucin + Isoleucin papierchromatographisch quantitativ bestimmt. Die Aminosäurezusammensetzungen der Proteine von Vollmilch, Trockenmilch und kondensierter Milch weisen praktisch keine Unterschiede auf. Der Verarbeitungsprozeß hat lediglich eine Verringerung des Glycingehaltes zur Folge. Das Eiweiß der Vollmilch hat einen Glycingehalt von 1,32%, das der Trockenmilch und der kondensierten Milch von 0,43%. J. Müller. 8857.

Nepomnjaščaja, Mina Lazarevna, Medvinskaja, Ljucija Jul'evna und *Liberman, Larisa Abramovna.* **Bakteriofag moločnokislych streptokokkov i bor'ba s nim v moločnoj promyšlennosti.** (Der Bakteriophage der Milchsäurestreptokokken und seine Bekämpfung im Molkereiwesen.) Hrsg.: Akad. nauk Ukr.SSR., Inst. mikrobiol. im. akad. D. K. Zabolotnogo. Kiev: Izd. Akad. nauk Ukr. SSR. 1961. (151 S.; russ.) 8°. (1962 A 497)

XXI. TIERZUCHT, FÜTTERUNGSLEHRE

Bronsch, K.; Berlin-Dahlem, Univ., Inst. für Tierzucht und Tierernähr. **Forderungen der neuzeitlichen Veredlungwirtschaft an die Veterinärmedizin.** Berliner Münchener tierärztl. Wschr. **75** (1962) Nr. 19. S. 361–365.

Vf. stellt die Notwendigkeit der Steigerung des tierischen Produktionsvermögens heraus und weist auf die Arbeit des Tierarztes in der Tierzucht und Tierernährung hin. 3 Milliarden Menschen werden z. Zt. von den Erträgen von nur 1 Milliarde ha LN ernährt. Nur $^1/_7$ der Menschen ist frei von Mangelkrankheiten und wird vollernährt. Der Zuwachs von jährlich 60 Mill. Menschen erfordert größte Produktionssteigerungen. In der Landwirtschaft der Bundesrepublik kommen 73,2% der Einnahmen aus der tierischen Produktion; bei 3406 kg Milch mit 3,75% Fett je Kuh wurden 19,5 Mill. t erzeugt und brachten einen Erlös von DM 5,4 Milliarden, die Fleischerzeugung stieg von 1950–1960 von 1,64 auf 2,71 Mill. t, die Eierproduktion von 4,74 auf 7,63 Milliarden Stück. Trotzdem wird der Bedarf durch die Eigenerzeugung nicht gedeckt. Züchtung und Umweltgestaltung müssen zum weiteren Produktionsanstieg beitragen bei gleichzeitiger Senkung des Futterverbrauches. Der Populationsgenetik wird Bedeutung beigemessen. Neue Verfahren sollen physiologische Eigenschaften schneller erkennen lassen. In der Tierernährung ist die Mangellage besonders beim Mineralstoffwechsel von Bedeutung. Das junge Tier hat ein hohes Resorptionsvermögen für Ca und P, das mit zunehmenden Alter unterschiedlich absinkt. Beim Schwein kann Hyperthyreose durch einen Ca/P-Quotienten von 3 : 1 ausgelöst werden. „Stoffe mit Sonderwirkung" bedürfen eingehender Untersuchungen.

K. Neuffer. 8900.

Straub, O. C.; Blaubeuren. **Nutztierhaltung und Veterinärmedizin in Australien.** Tierärztl. Umschau **18** (1963) Nr. 2. S. 55–60. 63. 8900.

Bonadonna, Telesforo; Milano, Univ. degli Studi, Ist. di Zootecn. Gen., Staz. Sperimentale di Zootecn. Alcuni aspetti della zootecnia nei paesi del Mediterraneo e del vicino oriente. **(Einige Ansichten der Zootechnik in den Ländern am Mittelmeer und des Nahen Ostens.)** Zootecn. e Veterin. **17** (1962) Nr. 7/8. S. 130–150. 8900.

Wheat, J. D.; Manhattan, Kansas State Univ. Cryptorchidism in Hereford cattle. **(Der Kryptorchismus bei Herefordrindern.)** J. Heredity **52** (1961) Nr. 5. S. 244–246. – 3 Abb., 6 Lit.

Die Mißbildung ist bekanntlich erblich. Außer beim Rinde ist sie in der amerikanischen Literatur bei Angoraziegenböcken und beim Pferde beschrieben. Bei den 4 untersuchten Herefordbullen trat das Merkmal linksseitig auf. Bezüglich der Topographie können jedoch keine endgültigen Schlüsse gezogen werden, zumal bei den amerikanischen Angoraziegenböcken und den Hengsten der Fehler überwiegend auf der rechten Seite vorkam. Der Erbgang ist ebenfalls noch ungeklärt. Die Annahme, ein homozygot rezessives Gen läge ihm zugrunde, bietet sich förmlich an. Aber dann müßte die Frequenz des Merkmales durch Inzucht gesteigert werden. Bei dem vorliegenden Material war nur ein Bulle ingezüchtet, sein Inzuchtkoeffizient betrug lediglich 4,3%. Deshalb gewinnt die Hypothese etwas an Bedeutung, daß ein dominantes Gen mit wechselnder Expressivität ursächlich Bedeutung hat.

H. Busse. 8930.

Holý, Luboš; Brno, Porodnicko-Gynekol. Katedra Veterin. Fak. Příspěvek ke genezi a heritabilitě jednorohé dělohy (Uterus unicornis) u skotu. **(Beitrag zur Genese und Heritabilität des Uterus unicornis beim Rind.)** Veterinární Med. **7(35)** (1962). Nr. 8. S. 643–650. — 1 Abb. Zus. in Russ., Engl., Franz., Dtsch.

Es werden zwei Fälle von Uterus unicornis beschrieben, und zwar bei einer Kuh der rotbunten Rasse, die sich durch eine sehr gute Milchleistung auszeichnete, und bei einer Färse, die ihre Tochter war. Es handelte sich hier um einen erblichen Fehler, der meistens auf eine Störung der Müllerschen Gänge, die die Grundlage der weiblichen Geschlechtsorgane bilden, zurückzuführen ist. Dieser Fehler muß nicht immer erblich sein, bedeutet jedoch beim Zuchtmaterial immer einen Mangel, der die Ausmusterung solcher Tiere zur Folge haben muß. Man muß daher bei der Schlachttierkontrolle und bei der Fleischbeschau die Geschlechtsorgane auch unter dem Gesichtspunkt der Erbschäden untersuchen.

F. Nadvornik. 8930.

Zlotnik, I. und Katiyar, R. D. Gilmerton, Edinburgh, Moredun Res. Inst.; Pashulok Centr. Sheep and Wool Res. Stat. The occurence of scrapie disease in sheep of the remote Himalayan foothills. **(Über das Vorkommen der Traberkrankheit bei Schafen im entlegenen Himalaya-Vorgebirge.)** Veterin. Rec. **73** (1961) Nr. 22. S. 543–544. — 8 Abb., 5 Lit.

Vff. stellten bei Bergschafen im entlegenen Kumanon-Gebirge am Fuße des Himalaya, die hier in Herden von 50 bis 1000 Stück im Sommer auf den Bergwiesen in 3300 bis 4000 m Höhe und im Winter in den etwas tiefer gelegenen Tälern weiden, das Vorkommen der Traberkrankheit fest. Es waren 1 bis 10% der Herden und vorwiegend 1 bis 3jährige Tiere beiderlei Geschlechts erkrankt. Vor 20 Jahren war die Krankheit in dieser Gegend völlig unbekannt. Die erkrankten Schafe waren bereits äußerlich durch ihr Verhalten und ihr Aussehen zu erkennen. Sie zeigten ängstlichen Blick, Zähnekirschen, stampften mit den Füßen, kratzten sich wiederholt mit den Hinterbeinen am Kopf und nutzten jede Möglichkeit zum Scheuern aus, was zu beachtlichen Wollverlusten und erheblichen Hautschäden führte. Die erkrankten Tiere verloren stetig an Gewicht und verendeten schließlich. Die durch die histologische Untersuchung des Zentralnervensystems bei erkrankten Tieren gefundenen Veränderungen in den verschiedenen Teilen des Gehirns werden dargelegt. Vff. sind der Ansicht, daß die Traberkrankheit mit einer Anzahl von Rambouillet-Böcken, die vor etwa 20 Jahren in diese Gegend eingeführt und zur Verbesserung der Zucht auf 33 Dörfer verteilt wurden, eingeschleppt worden ist.

S. Nickel. 8930.

Todd, Neil B.; Univ. Massachusetts, of Dep. of Zool. The inheritance of taillessness in Manx cats. **(Die Erblichkeit der Schwanzlosigkeit bei Manxkatzen.)** J. Heredity **52** (1961) Nr. 5. S. 228–232. — 1 Abb., 5 Tab., 9 Lit.

Anatomisch sind der 1. bis 6. Schwanzwirbel verschmolzen, asymmetrisch oder sind im Vergleiche zu den Schwanzwirbeln normaler Katzen kleiner als diese. Da es auch im Orient schwanzlose Katzenpopulationen gibt, wird die Frage aufgeworfen, ob die Manxkatzen vielleicht von diesen abstammen. Da in der Nachkommenschaft von Eltern mit normal ausgebildetem Schwanz schwanzlose Jungtiere nicht auftreten, wird dem Merkmal eine Penetranz von 100% zugesprochen. Die Ergebnisse der reziproken Kreuzungen normaler Kater mit weiblichen Merkmalsträgern sprechen dafür, daß kein geschlechtsgebundener Erbgang vorliegt, da in der F_1 männliche Merkmalsträger erscheinen . Die Analyse der vorliegenden Daten führt zu der Auffassung, daß das Merkmal teilweise letal ist. Zwischen der Wurfgröße von Merkmalsträgern (2,95 ± 0,22) und der normaler Elterntiere (3,88 ± 0,20) besteht eine statistisch gesicherte Differenz. In der Nachkommenschaft weiblicher Merkmalsträger mit männlichen Merkmalsträgern oder normalen Katern überwiegen die weiblichen Jungtiere, weshalb anzunehmen ist, daß das Manx-Allel sich auf das männliche Geschlecht stärker als auf das weibliche schädigend auswirkt. Da bei den orientalischen Katzenrassen eher eine Stummelschwänzigkeit als eine Schwanzlosigkeit vorliegt, ist anzunehmen, daß beide Phänomene genetisch auf verschiedenen Mutanten beruhen. H. Busse. 8930.

Creek, M. J. und Nestel, B. L.; Jamaica, Sugar Manufacturers' Assoc. Limited, Res. Dep., Animal Product. Div. Observations upon the birth weight of crossbred Charollais calves with reference to the absence of difficulty at parturition. **(Betrachtungen über die Geburtsgewichte von Charollais-Kreuzungskälbern im Hinblick auf das Fehlen von Geburtsschwierigkeiten.)** Brit. veterin. J. **118** (1962) Nr. 7. S. 282–288. — 9 Tab., 8 Lit.
Charollaisbullen werden in England zur Produktion von Kreuzungsmastkälbern in Milchviehherden verwendet. In Jamaika werden solche Kreuzungen jedoch wegen des Heterosiseffektes in der Widerstandsfähigkeit und Anpassungsfähigkeit bei den Jungtieren benutzt. Von Benesch und Wright wurde 1957 mitgeteilt, daß bei Verwendung großer Bullen und kleiner weiblicher Tiere übergroße Feten entstünden. Joubert und Hammond konnten das bei reziproken Paarungen von South Devon × Dexter nicht bestätigen, da sie feststellten, daß die kleinen Kühe den relativ großen Fetus nach minimaler Trächtigkeitsdauer zu einem Zeitpunkt zur Welt brachten, wo das Kalb die für die Rasse der Mutter charakteristische Größe erreicht hatte. Die Ergebnisse der vorliegenden Untersuchungen basieren auf Beobachtungen von über 10jähriger Dauer bei Kreuzungskälbern, die von einem Charollaisbullen und Red Poll × Brahmankühen stammten. Die Geburtsgewichte der 91 Kälber betrugen durchschnittlich 76,8 lbs und waren um 6,8 lbs höher als die der Kälber der Rasse der Mütter. Von einem der 3 Väter stammten Kälber mit signifikant höherem Geburtsgewicht als bei den Kälbern der beiden anderen Bullen. Die Kälber erstkalbender Färsen waren leichter als die der Kühe und ihre Gewichte wiesen statistisch eine geringere Schwankungsbreite auf. In der Herde, in der die Geburtsgewichte höher lagen, wurden die höheren Gewichte grundsätzlich bei den Nachkommen der Kühe ermittelt. Im Zeitraum 1959 bis 1962 wurden in 10 Herden 467 Charollaiskreuzungskälber geboren. Nur 5 Fälle von Dystokie kamen zur Beobachtung, obwohl 56% der Muttertiere erstkalbende Färsen waren. Hiervon lag nur in einem Falle eine relativ zu große Frucht vor. H. Busse. 8950.

Wiesner, E.; Berlin, Humboldt-Univ., Veterinärmed. Fak., Inst. für Tierzucht und Tierernähr. **Die Bedeutung der Konstitution für die Tierzucht und Möglichkeiten zu ihrer Erkennung.** Zooiatría [Santiago de Chile] **3** (1961) Nr. 1/4. S. 69–71. — Zus. in Span.
Obwohl die Konstitution bereits seit Hippokrates in ihrem Wesen bekannt ist, ist es bisher nicht gelungen, einen objektiven Maßstab ihrer Bewertung

zu finden. Die bisher zu ihrer Beurteilung herangezogenen Hilfsmittel haben sich als zu umweltlabil erwiesen, so daß sie nicht als Maßstab für den genetisch bedingten Anteil der Konstitution gelten dürften. Bis zum Vorliegen derartiger Hilfsmittel müssen wir uns auf die Dauerleistungen eines Tieres als bisher brauchbarstem Wertmesser seiner Konstitution stützen. Zur Präzisierung unserer bisherigen Kenntnisse über die Konstitution unserer Haustiere fordert Vf. die Schaffung eines Gesundheits- bzw. Krankheitstagebuches, die Einführung eines obligatorischen Totenscheines, die Einführung der Meldepflicht für Erbmängel, weiterhin ein Gesetz zur Verhinderung erbkranken Nachwuchses in der Tierzucht und die laufende erb- und umwelthygienische Untersuchung aller Vatertiere sowie die genetische Prüfung aller zur Besamung bestimmten Bullen. An Hand neuerer, im Institut des Vf. durchgeführter Untersuchungen ist zu erkennen, daß die Hormonforschung über das Wesen der Konstitution exakte Ergebnisse zu erbringen vermag, da zwischen den endokrinen Funktionen und den wirtschaftlichen Leistungen des tierischen Organismus sowie der Konstitution enge Korrelationen bestehen.

H. Busse. 8960.

Starodubcev, V. M. (Starodubzew, W. M.); Rjasan, Landwirtsch. Inst. Rezul'taty skreščivanija černopestrych korov s džerzejskimi bykami. **(Kreuzungsergebnisse schwarzbunter Kühe mit Jersey-Bullen.)** Vestnik sel'skochozjajstvennoj nauki, Moskva **6** (1961) Nr. 5. S. 48–56. — 4 Abb., 7 Tab. Zus. in Engl., Franz., Dtsch.

Im Gebiet Rjasan wird ein schwarzbuntes Rind gehalten, das aus der Kreuzung von Ostfriesen mit örtlichen Rassen entstanden ist. Dieses schwarzbunte Rind ist bodenständig, hat eine hohe Körpermasse und weist gute Milchleistung auf. Der Fettgehalt der Milch ist gering, er sinkt im Sommer auf 2,8–3%. Vf. verglich über 3 Laktationen 39 schwarzbunte (I), 54 Jersey-Kühe (II) und 35 Kühe aus der Kreuzung (III). Der durchschnittliche Milchfettgehalt der 3 ersten Laktationen betrug bei I: 3,37%, II: 5,9% und III: 4,3%. Die Fettleistung der 3 Laktationen zusammen betrug je Kuh bei I: 347 kg, II: 542 kg, III: 427 kg. Vf. empfiehlt die Durchführung dieser Kreuzung in größerem Umfang und fordert die Auswertung der Jersey-Reinzucht, um eine ausreichende Anzahl Bullen für Kreuzungszwecke bereitzustellen.

W. Sommerfeld. 8997.

Romanov, P. A. (Romanow, P. A.); Jakut. Forsch.-Inst. für Landwirtsch. Mestnyj jakutskij skot Sevoro-Vostoka. **(Das bodenständige Jakutische Rind der nordöstlichen Bezirke.)** Životnovodstvo, Moskva **24** (1962) Nr. 6. S. 65–66. — 2 Abb.

Die Jakutischen Rinder der nördlichen Bezirke sind kleine Tiere mit gedrungenem Körper auf kurzen kräftigen Beinen. Die Widerristhöhe von 7jährigen und älteren Kühen beträgt 105–113 cm, die Brustbreite hinter den Schulterblättern 29,7–35,3 cm und die Brusttiefe 60,1–64,8 cm. Die Rinder haben eine kräftige Konstitution und Gesundheit sowie feste Zähne und sind langlebig. Auf Grund der schlechten Fütterungs- und Haltungsbedingungen ist die Milchleistung niedrig. Es wird empfohlen, aus jedem Kolchos die besten reinrassigen Jakutischen Rinder für die weitere Zuchtarbeit in einer Zuchtfarm zusammenfassen.

F. Schenk. 8997.

Ėjdrigevič, E. V. (Eidrigewitsch, Je. W.) Podbor v uslovijach iskusstvennogo osemenenija. **(Die Zuchtwahl unter den Bedingungen der künstlichen Besamung.)** Životnovodstvo, Moskva **24** (1962) Nr 6. S. 62–64.

Vf. schlägt für Gebrauchszuchten die Gruppenzuchtwahl vor, bei der die Zuchtbullen der Besamungsstationen nach Typ, Qualität und möglichst auch Blutlinie zu Paaren zusammengestellt werden. Drei nicht verwandte Bullenpaare der gleichen Rasse bilden eine Bullengruppe. Die von der Besamungsstation betreuten Betriebe werden nach der Qualität der Kühe ebenfalls in Gruppen eingeteilt, deren Anzahl der Zahl der Bullengruppen entsprechen muß. Jeder Betriebsgruppe wird für 6 Jahre eine bestimmte Bullengruppe zugeteilt, wobei alle 2 Jahre ein Bullenpaar in einen anderen Betrieb umgesetzt wird. In Zuchtbetrieben soll die Kuhherde nach der Anzahl der Blutlinien in 3–4 Gruppen eingeteilt werden; in die Betriebe muß entsprechend Sperma von 3–4 Bullen gebracht werden. F. Schenk. 9005.

Šostak, V. O. (Schostak, W. O.); Charkow, Forsch.-Inst. für Tierzucht des Waldsteppen- und Polessje-Gebietes der Ukrain.SSR. Efektyvnist' pleminnogo vykorystannja inbrednych plidnykiv. **(Einfluß von Inzuchtbullen in der Zuchtarbeit.)** Visnyk sil'škogospodarškoï nauky, Kyïv **5** (1962) Nr. 4. S. 73–78. — 2 Tab. Orig.: ukrain., Ausz.: russ.

Inzucht 1. und 2. Grades wirkte sich nicht negativ auf die Körperentwicklung der Nachkommen aus. Das Verhalten der Milchleistung wurde durch die Qualität der benutzten Tiere bestimmt. Die Nachkommen aus der Inzuchtpaarung auf einen in der Leistung befriedigenden Blutlinienbegründer unterschieden sich in der Leistung nicht merklich von gleichartig gehaltenen, aus Fremdpaarung stammenden Tieren. Empfehlenswert ist die Inzucht bei der Verwendung besonders wertvoller Tiere mit dem Ziel der Schaffung bestimmter Blutlinien. S. Willer. 9005.

Bujna, P. M.; Askanija-Nowa, Gebiet Cherson, Ukrain. Iwanow-Forsch.-Inst. für Tierzucht der Steppengebiete „Askanija-Nowa". Vykorystannja geterozysu pry schreščuvanni tvaryn-odna z aktual'nišych problem zbil'šennja vyrobnyctva m̃jasa. **(Ausnutzung des Heterosiseffekts bei der Kreuzung, eines der aktuellsten Probleme bei der Steigerung der Fleischproduktion.)** Visnyk sil'škogopodarškoï nauky, Kyïv **5** (1962) Nr. 2. S. 85–90. — 5 Tab. Orig.: ukrain., Ausz.: russ.

Die Gebrauchskreuzung des Roten Steppenrindes mit Shorthorn- und Santa Gertudis-Bullen liefert eine besonders gut zur Mast geeignete Nachzucht. Im Vergleich mit den Tieren der Roten Steppenrasse zeigen die Kreuzungstiere eine größere Wachstumsenergie, eine Verbesserung der wertvollen Fleischpartien und höhere Ausschlachtungsergebnisse. Die Futterverwertung je Produktionseinheit ist verbessert. Es müssen allerdings entsprechende wirtschaftliche Voraussetzungen (Futtergrundlage, Haltung) vorhanden sein, wenn der biologische Effekt der Kreuzung voll ausgenutzt werden soll.

S. Willer. 9005.

Banis, A. P.; Verwalt. für Zuchtfragen des Min. für Erzeugung und Fertigstell. Landwirtsch. Produkte der Litau.SSR. Plemennaja rabota v Litovskoj SSR. **(Die Zuchtarbeit in der Litauischen SSR.)** Životnovodstvo, Moskva **24** (1962) Nr. 6. S. 59–62. — 3 Abb., 1 Tab.

1958 wurden staatliche Stationen für Zuchtarbeit und KB geschaffen, die 1961 zu staatlichen Rinderzuchtationen umgebildet wurden und die Zuchtarbeit in Kolchosen und Sowchosen anleiten. Hauptziel ist die Erhöhung der Milchleistung und des Milchfettgehaltes; dazu wurden Pläne für die Schaffung neuer Blutlinien und Verwandtschaftsgruppen und ein System der Nachkommenprüfung der Bullen ausgearbeitet. Sehr wichtig ist auch die zootechnische Kontrolle nach Leistung und Zuchtwert. Auf dem Gebiet der Schweinezucht beschäftigen sich 104 Zuchtfarmen, 4 Zuchtsowchosen und 2 Zuchtbetriebe mit der Verbesserung und Aufzucht von Schweinen der Litauischen Weißen Rasse, der Großen Weißen Rasse und der Schwedischen Landrasse. Seit 1958 wird eine systematische Kontrollmast mit Einschätzung der Schlachtkörper durchgeführt. Die Zuchtarbeit in der Schafzucht ist auf die Verbesserung der Fleisch- und Wollqualität der Litauischen Schwarzkopfschafe gerichtet. F. Schenk. 9005.

Kudrjavcec, P. N. und Knjazev, K. I. (Kudrjawzew, P. N. und Knjasew, K. I.); Dubrowizy, Gebiet Moskau, Unions-Inst. für Tierzuchtforsch. Kontrol'noe delo v svinovodstve kak odno iz važnych sredstv umen̆šenija zatrat korma. **(Das Kontrollwesen in der Schweinezucht als eine der wichtigsten Mittel zur Verringerung des Futteraufwandes.)** Životnovodstvo, Moskva 24 (1962) Nr. 6. S. 55–58. – 4 Tab.
Die besten Erfolge im Kontrollwesen sind bisher in Dänemark und Schweden erzielt worden. So ist z. B. der Futteraufwand bei den Schwedischen Landrassen von 4,44 FE/kg Zunahme im Jahre 1923 auf 3,66 FE im Jahre 1959 gesunken. In der SU wurde 1956 eine Methodik der Kontrollmast ausgearbeitet und bestätigt. Danach werden von jeder erstferkelnden, in die Zuchtherde aufgenommenen Sau je 4 Läufer (2 Jungeber, 2 Jungsauen) ausgewählt. Die Mast dauerte 1956–1960 von 30–100 kg, ab 1961 von 25–95 kg. Je 4 Tiere werden bei 12–18 °C in einer 4,8 m² großen Bucht gehalten, sie erhalten im Durchschnitt bis zu 90 Tagen 1,46 kg Mischfutter + 2 l Magermilch; von 91 bis 120 Tagen 1,65 kg + 2 l Magermilch; von 121–150 Tagen 2,15 kg + 2 l; von 151–180 Tagen 2,9 kg + 1 l und von 181–210 Tagen 3 kg Mischfutter + 1 l Magermilch/Tier/Tag. F. Schenk. 9025.

Mažilis, A. A. (Mashilis, A. A.); Baisogala, Bezirk Šeduva, Litau.SSR, Litau. Forsch.-Inst. für Tierzucht und Veterinärmed. Opyt skarmlivanija sennoj muki svinomatkam. **(Erfahrungen mit der Verfütterung von Heumehl an Sauen.)** Svinovodstvo, Moskva 16 (1962) Nr. 6. S. 25–27. – 2 Abb., 3 Tab.
In den Futterrationen von Sauen der Litauischen Weißen Rasse waren in der 2. Hälfte der Trächtigkeit im Mischfutter 12% Vitaminheumehl (I) bzw. kein Heumehl (II) und infolgedessen 3261, 1 mg (I) bzw. 10 mg (II) Carotin enthalten. Die durchschnittliche Wurfgröße betrug 11,1 (I) und 9 (II) Ferkel, das durchschnittliche Wurfgewicht bei der Geburt 12,3 (I) bzw. 10,8 (II) kg und mit 1 Monat 54,5 (I) bzw. 46,1 kg (II). Die Colostralmilch enthielt bei I – 0,1295 mg% und bei II – 0,061 mg% Vitamin A, die Milch 1 Monat nach dem Ferkeln entsprechend 0,031 und 0,011 mg% Vitamin A. In der Leber der neugeborenen Ferkel waren 1,093 (I) und 0,745 mg% (II) Vitamin A enthalten. F. Schenk. 9025.

Göbel, F. und Zeeb, K.; Freiburg/Br., Univ., Tierhyg. Inst.; Tierklin. **Primitivpferde und ihre Haltung.** Tierärztl. Umschau 18 (1963) Nr. 2. S. 64. 67 bis 71. 9040.

Vasin, A. D. (Wassin, A. D.) Nekotorye osobennosti plodovitosti u altajskich tonkurunnych ovec. **(Einige Besonderheiten der Fruchtbarkeit bei den feinwolligen Altaischafen.)** Životnovodstvo, Moskva 24 (1962) Nr. 6. S. 71–73. – 2 Tab.
Bei Untersuchungen der ioslierten Geschlechtsorgane (Scheide, Gebärmutterhals, Gebärmutterhörner) zeigte sich, daß ihr Gewicht (von 167 g bei 6,5 jährigen Muttern auf 210 g bei 10,5 jährigen Muttern) und Volumen (von 160 auf 190 ml) mit dem Alter der Schafe ansteigen, während die Länge abnimmt. Bei etwa 40% der Schafe wurden Querfalten im Scheidenteil des Gebärmutterhalses festgestellt; bei der KB dieser Tiere muß sorgfältig der Eingang in den Cervikalkanal gesucht werden, und das Sperma kann erst eingespritzt werden, nachdem das Spritzenende in den Kanal eingeführt worden ist. Es gibt nur wenig Altaimuttern mit Drillings- und Vierlingsgeburten, während bei 20% der Muttern Einzel- und Zwillingsgeburten abwechseln. F. Schenk. 9070.

Asrarov, A. (Asrarow, A.); Ukrain. Akad. der Landwirtsch.-Wiss. Pidvyščennja m̆jasnych jakostej oveć na osnovi promyslovogo schreščuvannja. **(Die Verbesserung der Fleischleistung von Schafen durch Gebrauchskreuzung.)** Visnyk sil'śkogospodarśkoï nauky, Kyïv 5 (1962) Nr. 1. S. 101–103. – 3 Tab. Orig.: ukrain., Ausz.: russ.

Unter äußerst ungünstigen Fütterungs- und Haltungsbedingungen konnten durch Gebrauchskreuzung von einheimischen Rauhwoll- mit Litauischen Schwarzkopfschafen Tiere erhalten werden, deren Lammwachstum dem der Ausgangsrassen entsprach, die aber in Fleischmenge und -qualität verbessert waren. S. Willer. 9070.

Vaiman, Marcel; Alfort, École Nat. Vétérin. La qualité des farines de viande. Recherche d'un test pratique. **(Die Beschaffenheit der Fleischmehle. Erforschung eines praktischen Tests.)** Diss. Alfort **1962** 66 S. – 4 Abb., 7 Tab., 22 Lit. K. Reinhardt. 9145.

Pronin, M. E. und Čigrin, V. V. (Pronin, M. Je. und Tschigrin, W. W.); Woronesh, Landwirtsch. Inst. Ulučšenie kormovych dostoinstv kukuruzy putem racional'nogo primenenija udobrenij. **(Die Verbesserung des Futterwertes von Mais durch rationelle Anwendung von Düngemitteln.)** Životnovodstvo, Moskva **24** (1962) Nr. 6. S. 49–51. – 3 Tab.
Bei ungedüngtem Silomais entfielen auf 1 FE: 86 g Rohprotein; 76 g Reineiweiß; 2,07 g Chlorophyll; 62,1 mg Carotin; 6,33 g Ca; 3,89 g P_2O_5; 224,2 g Zucker; 134,1 g Stärke und 191,3 g Zellulose. Bei Düngung mit P60 veränderten sich diese Werte wie folgt: 78 g – 72 g – 2,01 g – 72,4 mg – 6,56 g – 4,11 g – 202, 6g – 157,1 g – 211,3 g; bei Düngung mit N60P90: 99 – 90 – 4,46 – 106,3 – 6,33 – 4,22 – 215 – 123,9 – 189,9. Bei Düngung mit N60P90 ist im Vergleich zu N90P60 eine Verringerung der Stickstoffverbindungen und eine Erhöhung des Stärke- und Zellulosegehaltes zu verzeichnen, ebenfalls bei Düngung mit N60P60K60. Die Anwendung von Stickstoff- und Phosphorsäuredünger führt nicht nur zur Erhöhung des Proteingehaltes, sondern verbessert auch die Aufschließbarkeit des Proteins. F. Schenk. 9145.

Nagornyj, V. T., Machańko, A. V., Karel'skaja, V. F. und Timčenko, L. A. (Nagorny, W. T., Machanko, A. W., Karelskaja, W. F. und Timtschenko, L. A.); Belaja Zerkow, Landwirtsch. Inst. K voprosu skarmlivanija syroj sacharnoj svekly pri otkorme svinej. **(Die Verfütterung von rohen Zuckerrüben in der Schweinemast.)** Veterinarija, Moskva **39** (1962) Nr. 10. S. 73–74.
Von 3 Versuchsgruppen mit gleichartigen Kraftfuttergrundrationen erhielten die Tiere der Gruppe I 38,11% des Nährstoffbedarfs in Form von Kartoffeln, Gruppe II 20,92% in Form von Kartoffeln und 16,99% als Zuckerrüben und Gruppe III 36% in Form von Zuckerrüben. Während einer 11wöchigen Versuchsperiode (Mastabschnitt 50–100 kg) wurde in Gruppe I eine tägl. Kgw.-Zunahme von 637 g, II von 607 g und III von 596 g erreicht. Für 1 kg Kgw.-Zunahme wurden 4,36; 4,60 und 4,61 FE benötigt. Die Futterkosten konnten durch Zuckerrübenfütterung gegenüber Kartoffelfütterung um 19,9% gesenkt werden. Gesundheitliche Schäden (Blutzucker, Hb-Gehalt u. a.) wurden nicht beobachtet. S. Willer. 9160.

Sokolov, M. P. und Jasjučenja, V. L. (Sokolow, M. P. und Jasjutschenja, W. L.); Odessa. Vodnyj rastvor krovi pri otkorme svinej. **(Wässerige Blutlösung bei der Schweinemast.)** Veterinarija, Moskva **39** (1962) Nr. 10. S. 71 bis 72. – 2 Tab.
Blut von Schlachtschweinen wurde in Emailleeimern oder Milchkannen gesammelt und für 4–5 Tage auf 0 bis +4 °C abgekühlt. Anschließend zerkleinerten Vff. die Blutgerinsel im Fleischwolf und fügten das Serum und eine gleichgroße Wassermenge hinzu. Nach einstündigem Kochen auf kleiner Flamme wurde durch Gaze filtriert und bei 120 °C sterilisiert. Konnten die Lösungen nicht am gleichen Tage ausgenutzt werden, wurde Kochsalz hinzugefügt (10%). An Schweine im Gewicht von 20–120 kg wurden tägl. 30–50 ml dieser Blutlösung über 3 Mon. gespritzt. Die Versuchstiere erreichten unter gleichartigen Bedingungen um 29,9% höher liegende Mastendgewichte als die Kontrollen. S. Willer. 9160.

Tkačov, I. F. (Tkatschow, I. F.); Krasnodar, Landwirtsch. Inst. des Kubangebietes. Dejaki pytannja vykorystannja sečovyny v tvarynnyctvi. **(Einige Probleme der Verwendung von Harnstoff in der Tierzucht.)** Visnyk sil'śkogospodarśkoï nauky, Kyïv **5** (1962) Nr. 6. S. 68–76. — 7 Tab. Orig.: ukrain., Ausz.: russ.
Es ist aus ökonomischen Gründen unbedingt notwendig, daß Harnstoff als Ergänzung in die Wiederkäuerration in der Dosierung von 20–25 g auf 100 kg Kgw. eingeführt wird. Zur besseren Umsetzung des Harnstoffs in Bakterieneiweiß sind Ammoniumsulfat-Zusätze erforderlich. Die Maissilierung soll mit gleichzeitiger Zugabe von Harnstoff, Ammoniumsulfat und Cobaltchlorid erfolgen, da hierdurch die Vitamin B_{12}-Synthese verbessert wird. Auch als Stickstoffdünger kann der Harnstoff ausgenutzt werden. Er verbessert dabei den Eiweißgehalt von Mais um 40% und den Carotingehalt um 55%.
S. Willer. 9172.

Anonym. Važnyj istočnik belkov i vitaminov. **(Heumehl — eine wichtige Eiweiß- und Vitaminquelle.)** Živorvodstvo, Moskva **24** (1962) Nr. 6. S. 41 bis 46.
Hochwertiges Heumehl kann nur aus vitaminreichem Heu hergestellt werden, das rechtzeitig gemäht und richtig getrocknet worden ist; das Heu muß die Struktur der Grünpflanzen behalten. Das Heumehl wird zusammen mit Kraft- oder Saftfutter verabreicht, deren Nährwert es bedeutend erhöht. Es werden folgende Heumehlrationen pro Tag empfohlen: für güste und trächtige Sauen in der 1. Trächtigkeitsperiode bis zu 2,5 kg, in der 2. Trächtigkeitsperiode 1 kg, für säugende Sauen und Mastschweine bis zu 2 kg; für Saugferkel bis zu 60 g; für Zuchtläufer bis zu 900 g; für Hühner bis zu 10–15 g und für Gänse bis zu 100 g. Die auf der Moskauer Volkswirtschaftsausstellung für die Heumehlherstellung gezeigten Maschinen und Anlagen werden ausführlich beschrieben.
F. Schenk. 9174.

Dybing, Ottar. Antibiotika som tilsetningsmidler til dyrefor. **(Antibiotika als Zusatzmittel zum Tierfutter.)** Medlemsbl. norske Veterinaerforen. **13** (1961) Nr. 7. S. 169–177. — 12 Lit.
Vf. diskutiert die Vorteile der Zugabe von Antibiotica zum Futter. Gegenüber den Vorteilen (Hebung des Wachstums und Verringerung des Futterverbrauches) werden die Nachteile hervorgehoben, die in der durch wiederholte Antibioticazufuhr bedingten Bakterienresistenz und in den Restkonzentrationen von Antibiotica im Fleisch der Tiere vom nahrungsmittelhygienischen Gesichtspunkte liegen.
E. Lehnert. 9176.

Wöhlbier, W.; Stuttgart-Hohenheim. **Der Bedarf der Tiere an Spurenelementen.** Landwirtsch. Forsch., Sonderh. **16** (1962) S. 18–26.
Der Bedarf einzelner Tierarten an Spurenelementen bei 2–3fachem Schwankungsbereich wird aufgezeigt, ebenso der Gehalt des Organismus, der Cu-Gehalt verschiedener Organe, im Futter, Dünndarm und Blutserum. Die Konzentration der Flüssigkeiten „Darminhalt" und „Blutserum" entscheiden die Aufnahme der Mineralstoffe, die zum großen Teil im Dünndarm erfolgt. Deshalb wird der Vorschlag unterbreitet, die Mineralstoffversorgung auf die Trockenmasse des Futters zu beziehen. Am Beispiel einer Zn-Gabe wird der Austausch der Spurenelemente erläutert, nämlich als Abgabe an Exkrete (Harn), an Sekrete (Speichel, Darmsaft) oder als Ablagerung in Gewebe, Organe und Knochen. Nach 10 Std. war der Gleichgewichtszustand zwischen Blut und Geweben wieder hergestellt. Der Mineralstoffwechsel ist spezifischen Unterschieden unterworfen. Bestimmte Organe können Spurenelemente speichern und bei Bedarf abgeben, z. B. Cu in der Leber. Lebensnotwendige Spurenelemente sind: Mn, Fe, Co, Cu, Zn, J, Mo, F. Schwankungen im Gehalt an Spurenelementen in der Pflanze werden bedingt durch: Erntezeit, Erntemethode, Nährstoffvorrat des Pflanzenstandortes, Wasserverhältnisse

und Aneignungsvermögen der Pflanze. Die Bedeutung der Kräuter im Wiesenheu wird aufgezeigt, ebenso die möglichen Verluste bei der Bodentrocknung. Handelsfuttermittel enthalten mehr Spurenelemente als die wirtschaftseigenen. Die Deckung des Bedarfes wird dargestellt, z. B. Fe gut, Cu und Co unzureichend. Überdosierungen führen zu Schädigungen, z.T. auch zum Tod. Die empfohlenen Normen dürften ausreichen. K. Neuffer. 9182.

Admina, L. Ja.; Charkow, Forsch.-Inst. für Tierzucht des Waldsteppen- und Polessje-Gebietes der Ukrain. SSR. Vplyv mikroelementiv na vidtvorjuval'ni funkciï v svynej. **(Einfluß von Spurenelementen auf die Geschlechtsfunktionen der Schweine.))** Visnyk sil'škogospodarśkoï nauky, Kyïv **5** (1962) Nr. 1. S. 71–74. — 4 Tab., 3 Lit. Orig.: ukrain., Ausz.: russ.

Durch tägl. Gaben von 70–75 mg Mangan und 0,82–0,90 mg Cobalt (in Form der Sulfate) in der Ration von Schweinen konnten sowohl Gewichtszunahme als auch Fruchtbarkeit gesteigert werden. S. Willer. 9182.

Presnjak, S. I.; Landwirtsch. Versuchsstat. für das Gebiet Tambow. Primeneniee antiretikuljarnoj citotoksičeskoj syvorotki. **(Die Anwendung des antireticulären cytotoxischen Serums.)** Veterinarija, Moskva **39** (1962) Nr. 9. S. 60–61.

Das nach der Methodik von Oserow mittels Hyperimmunisierung mit Organsuspensionen (Milz, Knochenmark u.a.) gewonnene Präparat ACS ist faktisch ein Eiweißpräparat und wurde bei der Mast von Jungrindern (Maissilage- und Zuckerrübenmast bzw. Trebermast) zur Wachstumsstimulierung angewandt. 349 Tiere, von denen 162 als Kontrolle dienten, standen im Versuch. Man applizierte je 40–50 kg/Kgw. 1 ml Serum (in physiologischer Lösung 1:10 verdünnt) subcutan am Hals mit 20–30 tägigen Intervallen. Eine sichtbare stimulierende Wirkung wurde aber nur nach den ersten 2–3 Injektionen beobachtet. Sie bestand in der größeren Gewichtszunahme gegenüber der Kontrollgruppe (166 g), in dem geringeren Verbrauch von Futtereinheiten (1,3), in der größeren Schlachtausbeute (2–3%) und somit auch in der Senkung des Selbstkostenpreises (15–20%). Besonders demonstrativ ist die ACS-Behandlung bei den im Wachstum zurückbleibenden Tieren. Gleichfalls ist eine therapeutische Wirkung bei Erkrankungen des Magen-Darm-Kanals zu verzeichnen. Die Wirkung wird auf die Verbesserung des Appetits sowie auf die gesteigerte Verdauung zurückgeführt. Am zweckmäßigsten erscheint die ACS-Behandlung 50–60 Tage vor dem Abschluß der Mastperiode. W. Bathke. 9187.

Nehring, K. und Laube, W.; Rostock, Inst. für Landwirtsch. Versuchs- und Untersuchungswes. der Dtsch. Akad. der Landwirtsch.-Wiss. zu Berlin. **Untersuchungen über Schadensfälle nach Verfütterung von Speisebohnen (Phaseolus vulgaris) an Rinder und Schweine.** Mh. Veterinärmed. **17** (1962) Nr. 22. S. 888–890. — 5 Lit.

Die Verfütterung weißer Speisebohnen oder -schrot führt zu starkem Durchfall und Leistungsrückgang bei Rindern und Schweinen. Fütterungsversuche bei Ratten mit 25% Bohnenmehl verliefen negativ. Bei Schweinen bewirkten 10% Speisebohnen im Kraftfutter (21 Tage lang) 48 g tägliche Gewichtszunahme gegenüber 348 g bei Ackerbohnen (*Vicia faba*). Der Milchrückgang bei Kühen betrug ca. 6 kg. Vergiftungen sind möglich durch ein blausäurehaltiges Glukosid sowie Phasine. Blausäure war nicht nachweisbar; die toxische und agglutinierende Wirkung ist auf die Gegenwart von Phasinen (gehören zur Gruppe der vegetabilischen Hämagglutinine) zurückzuführen, wobei als Giftstoff evtl. ein durch Hitze denaturierbarer Eiweißstoff infrage kommt. Speisebohnen (Buschbohnen) sollten daher nicht ungekocht als Futtermittel Verwendung finden. H. Liebenow. 9190.

Hagen, Olav; Mandal, Norwegen. Forgiftning hos gris etter foring med myse (nitratforgiftning). **(Vergiftung bei Schweinen nach der Fütterung mit Molke [Nitratvergiftung].)** Medlemsbl. norske Veterinaerforen. **13** (1961) Nr. 8. S. 197–200. – 3 Lit.
Vf. beobachtete in 2 Beständen ernsthafte Vergiftungen nach der Verfütterung von Molke unter Erscheinungen von Cyanose und Atemnot. Die Obduktion verendeter Tiere ergab eine Methämoglobinämie. Es wird darauf hingewiesen, daß bei der Käsebereitung der Milch Kaliumnitrat zur Hemmung der Enzymaktivität zugesetzt wird, wonach unter gewissen Verhältnissen die Nitritbildung infolge einer Reduktion von Nitrat toxische Konzentrationen erreichen kann. Therapie: Methylenblau 10 mg/kg (4%) i.v. und Ascorbinsäure (2%) 5–10 ml intravenös. Prophylaktisch wird empfohlen, frische warme Molke nur in begrenzten Mengen zu verabfolgen oder diese mit ausreichenden Mengen Wasser zu mischen. E. Lehnert. 9910.

Kowalczyk, T., Pope, A. L. und Sorensen, D. K.; Madison, Univ. of Wisconsin, Dep. of Veterin. Sci., Dep. of Animal Husbandry; St. Paul, Univ. of Minnesota, Coll. of Veterin. Med. Chronic copper poisoning in sheep resulting from free-choice, trace-mineral-salt ingestion. **(Chronische Kupfervergiftung bei Schafen als Ergebnis zusätzlicher Spuren-Mineralstoff- Fütterung.)** J. Amer. veterin. med. Assoc. **141** (1962) Nr. 3. S. 362–366. – 1 Abb., 1 Tab., 23 Lit.
Chronische Vergiftungen durch ständige geringe Kupfersalzzuführung wurden bereits Ende des vorigen Jahrhunderts beschrieben. An 1–7 jährige Mutterschafe wurde ein zusätzliches Mineralstoffgemisch verfüttert, das nach Angaben der Vff. neben Eisen, Mangan, Cobalt u. a. 0,05% Kupfer enthielt. Einige Tiere verstarben 1–2 Mon. nach Weideaustrieb. Die Tiere verstarben plötzlich über Nacht. Das klinische Bild bestand in Ikterus und Hämaturie, braunem Blut sowie geschwollener Milz und Nieren. Folgende Maximalwerte (in mg auf 100 g Frischgewebe) für Kupfer – Normalwerte in ( ) – wurden ermittelt: Leber 40,15 (1,22); Nieren 2,966 (0,48); Milz 2,68 (0,50); Blut 0,887 (0,065) in 100 g. Da sich die Todesfälle zumeist während der beiden ersten Weidemonate ereignen, sollte in dieser Zeit kein kupferhaltiges Spurenmineralsalz zusätzlich verfüttert werden, denn das junge Weidegras besitzt einen relativ hohen Kupfergehalt (Rotklee 12,2 und Trespe (*Bromus*) 11,3 ppm). Wird der Kupfergehalt erhöht, so müssen zur Vermeidung von Schäden auch gleichzeitig Molybdän und Sulfat erhöht werden; Alter und Art der Tiere sind ebenfalls zu berücksichtigen. H. Liebenow. 9190.

Dmitročenko, Aleksandr Petrovič und *Pšeničnyj, Pavel Dmitrievič.* **Kormlenie sel'skochozjajstvennych životnych.** (Fütterung landwirtschaftlicher Nutztiere.) Leningrad; Moskva: Sel'chozizdat. 1961. (527 S.) 8°. DM 5,10 = Učebniki i učebnye posobija dlja sel'skochoz. vuzov. (1962 A 417)

XXII. PARASITOLOGIE

Duvivier, Bruno; Alfort, École Nat. Vétérin. La parasitologie vétérinaire d'après quelques auteurs des XVIIe et XVIIIe siècles. **(Die tierärztliche Parasitenkunde bei den Autoren des 17. und 18. Jahrhunderts.)** Diss. Alfort **1961** 80 S. – 9 Abb., 44 Lit. K. Reinhardt. 9220.

Parnell, I. W.; Dunedin, Med. School, Hydatid Res. Unit. Modifications of a digestion technique for the post-mortem recovery of bursate nematodes of sheep. **(Abänderungen des Verdauungsverfahrens zum Auffinden der Bursa-Nematoden beim toten Schaf.)** New Zealand veterin. J. **9** (1961) Nr. 3. S. 60–61. – 2 Lit.
Vff. beschreiben ein Verfahren durch das mit Hilfe der künstlichen Verdauung uch die in der Schleimhaut liegenden Bursa-Nematoden und die in der histo-

tropen Phase befindlichen Entwicklungsstadien dieser Nematodengruppe isoliert werden können. Die abgeschabte Mucosa und wenn erforderlich die zerkleinerte Submucosa des Labmagens und des Dünndarms werden gesondert mit Pepsin über mehrere Stunden verdaut und dann mit 5 bis 10 ml Formalin auf 100 ml Verdauungslösung fixiert. Das auf den Lösungen schwimmende Fett wird abgetrennt, mit Chloroform zur Herauslösung der darin befindlichen Helminthen aufgeschlossen und die Lösungen wiederholt durch Siebe unterschiedlicher Maschenweite zur Abtrennung der Helminthen gegossen. Bei dieser Methode werden nur wenige Entwicklungsstadien bzw. juvenile Formen der Bursa-Nematoden nicht erfaßt. S. Nickel. 9250.

Timofeev, B. A. (Timofejew, B. A.); Kusminki, Gebiet Moskau, Unions-Inst. für Exp. Veterinärmed. Rol' trichomonad svinej v ėpizootologii trichomonoza krupnogo rogatogo skota. **(Bedeutung der bei Schweinen vorkommenden Trichomonaden für die Epizootiologie der Trichomoniasis des Rindes.)** Veterinarija, Moskva **39** (1962) Nr. 9. S. 37.
Nach einer kurzen Literaturübersicht zur Übertragung der beim Schwein vorkommenden Trichomonaden auf das Rind berichtet Vf. über eigene Untersuchungen. Die Spezifität und die biologischen Eigenschaften der vom Schweine stammenden Trichomonaden kontrollierte er auf Rindern, die intravaginal bzw. intrapraeputial infiziert wurden. Vf. gelang es, mit diesen von der Nasenschleimhaut und aus dem Rectum isolierten Mikroorganismen das typische klinische Bild der Trichomoniasis hervorzurufen. Nach intravaginaler Applikation auf weiße Mäuse gelang der Trichomonadennachweis im Verlauf von 7–10 Monaten. Somit besitzen auch die Trichomonaden des Schweines eine nur schwach ausgeprägte Spezifität. Zur Ermittlung der Ausbreitung der Trichomonaden in der Umwelt wurden Untersuchungen von Stallproben eingeleitet (Kratzproben von Fußboden, Wand und Futtertrögen). Nur in einem Fall gelang der Trichomonadennachweis. Jedoch waren des öfteren Trichomonaden in dem auf den Kitteln des Pflegepersonals haftenden Nasenschleim der Schweine nachweisbar. Somit können in der Tierzucht beschäftigte Personen bei Nichtbeachtung der persönlichen Prophylaxe zu Überträgern von Trichomonaden werden. Bei epizootiologischen Untersuchungen zur Trichomoniasis des Rindes muß somit auch die mögliche Ansteckung mit den an und für sich auf das Schwein adaptierten Trichomonaden beachtet werden.
W. Bathke. 9268.

Li, P. N.; Saratow, Wiss. Inst. für Veterinärhyg. Sochranenie virulentnych svojstv Piroplasma bigeminum i Babesiella colchica in vitro. **(Erhaltung der virulenten Eigenschaften von Piroplasma bigeminum und Babesiella colchica in vitro.)** Veterinarija, Moskva **39** (1962) Nr. 8. S. 28–30.
Die Kenntnis über die in vitro Lebensfähigkeit der Erreger der Piroplasmose und sog. südlichen Babesiellose des Rindes hat große Bedeutung für die Ausarbeitung effektiver Bekämpfungsmaßnahmen. Deshalb wurde das Blut infizierter Tiere mit verschiedenen Konservierungsmitteln (Natriumcitrat, Dextrose-Fructose-Citrat und saures Dextrosecitrat nach Lebedew) bei verschiedenen Temperaturen (−2 bis 3 °C, 4 °C, 4 und 17–18 °C sowie 4 und 17–18 und 37 °C) gehalten. Die Verdünnungen betrugen jeweils 1:10. Das Blut wurde nach 5, 10, 20, 30, 45, 60, 90 und 95 Tagen untersucht. Insgesamt wurde eine hohe Vitalität ermittelt, obwohl mit der Zeit morphologische Veränderungen bei den Erregern (Verminderung des Volumens, Änderung der Form) auftraten. Eine Vermehrung wurde nicht beobachtet. Auch die Virulenz war nach 60tägiger Lagerung bei 4–6 °C noch vorhanden (Infektionsversuche mit Kälbern). Am längsten (bis zu 95 Tagen) hielten sich die Erreger im sauren Dextrosecitrat nach Lebedew bei einer Temperatur von 4 °C. Bei gleicher Temperatur betrug die Lebensdauer im 5%igen Natriumcitrat oder im Dextrose-Fructose-Citrat aber nur 60 Tage. W. Bathke. 9307.

Rifaat, M. A. und Morsy, T. A.; Abassia, Cairo, U. A. R., Ain-Shams-Univ., Fac. of Med., Dep. of Parasitol. Experimental transmission of toxoplasmosis in laboratory animals and birds. **(Die experimentelle Übertragung von Toxoplasmose auf Laboratoriumstiere und Vögel.)** J. trop. Med. Hyg. **65** (1962) Nr. 12. S. 314–317. — 30 Lit.

Die Versuche wurden an Katzen, Meerschweinchen, Mäusen, Affen und Tauben durchgeführt. Die Infektionen erfolgten oral, rectal, intraperitoneal und intradermal (Skarifikation) mit Peritonealexsudat, das von toxoplasmose-infizierten Mäusen am dritten Tage p. i. gewonnen und mit physiol. NaCl-Lösung 1:10 verdünnt wurde. Die Katzen und Affen wurden mit toten oder lebenden, infizierten Mäusen gefüttert. Auf Grund der Versuchsergebnisse kann für Meerschweinchen, Katzen, Affen und Tauben der orale Infektionsweg als möglich angenommen werden. Durch Zugabe von 2 ml gesättigter Natriumbicarbonatlösung zum Inoculum ließ sich die Infektionsrate der mit Hilfe einer Magensonde infizierten Meerschweinchen auf 100% erhöhen. Die orale Infektion mit Toxoplasmen gelang bei Katzen und Affen durch Verfütterung von toten oder lebenden, infizierten Mäusen, bei Tauben durch Eintropfen des Infektionsmaterials in die Mundhöhle und bei Meerschweinchen durch Einführung des infizierten Peritonealexsudates in den Magen. Die rectale Infektion führte nur bei den Tauben, nicht dagegen bei den Meerschweinchen zum Erfolg. Meerschweinchen können ebenfalls durch die skarifizierte Haut mit Toxoplasmose infiziert werden. Gemeinsam mit toxoplasmoseinfizierten Mäusen gehaltene gesunde Mäuse starben nach 40 bzw. 55 Tagen an der Infektion. Mit Kotproben von infizierten Meerschweinchen i.p. infizierte Mäuse erkrankten an Toxoplasmose. E. Kunter. 9308.

Øverås, John. Hemolytisk anemi hos sau — Eperythrozoonosis ovis. **(Hämolytische Anämie beim Schaf — Eperythrozoonosis ovis.)** Medlemsbl. norske Veterinaerforen. **14** (1962) Nr. 7. S. 187–200.

Übersicht über die Eperythrozoon-Infektionen beim Schaf, gestützt auf die bei spontan infizierten Tieren auf dem Versuchsgut Hodne gemachten Beobachtungen. Vf. bespricht die Morphologie von Eperythrozoon, die Hämatologie, den Verlauf, die Diagnose und Behandlung des Leidens und diskutiert die Möglichkeiten der Seuchenübertragung. E. Lehnert. 9315.

Haley, A. James; College Park, Univ. of Maryland, Zool. Dep. Role of host relationships in the systematics of helminth parasites. **(Die Rolle der Wirtsbeziehungen in der Systematik der Wurmparasiten.)** J. Parasitology **48** (1962) Nr. 5. S. 671–678. — 45 Lit.

Vf. will in seiner Arbeit Wege weisen, auf welchen die Untersuchung der Wirtsbeziehungen in künftigen systematischen Aufstellungen eine Rolle spielt. Strukturelle, physiologische und verhaltensmäßige Merkmale einer Parasitenpopulation können durch Veränderungen der Wirtsbeziehungen beeinflußt werden. Umweltunterschiede zwischen verschiedenen Wirts-Species können besonders wichtig werden; aber die Systematiker sollten die möglichen Wirkungen der differenten Umgebungen, die einem Parasiten unter den Individuen einer einzigen Wirts-Species begegnen, nicht außer acht lassen. Es muß mehr Kenntnis über wirtsabhängige Veränderungen parasitischer Helminthen erlangt werden, um die Stabilität der in der Klassifikation benötigten taxonomischen Merkmale besser beurteilen zu können. Es sind also Untersuchungen über die selektive Wirkung verschiedener Wirtsbeziehungen auf intraspezifische Veränderungen helminthischer Parasiten notwendig, um die potentielle biologische Bedeutung verschiedener Varianten bei der Besiedelung neuer Wirte zu bestimmen. G. Diez. 9325.

Cox, Danny D. und Todd, A. C.; Madison, Univ. of Wisconsin. Dep. of Veterin. Sci.; Gainesville, Univ. of Florida, Dep. of Veterin. Sci. Survey of gastrointestinal parasitism in Wisconsin dairy cattle. **(Übersicht über den Magen-**

Darm-Parasitismus der Rinder in Wisconsin.) J. Amer. veterin. med. Assoc. **141** (1962) Nr. 6. S. 706–709. – 3 Tab., 9 Lit.

Obwohl der klinisch verlaufende Parasitismus wegen seiner so unübersehbaren Symptome bedeutende Aufmerksamkeit auf sich gezogen hat, sind die Untersuchungen des Parasitismus in Herden ohne klinische Symptome sehr vernachlässigt worden. Aber zweifelsohne gibt es auch in solchen Herden bedeutende ökonomische Verluste, in welchen die Infektion subklinischen Verlauf nimmt. An Hand von Wurmeizahlen geben Vff. einen Einblick in die Häufigkeit und Stärke des Parasitenbefalles bei Rindern in Wisconsin. Unterschieden wurden 11 Nematodengattungen, der Bandwurm *Moniezia* und das Coccidium *Eimeria* und ihre Verteilung auf vier Altersgruppen der Wirtstiere aufgeschlüsselt. Die Untersuchungen ergaben, daß keine Herde parasitenfrei war. Von den Nematoden war die Gattung *Haemonchus* am häufigsten vertreten. Im allgemeinen fanden sich bei 3–8 Wochen alten Kälbern die geringsten Nematoden- und Bandwurmziffern. Der Befall war stärker bei 2–12 Mon. alten und am stärksten bei 12–30 Mon. und älteren Tieren. Die Gattung *Nematodirus* machte eine Ausnahme, sie befiel besonders intensiv 2–12 Mon. alte Kälber. Coccidieninfektionen wurden häufiger festgestellt als solche durch Nematoden oder Bandwürmer. Die Häufigkeit des Coccidienbefalles war bei den drei jüngeren Altersgruppen etwa gleich, während die über 30 Mon. alte Gruppe einen bedeutend geringeren Befall aufwies. Die größten Wurmeizahlen pro Gramm Faeces wurden in den beiden jüngsten Gruppen entdeckt, ältere Gruppen beherbergten geringere Eizahlen. Details über Befallshäufigkeit der vier Wirtstiergruppen durch die verschiedenen Parasitengattungen können einer ausführlichen Tabelle entnommen werden.

G. Diez. 9325.

Burrows, Robert B.; Tuckahoe, N.Y., Burroughs Wellcome & Co. (USA) Inc., Wellcome Res. Lab. Comparative morphology of Ancylostoma tubaeforme (Zeder, 1800) and Ancylostoma caninum (Ercolani, 1859). **(Vergleichende Morphologie von Ancylostoma tubaeforme [Zeder, 1800] und Ancylostoma caninum [Ercolani, 1859].)** J. Parasitology 48 (1962) Nr. 5. S. 715–718. – 18 Abb., 9 Lit.

Erst in jüngerer Zeit wurde festgestellt, daß es sich bei *Ancylostoma caninum* in Hunden und Katzen nicht nur um zwei verschiedene Rassen einer Species handelt, sondern eher um zwei verschiedene Species selbst, die sich sehr wohl morphologisch unterscheiden. Hunde beherbergen *A. caninum* und Katzen *A. tubaeforme*. Eine detaillierte Untersuchung dieser Hakenwürmer von Hunden und Katzen bestätigte die Beobachtungen anderer Forscher, daß *A. caninum* nicht die gewöhnliche Hakenwurm-Art in Katzen ist, denn die Art *A. tubaeforme* unterscheidet sich von *A. caninum* des Hundes in folgenden Punkten: geringere Körpergröße, kürzerer Ösophagus, dickere Cuticula, kleinere Bursa, längere Spicula und engeres und kürzeres Schwanzende des Weibchens. Beide Species haben augenscheinlich weltweite Verbreitung. *A. caninum* wird selten bzw. überhaupt nicht als natürliche Infektion bei Katzen und umgekehrt *A. tubaeforme* nicht als natürliche Infektion bei Hunden beobachtet.

G. Diez. 9342.

Clark, Carl H., Kiesel, G. K. und Goby, C. H.; Auburn, Ala., Auburn Univ., School of Veterin. Med.; Agric. Exp. Stat., Dep. of Animal Disease Res. Measurements of blood loss caused by haemonchus contortus infection in sheep. **(Messungen des durch Haemonchus contortus-Infektion beim Schaf verursachten Blutverlustes.)** Amer. J. veterin. Res. **23** (1962) Nr. 96. S. 977–980. – 3 Tab., 6 Lit.

Es wurde der durch *Haemonchus contortus*-Infektion auftretende Blutverlust bei 16 Schafen gemessen. Zu diesem Zwecke markierten Vff. die Erythrocyten mit radioaktivem Chrom oder mit einer Kombination aus radioaktivem

Chrom und Eisen. Dann wurde die Radioaktivität der Fäkalien gemessen und der Blutverlust berechnet (Methode von Clark und Woodly). So konnte festgestellt werden, daß der durchschnittliche Blutverlust des Wirtes pro Parasit und Tag 0,049 ml beträgt. Das markierte Blut erschein 6–12 Tage nach Verabreichung der *H. conotortus*-Larven in den Faeces der Schafe, d.h. im Durchschnitt nach 8,62 Tagen. Außerdem führten Vff. noch weitere Versuche durch, um festzustellen, welcher Prozentsatz markierter Blutkörperchen in den Faeces erscheint, nachdem das Blut oral oder intra-abomasal dargereicht wurde. Es ließ sich nachweisen, daß 87,4% der mit radioaktivem Chrom und 59,5% bis 79,0% der mit radioaktivem Eisen behafteten Erythrocyten im Kot erscheinen. Der Rest wurde absorbiert und durch den Harn oder auf anderen Wegen ausgeschieden. G. Diez. 9344.

Tamasaki, Koji; Ibaraki Prefecture, Univ., Fac. of Agric., Dep. of Animal Hyg. Studies on lungworm disease of pigs. III. Infection of pigs. **(Untersuchung über die Lungenwurm-Erkrankung der Schweine. 3. Mitt. Infektion der Schweine.)** Jap. J. veterin. Sci. **24** (1962) Nr. 3. S. 127–133. – Orig.: jap., Ausz.: engl. 2. Mitt. vgl. LZ. Abt. IV **8** (1963) Nr. 2. S. 413. 9346.

Gumeńščikova, V. P. (Gumenstschikowa, W. P.) K voprosu o zaraženii svinej nematodoj vodoplavajuščich ptic Hystrichis tricolor. **(Zur Frage der Infektion bei Schweinen mit Hystrichis tricolor, einem Nematoden der Wasservögel.)** Sbornik naučno-techničeskoj informacii Vsesojuznogo instituta gel'mintologii imeni akademika K. I. Skrjabina, Moskva **1961** Nr. 7/8. S. 16–18.

Die Larven von *H. tricolor* entwickeln sich in *Criodrilus lacuum* (Oligochaeta). Zwei Schweine wurden mit Hystrichislarven infiziert, (30 C. lacuum pro Schwein mit einer Infektionsintensität von 1–2 Hystrichislarven pro Zwischenwirt), nach 24 Std. getötet und auf Nematoden untersucht. In der Schleimhaut des Magens fand Vf. bei einem Versuchstier 25 und bei dem anderen 28 Nematodenlarven. An der Eindringungsstelle der Larven in die Schleimhaut befanden sich Blutungen. Die Serosa des Magens zeigte keine Veränderung. Unter dem Einfluß der Larven und wahrscheinlich auch durch ihre toxische Wirkung vergrößerte sich das Volumen der Submucosa, wodurch Verschiebungen der Muskelschichten eintraten. Obwohl die Untersuchung 24 Stunden nach der Infektion erfolgte, waren die Hystichislarven nicht bis an die Serosa vorgedrungen. Bei Enten brauchen sie für diesen Weg dagegen nur 2–3 Std. V. Palm. 9353.

Smyth, J. D.; Canberra, Australian Nat. Univ., Dep. of Zool. Lysis of Echinococcus granulosus by surface-active agents in bile and the role of this phenomenon in determining host specificity in helminths. **(Auflösung von Echinococcus granulosus durch oberflächenaktive Agentien in Gallenflüssigkeit und die Bedeutung dieses Phänomens bei der Bestimmung der Wirtsspezifität von Helminthen.)** Proc. Roy. Soc. [London], Ser. B. **156** (1962) Nr. 965. S. 553 bis 572. – 16 Abb., 6 Tab., 40 Lit.

Es wurde bekannt, daß ein Extrakt von Ochsengalle die Protoscolices von *Echinococcus granulosus* auflöst und abnormale Anhäufungen cytoplasmatischen Fettes zur Folge hat. Dadurch angeregt, untersuchte der Vf. die in vitro-Wirkung von Galle und Gallensalzen auf diesen Organismus. Eine Auflösung von *E. granulosus* und Fettansammlung wurde durch folgende Herbivoren-Gallen erreicht: Hase, Kaninchen, Ochse, Schaf und Mensch. Keine Auflösung gab es mit Gallenflüssigkeit von Carnivoren: Fuchs, Hund und Katze. Auch die Natriumsalze der Chol-, Taurochol- und Glycocholsäure vermochten nicht, diesen Effekt hervorzubringen. Dagegen wurde mit den Natriumsalzen der Deoxychol-, Glycodeoxychol- und Taurodeoxycholsäure eine auflösende Wirkung festgestellt. Die *E. graunulosus* auflösenden Herbivoren-Gallen sind reich an Deoxycholsäure, zum großen Teil mit Glycin konjugiert. Gallenflüssigkeit des Hundes, des natürlichen Wirtes dieses Bandwurmes, ist relativ arm an Deoxycholsäure. Es wird angenommen, daß das Wesen, die Art der Konjugierung und die Konzentration der Gallensäuren – unter anderen Faktoren – eine größere Rolle bei der Bestimmung der Wirtsspezifität für *E. granulosus* spielt. Möglicherweise kann der Auflösungsmechanismus mit dem Vorhandensein von Mitochondrien in der Cuticula des Cestoden in Beziehung gebracht werden, da sie ja durch Deoxycholat und oberflächenaktive Substanzen leicht in Bruchstücke zerlegt werden können. Außerdem eröffnet sich durch diese Untersuchungen evtl. noch eine ganz neue Methode, *E. granulosus* in Hunden zu bekämpfen, nämlich durch Veränderung des Futters der Tiere und damit durch Veränderung des Deoxycholsäuregehaltes über die Mikroflora des Darmtraktes. G. Dietz. 9387.

Yamashita, Jiro, Ohbayashi, Masashi und Sakamoto, Tsukasa; Sapporo, Japan, Hokkaido Univ., Fac. of Veterin. Med., Dep. of Parasitol. Studies on echinococcosis. XII. Ovine experimental cases of unilocular echinococcosis. **(Untersuchungen über die Echinococcose. 12. Mitt. Experimentelle unilokulare-Echinococcose beim Schaf.)** Jap. J. veterin. Res. **9** (1961) Nr. 1. S. 23–30. – 8 Abb., 8 Lit. Orig.: engl. 11. Mitt. vgl. LZ. Abt. IV **6** (1961) Nr. 11. S. 2088.

Vff. infizierten 2 Jahre alte Schafe durch wiederholte orale Verabreichung von Eiern und Proglottiden im Zeitraum von 3 Mon. künstlich mit dem Bandwurm *Echinococcus granulosus*. 32, 45 und 54 Mon. nach der ersten Ansteckung wurde je ein Versuchsschaf getötet, der parasitologischen Sektion unterzogen und die im Wirtstier gefundenen Echinococcen beschrieben. Die Hydatidencysten in der Leber und der Lunge der 3 Schafe waren polymorph gestaltet und zumeist mit derben fibrösen zusätzlichen Gewebsschichten umgeben. Während bei dem zuerst getöteten Schaf nur wenige germinative Zellen ausgebildet waren, konnte bei dem zweiten Versuchstier bereits die abgeschlossene Ausbildung der Skolices und Brutkapseln beobachtet werden. Bei dem dritten Schaf war im Gegensatz zum vorher erwähnten Fall die Zahl der Brutkapseln und Skolices wieder merklich vermindert. Es konnten rückläufige Veränderungen wie Rupturen und vacuoläre Degenerationen sowie ein Schrumpfen der Cuticularmembran in der Cystenhöhle mit Desquamation beobachtet werden, die als Verfallserscheinungen gewertet werden müssen. Die Untersuchungen zeigten, daß, obgleich das Schaf ein geeigneter Zwischenwirt ist, es bei ihm zu einer nur langsamen Entwicklung der Echinococcen kommt und daß Rückbildungen der Cysten nicht ungewöhnlich sind.
S. Nickel. 9387.

Gorina, N. S. K voprosu o vospriimčivosti porosjat i teljat k zaraženiju larval'nym al'veokokkozom. **(Die Empfindlichkeit von Ferkeln und Kälbern gegen eine Infektion mit Echinococcenlarven.)** Sbornik naučno-techničeskoj informacii Vsesojuznogo instituta gel'mintologii imeni akademika K. I. Skrjabina, Moskva **1961** Nr. 7/8. S. 19–20.

Vf. infizierte 13 Ferkel (4 Mon. alt) und 2 Kälber (1½ Jahre alt) mit Eiern von *A. multilocularis*. Das Infektionsmaterial stammte aus Füchsen. Die Infektion erfolgte durch Verfüttern von reifen Proglottiden (über 100000 Eier pro Versuchstier). Zur Kontrolle wurden 14 Baumwollratten infiziert (20000 Eier pro Versuchstier). Die Untersuchung der Schweine, 223 bzw. 274 Tage nach der Infektion, ergab einen negativen Befund auf Larven des Alveococcus. Das gleiche Resultat ergab die Untersuchung der Kälber (64 Tage nach der Infektion). Bei dem Kontrollversuch waren bei 5 Baumwollratten die Lebern stark mit Larven von *A. multilocularis* infiziert. Die Lebensfähigkeit der Larven wurde an Hand ihrer Bewegung nach 50 Minuten Aufbewahrung bei 37 °C und durch Infektionsversuche an Füchsen überprüft. Die von diesen Füchsen erneut gewonnenen reifen Proglottiden wurden an 2 Schweine und 2 Baumwollratten verfüttert. 50 Tage nach der Infektion zeigten die Schweine ebenfalls einen negativen Befund die 2 Kontrolltiere dagegen einen intensiven Befall mit Larven von Alveococcus. Die Versuche unterstreichen das Vorhandensein einer Resistenz bei Ferkeln und Kälbern gegen Alveococcus (*A. multilocularis*) von Füchsen. V. Palm. 9387.

Božilov, N. und Merakčijski, G. (Boshilow, N. und Meraktschijski, G.) Slučaj na akutna chidatigenna cisticerkoza po prasetata. **(Akute Fälle einer hydatigenen Cysticercose bei Ferkeln.)** Veterinarna sbirka, Sofija **59** (1962) Nr. 2. S. 14.

Vff. berichten von Fällen einer hydatigenen Cysticercose bei den Ferkeln der genossenschaftlichen Farm in Melnik. Die Invasion wurde bei Ferkeln im Alter von 3-4 Mon. beobachtet. Anfang Oktober kam es zu den ersten Todesfällen, und innerhalb von 10 Tagen verendeten 30 Ferkel. Autopsiebefund: hydatigene Cysticercose. Die Krankheit währte 10-12 Tage, und es wurde folgendes Krankheitsbild beobachtet: Freßunlust, Futterverweigerung, Bauchschwellung, Schmerzhaftigkeit in der Bauchgegend und in einzelnen Fällen erschwerte Atmung und Verdauungsstörungen. Im Gegensatz zu den Angaben im Schrifttum war die Temperatur für eine experimentelle Cysticercose normal. Bei der Autopsie wurden Veränderungen vorwiegend in der Leber vorgefunden, die stark vergrößert war und bei der sich blutige Cysticerken-Spurengänge unter der Glyssonschen Kapsel und Hämorrhagien fanden. Cysticerken wurden an einigen Stellen unter der Kapsel beobachtet und waren apfelkerngroß, zitronen- oder birnenförmig. In allen Invasionsfällen wurde Peritonitis festgestellt. In der Bauchhöhle fand man 1 bis 2 Kaffeetassen einer rötlichen Flüssigkeit, die eine große Menge Cysticerken enthielt. Vff. folgern, daß es sich hier um eine akute hydatigene Cysticercose der Ferkel handelt. P. Pawlow. 9387.

Gorina, N. S. K voprosu o roli lisic v ėpizootologii i ėpidemiologii odnokamernogo ėchinokokkoza. **(Über die Rolle der Füchse in der Epizootiologie und Epidemiologie der Echinococcose.)** Sbornik naučno-techničeskoj informacii Vsesojuznogo instituta gel'mintologii imeni akademika K. I. Skrjabina, Moskva **1961** Nr. 7/8. S. 21-22.

Vf. infizierte 4 junge Füchse (3-3,5 Mon. alt) mit *E. granulosus* und zur Kontrolle einen einjährigen Hund. Vorher wurde die Lebensfähigkeit des Infektionsmaterials überprüft und an die Versuchstiere zusammen mit gehacktem Fleisch verfüttert (125000 Larven pro Tier). Einen Monat nach Infektionsbeginn erfolgten koprologische Untersuchungen. Nach 92 Tagen begann der Hund die ersten Proglottiden auszuscheiden. Bei den Füchsen verliefen die koprologischen Untersuchungen negativ. Bei der Sektion des Hundes (getötet 100 Tage nach Infektionsbeginn) wurden 250 Exemplare von *E. granulosus* gefunden. Die Sektion der Füchse (102 Tage nach Infektionsbeginn) ergab einen Befund von 250, 370, 450 und 2000 Exemplaren von *E. granulosus*. Die reifen Proglottiden der meisten Exemplare enthielten 300-600 Eier, deren Lebensfähigkeit mit Hilfe der Lumineszenzmikroskopie überprüft wurde. Die erhaltenen Resultate widersprechen der bisher in der Literatur vorhandenen Ansicht, daß Füchse nicht einen natürlichen Endwirt für *E. granulosus* darstellen. Vf. folgert, daß Füchse zusammen mit Hunden und Wölfen eine bestimmte Rolle in der Epidemiologie und Epizootiologie sowohl bei *E. multilocularis* als auch bei *E. granulosus* spielen können. V. Palm. 9387.

Dyk, Václav; Brno, VŠZ, Katedra Parazitol. a Invazních Chorob Veterin. Fak. Zúžený okruh hostitelů larev klíštěte obecného. **(Der eingeschränkte Wirtsumkreis der Larven der gemeinen Zecke.)** Sborník Vysoké Školy zemědělské Brně, Řada B **9(30)** (1961) Nr. 1/2. S. 143-147. — 1 Tab., 11 Lit. Zus. in Russ., Dtsch.

Es werden einige Beispiele des Befalls von Personen durch Larven der gemeinen Zecke (*Ixodes ricinus* L.) beschrieben, was bisher als eine Ausnahme angesehen wurde. Zum Befall kam es am häufigsten in der Nähe von Hasen- und Rehwildwechseln. Vf. gelangt zu der Schlußfolgerung, daß das Saugen der Larven auf kleinen Wirbeltieren offenbar keine Bedingung für die Entwicklung der Zecke darstellt und daß man mit Rücksicht auf die Bedrohung der Menschen auch an Praevention bei Personen denken muß, die im Walde arbeiten, an Mitglieder der Jagdgesellschaften, an Pilz- und Beerensammler usw. F. Nádvorník. 9405.

Uzakov, U. Ja. (Usakow, U. Ja.); Moskau, Unions-Forsch.-Inst. für Veterinärhyg. Opyt bor'by s iksodovymi kleščami. **(Erfahrungen über die Zeckenbekämpfung.)** Veterinarija, Moskva **39** (1962) Nr. 9. S. 68-70.
Unter den Bedingungen des südlichen Usbekistans sind jährliche Zeckenbekämpfungsmaßnahmen notwendig, die viel Zeit und Mittel beanspruchen. Die Nichtbeachtung der Biotope führt aber immer zu Mißerfolgen. Vf. ermittelte diese Biotope und hielt diese karteimäßig fest. In variierten Versuchsreihen mit zeckenbehafteten Rindern wandte Vf. das Chlorophos an, das als 2-3%ige wäßrige Lösung die beste Wirksamkeit erkennen ließ. Mit 6- bis 10tägigen Intervallen wurden die Tiere behandelt. Das Chlorophos besitzt eine universelle akarizide Wirkung gegenüber *H. detritum*, *H. anatolicum*, *H. asiaticum* und *B. calcaratus*. Durch die Anwendung markierten Phosphors im Chlorophos konnte bei zeitlich unterschiedlichen Schlachtungen der Nachweis der Unschädlichkeit des Chlorophos bei äußerer Anwendung erbracht werden; ebenso lag auch keine Ausscheidung durch die Milch vor, wenn 2-3 Liter der 2-3%igen Lösung je Tier zum Einsatz kamen. Die systematische Zeckenbehandlung mit Chlorophos schützt gleichzeitig die Tiere vor Dassellarveninvasionen. W. Bathke. 9405.

Plaan, O. Ja.; Estn. Forsch.-Inst. für Tierzucht und Veterinärmed. Ėffektivnost' solej piperazina pri gruppovoj degel'mintizacii svinej. **(Wirksamkeit der Piperazinsalze bei Gruppen-Wurmbehandlungen der Schweine.)** Veterinarija, Moskva **39** (1962) Nr. 9. S. 34-36.
Da in der Literatur widersprechende Angaben über die Wirksamkeit verschiedener Piperazinpräparate vorliegen, beschäftigte sich der Vf. mit der Bestimmung der kleinsten wirksamen Dosierung dieser Präparate bei einer gruppenweise durchgeführten Wurmbehandlung der Schweine. Nachdem durch dreimalige individuelle koprologische Untersuchung der tatsächliche Invasionsgrad ermittelt wurde, setzten die Wurmbehandlungen ein. Die Verabreichung von 0,2 g Piperazin-Sulfat/kg Kgw. führte nicht zu den gewünschten Resultaten. Deshalb wurden in weiteren Versuchen folgende Dosierungen verwendet: Piperazinhexahydrat und Piperazinsulfat zu je 0,25 g/kg Kgw. und Piperazinadipinat 0,3 g/kg Kgw. Aus dieser zweiten Versuchsreihe ist ersichtlich, daß bei der gruppenweise ausgeführten Wurmbehandlung die Piperazinpräparate bei einer Dosierung, die unter 100 mg basisches Piperazin je 1 kg Kgw. liegt, nur schwach wirksam sind. Erreicht bzw. übersteigt die Menge des basischen Piperazins in den verabreichten Salzen 110 mg/kg Kgw., ist eine ausgeprägte Wirksamkeit vorhanden. Entgegen den bisherigen Befunden ermittelte Vf. die direkte Wirkung der Piperazinsalze auf die noch nicht geschlechtsreifen Entwicklungsstadien der Askariden. Der entscheidende Wirkungsfaktor — das basische Piperazin — ist in den einzelnen Salzen in unterschiedlicher Konzentration vorhanden (Hydrochlorid ca. 70%, Sulfat ca. 47% und Citrat ca. 31%), weshalb es unzweckmäßig erscheint, diese Präparate in gleichen Dosierungen zu applizieren. Neben der richtigen Applikation des Wurmmittels ist insbesondere auf eine entsprechende Diät vor und nach der Behandlung der Tiere zu achten. W. Bathke. 9480.

Adeline, Michel; Alfort, École Nat. Vétérin. Traitements modernes de la bronchite vermineuse des ruminants. **(Neuzeitliche Behandlungsmethoden bei der Wurmbronchitis der Wiederkäuer.)** Diss. Alfort **1961** 80 S. – 74 Lit. K. Reinhardt. 9480.

Boch, J. und Hörchner, F.; Berlin-Dahlem, Univ., Veterinärmed. Fak., Inst. für Parasitol. **Zur Bekämpfung der Pferdestrongyliden.** Tierärztl. Umschau **17** (1962) Nr. 12. S. 419-420.
In Equidenbeständen, in denen über Jahre hindurch eine regelmäßige Phenothiazin-Verabreichung sowohl in therapeutischen als auch in täglichen subtherapeutischen Dosen erfolgte, trat nicht immer die erwartete Strongylidenwirksamkeit ein. Die gleichzeitige Applikation eines Gemisches von 6 bis 8 g Phenothiazin und 35 bis 45 g Piperazincitrat führte an 36 wurmbefallenen Equiden (Zebra, Konik, Pony, Zwergesel) zu keiner wesentlich besseren Wirkung gegenüber der alleinigen Anwendung eines der beiden Wurmmittel. 49 Reitpferde, bei denen hochgradige *Trichonema*-Eiausscheidung und mittelgradige *Strongylus*-Eiausscheidung nachgewiesen worden waren, erhielten an 3 aufeinanderfolgenden Tagen je 10 g gereinigtes Phenothiazin und ca. 10 Tage später 160 bis 175 mg Piperazincitrat pro kg Kgw. Außerdem wurde an 67 strongylidenbefallene Zoo-Equiden je nach Gewicht 6 bis 9 g gereinigtes Phenothiazin und 10 Tage später 160 bis 175 mg Piperazincitrat pro kg Kgw. verabreicht. Nach der Behandlung waren bei dem größten Teil der Reitpferde und Zoo-Equiden Strongylideneier nicht mehr nachweisbar; bei den restlichen Tieren war ein stärkerer Rückgang der Eiausscheidung zu verzeichnen. Bei 31 Tieren von 116 strongylidenbefallenen Equiden lag außerdem ein *Trichostrongylus axei*-Befall vor. Die für die Equiden verträgliche Phenothiazindosis führte gegen diesen Parasiten zu keinem nenneswerten Erfolg; auch Piperazin hinterließ keine Wirkung auf *Trichostrongylus*. Die angegebene Phenothiazin-Piperazin-Anwendung im Abstand von 10 Tagen wird als wesentlicher Fortschritt in der Strongyliden-Bekämpfung bei Equiden angesehen. Th. Hiepe. 9480.

Jurgajtis, A. (Jurgaitis, A.); Litau. Veterinärmed. Akad. Lečenie metastrongileza svinej intramuskuljarnymi in-ekcijami rastvorov joda. **(Die Behandlung der Metastrongylose der Schweine mittels Jodinjektionen.)** Sbornik naučnych trudov studentov Estonskoj sel'skochozjajstvennoj akademii, Tartu **2** (1961) S. 100-102. – Orig.: russ., Ausz.: estn.
Wäßrige Jodlösungen hatten gegenüber ätherischen eine weitaus geringere Wirksamkeit. Letztere wurden in folgender Zusammensetzung angewandt: Jodi puri 0,2, Kalii jodati 0,4, Aetheris 10,0, Ol. Vaselini 100,0. Die Versuchsferkel erhielten 1 ml/kg Kgw. i.m. am Hals injiziert. Die Behandlung wurde nach 4 Tagen wiederholt. In verschiedenen Abständen wiederholte koprologische Untersuchungen ergaben, daß 8 von 18 Ferkel als geheilt und 4 als gebessert betrachtet werden konnten. Die Methode soll weiter geprüft und verbessert werden. H. Rauch. 9480.

Kelley, G. W.; Lincoln, Univ. of Nebraska. Effect of thiabendazole on migrating Ascaris suum in baby pigs. **(Die Wirkung von Thiabendazol auf wandernde Stadien von Ascaris suum in Ferkeln.)** Veterin. Med. **57** (1962) Nr. 10. S. 891-895. – 3 Abb., 3 Tab., 7 Lit.
Als unwirksam gegen die Wanderstadien von *Ascaris suum* erwiesen sich bisher die beiden organischen Phosphorverbindungen Ronnel und Bayer 21/199, ferner Piperazin-HCl und Hygromycin B. Dithiazaninjodid, zu 0,04% dem Futter beigemischt, stoppt zwar viele Wanderlarven und verminderte eine Pneumonie, konnte aber einen Leberschaden nicht verhindern. Vf. machte Versuche mit dem neueingeführten Anthelminticum Thiabendazol (2(4'-Thiazolyl)benzimidazol, Merck & Co.) gegen die wandernden Ascaridenlarven. Er konnte feststellen, daß Thiabendazol, wenn es zwei Tage vor dem Verab-

reichen von Wurmeiern zu 0,4% dem Futter beigemischt wird, die Larven reduzierte und ihre Wanderung stark verzögerte. Es ist wahrscheinlich, daß sie ihre Entwicklung nicht zu Ende bringen können. Jedes Ferkel erhielt 1000 infektiöse *A. suum*-Eier und wurde 7 Tage p.i. seziert. In einem zweiten Versuch gab der Vf. 0,4% Thiabendazol erst einen Tag nach Verabreichung der Ascariden-Eier und bewies damit, daß tatsächlich die wandernden Larven von Thiabendazol angegriffen werden und nicht nur die gerade ausschlüpfenden. G. Dietz. 9480.

Demidov, N. V. und Garkavi, B. L. (Demidow, N. W. und Garkawi, B.L.). K voprosu o terapii pri dikrocelioze žvačnych. **(Therapie der Dicrocoeliose bei Wiederkäuern.)** Sbornik naučno-techničeskoj informacii Vsesojuznogo instituta gel'mintologii imeni akademika K. I. Skrjabina, Moskva **1961** Nr. 7/8. S. 23-25.

Die große Widerstandsfähigkeit von *Diccroelium lanceatum* gegenüber den verschiedensten Antihelminthica hat noch keine genügende theoretische Begründung gefunden. Eine effektive Wirkung auf *D. lanceatum* müßte von solchen Anthelminthica zu erwarten sein, die zur Bekämpfung der Fasciolose eingesetzt werden. Vff. fanden bei Bekämpfungsmaßnahmen gegen Fasciolose bei Schlachtrindern mit Difluortetrachloraethan (Freon-112) neben toten Exemplaren von *F. hepatica* eine große Anzahl toter *D. lanceatum*. Spezielle Versuche an Schafen mit Freon-112 (3 alten Schafen wurde 0,2 ml/kg Kgw. und 4 15-20 kg schweren und 6-8 Mon. alten Lämmern 2 × pro 24 Std. 10 ml Freon-112 in den Magen eingeführt) verliefen negativ. Bei beiden Versuchen fanden Vff. nach der Sektion der Versuchstiere in der Leber eine große Anzahl lebender *D. lanceatum*. Daraus folgt, daß Freon-112 auf *D. lanceatum* keine Wirkung besitzt. V. Palm. 9480.

Dunsmore, John D.; Sydney, Univ., Dep. of Veterin. Pathol. Anthelmintic activity of thiabendazole against mature and immature Ostertagia spp. in sheep. **(Wurmaustreibende Wirkung von Thiabendazol auf mature und immature Ostertagia spp. beim Schaf.)** Austral. veterin. J. **38** (1962) Nr. 8. S. 412 bis 413. — 1 Tab., 8 Lit.

Es wurde die Wirksamkeit von Thiabendazol gegen verschiedene Altersstadien von *Ostertagia spp.* geprüft. Vf. nahm als Versuchstiere 9 Hammel und 3 Mutterschafe im Alter von 3-4 Jahren. Alle Tiere erhielten 60000 *Ostertagia spp.*-Larven, und 24 Tage p.i. bekam die behandelte Gruppe pro Tier 62,5 mg/kg Kgw. Thiabendazol. Das Sektionsergebnis brachte eine 99%ige Verminderung der immaturen und eine 97%ige Reduktion der maturen Ostertagia-Exemplare gegenüber den unbehandelten Kontrollen. In absoluten Zahlen ausgedrückt, verminderten sich die immaturen *Ostertagia*-Stadien von durchschnittlich 10930 Exemplaren der unbehandelten Gruppe auf 60 Exemplare der behandelten Tiere. Der Behandlungserfolg der maturen *Ostertagia spp.* kam im Rückgang der Parasitenexemplare von durchschnittlich 2160 der unbehandelten auf 50 der behandelten Tiere zum Ausdruck. Diese erfreulich hohe anthelmintische Wirkung des Thiabendazols sowohl gegen immature als auch mature *Ostertagia spp.*-Exemplare sichert diesem Medikament eine große Bedeutung unter den Anthelmintica. G. Diez. 9480.

Edel, Roger; Alfort, École Nat. Vétérin. Essai de traitement de la coccidiose bovine par le mélange pyriméthamine-sulfone-acétarsol. **(Versuche zur Behandlung der Rindercoccidiose mit einer Mischung von Pyrimethaminsulfon-Acetarsol.)** Diss. Alfort **1961** 61 S. — 2 Tab., 22 Lit.

K. Reinhardt. 9480.

Ševcov, I. V. (Schewzow, I. W.); Rayon Chabarsk, Region Altai. Lečenie svinej, bol'nych trichozefalezom. **(Die Behandlung der an Trichocephalose erkrankten Schweine.)** Veterinarija, Moskva **39** (1962) Nr. 9. S. 36.

Im Winterhalbjahr traten infolge äußerst ungünstiger Witterungsbedingungen unter den Absatzferkeln gehäufte Verluste auf. Die Krankheit lokalisierte sich auf eine Wirtschaft. Klinisch bestand progressierende Abmagerung, Durchfall und Schmerzhaftigkeit in der Bauchgegend. Bei der Sektion ermittelte man massenhaft Peitschenwürmer im Dickdarm (10 und mehr je cm^2), wo auch schon ulcerative Veränderungen vorlagen. Nachdem eine Behandlung mit Futterbiomycin und Salmonellen-Hyperimmunserum keine Erfolge erkennen ließ, führte man einen Therapieversuch mit Osarsol durch. 247 Ferkel erhielten mit dem Futter (Brei aus Weizenkleie auf Magermilch) je Tier 3 ml einer 2,5%igen Osarsollösung zweimal täglich im Verlauf von 3 Tagen. Diese Behandlung wurde nach 5 Tagen wiederholt. Nur 7 Ferkel verendeten noch infolge dieser Parasitose, bei denen bei der Autopsie nur noch vereinzelte Peitschenwürmer nachweisbar waren. Bei den im Verlauf der weiteren 14 Tage aus anderen Gründen verendeten Tieren waren Trichocephaliden im Dickdarm nicht oder nur als Einzelexemplare zu ermitteln.
W. Bathke. 9480.

Gorodovič, N. M. (Gorodowitsch, N. M.); Fernöstl. Veterinärmed. Forsch-Inst. Profilaktika teljazioza. **(Prophylaxe der Thelaziose.)** Veterinarija, Moskva **39** (1962) Nr. 9. S. 26–27.
In den letzten Jahren wurde das Polychlorpinen als Präparat mit insektiziden und schützenden Eigenschaften gegenüber Mücken, Stechfliegen und anderen Fliegenarten empfohlen. Das Polychlorpinen kam als 3%ige Salbe auf Vaselingrundlage und als 3%ige wäßrige Emulsion zur Anwendung, und man stellte fest, daß die Tiere durch die Emulsion für 25–50 Min. und durch die Salbe für 2,5 Stunden vor Insekten, den Zwischenwirten von *Th. gulosa*, *Th. skrjabini* und *Th. rhodesi*, geschützt werden. Zur Ermittlung der insektiziden Eigenschaften des Präparats wurden Tiere mit 2 Litern 3%iger Emulsion bearbeitet und danach Fliegen (*M. convexifrons*) am 1., 2., 3., 4., 5., 6. Tage auf die bearbeitete Haut gebracht. Kontrollen erfolgten an unbehandelten Tieren. Die Insekten selbst wurden auch verschiedene Zeiten der Haut ausgesetzt (1–10 Minuten). Die insektizide Wirkung des Polychlorpinens blieb nicht länger als vier Tage erhalten (die Insekten starben nach einer Zeit von 2–26 Stunden). Werden die Tiere direkten Sonnenstrahlen oder dem Tau ausgesetzt, verringert sich diese Zeit. Weiterhin wird über Versuche berichtet, die das Ziel hatten, mittels mehrmaliger Spülung des Konjunktivalsackes mit isotonischer Kochsalzlösung den Erreger aus den Augen zu entfernen, wodurch eine Verminderung der klinisch kranken Tiere von 72,8% auf 26,4% erreicht werden konnte (in der Kontrollgruppe war nur eine geringgradige Verschiebung von 65,9% auf 64,9% zu verzeichnen). W. Bathke. 9480.

Kalinin, V. I. (Kalinin, W. I.); Wologda, RSFSR, Pädagog. Inst. Lečenie životnych, bol'nych tejleriozom. **(Behandlung der an Thelaziose erkrankten Tiere.)** Veterinarija, Moskva **39** (1962) Nr. 9. S. 28.
Unter den in Mittelasien bestehenden Bedingungen erkranken Rinder und hier vor allem die Zuchttiere der Schweizer Rasse fast im Verlauf des gesamten Jahres an Thelaziose. Die i.v. Trypaflavinbehandlung bei gleichzeitiger Verabreichung von Laxantia und Kreislaufmitteln ist nur in den Anfangsstadien der Krankheit erfolgversprechend. Deshalb setzte Vf. bei langwierigen und schwer verlaufenden Invasionen folgende Therapie an. Die Tiere erhalten je 0,25 g Trypaflavin i.v. viermal mit einem Intervall von 40–45 Min.; an der anderen Halsseite werden je 40 ml 33%igen Alkohols appliziert. Vf. konnte hierdurch eine gute therapeutische Wirksamkeit beobachten.
W. Bathke. 9480.

Meščaninov, V. P. und Enilin, I. Ja. (Mestschaninow, W. P. und Jenilin, I. Ja.); Sysran, Gebiet Kuibyschew, Veterinärmed. Heilanst.; Uljanowsk, Landwirtsch. Inst. Chlorofos pri teljazioze krupnogo rogatogo skota. **(Chloro-**

phos bei der Thelaziose des Rindes.) Veterinarija, Moskva **39** (1962) Nr. 9. S. 27–28.

Von 240 zwei- bis sechs Monate alten Kälbern einer Wirtschaft, die an Thelaziose erkrankt waren, zeigten 165 pathologische Augenveränderungen, bei 22 Eintrübung der Hornhaut und bei den restlichen Conjunctivitis. Durch die örtliche Behandlung mit 3%iger Borsäure konnten therapeutische Erfolge nicht erreicht werden. Entsprechende Untersuchungen bei den Muttertieren führten bei 12 Kühen zum Nachweis von *Thelazia rhodesi*. Erkrankte Kälber und Kühe wurden mit 1%iger wäßriger Chlorophoslösung behandelt, indem 3–4 ml in den Conjunctivalsack appliziert wurden. Die das Auge umgebende Haut wurde mit einer 1%igen Salbe dieses Präparats bearbeitet. Diese Behandlung wurde jeden zweiten Tag wiederholt. Alle erkrankten Tiere konnten geheilt werden, die Augenveränderungenmit Ausnahme der Eintrübungen der Hornhaut verschwanden ebenfalls. W. Bathke. 9480.

Mezenev, N. P. (Mesenew, N. P.); Forsch.-Inst. für Landwirtsch. des Hohen Nordens. Zaščita stada severnych olenej ot gnusa. **(Schutz der Renherden vor Mücken.)** Veterinarija, Moskva **39** (1962) Nr. 9. S. 67–68.

Die zur Zeit vorhandenen Bekämpfungsverfahren (Verbrennen von insektiziden Rauchpatronen u. ä.) gewährleisten keinen Schutz für längere Zeit. Außerdem können durch die Einwirkung von Rauchmitteln Bronchopneumonien auftreten. Deshalb erprobte Vf. Dimetylphthalat, Hexamid, reines und technisches, Stoffe die als 0,4–0,6%ige Emulsion mittels Sprühgerät auf die Tiere zerstäubt wurden. Für eine Herde von 100 Tieren wurden 1–1,5 kg verbraucht, als Emulgator diente der Stoff OP-7 (nicht näher beschrieben) oder gewöhnliche Seife. Die Behandlung der Tiere erfolgte abends, zur Zeit der größten Aktivität der Mücken. Eine unterschiedliche Wirkung der einzelnen Präparate wurde nicht beobachtet. Der Erfolg dieser Behandlungsart wird als gut bezeichnet. W. Bathke. 9480.

Popova, Tamara Ignat'evna. **Strongiloidei životnych i čeloveka. Kloacinidy, stefanuridy, diafanocefalidy.** (Die Strongyloidae der Tiere und des Menschen.) Hrsg.: Akad. nauk SSSR. Moskva: Izd. Akad. nauk SSSR. 1960. (244 S.) 4°. Rbl. 1,45 = Osnovy nematodologii. Gel'mintologičeskaja laboratorija. Akademija nauk SSSR, Moskva Bd. 9. (SR 1780,9)

XXIII. HAUTKRANKHEITEN

Sinclair, A. N.; Mascot, New South Wales, Sunbeam Corporation Ltd. Field trials with the jetting technique for applying insecticides to control itch mite (Psorergates ovis) of sheep. **(Feldversuche mit dem Sprühverfahren zwecks Verabreichung von Insektiziden zur Bekämpfung der durch Psorergates ovis bedingten Räude des Schafes.)** Austral. veterin. J. **37** (1961) Nr. 6. S. 211–216. – 4 Tab.

Es wird über ein maschinelles Sprühverfahren berichtet, bei welchem das Insektizid in flüssiger Form mittels hohem Druck durch eine größere Anzahl feiner Spritzdüsen auf die Haut des Schafes gebracht wird. Das Verfahren, dem jedes Schaf einzeln unterzogen werden muß, hat den Vorteil des geringen Flüssigkeitsverbrauches; es ist besonders für wasserarme Gegenden geeignet. Als Insektizide wurden Schwefelkalk, Arsen, Dieldrin und Malathion verwendet. Obwohl die Bekämpfung kurze Zeit nach der Schur durchgeführt wurde, gelang es lediglich, die Schafe der durch *Psorergates ovis* bedingten Räude klinisch zu heilen; eine Beseitigung sämtlicher Milben war jedoch nicht möglich. Th. Hiepe. 9630.

Šarapov, V. M. (Scharapow, W. M.); Moskau, Unions-Forsch.-Inst. für Veterinärhyg. Lečenie i profilaktika trichofitii karakul'skich ovec. **(Therapie und Prophylaxe der Trichophytie bei Karakulschafen.)** Veterinarija, Moskva **39** (1962) Nr. 8. S. 31–34.

Obwohl in der Usbekischen SSR die Trichophytie unter den Karakulschafen weit verbreitet ist, bestehen dort keine planmäßigen Bekämpfungsmaßnahmen. Die in der Arbeit dargelegten Untersuchungsergebnisse sollen als Grundlage dafür dienen. Folgende Pilzarten wurden ermittelt: bei Schafen *Tr. gypseum* und einmal *Tr. faviforme*, bei Kamelen und wildlebenden Nagetieren *Tr. gypseum*; die Nagetiere stellen somit einen Ansteckungsherd für die Schafe dar. Die Tenazität beträgt an der Oberfläche (Sommertemperatur 60 °C) 5 Tage, in 4–5 cm Tiefe 15 Tage; die Pathogenität bleibt aber nur 2 bzw. 3 Tage erhalten. Als empfänglich erwiesen sich bis zu zwei Jahre alte Schafe, wobei Lämmer bis zum Absetzen nicht erkrankten. Allgemein erkranken in einer Herde bis zu 20% des Bestandes; feuchte, kalte Luft wirkt krankheitsfördernd. Das unterschiedliche klinische Bild wird hervorgehoben. Entsprechend den Ergebnissen der unter experimentellen und praktischen Bedingungen durchgeführten Therapieversuche empfiehlt Vf. dreimaliges Baden in Schwefel-Kalk-Lösung (Verhältnis 2:1) mit 5–7 tägigem Intervall bei einer Wassertemperatur von 25–27 °C, Dichlorphen als 2%ige Lösung in 0,6%iger Natronlauge zweimal mit 4–5 tägigem Intervall oder 5–10%ige Phtalanemulsion mit Lebertrangrundlage zur örtlichen Behandlung (zwei- bis viermalige Behandlung mit 4–7 tägigem Intervall). Für die Prophylaxe dieser Erkrankung besitzt der Weidewechsel (April–Oktober) besondere Bedeutung.

W. Bathke. 9650.

XXIV. GEFLÜGELZUCHT, GEFLÜGELKRANKHEITEN

Movčan, N. A. (Mowtschan, N. A.) Ob antibiotičeskich svojstvach belkovoj oboločki jaic kuricy, utki i cesarki. **(Über antibiotische Eigenschaften der Eihülle von Hühner-, Enten- und Perlhuhneiern.)** Vestnik Leningradskogo universiteta **17** (1962) Nr. 3. Serija biologii Nr. 1. S. 54–65. – 3 Abb., 5 Tab., 26 Lit. Zus in. Engl.

Auf Grund der verschiedenen Schlupfergebnisse bei Enten-, Gänse-, Hühner- und Perlhuhneiern veranlaßte Vf. vergleichende Untersuchungen über die antibiotischen Eigenschaften der Eiweißhülle der Eier einiger Geflügelarten durchzuführen. Die antibiotische Aktivität der natürlichen Eiweißhülle von Eiern des Hausgeflügels ist gegenüber verschiedenen Organismen unterschiedlich. Nichtsporentragende Bakterien und die vegetativen Zellen gehen bei Kontakt mit der Eiweißhülle des Eies in wenigen Tagen zugrunde. Die im Versuch benutzten, für Geflügel pathogenen Mikroorganismen wie *Sal. pullorum*, *Str. aureus* und einige Saprophyten, wie *Bact. coli*, sind gegen die Wirkung der natürlichen Eiweißhülle widerstandsfähiger. Eine stärkere antibiotische Wirkung besitzt die Eiweißhülle des Hühnereis; geringer ist sie bei Enten- und Perlhuhneiern. Von allen Schichten der Eiweißhülle ist die äußere die wirkungsvollste gegen *Micr. lysodeiktikus*, *Sarcina lutea*, *Prot. vulgaris*, *Bact. coli*. Unter dem Einfluß der Eiweißhülle der Geflügeleier erfolgt eine unbeständige Veränderung der Morphologie der Bakterienkolonien. Im ersten Entwicklungsstadium des Keimes, solange der Embryo noch keine eigene schützende Reaktion besitzt, sind die Eihüllen eine zuverlässige Barriere, um das Vordringen der Bakterien zum Keime zu verhindern.

W. Strack. 9700.

Avtalion, Ramy; Alfort, École Nat. Vétérin. L'aviculture en Israël. **(Die Geflügelzucht in Israel.)** Diss. Alfort **1961** 88 S. – 2 Abb., 13 Tab., 17 Lit.

K. Reinhardt. 9710.

Gadžiev, G. M. (Gadshijew, G. M.); Aserbaidshan. Landwirtsch. Inst. Rost i mjasnye kačestva cypljat raznych porod v Azerbajžanskoj SSR. **(Wachstum und Schlachteigenschaften der Küken verschiedener Rassen in der Aserbaidshanischen SSR.)** Sbornik rabot molodych učenych. Doklady na naučnoj konferencii aspirantov. Vasesojuznyj naučno-issledovatel'skij institut pticevodstva, Moskva **1960** Nr. 3. S. 21–30. — 5 Tab., 15 Lit.

Vf. vergleicht verschiedene Rassen und Kreuzungen auf ihre Masteigenschaften unter den Bedingungen der Aserbaidshanischen SSR. Die 90- bis 120-tägige Aufzucht ohne Nachmast wird als geeignetste Form der Fleischerzeugung unter den gegebenen Bedingungen angesehen. Mit 90 Tagen wogen die Hähnchen bei Australorps 1.283 g, Perwomai-Rasse 1.174 g, Rhodeländer 1.315 g; die Kreuzungen von New Hampshire mit Landrassen New Hampshire, Plymouth Rocks und Leghorn lagen niedriger. Der Anteil der eßbaren Bestandteile des 90 Tage alten Hähnchens betrug bei Plymouth Rocks 61,1%, Kreuzungen 60,8%, Perwomai-Rasse 60,7%; die anderen Rassen lagen unter 60%. W. Sommerfeld. 9710.

Azimov, S. G. (Asimow, S. G.); Sagorsk, Gebiet Moskau, Unions-Forsch.-Inst. für Geflügelzucht. Biologičeskie i chozjajstvennye osobennosti nekotorych pomesej kur, vyraščivaemych na mjaso. **(Biologische und wirtschaftliche Besonderheiten einiger Rassenkreuzungen für die Hühnerfleischproduktion.)** Sbornik rabot molodych učenych. Doklady na naučnoj konferencii aspirantov. Vsesojuznyj naučno-issledovatel'skij institut pticevodstva, Moskva **1960** Nr. 3. S. 92–102. — 2 Abb., 9 Tab., 18 Lit.

Vf. kreuzte Leningrader Hähne × Sagorsker Lachshühner (I) und Sagorsker Lachshähne × Leningrader Hühner (II). Als Kontrollgruppen dienten die reinen Ausgangsrassen. Das Schlupfergebnis der befruchteten Eier betrug bei I 80,8%, II 90,3%, bei reinen Sagorskern (III) 84,7% und reinen Leningradern (IV) 81,3%. Die Küken wogen nach 90 Tagen im Durchschnitt der Geschlechter I: 1238 g, II: 1337 g, III: 1240 g, IV: 1090 g. Das Aufzuchtergebnis war I–IV: 92,6%, 95,1%, 93,2%, 90,7%. Für 1 kg Zumast wurden 5,26; 4,9; 5,26 und 5,66 kg Futtereinheiten benötigt. Der Fettgehalt des Fleisches war bei den Kreuzungen etwas höher als bei den Ausgangsrassen. W. Sommerfeld. 9710.

Smirnov, B. V. (Smirnow, B. W.); Sagorsk, Gebiet Moskau, Unions-Inst. für Geflügelzucht. Nekotorye dannye o svjazi fiziologičeskoj skorospelosti zagorskich belych kur s ich produktivnost'ju. **(Einige Angaben über die Verbindung physiologischer Frühreife und Produktivität bei weißen Sagorsker Hühnern.)** Sbornik rabot molodych učenych. Doklady na naučnoj konferencii aspirantov. Vsesojuznyj naučno-issledovatel'skij institut pticevodstva, Moskva **1960** Nr. 3. S. 49–56. — 2 Abb., 4 Tab., 16 Lit.

Vf. unterteilte 226 Sagorsker Hühner in Abhängigkeit vom Zeitpunkt des Legebeginns in Gruppen. Die Embryonen der von den verschiedenen Gruppen gewonnenen Eier zeigten keine bemerkenswerten Entwicklungsunterschiede. Die Nachkommen der frühreifen Hennen (Legebeginn 141.–150. Lebenstag) bleiben vom 30. Lebenstag an in der Gewichtsentwicklung hinter denen der mittelfrühen Hennen zurück. Nach 360 Tagen betrug der Unterschied 350 g. Eimenge und -gewicht der ersten 5 Lebensmonate lagen bei den Hennen mit mittlerer Reife (Legebeginn 161.–170. Lebenstag) am günstigsten. W. Sommerfeld. 9710.

Berdiev, D. G. (Berdijew, D. G.); Sagorsk, Gebiet Moskau, Unions-Forsch.-Inst. für Geflügelzucht. Biologičeskie i chozjajstvennye kačestva mestnych kur Azerbajdžana. **(Biologische und wirtschaftliche Eigenschaften der Landhühner Aserbaidshans.)** Sbornik rabot molodych učenych. Doklady na naučnoj konferencii aspirantov. Vsesojuznyj naučno-issledovatel'skij institut pticevodstva, Moskva **1960** Nr. 3. S. 65–72. — 10 Tab.

Vf. vergleicht das Schwarze und das Bunte Landhuhn Aserbaidshans mit den allgemein verbreiteten Rassen. Die leichten Landhühner sind dem strengen Kontinentalklima angepaßt, die Abgänge durch Krankheit sind gering. Die

Legetätigkeit beginnt bei Schwarzen Landhühnern mit 149 Tagen, bei den Bunten nach 167 Tagen. Die Legeleistung betrug in 9 Mon. bei Australorps 138,8 Eier, bei Perwomai-Hühnern 82,8 Stck., die Landhühner erbrachten 97,3 bzw. 96,0 Stck. Zur Mast sind die Landhühner wenig geeignet. Es müßten hier Kreuzungen mit anderen Rassen bzw. eine Selektion auf Masteigenschaften vorgenommen werden. Vf. bemängelt das niedrige Lebendgewicht der Landhühner (1,4–1,7 kg), das niedrige Eigewicht (50,5–62 g) und die Neigung zur Brütigkeit. W. Sommerfeld. 9710.

Ašurov, Z. M. (Aschurow, S. M.); Usbek. Forsch.-Inst. für Tierzucht. Rezul'taty skreščivanija mestnych indeek Uzbekistana s severokavkazskimi indjukami v uslovijach polupustynnoj zony. **(Resultate der Kreuzung Nordkaukasischer Puten mit usbekischen Landschlägen unter den Bedingungen der Halbwüstenzone.)** Sbornik rabot molodych učenych. Doklady na naučnoj konferencii aspirantov. Vsesojuznyj naučno-issledovatel'skij institut ptice-vodstva, Moskva **1960** Nr. 3. S. 40–48. – 6 Tab.

Vf. vergleicht die wirtschaftlichen Eigenschaften der Kreuzungstiere aus Nordkaukasischem Puter × Usbekische Landpute mit denen der Ausgangsrassen. Das Lebendgewicht mit 6 Mon. betrug bei Hähnen bzw. Hennen der Nordkaukasier 6.071 g–4.273 g, der Bastarde 5.941 g–4.026 g, der Usbeken 4.262 g–2.957 g. Das absolute Gewicht der eßbaren Teile war bei Hähnen der Nordkaukasier um 59% und Hähnen der Bastarde um 46% höher als bei den Usbeken-Hähnen. In Sowchosen des Samarkander Gebiets wurden Puten auf Karakulschaf-Weiden gehalten. Sie reinigten die Weiden von Heuschrecken und anderen Insekten und steigerten dadurch den Weideertrag. Die Fleischabfälle aus der Lammfellgewinnung wurden für die Putenfütterung ausgenützt. W. Sommerfeld. 9710.

Il'in, N. M. (Ilin, N. M.); Sagorsk, Gebiet Moskau, Unions-Forsch.-Inst. für Geflügelzucht. Opyt skarmlivanija cypljatam racionov s mineral'nym ispol'zovaniem kormov životnogo proischoždenija. **(Versuch der Fütterung von Küken mit minimalem Einsatz von Futtermitteln tierischer Herkunft.)** Sbornik rabot molodych učenych. Doklady na naučnoj konferencii aspirantov. Vsesojuznyj naučno-issledovatel'skij institut pticevodstva, Moskva **1960** Nr. 3. S. 129–139. – 9 Tab., 16 Lit.

Küken der Rasse Russische Weiße wurden bis zum 60-Tage-Alter in Batterien gehalten, anschließend in Auslaufhaltung bis zum Ende des 5. Lebensmonats. Die tierischen Eiweißfuttermittel wurden in unterschiedlichem Maße durch pflanzliche ersetzt. Die Norm für die Aufzucht vom 1. bis zum 150. Lebenstag beträgt 0,5 kg Fischmehl und 1,5 l Magermilch. Bei Ersatz der Norm durch 70% pflanzliche Eiweißträger wurden noch normale Endgewichte erzielt, wenn Penicillin, Vit. B_{12} oder getrockneter Rinderkot beigefüttert wurden. Vit. B_{12} hat sich in der Dosis 25 mg/kg Futter am günstigsten bewährt. Gemeinsamer Einsatz von Vit. B_{12} und Penicillin brachte keine besseren Resultate. Getrockneter Rinderkot, zu 8% in dem Alleinfuttergemisch enthalten, ergab fast die gleiche Verbesserung der Aufzuchtresultate wie Vit. B_{12} und Penicillin. W. Sommerfeld. 9710.

Džajani, O. I. (Dshaiani, O. I.); Moskau, Veterinärmed. Akad. Vlijanie uslovij soderžanija i kormlenija pri vyraščivanii cypljat na mjaso. **(Der Einfluß von Haltungs- und Fütterungsbedingungen bei der Kükenmast.)** Sbornik rabot molodych učenych. Doklady na naučnoj konferencii aspirantov. Vsesojuznyj naučno-issledovatel'skij institut pticevodstva, Moskva **1960** Nr. 3. S. 103–110. – 6 Tab., 10 Lit.

Vf. führt in der Tomilinsker Geflügelfabrik Versuche über Haltung und Fütterung durch. Versuchsmaterial waren Küken der Rassen New Hampshire und Russische Weiße. Die Veränderung der Käfigmaße von 72 × 72 cm auf

135 × 36 cm ergab eine Verlängerung der Freßbreite von 7 auf 13 cm je Tier im letzten Mastabschnitt und eine Verbesserung der Lichteinstrahlung. Die Mastergebnisse lagen 11,5–11,9% über denen der Normalkäfige. Im Fütterungsversuch wurden vom 63.–87. Lebenstag zu einer Ration mit einem Nährstoffgehalt von 13,2 g verd. Rohprotein in 109,2 g Futtereinheiten je 100 g Kraftfuttermischung zugegeben: I: je Tier tägl. 6 g tierisches Fett; II: 14 g Futtermelasse; III: 55 g Magermilch. Bei Normalfütterung erreichte man bei New Hampshire 1249 g Lebendgewicht mit 5,92 kg Futtereinheiten je 1 kg Zumast. Die Versuchsgruppen erzielten: I: 1320 g bei 5,10 FE/kg Zumast; II: 1307 bei 5,29; III: 1348 bei 5,14. Vf. macht Angaben über Veränderungen der Blut- und Fleischzusammensetzung bei den verschiedenen Fütterungsmethoden. Die Wirtschaftlichkeitsberechnung weist bei New Hampshire einen höheren Effekt der Futteraufbesserung nach als bei Russischen Weißen. Ökonomisch besonders wirkungsvoll war die Magermilchbeigabe. W. Sommerfeld. 9710.

Molčanova, N., Šorochova, N. und Javorskij, L. (Moltschanowa, N., Schorochowa, N. und Jaworski, L.); Krasnojarsk, Landwirtsch. Inst. Vyraščivanie mjasnych cypljat v Krasnojarskom krae. **(Die Aufzucht von Fleischküken im Gebiet von Krasnojarsk.)** Životnovodstvo, Moskva **24** (1962) Nr. 6. S. 36–38. – 3 Tab.

Bei der Kreuzung von Russischen Weißen mit Kutschinoer Hühnern, Rhodeländern und Australorps wurden bessere Ergebnisse erzielt (Kgw. mit 90 Tagen: Russische Weiße × Rhodeländer 1500 g, Rhodeländer × Russische Weiße × Kutschinoer 1550 g (I), Rhodeländer × Russische Weiße × Australorps 1450 g) als mit reinrassigen Russischen Weißen (II – 1100 g) und Rhodeländern (III – 1250 g). Die Futterrationen waren eiweißreich und lagen zwischen 60 und 70 Tagen um 20–30% höher als die Normalrationen. Der Aufwand betrug nach 3 Mon. bei I – 3,892 FE/kg Zunahme, bei II – 5,06 FE und bei III – 4,843 FE. Die Küken wurden auf Tiefstreu mit einer Besatzdichte von 12 bis 13 Tieren/m² gehalten. F. Schenk. 9710.

Rodina, E. N. (Rodina, Je. N.); Sagorsk, Gebiet Moskau, Unions-Forsch.-Inst. für Geflügelzucht. Soderžanie kur i vyraščivanie molodnjaka na glubokoj podstilke. **(Die Haltung der Hühner und Aufzucht des Junggeflügels auf Tiefstreu.)** Sbornik rabot molodych učenych. Doklady na naučnoj konferencii aspirantov. Vsesojuznyj naučno-issledovatel'skij institut pticevodstva, Moskva **1960** Nr. 3. S. 9–20. – 8 Tab., 5 Abb., 13 Lit.

In den Jahren 1957–59 liefen in einer Sowchose und im o. g. Inst. Untersuchungen über den Einfluß der Tiefstreu und Altstreu auf Mikroklima und Nutzleistungen der Tiere. Die Tiefstreu erhöhte die Stalltemperaturen im Winter gegenüber Wechselstreu um 0,5 bis 1,9 °C, gleichzeitig stieg allerdings die relative Luftfeuchtigkeit im Winter um 2–4%. Ammoniak- und CO_2-Gehalt wurden erhöht, blieben aber innerhalb vertretbarer Grenzen. Die Legeleistung von September bis April betrug 119,1 Eier je Henne in der Tiefstreugruppe gegenüber 116,9 Eiern bei Wechselstreu. Die Bruteigenschaften der Eier von der Tiefstreugruppe waren besser, es wurden ca. 10% höhere Schlupfergebnisse erzielt. Der Vit. B_{12}-Gehalt der Tiefstreu stieg mit der Nutzungsdauer. Tiefstreu mit Torfanteilen war im Vit. B_{12}-Gehalt reiner Sägespänetiefstreu überlegen. Bei der Kükenmast wurde durch Altstreu der Futterverbrauch je 1 kg Zumast von 4,46 kg Futtereinheiten auf 4,1 kg Futtereinheiten gesenkt. Altstreuhaltung der Mastküken gestattet, die Futtermittel tierischer Herkunft zur Hälfte durch Extraktionsschrote zu ersetzen, ohne die Mastergebnisse zu verschlechtern. W. Sommerfeld. 9710.

Ostrivnyj, I. M. (Ostriwny, I. M.); Charkow, Zootechn. und Veterinärmed. Inst. Dosvid vyroščuvannja brojleriv zymoju. **(Winterfütterung von Broi-**

lern.) Visnyk sil'ś'kogospodarśkoï nauky, Kyïv **5** (1962) Nr. 1. S. 104–106. 3 Tab. Orig.: ukrain., Ausz.: russ.

Aus einheimischen Kraftfuttermitteln (Mais-, Gersten- und Weizenschrot, Sonnenblumenkuchen, Erbsenmehl) hergestellte Futtermittelmischungen mit unterschiedlichem Eiweißgehalt (12–20 g-% verdaul. Rohprotein), wurden zwecks Erhöhung des kalorischen Gehalts mit 0,5–6,0% tierischem Fett versetzt. Der Rohfettgehalt der Futtermischung erhöhte sich dadurch auf 4,5–10%. Die Tiere in den Versuchsgruppen bekamen bis zum 30. Lebenstag Rationen, die 20, 16 und 14% verdaul. Rohprotein und 1,2; 3,75 und 3,9% verdaul. Rohfett enthielten. In der Periode vom 31.–90. Tag waren es 18, 18 und 20% Eiweiß und 3,45; 3,45 und 5,15 %Fett. In den einzelnen Gruppen wurden 90-Tage-Gewichte von 1514–1555 g erreicht. Durch hohe Fettgaben verbesserte sich der Fleischansatz an den einzelnen Körperteilen um 2,8–15,3%. Gleichzeitig sank der Anteil der Körnerfuttermittel pro kg Kgw.-Zunahme um 19%. S. Willer. 9710.

Prohászka, László. A baromfiállományok A-vitaminigényének korszerü kielégítése. **(Zeitgemäße Deckung des Vitamin A-Bedarfs von Geflügelbeständen.)** Magyar Állatorvosok Lapja [Ung. veterinärmed. Bl.] **17** (1962) Nr. 6. S. 214–217. – 1 Abb., 10 Lit. Zus. in Russ., Engl. Aus: Ung. Agrar-Rdsch. **1963** Nr. 1.

Über die Vitamin A-Versorgung einer Geflügelgruppe kann man sich nur dadurch ein Urteil bilden, wenn von mindestens 10 Tieren Leberproben untersucht werden. Der angegebene Vitamin A-Gehalt des Futtergemisches ist hingegen weniger zuverlässig. Die optimale Vitamin A-Versorgung der Legebestände wurde von Vf. derart bestimmt, daß die Zahl der täglich erzeugten Eier bei der gegebenen Rasse und Jahreszeit sowie der Vitamin A-Gehalt dieser Eier in Betracht gezogen wurde. Bei einer entsprechenden Versorgung mit Vitamin A beträgt der Vitamin A-Gehalt der Eier 10 bis 25 IE/g. Für einen Vitamin A-Mangel charakteristische Schleimhautveränderungen zeigen sich in einem Bestand, wenn der durchschnittliche Vitamin A-Gehalt der Leber der Tiere unter einen Wert von 20 IE/g sinkt. Der untere Grenzwert des optimalen Vitamin A-Gehaltes von Legebeständen liegt bei 200 IE/g, von Küken aber bei 150 IE/g. Falls der Vitamin A-Gehalt der Leber unter diese Werte sinkt, zeigen sich Störungen, und zwar zuerst in der Produktivität und später auch im Gesundheitszustand der Tiere. Bei einer entsprechenden Versorgung mit Vitamin A speichert das Tier in der Leber entsprechend hohe (200 bis 2000 IE/g) Mengen von Vitamin A. Falls der Vitamin A-Gehalt der Leber unter etwa 100 IE/g sinkt, schützt sich der Organismus dadurch, daß er weniger Vitamin A durch die Eier abgibt. Der Vitamin A-Gehalt der zu solchen Zeitabschnitten erzeugten Eier kann nur 2 bis 6 IE/g betragen. Derartige Eier eignen sich nicht mehr zur Brut, da der Schlüpfungsprozentsatz und auch Lebensfähigkeit der aus ihnen geschlüpften Küken vermindert sind. Falls der Vitamin A-Gehalt der Leber unter 10 IE/g fällt, vermehren sich die Verluste, und die Küken entwickeln sich ungünstig. Bei Darmentzündungen gelangt infolge einer verminderten Resorptionsfähigkeit nur wenig Vitamin A in den Organismus, auch wenn es im Futter ausreichend vorhanden ist. In derartigen Fällen hat das neue ungarische Vitaminpräparat „Aquital", das Vitamin A-Acetat in wässeriger Lösung enthält, eine besondere Bedeutung. Die Vitamin A-Behandlung von Eintagsküken, deren Vitaminvorräte nicht ausreichen, oder deren Resorptionsfähigkeit vermindert ist, kann durch im Trinkwasser verabfolgtes „Aquital" vorteilhaft durchgeführt werden. Durch Verabfolgung von „Aquital" kann in jedem beliebigen Geflügelbestand die Leber mit so großen Vitamin A-Vorräten aufgefüllt werden, daß die Tiere ihren Bedarf für 8 bis 10 Wochen decken können. Durch Tränken von „Aquital" kann auch die Vitamin A-Versorgung von an Darmentzündungen leidenden Tieren gesichert werden, denn das mit dem Trinkwasser aufgenommene Vitamin A wird auch bei Enteritiden resorbiert und in der Leber gespeichert. 9710.

Ageev, V. N. (Agejew, W. N.); Sagorsk, Gebiet Moskau, Unions-Forsch.-Inst. für Geflügelzucht. Ėffektivnost' primenenija i normirovanie ėmul'girovannogo preparata vitamina A pri vyraščivanii mjasnych cypljat. **(Die Wirksamkeit der Anwendung eines emulgierten Vitamin A-Präparates und seine Dosierung bei der Aufzucht von Mastküken.)** Sbornik rabot molodych učenych. Doklady na naučnoj konferencii aspirantov. Vsesojuznyj naučno-issledovatel'skij institut pticevodstva, Moskva **1960** Nr. 3. S. 111-120. – 8 Tab., 17 Lit.

An Mastküken der Rasse Moskauer Weiße wurde bei 90tägiger Käfigmast die Wirksamkeit eines emulgierten Vitamin A-Konzentrates im Vergleich zu einem öligen A-Konzentrat geprüft. Die Emulsion ließ sich bedeutend besser im Futter verteilen als die ölige Form. Die mit Emulsion gefütterten Gruppen wiesen etwas geringere Verluste auf, ihre Gewichtszunahmen lagen höher als bei den gleichen Vitamin A-Mengen in öliger Form. Eine Verminderung der Vitamin A-Gabe auf 66% der bestehenden Norm bewirkte beim öligen Präparat ein Sinken des 60-Tage-Gewichtes von 656 auf 649, während mit der Emulsion bei 66% der Norm noch 677 g und bei 33% der Norm noch 652 g erreicht wurden. Der Futteraufwand je 1 kg Zumast zeigte die Unterschiede in der Vit. A-Versorgung deutlicher als die Endgewichte. So verbrauchten die Gruppen mit Dosierung nach der Norm (von 100 IE je Tier in den ersten 10 Tagen bis 1200 IE je Tier in den letzten 10 Tagen) 3,8 bis 3,9 kg Kraftfutter, die 66%-Gruppe bei Emulsion 4,07 kg, bei öligem Konzentrat 4,25 kg, die 33%-Gruppe bei Emulsion 4,21 kg. Auf Grund der besseren Verteilbarkeit und des höheren ökonomischen Effektes empfiehlt Vf. bei der intensiven Kükenmast die emulgierten Vit. A-Präparate bevorzugt anzuwenden.

W. Sommerfeld. 9710.

Ebner, Dieter; Berlin, Humboldt-Univ., Veterinärmed. Fak., Inst. und Klin. für Geflügelkrankh. **Experimentelle Untersuchungen zur Anwendung des Vitamin C als Wachstumsstimulans und seiner Wirkung bei künstlicher Infektion mit Salmonella pullorum bei Hühnerküken.** Diss. Berlin **1963** 93 S. – 5 Abb., 17 Tab., 164 Lit.

An 1000 Hühnerküken bis zu einem Alter von 14 Tagen bzw. 8 Wochen wurde der Einfluß verschiedener, peroral verabfolgter Vitamin C-Dosierungen auf die Gewichtsentwicklung sowie auf den Verlauf einer experimentellen Infektion mit *Salmonella pullorum* geprüft. 4 Versuchsgruppen mit je 25 unsortierten Kreuzungsküken (Rhodeländer/Leghorn) erhielten bis zu einem Lebensalter von 8 Wochen Vitamin C-Zusätze in Höhe von 1 g, 2 g bzw. 5 g Vitamin C je kg Mischfutter. Im Vergleich zur Kontrollgruppe wurde eine durchschnittliche höhere Gewichtszunahme von 11,01, 4,9 bzw. 6,3% ermittelt. In besonderem Maße wurde durch einen Vitamin C-Zusatz in Höhe von 1 g, 2 g und 5 g/kg Futter die Gewichtsentwicklung von Hähnchen bis zu einem Lebensalter von 8 Wochen gesteigert (18%, 11,52% bzw. 7,28%). – Der Einfluß verschiedener Vitamin C-Dosierungen auf den klinischen Verlauf sowie die Mortalität wurde in 3 Therapieversuchen mit jeweils 300 Versuchstieren in 6 Gruppen bis zu einem Lebensalter von 14 Tagen bei einer experimentellen Infektion mit *Salmonella pullorum* verfolgt. Zur Anwendung gelangten täglich pro Versuchstier 25, 50, 75 bzw. 100 mg Vitamin C-Lösung als Tränke vom 3. Tag p.i. an. Leghorn-Küken erwiesen sich gegenüber einer experimentellen Infektion mit *S. pullorum* wesentlich anfälliger als Kreuzungsküken. Während die Incubationszeit bei Kreuzungsküken (Rhodeländer/Leghorn) etwa 3 bis 4 Tage betrug, hatten Leghorn-Küken eine solche von nur 2 Tagen. Fiel der Zeitpunkt des Therapiebeginns in die Incubationsperiode, so führte die tägliche Verabfolgung von 50 mg Vitamin C je Tier zu einer Resistenzsteigerung, die sich in einer Verbesserung des allgemeinen Wohlbefindens zeigte, in einer Verlängerung der Incubationsperiode um etwa 3 Tage, in einer wesentlich abgeschwächten Form des Seuchenausbruchs, in einer Verkürzung des Höhepunktes der klinischen Manifestation der Pullorum-infektion, in einer gutverlaufenden Rekonvaleszenz, in einer erhöhten Gewichtszunahme während des Infektionsverlaufes und in einer Reduzierung der Verluste von 49 auf 11%, im Vergleich zu den unbehandelten Kontrolltieren. 25, 75 bzw. 100 mg Vitamin C je Tier führten zu einer Verkürzung der klinischen Manifestation der Pulloruminfektion von etwa 6 auf 4 Tage, zu einer Verbesserung der Gewichtszunahme und zu einer statistisch nicht gesicherten geringgradigen Herabsetzung der Mortalität. Begann die Therapie erst während des akuten Seuchengeschehens, so konnte durch tägliche Verabfolgung von 50 mg Vitamin C pro Tier, ohne wesentliche Einflußnahme auf den Krankheitsverlauf, eine Herabsetzung der Mortalität von 68 auf 56% im Vergleich zur unbehandelten Kontrollgruppe erzielt werden, während 25 mg Vitamin C je Tier ohne wesentliche Einflußnahme auf Morbidität und Mortalität blieben. E. Wiesner. 9710.

Tixier, Yves; Alfort, École Nat. Vétérin. Les lipides dans l'alimentation des volailles. **(Die Lipoide in der Geflügelfütterung.)** Diss. Alfort **1962** 68 S. — 14 Tab., 60 Lit. K. Reinhardt. 9710.

Ščerbina, P. F. (Stscherbina, P. F.); Ukrain. Forsch.-Inst. für Geflügelzucht. Rol' kobal'ta, medi, marganca i cinka v pitanii sel'skochozjajstvennoj pticy i vlijanie ich na ee produktivnost'. **(Die Rolle von Kobalt, Kupfer, Mangan und Zink bei der Fütterung des landwirtschaftlichen Geflügels und ihr Einfluß auf dessen Produktivität.)** Sbornik rabot molodych učenych. Doklady na naučnoj konferencii aspirantov. Vsesojuznyj naučno-issledovatel'skij institut pticevodstva, Moskva **1960** Nr. 3. S. 149-155. — 2 Tab., 10 Lit.

Obwohl die Böden im Gebiet um Borki einen durchschnittlichen bis guten Gehalt an Spurenelementen aufweisen, brachten Beifütterungsversuche von Co, Cu, Mn und Zn bei Hühnern, Puten und Enten eine Verbesserung der reproduktiven Leistungen. Die verabreichte Dosis je 1 kg Lebendmasse betrug täglich 0,5 mg Co, 0,5 mg Zn, 0,5 mg Cu-Sulfat und 1,0 mg Mn-Sulfat. Jedes dieser Elemente erhöhte bei Ukrainischen Enten die Legeleistung, die Befruchtung und die Vitalität der Embryonen. Je Ente des Anfangsbestandes wurden erbrütet: Kontrollgruppe: 52 Küken, Co-Gruppe: 74 Küken, Mn-Gruppe: 69 Küken, Zn-Gruppe: 64, Cu-Gruppe: 75 und Kombination Co + Mn: 71 Küken. Die Fütterung und das Geschlechtsverhältnis waren bei allen Gruppen gleich. Aus biochemischen Untersuchungen schließt Vf., daß Mn die Synthese von Ascorbinsäure im Embryo fördert. Kobaltzufütterung erhöhte den Vit. B_{12}-Gehalt im Ei. W. Sommerfeld. 9710.

Paršutin, G. V., Rumjanceva, E. Ju., Testov, L. L., Evseev, N. K. und Novikova, A. N. (Parschutin, G. W., Rumjanzewa, Je. Ju., Testow, L. L., Jewsejew, N. K. und Nowikowa, A. N.); Unions-Inst. für Physiol. und Biochem. Landwirtsch. Nutztiere; Gebiet Moskau, Sowchos „Gorki-II". Vlijanie nekotorych aminokislot na formirovanie pola u ptic. **(Der Einfluß einiger Aminosäuren auf die Ausbildung des Geschlechts beim Geflügel.)** Životnovodstvo, Moskva **24** (1962) Nr. 6. S. 89-93. — 5 Tab.

Während eines 10wöchigen Versuchs (3 Wochen Vorbereitungsperiode, 4 Wochen Versuchsperiode, 3 Wochen Abschlußperiode) erhielten Hennen der Russischen Weißen Rasse zusätzlich Methionin (5 Tage — 0,5 g/Tier/Tag, 5 Tage — 1 g, 19 Tage — im Durchschnitt 2 g als Maximaldosis). Die Legeleistung der Versuchstiere (I) sank Ende August gegenüber dem 1. Juni auf

81% ab, die der Kontrolltiere (II) auf 54%. Die Befruchtung der Eier betrug 94,8% (I) und 86,7% (II). In der 5., 6. und 7. Woche schlüpften bei I 159 Hennenküken auf 100 Hahnenküken und in den folgenden 3 Wochen 146,6 Hennenküken auf 100 Hahnenküken. Bei II waren es 107,8 und 102,8 Hennenküken auf 100 Hahnenküken. F. Schenk. 9710.

Šymanśka, O. A. (Schymanska, O. A.); Kremenez, Ukrain. SSR, Pädagog. Inst. Stymuljatory rostu kurčat. **(Stimulatoren des Kükenwachstums.)** Visnyk sil'śkogospodarśkoï nauky, Kyïv 5 (1962) Nr. 6. S. 116-118. — 2 Tab. Orig.: ukrain., Ausz.: russ.
Durch Cobalt- (1 mg pro kg Kgw.), Kupfer- (2 mg) und Jodgaben (0,1 mg) konnten Erythrocytenzahl und Hämoglobingehalt im Blut von Küken erhöht werden. Gleichzeitige Antibioticagaben (1,5-2 mg pharmakologisches oder Futterbiomycin) erhöhten die Wirkung. Die Verfütterung von Rinderpanseninhalt anstelle der Antibiotica war diesen gleichwertig. S. Willer. 9710.

Fritzsche, K.; Koblenz, Landes-Veterinäruntersuchungsamt. **Zuchthygienische Aufgaben in Geflügelbeständen.** Tierärztl. Umschau 18 (1963) Nr. 1. S. 30-37. — 8 Abb., 4 Lit.
Im Rahmen der Großraumwirtschaft erhalten auch beim Geflügel die zuchthygienischen Fragen eine besondere Bedeutung. Sie umfassen die Hygiene der Brut, Kükenaufzucht, Junghennenaufzucht und Legehennenhaltung. Das Brutergebnis wird wesentlich beeinflußt von Alter und Art der Aufbewahrung der Bruteier sowie von der sachgemäßen Fütterung und Haltung der Zuchttiere. Eine mangelnde Desinfektion der Brutapparate bedingt die Übertragung von Leukose, Mycoplasmose, Pullorum- und anderen Salmonella-Infektionen, Aspergillose. Bei steckengebliebenen Küken muß die Ursache ermittelt werden. Das Kükenaufzucht- und das Althennengelände müssen möglichst weit voneinander entfernt sein, damit sich die empfindlichen Küken in den ersten 8 Lebenswochen nicht mit Erregern anstecken können, die gesunde Alttiere ausscheiden. Küken sollen in den ersten 4 Wochen in einem gut geheizten und belüfteten Stall und erst später mit Auslauf gehalten werden. Jeder frische Kükenschlupf ist mit einer neuen, trockenen Einstreu zu versehen. Die Fütterung muß vielseitig sein, um die Tiere widerstandsfähig gegen Krankheitserreger zu machen. Vorbeugend sind die Küken durch Verabreichung der Trinkwasser-Lebendvaccine im Alter von 3 Tagen, 3 Wochen und 3 Monaten gegen die Newcastle Disease zu schützen. Bei der Junghennenaufzucht werden 3 Methoden unterschieden: 1) extensive Aufzucht mit Auslauf, 2) Intensivaufzucht im Freien (Freilandbatterien), 3) Intensivaufzucht im Stall. Der Erfolg der letzteren Methode ist von einer vielseitigen Fütterung und guten Lüftung abhängig. Die Tiere müssen durch Immunisierungen gegen Newcastle Krankheit und Geflügelpocken, gegebenenfalls auch gegen infektiöse Bronchitis geschützt werden. Außerdem sind Wurmkuren durchzuführen. Bei den Legehennen geht man mehr und mehr zur Intensivhaltung über. Neben der reichhaltigen Fütterung ist das Verhüten zu großer Feuchtigkeit im Stall das Hauptproblem. Sie wird vermieden durch tägliche Entfernung des Kotes und durch Klimaanlagen bzw. Belüftungsanlagen. Besonders hohe Anforderungen stellt die Haltung in Legebatterien dar.
E. Tempel. 9710.

Haenel, H., Fabiunke, E. und Müller-Beuthow, W.; Potsdam-Rehbrücke, Bereich Biol. der Ernähr. des Inst. für Ernähr. der Dtsch. Akad. der Wiss. zu Berlin; Berlin, Humboldt-Univ., Inst. und Klin. für Geflügelkrankh. **Untersuchungen zur Resistenz der Blinddarm-Mikroflora gegenüber synthetischen senfölbildenden Substanzen nach Fütterungsversuchen an Hühnern.** Zbl. Bakteriol., Parasitenkunde, Infektionskrankh. Hyg., I. Abt., Orig. 187 (1962) Nr. 1. S. 100-108. — 1 Abb., 2 Tab., 21 Lit. Zus. in Russ., Engl., Franz., Span.

In einem Fütterungsversuch mit 6 Gruppen von je 50 Leghornküken konnte nachgewiesen werden, daß durch Zusatz von Chlortetracyclin, von Monoaethanolamin sowie von 3 senfölabspaltenden Verbindungen zu einer Kost mit Weizenschrot als Hauptbestandteil die Futterverwertung verbessert und das Endgewicht erhöht werden kann. Die Verbindungen D 47 und D 4720 ergaben bei einem Zusatz von 100 mg/kg um 25 bzw. 22% signifikant höhere Endgewichte im Vergleich zur Kontrollgruppe. Chlortetracyclin (50 mg pro kg Futter) erhöhte das Endgewicht um 34%, Monoaethanolamin hatte ein um 10%, jedoch nicht signifikant höheres Endgewicht zur Folge. Die Senfölbildner hatten keinen Einfluß auf die Mikroökologie des Blinddarmes und bedingten keine Resistenzerhöhungen der Blinddarmflora gegenüber den senfölbildenden Substanzen. H. Gürtler. 9710.

Cantin, Jean-Pierre; Alfort, École Nat. Vétérin. Essai de diagnostic différentiel des affections oculaires chez les gallinés. **(Die Differentialdiagnose der Augenleiden beim Geflügel.)** Diss. Alfort **1961** 40 S. — 31 Lit.
K. Reinhardt. 9735.

Načev, B., Gerov, K., Gabrašanskij, P. und Čuškov, P. (Natschew, B., Gerow, K., Gabraschanski, P. und Tschuschkow, P.); Sofia, Bulgarien, Höheres Veterinärmed. Inst.; Inst. für Vermehr.-Biol. und Pathol. Selen kak lečebnoe i profilaktičeskoe sredstvo pri ėksudativnom diateze cypljat i ėnzootičeskoj myšečnoj distrofii jagnjat. **(Selen als Therapeuticum und Prophylakticum bei entzündlicher Diathese der Küken und enzootischer Muskeldystrophie der Lämmer.)** Veterinarija, Moskva **39** (1962) Nr. 8. S. 44-46.
Nach anfänglichen, teilweise erfolgreichen Behandlungsversuchen mit Vit. K (entzündliche Diathese) und Vit. E (Lämmerdystrophie) wurde Na-Selenit zur Therapie und Prophylaxe beider Krankheiten angewandt. Bei den Küken erfolgte die Verabreichung peroral mit dem Futter, dem auf 33 kg 1 mg Selenit beigefügt war. Von den leicht- bis mittelgradig erkrankten Küken konnten 70-90% geheilt werden. Prophylaktisch wurden rund 200000 Tiere erfolgreich behandelt. Die therapeutische (680 Lämmer) und prophylaktische Verabfolgung (10800 Lämmer) bei der enzootischen Muskeldystrophie erwies sich gleichfalls als günstig. Die von Muth und Mitarbeitern mit 0,01 mg je kg Futter angegebene Dosis erscheint Vff. zu niedrig. Sie hatten mit 1 mg täglich bessere Erfolge. H. Rauch. 9740.

Rigdon, R. H.; Galveston, Univ. of Texas, Med. Branch. Spontaneously occurring muscle necrosis and amyloidosis in the White Pekin duck. **(Spontan auftretende Muskelnekrose und Amyloidose bei weißen Pekingenten.)** Amer. J. veterin. Res. **23** (1962) Nr. 96. S. 1057-1064. — 7 Abb., 5 Tab., 31 Lit. Zus. in Interlingua.
Ähnlich wie bei Vitamin-E-Mangel läßt sich bei Enten eine Muskeldystrophie und eine amyloide Entartung der Leber durch übermäßige Zufuhr bestimmter Kohlenhydrate erzeugen. Vff. erzeugen experimentell das Krankheitsbild an jungen Pekingenten, indem sie den Eintagsküken hohe Dosen von Dextrose, Insulin und Adrenalin injizieren. Bereits nach 14 Tagen treten die ersten klinischen Symptome auf. Die histologischen Untersuchungen ergeben Herdnekrosen in der gestreiften Muskulatur sowie Amyloidose der Leber. Bei den histochemischen Untersuchungen lassen sich starke Anhäufungen von Glykogen in den veränderten Organen nachweisen. Die Glukosewerte im Blut werden nach dem Füttern und nach 24stündigem Fasten sowie nach den Injektionen von Dextrose, Insulin und Adrenalin bestimmt. Weiterhin wird der Gehalt an Serumproteinen und der Creatiningehalt des Serums bei gesunden und bereits erkrankten Tieren ermittelt und verglichen. Aufgrund dieser und vorangegangener Untersuchungen an anderen Geflügelarten läßt sich eine große Ähnlichkeit mit den bei der „Zenkerschen Krankheit“ des Menschen auftretenden Veränderungen feststellen. Die Annahme liegt nahe,

daß spontan auftretende Erkrankungen bei Enten ebenso wie die genannte Glykogen-Speicher-Krankheit des Menschen auf einer angeborenen Störung des Kohlenhydratstoffwechsels beruht. E. Wojaczek-Steffke. 9740.

Sevoian, Martin und Chamberlain, Deane M.; Amherst, Univ. of Massachusetts, Agric. Exp. Stat. Avian lymphomatosis. Part II. Experimental reproduction of the ocular form. **(Geflügellymphomatose. 2. Mitt. Experimentelle Erzeugung der Augenform.)** Veterin. Med. **57** (1962) Nr. 7. S. 608-609. — 1. Mitt. vgl. LZ. Abt. IV 8 (1963) Nr. 8. E. Wiesner. 9762.

Popov, T. (Popow, T.) Izsledvanija vŭrchu kolebanijata na aglutinite pri puloroznite ptici. **(Untersuchungen über die Agglutininschwankungen bei pullorumbefallenen Hühnern.)** Izvestija na Centralnija veterinaren institut za zarazni i parazitni bolesti, Sofija **4** (1962) S. 143-149. — 1 Abb., 3 Tab., 4 Lit. Zus. in Russ., Engl.
Im Vergleich zu alten Hühnern zeigte Junggeflügel eine höhere Titerschwankung. Die Agglutinationstiter steigen vorwiegend im Frühjahr und sinken während der anderen Jahreszeiten. Z. Tomow. 9768.

Holmes, R. G.; Norwich, Veterin. Investigation Center. An outbreak of Salmonella pullorum infection in turkey poults. **(Ein Ausbruch von Pullorum-Infektion bei Putenküken.)** Veterin. Rec. **74** (1962) Nr. 39. S. 1046-1047. — 4 Lit.
12 Putenküken werden in einem gemeinsamen Auslauf mit Hühnerküken gehalten. Im Alter von 3,5 Wochen zeigen sie Lethargie, und 3 Stück sterben innerhalb von 5 Tagen. Eine Behandlung mit 0,01% Furazolidon zeigt keinerlei Wirkung, während eine 10tägige Behandlung mit 0,04% das Befinden bessert. *Salmonella pullorum* wird nur mit Hilfe der Anreicherung in Selenitbrühe ermittelt. Da die Zuchtputen einige Jahre unter Kontrolle standen, wird angenommen, daß sich die Putenküken durch die Hühnerküken angesteckt haben. E. Tempel. 9768.

M. Compagnucci; Messina, Univ., Ist. di Malattie Infettive, Profilassi e Polizia Veterin. Ricerche sull'azione di un S.A.Q. da solo o associato ad alcune sostanze chimiche, sulla S. pullorum. **(Untersuchungen über die Wirkung einer quaternären Ammoniumbase für sich allein oder in Verbindung mit einigen chemischen Substanzen auf S. pullorum.)** Zooprofilassi [Rom] **14** (1959) Nr. 10. S. 735-753.
S. pullorum ist sehr empfindlich gegenüber quaternären Ammoniumbasen (Zephiran). Die Keimfähigkeit von Bakterien-Suspensionen, denen keine Fäces beigemischt sind, hört bei Einwirkung einer Konzentration von 1 : 2500 bereits nach 2 Min. auf. Wenn hingegen die Keime auf verschiedene Keimträger wie Glasperlen, Papier, Eischalen oder Baumwollfäden aufgetrocknet sind, ändert sich der Desinfektionswert ganz empfindlich. Papier und Eischalen absorbieren Zephiran in hohem Maße. Aus diesem Grunde konnte es vorteilhaft bei der Desinfektion von Eiern Verwendung finden. Es zeigt sich allerdings, daß organische Substanzen die Desinfektionsmittel beträchtlich inaktivieren können. Aus diesem Grunde hat Vf., um stärkere Konzentration des Zephiran zu umgehen, andere Substanzen beigemengt. Als wirksam hat sich Natronlauge erwiesen, die die Aktivität des Zephiran potenziert hat, während Salzsäure und Schwefelsäure keinerlei Vorteile boten. F. Schmidt-Hoensdorf. 9768.

Zjuban, V. I. (Sjuban, W. I.); Stawropol, Wiss. Veterinärmed. Forsch-Stat. Čuvstvitel'nost' vozbuditelja tifa ptic k furazolidonu. **(Die Empfindlichkeit des Erregers der Geflügelsalmonellose gegenüber Furazolidon.)** Veterinarija, Moskva **39** (1962) Nr. 10. S. 48-50.
Die Versuche wurden mit sowjetischem und kanadischem Furazolidon unter Laborbedingungen mit 7 Labor- und 6 frisch von Hühnern und Puten iso-

lierten Stämmen von *S. gallinarum* nach der Methode serienmäßiger Verdünnungen durchgeführt. Der geprüfte Erreger erwies sich dem Präparat gegenüber in einer Verdünnung von 0,31-2,5 Gamma empfindlich. Furazolidon wird im Magen-Darm-Trakt resorbiert und erreicht in der 6.-12. Stunde die Maximalkonzentration im Blut, die bis zu 48 Stunden und länger anhält. Eine Erhöhung der Dosis führt nicht zu einem proportionalen Anstieg des Blutspiegels. Die Verwendung von Furazolidon (15-20 mg/kg Kgw.) in Kombination mit Biovetin (80 mg/kg Kgw.) und der Durchführung prophylaktischer Maßnahmen verhütet das Auftreten der Erkrankung bei Hühnern. Bei Puten hat sich der prophylaktische Einsatz von Biovetin bewährt. H. Rauch. 9768.

Michal'skij, G. A. und Antonova, M. E. (Michalski, G. A. und Antonowa, M. Je.) K voprosu éffektivnosti protivopasterelleznych vakcin iz štammov AB i K. **(Zur Wirksamkeit der aus den Stämmen AB und K hergestellten Pasteurellosevaccinen.)** Veterinarija, Moskva **39** (1962) Nr. 9. S. 47-49.
Vff. überprüften die von Masjukow und Glebowa entwickelten schwach virulenten Lebendimpfstoffe aus den Pasteurellen-Stämmen AB und K in Labor- und Feldversuchen. Diese beiden Impfstämme waren durch alternierende Passagen über Meerschweinchen und Laubfrösche gewonnen worden. Nach entsprechenden Aktivitäts- und Unschädlichkeitsprüfungen ermittelten Vff. in variierten Versuchsreihen folgende Kriterien. Beide Stämme kennzeichnen sich durch ein hohes Immunisierungsvermögen. Die Immunität ist bei Hühnern 5 Tage nach der 2. Impfung, die 7 Tage nach der ersten erfolgt, nachweisbar, bei Enten nach 8 Tagen. Erfolgreich verliefen Versuche, bei denen Hühner 0,4 ml Vaccine AB intracutan am Hals erhielten und nach 7 Tagen mit 0,2 ml Vaccine K an der anderen Halsseite geimpft wurden. Die Revaccinierung hat bei prophylaktischen Impfungen nach 3-3,5 Mon. und in verseuchten Beständen nach 20-25 Tagen und dann wieder nach 3 bis 3,5 Mon. zu erfolgen. Falls nur die Vaccine K vorhanden ist, ist ihr percutaner Einsatz gerechtfertigt. 1-3 Monate alte Enten behandelt man am zweckmäßigsten mit der Vaccine K (0,2 ml in den Schädelsinus). Enten älter als 3 Mon. erhalten die Vaccine AB (0,4 ml) und nach 6-7 Tagen die Vaccine K (0,2 ml). Die mit den beiden Impfstoffen behandelten Hühner sind für nicht geimpfte ungefährlich, letztere erwerben auch bei längeren Kontakten mit geimpften Tieren keine Immunität. 3-5 Mon. nach der Immunisierung war bei 60-80% der Hühner und bei 80-100% der Enten noch eine Immunität vorhanden. W. Bathke. 9772.

Toma, Bernard; Alfort, École Nat. Vétérin. Mycoplasma et mycoplasmoses animales. **(Mycoplasmen und Mycoplasmosen bei Tieren.)** Diss. Alfort **1962** 139 S. — 3 Abb., 5 Tab., 282 Lit. K. Reinhardt. 9774.

Charbonnier, Jean-Louis; Alfort, École Nat. Vétérin. Contrôle de la mycoplasmose des gallinés. **(Die Bekämpfung der Mykoplasmose des Geflügels.)** Diss. Alfort **1961** 79 S. — 3 Abb., 2 Tab., 36 Lit. K. Reinhardt. 9774.

Rosenberg, D. W., Woodward, W. D. und Kline, A. E.; Modesto, Calif., Veterin. Serv. Inc. Effect of two nitrofurans and zoalene on poultry condemnations due to air sac disease. **(Wirkung von zwei Nitrofuran-Präparaten und Zoalen auf Luftsackerkrankungen des Geflügels.)** J. Amer. veterin. med. Assoc. **141** (1962) Nr. 8. S. 958-959. — 1 Tab., 8 Lit.
Da die Erkrankungen der Atmungsorgane in Form der Luftsackentzündung und der CRD in der Broilerproduktion erhebliche Verluste hervorrufen, werden Behandlungsversuche mit Nihydrazon, Zoalen und Nitrofurazon-Furazolidon unter Praxisbedingungen vorgenommen. 7200 Eintagsküken werden in 8 Gruppen eingeteilt, die bei gleichen Grundbedingungen (Stall, Fütterung) gehalten werden. Die Versuche laufen 10 Wochen. Die erste Gruppe erhält

0,011% Nihydrazon, die 2. 0,0055% Nitrofurazon und 0,0008% Furazolidon, die 3. 0,0125% Zoalen, die anderen keine medikamentellen Zusätze. Bei erkrankten bzw. verendeten Küken werden fibrinöse Pericarditis, Perihepatitis und Luftsackentzündung festgestellt. Die geringsten Verluste werden bei Verabreichung von 0,011% Nihydrazon oder von einem Gemisch von 0,0055% Nitrofurazon und 0,0008% Furazolidon beobachtet, während Zoalen keine besondere Wirkung entfaltet. E. Tempel. 9774.

Šiškov, N. undΕνčev, S. (Schischkow, N. und Entschew, S.) Proučvane na chroničnata respiratorna bolest po pticite u nas. **(Studien über die chronische Respirationskrankheit beim Geflügel in Bulgarien.)** Izvestija na Centralnija veterinaren institut za zarazni i parazitni bolesti, Sofija **3** (1962). S. 103-119. – 8 Abb., 30 Lit. Zus. in Russ., Engl.
Vff. stellen fest, daß die Respirationskrankheit durch aus Israel und Österreich eingeführte Eintagsküken eingeschleppt wurde. Sie tritt am häufigsten bei 3 Wochen bis 3 Mon. altem Junggeflügel zu allen Jahreszeiten auf. Besonders schwer bricht sie in feuchten Frühjahr und Herbst aus, während sie im Sommer abklingt. Für die Anfälligkeit spielt die Geflügelrasse keine Rolle. Kennzeichnend sind die Schleimhautveränderungen der Luftröhre, der Luftsäcke und der Lunge. Von großem diagnostischen Wert sind die Feststellung der hyperplastischen Veränderungen in der Trachealschleimhaut sowie die Lungengeschwülste. Pericarditis und Perihepatitis wurden nicht so oft festgestellt wie durch andere Autoren (Martinez, Köller u. Mitarb.). Vff. haben 38 Stämme isoliert und mit 2 von ihnen die Krankheit reproduziert. Bei Streptomycinbehandlung der Küken wurden ein Schwinden der Symptome beobachtet, während diese Behandlung bei erwachsenen Hühnern von keiner befriedigenden Wirkung war. Bei ausgeheilten Küken ist die Möglichkeit eines Wiederauftretens der Symptome nicht ausgeschlossen.
P. Pawlow. 9774.

Čilev, Dimitŭr und Milanov, Milan. (Tschilew, Dimiter und Milanow, Milan.) Infekciozen edem po kokoškite. **(Infektiöses Ödem der Hühner.)** Veterinarna sbirka, Sofija **59** (1962) Nr. 2. S. 12-13.
Vff. beobachteten diese Krankheit in einer Genossenschafts-Farm, in der von 1200 Hühnern und Hähnen 12% erkrankt waren. Die Krankheit hatte vorwiegend die Hühner befallen bei einer Sterblichkeit von 0,5-1%. Auch in zwei anderen Geflügelfarmen, die eine mit 250 Hähnen der New Hampshire-Rasse und die andere mit 3000 Hühnern und Hähnen, wurde dieselbe Krankheit festgestellt. Bei letzterem Bestand hatte die Krankheit 80 Hühner befallen. Der ätiologische Ursprung der Krankheit konnte nicht geklärt werden, und auch die Versuche zur biologischen Wiederherstellung der Krankheit blieben erfolglos. In den betr. Farmen war die asiatische Geflügelpest und Geflügelcholera seit 10 Jahren nicht beobachtet worden. Am häufigsten werden die Kehlläppchen befallen, jedoch breitet sich die Schwellung auch zum Kamm aus. Bisweilen wird auch die subpharyngeale Gegend betroffen. In solchen Fällen ist die Atmung erschwert. Nach Abklingen der Schwellungen wurde bei manchen Vögeln Nekrose der Kehlläppchen festgestellt. Die Kranken wurden chirurgisch behandelt. P. Pawlow. 9774.

Gachnijan, R. Njakoi opiti za lečenieto na taka narečenata edemna bolest i pticite s vitamin-P-podobni veštestva. **(Einige Versuche zur Behandlung der sog. Geflügelödemkrankheit mit Vitamin P-ähnlichen Stoffen.)** Meždunarodna konferencija po vitaminite. Doklady i sŭobštenija, Sofija **1962** S. 371-375. – 4 Abb., 5 Lit. Zus. in Russ., Engl.
175 Hühnchen im Alter von 2 Mon. aus Geflügelfarmen, die von der Ödemkrankheit befallen waren, wurden getrennt mit Rutin-Urotropinlösung (0,15/kg Lebendgewicht), Vitamin E, Vitamin K oder Vitamin C oder deren Kombinationen behandelt. Die nicht behandelten Hühner starben, während

von der Gruppe, die nur mit Rutin behandelt wurde, alle am Leben blieben. Von den jeweilig nur mit Vitamin K, E und Utropin behandelten Hühnern verblieben von 10 Versuchstieren nur 1 Hühnchen und von den mit Vitamin C behandelten – nur 2 von 10 Versuchshühnern am Leben. Dem Futter beigemischte Blütenknospen von *Saphora japonica* sollen in der Prophylaxe zu guten Ergebnissen führen. N. Iwanow. 9775.

Krŭstev, M. (Krâstew, M.) Proučvanija vŭrchu koli-infekcijata po piletata. **(Untersuchungen der E. coli-Infektion bei Küken.)** Izvestija na Centralnija veterinarèn institut za zarazni i parazitni bolesti, Sofija **4** (1962) S. 119-127. – 2 Abb., 4 Tab., 4 Lit. Zus. in Russ., Engl.
Die Krankheit wurde in 43 Wirtschaften nachgewiesen und verfolgt. Empfänglich sind die Küken bis zum 20-Tage-Alter, gehen jedoch in den meisten Fällen im Alter von 7, 8 oder 9 Tagen ein. Empfänglichkeit und Sterblichkeit sind dabei hoch; innerhalb von 4 Tagen verendeten in einer Wirtschaft 35,7% aller Küken. Biomycin- und Streptomycinbehandlungen (je 2000 IE im Laufe von 2-3 Tagen morgens und abends mit dem Futter verabreicht) waren von guter Wirkung. Z. Tomow. 9775.

Málková, D. und Šmejkal, F.; Praque, Military Inst. of Hyg., Epidemiol. and Microbiol.; Roztoky near Prague, Inst. of Antiobitics. Effect of the tetracycline derivative TC-RL-5 on ornithosis virus in the lymphatic system. **(Die Wirkung des Tetracyclinderivates TC-RL 5 auf das Ornithosevirus im lymphatischen System.)** Acta virol. [Praha] **6** (1962) Nr. 4. S. 357-363. – 1 Abb., 3 Tab., 9 Lit.
Die Applikation von einzelnen, 100 μg großen Gaben oder von einmalig 1000 μg des Präparates TC-RL 5 in die lymphatische Gegend inhibierte vollauf die Fortpflanzung des Ornithosevirus während 24 Std., falls die Applikation 5 Std. nach der Ansteckung erfolgt war. Wenn das Antibioticum 18 Std. nach der Infektion verabreicht wurde, beeinflußte es teilweise den Virustiter in Organen von Mäusen, die Verabreichung nach 72 Std. blieb jedoch wirkungslos. Die wiederholte Verabreichung von 500 μg TC-RL 5 inhibierte das Virus für die Dauer der Applikation des Antibioticums, und zwar in Zeitabständen, die nicht länger als 24 Std. waren. Die Applikation des Antibioticums in zweitägigen Zyklen verhütete das Verbleiben des Virus im Organismus des Wirtes nicht. F. Nádvorník. 9784.

Ageeva, L. S., Sinel'nikov, Ja. D. und Zubcova, R. A. (Agejewa, L. S., Sinelnikow, Ja. D. und Subzowa, R. A.); Staatl. Wiss. Inst. zur Kontrolle Veterinärmed. Präparate; Volkswirtsch.-Rat des Gebietes Moskau. Ispytanie virusvakcin protiv čumy pticy v uslovijach pticefabrik s kruglogodovym vyraščivaniem cypljat. **(Prüfung von Virusvaccine gegen Pseudogeflügelpest unter den Bedingungen von Geflügelfarmen mit ganzjähriger Kükenaufzucht.)** Veterinarija, Moskva **39** (1962) Nr. 9. S. 42-45. – 3 Tab. Zus. in Engl.
Der Vaccinestamm F (Weyhbridge) der Pseudogeflügelpest wurde unter Labor- und Praxisbedingungen untersucht. Er ist unschädlich für 10 Tage bebrütete Hühnereier sowie für 6 Tage alte Küken. Über 5 Millionen Küken wurden intranasal vacciniert. Eine einmalige Vaccination verleiht 84-96% der Küken eine Immunität im Vergleich zu 50-80% bei Verwendung des Vaccinestammes B_1. Die Dauer der Immunität hält nach der Vaccination 20-25 Tage alter Küken mit dem Stamm F mindestens 7 Mon. (Bobachtungsdauer). S. Wagner. 9785.

Krošlák, V. und Horváth, J.; Nitra. Príspevok k použitiu živých vakcín moru hydiny perorálnou cestou v chovoch hydiny a úžitkovej pernatej zveri. **(Beitrag zur peroralen Anwendung von lebenden Vaccinen der Geflügelpest in Geflügelzuchten und bei Nutzwild.)** Veterinářství **12** (1962) Nr. 8. S. 229-230. – 2 Tab.

Drei Gruppen zu je 5 Fasanen und drei Gruppen zu je 5 Küken erhielten nach einem vorläufigen Orientierungsversuch die Roakin-Vaccine teils im Trinkwasser, teils mit angefeuchteten Körnern verabreicht. Je einer Gruppe von Fasanen und Küken wurde die Vaccine s. c. appliziert. Die immunisierende Wirkung wurde durch Bestimmung des Spiegels von Hämagglutination inhibierenden Substanzen verfolgt. Bei den Fasanen war die 1 : 5000 verdünnte Vaccine erfolgreich. Das Virus wurde während 3-13 Tage nach der Vaccination mit dem Kot ausgeschieden, jedoch angeblich in geringfügigen Mengen. Bei der Immunisierung von Fasanen in der Praxis empfiehlt es sich, auch das Geflügel in den umliegenden Haltungen präventiv zu impfen. Die Impfung von Fasanen und Rebhühnern gegen die Pest muß noch weiter überprüft werden.
F. Nádvorník. 9785.

Wilson, Dwight E.; Troy, N. Y., Rensselaer Polytechn. Inst., Dep. of Biol. Fractionation of Newcastle disease virus by chromatography on diethylaminoethyl cellulose. **(Fraktionierung von Newcastle-Disease Virus [NDV] durch Chromatographie an Diaethylamino-aethyl-[DEAE]-Cellulose.)** J. Bacteriol. 84 (1962) Nr. 2. S. 295-301. — 4 Abb., 1 Tab., 12 Lit.

Die chromatographische Fraktionierung von L Kansas- und NK-Stämmen des NDV an DEAE-Cellulose gab beim L Kansas-Virusstamm einen Gipfel für hämagglutinierende und infektiöse Teilchen. Beim NK-Stamm resultierte ein Gipfel für infektiöse und zwei für hämagglutinierende Partikel; einer davon gehört zu einer hämagglutinierenden, nichtinfektiösen Komponente. Eine Behandlung dieser letztgenannten Komponente mit Genetron 113 führte zu einer Erhöhung des Verhältnisses infektiöser zu hämagglutinierenden Partikeln, außerdem werden die so behandelten, nichtinfektiösen Teilchen erst bei höheren Salzkonzentrationen von der DEAE-Säule eluiert als die unbehandelten Proben. Durch die Genetronbehandlung wird offenbar ein an die nichtinfektiösen Teilchen gebundener Infektiositäts-Inhibitor entfernt.
H. Hantschel. 9790.

Nilakantan, P. R., Nagi, S. S., Ramachandran, Sakkubai P. und Dhanda, M. R.; Mukteswar-Kumaon, Indian Veterin. Res. Inst. Haemagglutinin-inhibiting and neutralizing antibodies in the protein fractions of plasma of fowls immunized with Ranikhet (Newcastle) disease virus. **(Hämagglutinations-hemmende und neutralisierende Antikörper in den Proteinfraktionen des Plasmas von Hühnern, die mit Ranikhet-(Newcastle disease-)Virus immunisiert worden sind.)** Indian J. veterin. Sci. Animal Husbandry **32** (1962) Nr. 1. S. 1-5. — 3 Tab., 5 Lit.

Vff. immunisierten 8 Hühner mit je 1 ml 1 : 10 verdünnter Allantois- und Amnionflüssigkeit von Eiern, die mit dem Mukteswar-Stamm des Ranikhet-Virus infiziert worden waren. Nach 1, 2 und 3 Wochen wurden die Tiere geblutet und die Plasmaproteine nach Campbell und Hanna (vgl. biol. Chemistry **119** [1937] S. 15.) mit Natriumsulfit fraktioniert. In den einzelnen Fraktionen (Fibrinogen, Euglobulin, Pseudoglobulin I und II, Albumin) wurde der Proteingehalt und der Gehalt an Hämagglutinations-hemmenden Antikörpern festgestellt. Der Antikörpertiter hatte 2 Wochen nach der Vaccinierung sein Maximum erreicht. Es war eine Vermehrung der Euglobuline zu beobachten. Die Hauptmenge an Antikörpern war in der Euglobulin-Fraktion lokalisiert; geringere Mengen befanden sich in der Fibrinogen- und der Pseudoglobulin I-Fraktion. Im Albumin und Pseudoglobulin II ließen sich keine Antikörper nachweisen. Die Verteilung der neutralisierenden Antikörper entsprach etwa der Verteilung der Hämagglutinations-hemmenden Antikörper.
A.-F. Olechnowitz. 9790.

Russeff, Christo; Sofia, Veterin.-Virusforsch.-Inst. **Abwandlung des Pseudogeflügelpestvirus durch fortlaufende Passagen in Gewebekulturen.** Zbl. Bakteriol., Parasitenkunde, Infektionskrankh. Hyg., I. Abt., Orig. **184** (1962) Nr. 4. S. 403-411. – 2 Abb., 10 Lit.

Es wird über Merkmalsänderungen von zwei Newcastle-Disease-Virusstämmen berichtet, die im Verlauf fortgesetzter Passagen über Kälbernierenzellkulturen auftraten. Die auf diesem Wege gewonnenen, für Hühner apathogenen Virusstämme werden für Impfzwecke gegen die Pseudogeflügelpest empfohlen, da sie gegenüber den bisher verwendeten Vaccine-Virusstämmen (Komarov, Roakin u. a.) insofern den Vorzug verdienen, als sie keine für Hühner pathogenen Fremdviren enthalten können. A. Veckenstedt. 9790.

Rusev, Ch. (Russew, Ch.); Sofia. Novaja vakcina protiv psevdočumy kur. **(Eine neue Vaccine gegen Pseudogeflügelpest.)** Veterinarija, Moskva **39** (1962) Nr. 9. S. 46-47.

Bei der Verwendung von Vaccinen gegen Pseudogeflügelpest, die aus Bruteimaterial hergestellt werden, besteht die Gefahr der Verschleppung der Geflügelleukose und der chronischen Respirationskrankheit des Geflügels. Aus diesem Grunde wurden in verschiedenen Ländern Versuche durchgeführt, in Zellkulturen menschlicher Gewebe vermehrtes Newcastle-disease-(ND)Virus als Vaccinegrundlage zu verwenden. In Bulgarien gelang es Vf., das ND-Virus an primäre Ferkel- und Kälbernierenzellkulturen anzupassen. Bei Serienpassagen des Virus in diesen Zellsystemen verliert es seine Pathogenität für das Huhn, behält aber seine immunisierenden Eigenschaften bei. Bei weiterer Passagierung kommt es zu einer Abschwächung der Pathogenität für die gleichen Zellkulturen und zu einer Verringerung der immunogenen Eigenschaften. Die bestehenden Schwierigkeiten, eine wirksame und zugleich unschädliche Lebendvaccine zu schaffen, lassen sich durch Wechselpassagen in beiden Zellsystemen und durch alternative Verwendung großer und kleiner Virusdosen bei der Passagierung überwinden. S. Wagner. 9790.

Schneider, B. und Bengelsdorff, H. J.; Marburg/L., Behringwerke AG. **Zur Kombinationsimpfung von Küken gegen Newcastle-Disease und Geflügelpocken.** Berliner Münchener tierärzl. Wschr. **76** (1963) Nr. 2. S. 24-27. – 3 Tab., 16 Lit. Zus. in Engl.

Als Versuchstiere werden Küken von weißen Leghorn und NHL-Hybriden sowie Junghähne im Alter von 6-8 Wochen verwendet. Die Unschädlichkeit und Verträglichkeit der beiden Geflügelpest-Trinkwasser-Vaccinen wird am Eintagsküken geprüft, die Wirksamkeit der Geflügelpocken-Impfstoffe an 3 Mon. alten Leghornhähnchen. Beide Impfstoffe werden gleichzeitig auf 2 verschiedene Arten appliziert: 1) bei 1 Woche alten Küken HP-B-Impfstoff cutan, B_1-Vaccine peroral, 2) bei 5 Wochen alten Küken beide Impfstoffe cutan mit Hilfe der Doppelnadel in die Flügelspannhaut. In beiden Fällen werden keine Krankheitserscheinungen ausgelöst, sondern es kommt zu einer normalen Immunität ohne Interferenz der Lebendantigene und ohne Überforderung der Antikörper produzierenden Zentren. E. Tempel. 9790.

Burba, L. G.; Kusminki, Gebiet Moskau, Unions-Inst. für Exp.Veterinärmed., Lab. für Pathol. Anatomie. Zlokačestvennye opucholi u kur. **(Bösartige Geschwülste bei Hühnern.)** Trudy Vsesojuznogo instituta ėksperimental'noj veterinarii, Moskva **26** (1962) S. 42-45. – 6 Lit.

Nach einer kurzen Zusammenstellung einiger Literaturangaben zu diesem Thema berichtet Vf. von eigenen Untersuchungen sowohl auf pathologisch-anatomischem als auch auf pathologisch-histologischem Gebiet. Im Gegensatz zu den Angaben im Schrifttum fand Vf. relativ häufig Adenocarcinome bei den Hühnern, und zwar traten sie in 5-29% der Fälle von Neubildungen (Sarkome, geschwulstartige Form der Leukose, Epithelgeschwülste u. ä.) auf. Vf. ist der Meinung, daß die Adenocarcinome des Darmes bei der Sektion von Hühnern sehr häufig falsch diagnostiziert werden, und zwar als Lymphosarkome, viscerale Lymphomatose oder als Sarkomatose des Darmes. Um solche Verwechslungen auszuschließen und eine genaue Differentialdiagnose durchzuführen, schlägt Vf. vor, in jedem Falle histologische Untersuchungen aller knotenartigen Neubildungen bzw. Verwachsungen in den Organen der Hühner vorzunehmen. Durch die charakteristischen Bilder ist eine genaue Diagnose möglich. E. Werner. 9792.

Velay, Jean-Piere; Alfort, École Nat. Vétérin. Contribution à l'étude de la prophylaxie de la variole aviaire. **(Untersuchungen über die Prophylaxe der Geflügelpocken.)** Diss. Alfort **1962** 54 S. — 5 Tab., 59 Lit.
K. Reinhardt. 9795.

Kawashima, Hideo; Tokyo, Min. der Land- und Forstwirtsch., Staatl. Veterinärprüfungsamt. **Die Forschung über die Geflügelpocken. 1. Mitt. Kreuzweise Übertragungs- und Anpassungsversuche zwischen Hühnerpocken und Taubenpocken und die Prüfung der Antigenität des modifizierten Virus zum Zwecke der Gewinnung eines Impfstoffes gegen Hühnerpocken. A. Hühnerpocken auf Huhn und Taube.** Jap. J. veterin. Sci. **24** (1962) Nr. 1. S. 19–28. — Orig.: jap., Ausz.: dtsch.
Eingehende Untersuchungen über die Geflügelpocken sind bisher in Japan nicht durchgeführt worden. Vf. untersuchte vergleichend 12 Geflügelpockenstämme, von denen 9 von Hühnern und 3 von Tauben isoliert wurden. Er fand keine wechselseitige Immunität zwischen beiden Virustypen. Es wird über die Anpassung eines Hühnerpockenstammes an die Taube berichtet, die mit einer Virulenzabschwächung für das Huhn einherging. Die Anpassung soll dazu geführt haben, daß das ursprüngliche Hühnerpockenvirus mit dem Taubenpockenvirus übereinstimmt. Durch die Anpassung an die Taube hätte der Hühnerpockenstamm sehr gute immunisierende Eigenschaften gegen Hühnerpocken erworben. H. Müller. 9795.

Kawashima, Hideo; Tokyo, Min. der Land- und Forstwirtsch., Staatl. Veterinärprüfungsamt. **Die Forschung über die Geflügelpocken. 1. Mitt. Kreuzweise Übertragungs- und Anpassungsversuche zwischen Hühnerpocken und Taubenpocken und die Prüfung der Antigenität des modifizierten Virus zum Zwecke der Gewinnung eines Impfstoffes gegen Hühnerpocken. B. Taubenpocken auf Taube und Huhn, und eines von einem Vogel isolierten Virus.** Jap. J. veterin. Sci. **24** (1962) Nr. 2. S. 53-64. — Orig.: jap., Ausz.: dtsch. Vgl. vorst. Ref.
Der Nakano-Stamm des Taubenpockenvirus verursachte nach der vierten Hühnerpassage ebenso starke Pockeneruptionen wie Hühnerpockenstämme. Die Virulenz für die Taube nahm im Laufe der Passagen ab. Vf. schließt aus diesen Resultaten die wechselseitige und umkehrbare Umwandlung der Geflügelpockenvirustypen. Wechselpassagen des Taubenpockenvirus zwischen Taube und Huhn hatten keine Veränderungen des Virusstammes zur Folge. An eine fremde Geflügelart adaptierte Stämme konnten durch Rückübertragung auf die Ursprungstierart nur mit Mühe zum Original-Stamm modifiziert werden. Ein von *Zosterops palpebrosa* Temminck (Familie Sperlingsvögel) isolierter Geflügelpockenstamm konnte an die Taube angepaßt werden. Aus diesen Versuchsergebnissen wird geschlossen, daß die artspezifischen Geflügelpockenvirustypen als Standortvarietäten aufzufassen sind. Über die genetische Einheitlichkeit der Stämme vor und nach der Adaption wird nichts mitgeteilt. H. Müller. 9795.

Svoboda, J.; Praque, Inst. of Exp. Biol. and Genetics, Czechoslovak Acad. of Sci. Analysis of acquired tolerance to the Rous sarcoma virus in ducks. IV. Quantitative findings on the course of tolerance, the formation and effect of virus neutralizing antibodies and tests of tolerance by virus filtrates and preparations of known activity. **(Analyse der gewonnenen Toleranz für das**

Roussarkomvirus bei Enten. 4. Mitt. Quantitative Bestimmung der Toleranzentstehung, der Bildung und des Effekts von virusneutralisierenden Antikörpern und Toleranztestierung durch Virusfiltrate und Präparate der bekannten Aktivität.) Folia biol. [Praha] 8 (1962) Nr. 3. S. 133-139. – 2 Abb., 4 Tab., 15 Lit. Zus. in Russ.
Die Toleranz bildete sich sowohl für nichtcellulare Filtrate des Roussarkoms als auch für die Mikrosomenfraktion von im voraus bekannter Aktivität. Die erhöhte Empfindlichkeit der toleranten Enten gegenüber dem Rousvirus zeigt sich bereits am 8. Tag nach dem Ausschlüpfen und wird deutlich zwischen dem 16. und 19. Tage, wo über 50% der toleranten Enten nach Inoculation des Rousvirus unter Symptomen des progressiven Sarkomwachstums eingehen, während die Kontrolltiere am Leben bleiben. Die kleinste noch wirksame Menge des Vogelblutes zur Bildung der Toleranz war 0,3 ml. Die Toleranz wurde deutlicher, wenn dieses Quantum auf drei Gaben verteilt wurde. Die gleiche Abhängigkeit zeigte sich auch bei einer Gabe von 0,9 ml. Virusneutralisierende Fähigkeit der Seren von toleranten Vögeln mit progressiv wachsendem Sarkom unterschied sich im wesentlichen nicht von der Fähigkeit der negativen Kontrollen. Wiederholte Übertragung des Enten-Antiserums gegen das Roussarkom mit Neutralisierungsindex 5 übte keinen Einfluß auf die Toleranz aus. Die Ergebnisse werden vom Gesichtspunkt der Antigenveränderungen beurteilt, die durch die perniziöse Veränderung der Entenzellen infolge des Rousvirus hervorgerufen werden. B. Hamzová. 9795.

Kurasova, V. V. (Kurassowa, W. W.); Moskau, Unions-Forsch.-Inst. für Veterinärhyg. Kandidamikoz ptic. **(Candidomykose des Geflügels.)** Veterinarija, Moskva **39** (1962) Nr. 8. S. 40-43.
Während bis 1954 die Candidomykose des Geflügels nur sporadisch auftrat, häufen sich jetzt Epizootien in verschiedenen Gebieten der UdSSR. In dreijähriger Arbeit kam Vf. zu den in der Arbeit dargestellten Ergebnissen. Das Geflügel erkrankt bis zu einem Alter von 3 Monaten. Die Letalität kann 70-100% betragen, besonders unter den 5-7 Tage bis 1 Monat alten Tieren. Erwachsene Tiere werden nach überstandener Erkrankung zum Ausscheider. Der Hauptgipfel der Erkrankungen fällt auf die Monate Juni-August. Prädisponierend wirken schlechte Haltung der Küken und vitaminarme Fütterung des Zuchtbestandes sowie unkontrollierter Einsatz von Antibiotica, der die normale Darmflora zerstört. Das Bild der bakterioskopischen Untersuchung wird beschrieben; auf Pilzplatten wuchsen nur Kolonien der S-Form. Der Erreger spaltete unter Säurebildung Dextrose, Maltose, Laevulose und nur schwach Galaktose. Die isolierten Erreger waren stark virulent; 250 Tsd. Zellen in 1 ml phys. NaCl führten zum Exitus nach 4 Tagen. Die Inkubation währt 3-10 Tage. Die klinischen Symptome sind Futterverweigerung, Diarrhoe, Trägheit, Abmagerung, Schwellung der Kropfwand und Ruderbewegungen; nach 6-10 Tagen verenden die Tiere. Die Autopsie zeigt Hyperämie der Schleimhäute, kleieartige Beläge der Schleimhäute, Überfüllung des Kropfes mit Schleim, katarrhalische Enteritis und Kongestion in den Organen. Histologisch ist der Pilz in den Epithelien nachweisbar. *Candida* scheidet beim Zerfall der Epithelzellen ein Endotoxin aus. Die Therapie muß die prädisponierenden Faktoren mit erfassen und deshalb komplexer Natur sein. Spezifisch wirken Nistatin und Tetracyclin (je 7000 E 3mal täglich), 5%ige Farbstofflösungen (Trypaflavin, Brillantgrün, Gentianaviolett) und 1%ige Lugolsche Lösung. Prophylaktisch ist eine einwandfreie Bruthygiene und vollwertige Fütterung des Zuchtbestandes von größter Bedeutung.
W. Bathke. 9805.

Siegmann, O. und Pohl, R.; Celle, Bundesforsch.-Anst. für Kleintierzucht. **Zur Epizootiologie der Blinddarm- (Eim.t enella) Coccidiose der Küken.** Berliner Münchener tierärztl. Wschr. **75** (1962) Nr. 7. S. 131-133. – 2 Tab., 4 Lit.

Nach Jankiewiecz bilden steigende Infektionsdosen von Coccidienoocysten eine immer stärker werdende Prämunition aus. Brackett und Bliznick klären diesen scheinbaren Widerspruch, indem sie nachweisen, daß mit größer werdender Infektionsdosis die Zahl der im Kot ausgeschiedenen Oocysten relativ abnimmt. So ist die Erregerausscheidung bei milden Infektionen groß, die entstandene Immunität jedoch nur gering. Deshalb ist nach mehreren Erregerpassagen ein heftiger Seuchenausbruch möglich. Vff. untersuchen durch Infektionsversuche an 120 Eintagshähnchen die Zusammenhänge weiter. Es werden 4 verschiedene Gruppen mit je 2500, 5000, 10000 und 20000 Oocysten von *Eimeria tenella* infiziert. Bei den beiden stark infizierten Gruppen treten 16 und 27,3% Verluste durch Coccidiose ein. Eine Testinfektion, die an den überlebenden Tieren nach 19 Tagen durchgeführt wurde, ergibt, daß die Prämunition proportional zur Infektionsdosis ansteigt. Sie beträgt bei der niedrigsten Infektionsdosis 33,3, bei den beiden mittleren Dosierungen 80 und bei der Höchstdosis 100 %. Durch diese Ergebnisse wird das normale Seuchengeschehen dahingehend erklärt, daß symptomlos verlaufende milde Infektionen, die eine unzureichende Prämunition ausbilden, sprunghaft zu explosionsartigen Coccidioseausbrüchen mit schweren Verlusten führen können.

E. Wojaczek-Steffke. 9810.

Lindquist, William D.; East Lansing, Michigan State Univ., Dep. of Microbiol. and Public Health. Some effects of paromomycin on blackhead in turkeys. **(Die Wirksamkeit von Paromomycin bei der Schwarzkopfkrankheit der Puten.)** Amer. J. veterin. Res. **23** (1962) Nr. 96. S. 1053-1056. – 6 Abb., 5 Lit.

Paromomycin-Sulfat in 0,1prozentigem Futterzusatz erweist sich experimentell als sehr wirksames Chemotherapeuticum gegen die Histomoniasis der Puten. Es übertrifft das Enheptin eindeutig. Lediglich das Flagyl zeigt noch bessere Erfolge als das Paromomycin. Der Wirkungsmechanismus des Paromomycin ist noch unbekannt. Vermutlich wirkt es nicht direkt auf die Erreger, sondern dichtet das Blinddarmgewebe ab, so daß dieses für Protozoen und Heterakiden undurchlässig wird. Bei Verfütterung des Medikamentes werden folgende Nebenerscheinungen beobachtet: vergrößerte, schlaffe, glänzende und gelegentlich entzündete Blinddärme sowie Hypertrophie der Leber. Verschiedentlich finden sich in der Leber grobe, glänzende, ab und zu granulierte Herde, die histologisch nicht näher untersucht wurden.

E. Wojaczek-Steffke. 9810.

Gerasimova, G. N. (Gerassimowa, G. N.); Omsk, Veterinärmed. Inst. K ėpizootologii gel'mintozov domašnich utok. **(Zur Epizootiologie der Helminthosen unter den Hausenten.)** Veterinarija, Moskva **39** (1962) Nr. 9. S. 40–42.

Seit 1958 wurden 35 Gewässer (vorwiegend Seen) im Omsker Bezirk einer Untersuchung unterzogen, wobei besonders auf Zwischenwirte parasitärer Erkrankungen der Enten – wirbellose Wassertiere – und den bei ihnen nachweisbaren Entwicklungsstadien geachtet wurde. Infizierte Zwischenwirte waren in allen untersuchten Gewässern nachweisbar; in denen aber, wo eine Entenzucht und -mast ohne entsprechende prophylaktische Wurmbehandlungen und Wasserauslaufwechsel betrieben wurden, war ihre Anzahl sehr hoch. Die in Prozenten dargestellten Befunde der einzelnen Helminthen und deren Entwicklungsstadien müßten im Original nachgelesen werden; sie beziehen sich auf Trematoden, Nematoden, Cestoden und Akantocephaliden. Vff. fordern eine stärkere Beachtung des Planktons der Gewässer, die für eine Nutzung durch Enten vorgesehen sind. W. Bathke. 9810.

Kotel'nikov, G. A. (Kotelnikow, G. A.) K izučeniju biologii vozbuditelja ėchinurioza utok. **(Zur Biologie des Erregers der Echinuriose bei Enten.)** Sbornik naučno-techničeskoj informacii Vsesojuznogo instituta gel'mintologii imeni akademika K. I. Skrjabina, Moskva **1961** Nr. 7/8. S. 30-33.

Epizootiologische Beobachtungen der Echinuriose bei Enten, hervorgerufen durch *Echinura uncinata*, und helminthologische Untersuchungen der Teiche zeigten (Daphnien fehlten dort vollkommen), daß im Entwicklungsgang nicht nur Daphnien den Zwischenwirt bilden, sondern auch andere Crustaceen. Diesbezügliche Infektionsversuche verschiedener Crustaceen (Cyclopen, Ceriodaphnien, Cypriden, *Arsellus aquaticus*, *Gammarus spec.*) zeigten, daß sich die Larven außer in Daphnien, die zur Kontrolle infiziert wurden, auch in allen angeführten Crustaceenarten normal entwickelten. Bei Temperaturen von 18-20 °C kommt die Entwicklung der Larven schon nach 11 Tagen zum Abschluß. In der Ente erfolgt die Entwicklung zum geschlechtsreifen Stadium nach 40 Tagen. V. Palm. 9810.

Kotel'nikov, G. A. (Kotelnikow, G. A.); Skrjabin-Unions-Inst. für Helminthol. Rol' dikich ptic v zaraženii gel'mintami domašnich utok. **(Bedeutung des Wildgeflügels für die Ansteckung der Hausenten mit Helminthen.)** Veterinarija, Moskva **39** (1962) Nr. 9. S. 38-40.

In den Gebieten des Südurals werden zahlreiche Gewässer (Teiche und Seen) zur Entenzucht benutzt, die gleichzeitig von vielen Wildgeflügelarten bewohnt werden. Vf. versucht die Frage zu klären, inwieweit eine Gefahr der Invasion mit Helminthen für die Hausenten besteht. In 28,5% der nicht zur Entenwirtschaft genutzten Gewässer waren in verschiedenen Krebsarten Entwicklungsstadien von *Polymorphus magnus* und *P. minutus* nachweisbar, auch bei anderen Zwischenwirten lagen Invasionen vor. Durch Verfütterung von Zwischenwirten, die aus bisher noch nicht genutzten Gewässern stammten, konnte Vf. Jungenten infizieren. Die ausführlich geschilderten epizootiologischen Beobachtungen an zwei Seen bestätigen ebenfalls die mögliche Invasionsgefahr für die Hausenten. Dennoch kommt der Vf. zu Einschränkungen, da nicht immer die Zwischenwirte vorhanden sind, die eine Übertragung der Invasion ermöglichen und da andererseits viele Parasiten streng auf das Wildgeflügel adaptiert und somit nicht in der Lage sind, bei Hausenten Invasionen zu verursachen. Einfallende Wildgeflügelarten bedingen auch nicht immer eine Infizierung des Gewässers, was von physikalisch-chemischen Bedingungen und ökologischen Besonderheiten des jeweiligen Gewässers abhängig sein soll. Vf. sieht in dem Wildgeflügel keine ernste Gefahr für die Entenwirtschaft auf natürlichen Gewässern, fordert aber entsprechende Untersuchungen in periodischen Abständen. W. Bathke. 9810.

Saar, A. und Talv, V.; Lehrstuhl für Pathol. Anatomie und Parazitol. Patologičeskie izmenenija pri amidostomoze gusej i bor'ba s ėtoj invaziej. **(Pathologische Veränderungen und Bekämpfung der Amidostomose der Gänse.)** Sbornik naučnych trudov studentov Ėstonskoj sel'skochozjajstvennoj akademii, Tartu **2** (1961) S. 77-83. — Orig.: estn., Ausz.: russ.

Es wurden 6 an Amidostomose verendete und 11 nach 1-3maliger Behandlung getötete Gänse untersucht. Die stärksten pathologischen Veränderungen lagen im Muskelmagen vor. Zumeist kamen Nekrosen und im Gefolge Geschwüre in der Cuticula und Mucosa zur Beobachtung. Bei chronischem Verlauf traten hier verschiedengradige Bindegewebsauswüchse in den Vordergrund. Die behandelten Gänse zeigten insgesamt schwächer ausgeprägte pathologische Veränderungen. Es wurden Entwurmungsversuche bei 311 Gänsen ausgewertet und dabei festgestellt, daß schon eine einmalige Verabfolgung von 1,5-2,0 ml Tetrachlorkohlenstoff zur Eleminierung von *A. anseris* aus dem Muskelmagen führt. H. Rauch. 9810.

Koltyšev, A. F. und Gužova, A. S. (Koltyschew, A. F. und Gushowa, A. S.); Kurgan, RSFSR, Veterin.-Bakteriol. Gebietslab. O diagnostike citolichoza. **(Die Diagnostik der Cytolichose.)** Pticevodstvo, Moskva **1962** Nr. 6. S. 32 bis 33.

In einer Wirtschaft starben innerhalb von 1 ½ Mon. mehr als 1500 Küken im Alter von 30-35 Tagen, die Mehrzahl ging an Coccidiose ein. Bei einem Teil konnten jedoch Anzeichen für das Vorliegen von Coccidiose nicht gefunden werden; man stellte bei ihnen in der Lunge grauweiße verkäste Knoten fest. Die bakteriologische Untersuchung des Inhaltes dieser Knoten verlief negativ. Von den befallenen Lungenteilen wurde Material in den Nährboden nach Tschapek verbracht. Nach 3wöchigem Aufenthalt bei Zimmertemperatur konnten unter dem Mikroskop Zecken vom Typ *Cytolichus* festgestellt werden. Die Zecken wurden in allen ihren Entwicklungsstadien beobachtet. Damit wurde eine neue, von Zecken hervorgerufene Krankheit der Hühner festgestellt. Ihre Enzootiologie wird noch geklärt werden. Gleichzeitig wird versucht, Heilmethoden zu entwickeln. W. Plaschke. 9810.

Rosenwald, A. S. and *Adler, H. E.* **Controlling infectious sinusitis of turkeys.** Berkeley: Univ. of California. 1962. (19 S.) 8° = California Agricultural Extention service. Circular 507. (SR 275, 507)

XXV. KRANKHEITEN DER TIERE ZOOLOGISCHER GÄRTEN, DER PELZTIERE, DES WILDES, DER FISCHE

Okoshi, Shin, Takashio, Mitsuo und Nakagawa, Shiro; Tokyo, Univ., Fac. of Agric., Dep. of Veterin. Internal Med.; Ueno Zool. Gardens. Toxascaris transfuga (Rudolphi, 1819) Baylis et Daubney 1922, found in captive bears in Japan. **(Toxascaris transfuga [Rudolphi, 1819], Baylis und Daubney, aus gefangenen Bären in Japan.)** Jap. J. veterin. Sci. 24 (1962) Nr. 3. S. 151-155. — 13 Abb., 1 Tab., 8 Lit. Orig.: jap., Ausz.: engl.

Die Autoren berichten erstmalig über das Vorkommen von *Toxascaris transfuga* in Japan. Sie sammelten Ascariden von Polarbären (*Ursus maritimus*), Faulbären (*Melursus ursinus*) und Braunbären (*Ursus arctos yesoensis*), die in den Zoologischen Gärten Tokios gehalten werden und identifizierten sie als *T. transfuga*. Das Männchen ist 76,5 bis 129 mm lang und 1,6 bis 2,35 mm breit, das Weibchen 153,5 bis 228,4 mm lang und 3,1 bis 4,0 mm breit. Seine Eier erinnern an die von *A. lumbricoides*, sind aber größer — etwa 0,083 bis 0,075 mm. Alle in der Literatur für *T. transfuga* bereits beschriebenen Merkmale trafen auch für die von den Vff. beschriebenen Exemplare zu: Verteilung der Labialpapillen, Fehlen des Interlabiums, Verteilung der Caudalpapillen des Männchens, Form und Ausmaß der Spicula, Lage der Vulva und Struktur und Größe des Eies. Die Verabreichung von Piperazincitrat oder Piperazinadipat in einer Menge von 100-200 mg/kg Kgw. war gegen *T. transfuga* wirksam. G. Diez. 9862.

Ferry, Robert; Alfort, École Nat. Vétérin. Parasitisme gastro-intestinal du dromadaire au Niger. **(Die Magen-Darmparasiten des Dromedars in Niger.)** Diss. Alfort **1961** 46 S. — 26 Lit. K. Reinhardt. 9862.

Rachmatullin, R. G.; Udelnaja, Gebiet Moskau, Forsch.-Inst. für Pelztier- und Kaninchenzucht. Lečenie i profilaktika paratifa u pušnych zverej. **(Behandlung und Prophylaxe des Paratyphus bei Pelztieren.)** Krolikovodstvo i zverovodstvo, Moskva 5 (1962) Nr. 5. S. 23-24. — 2 Tab.

Rund 70% aller Erkrankungen bei Pelztieren werden durch Paratyphus-Erreger hervorgerufen. Bisher wurden fast ausschließlich Antibiotica zur Behandlung herangezogen, jedoch konnten danach noch sehr häufig Salmonellen nachgewiesen werden. Nach Angaben im Schrifttum wird beim Menschen Furazolidon zur Paratyphus-Therapie eingesetzt. Da dies bisher bei Pelztieren in der Literatur noch nicht beschrieben worden ist, führte Vf. diesbezügliche Versuche durch. Die bakterizide und bakteriostatische Wirkung des Furazolidons auf Salmonellenkulturen verschiedener Stämme war gut, ebenso konnte die Verträglichkeit mittlerer Dosen als gut bezeichnet werden. Daraufhin infizierte Vf. weiße Mäuse subcutan und Pelztiere per os mit Salmonellenkulturen und verabreichte z. T. prophylaktisch 15 mg/kg Kgw. bzw. therapeutisch 30 mg/kg Kgw. Furazolidon. Dies zeitigte gute Erfolge, deswegen behandelte er ca. 300 junge Pelztiere mit derselben Dosierung und hatte nur 8% Todesfälle zu verzeichnen, während in den unbehandelten Kontrollgruppen 90% der Tiere verstarben. Die bakteriologischen Kotuntersuchungen auf Salmonellen erbrachten bei den behandelten Tieren nur in einem Fall ein positives Ergebnis, während die Kontrolltiere sämtlich positiv waren. – Nach Meinung des Vf. eignet sich das Furazolidon gut zur Prophylaxe und Therapie des Paratyphus bei Pelztieren. E. Werner. 9870.

Vasil'kov, V. V. (Wassilkow, W. W.); Minsk, Beloruss. Forsch.-Inst. für. Tierzucht. B-avitaminoz u serebristo-černych lisic. **(B-Avitaminose bei Silberfüchsen.)** Krolikovodstvo i zverovodstvo, Moskva 5 (1962) Nr. 5. S. 25.

Aus einer großen Pelztierfarm hatte ein Kolchos in den Jahren 1955-1960 235000 Rubel Einnahmen. Ab 1960 trat ein Rückgang in der Zahl der Belegungen auf, von 100 Fähen wurden nur noch 73 tragend. Außerdem sank der Wurfdurchschnitt von 3,9 auf 2,4 Stück je Wurf; von den sehr lebensschwach geborenen Jungtieren verstarben 28% im Verlauf der 1. Lebenswoche. Bei 40% der noch verbliebenen Jungfüchse trat im Verlauf der nächsten Wochen ein starker Haarausfall ein. Die daraufhin eingeleiteten Untersuchungen ergaben, daß es sich um einen Vitamin B-Mangel bei den tragenden Tieren handeln muß, der durch einen Mangel an Futterhefe bedingt war. Besonders gering schien der Gehalt an Vitamin B_2 zu sein, aber auch der Kalorienwert des Futters insgesamt war zu gering. Eine Verbesserung der Wurfleistung und des Haarkleides der Jungtiere wurde durch die Verdoppelung der Futterheferationen für tragende und laktierende Tiere erreicht. Im Nachbarkolchos, welcher auch Futterhefemangel hatte, wurde Abhilfe durch die Verfütterung von 3-4 Minuten lang überbrühtem Sauerteig sowie Bäckerhefe (zusammen 80-100 g tgl./je Tier) geschaffen. E. Werner. 9870.

Afanaśev, Ja. I. (Afanasjew, Ja. I.); Jakutische Univ. Avitaminoz C u molodnjaka lisic. **(C-Avitaminose bei Silberfuchswelpen.)** Krolikovodstvo i zverovodstvo, Moskva 4 (1961) Nr. 4. S. 24. – 1 Tab.

Ende April traten in einer Kollektivwirtschaft der Jakutischen ASSR unter neugeborenen Silberfuchswelpen Erkrankungen an C-Avitaminose auf. Die Extremitäten verdickten sich und waren geschwollen und gerötet, die Krallen wurden rot und an den Polstern der Pfoten waren Blutungen festzustellen. Obduktionen ergaben Blutungen der inneren Organe, Brust- u. Bauchmuskeln mit einer deutlich ausgeprägten Entartung der Gewebe. Vitaminbestimmungen in Organen und Blutserum von 23 an C-Avitaminose kranken und 3 gesunden Kontrolltieren ergaben, daß der Vit. C-Gehalt bei kranken Welpen bedeutend geringer war als bei gesunden Tieren. Es wird empfohlen ein vitaminreiches Futter (Grünkraut, Beeren, Gemüse, Lärchennadelaufguß) und reines Vitamin C als Heilmaßnahme zu verabfolgen, außerdem Leber, Hefe und Fischlebertran, da Vit. A- und B-Anreicherung des Futters die Vitamin C-Synthese erhöht. In der Kollektivwirtschaft „Kommunism" erhalten alle tragenden Fähen außer Leber, Fleisch, Renblut und Roggenmehl tägl. je 100 g Vollmilch, 7 g Hefe, 2 g Fischlebertran, 7 g Knochenmehl und 10 ml Lärchennadelaufguß. E. Kraack. 9870.

Soldatova, R. E. (Soldatowa, R. Je.); Omsk, Sibir. Forsch.-Inst. für Veterinärmed. Lečenie bolezni Aueski u serebristo-černych lisic. **(Behandlung der Aujeszky'schen Krankheit bei Silberfüchsen.)** Krolikovodstvo i zverovodstvo, Moskva 5 (1962) Nr. 2. S. 23. – 1 Abb.

In einer Pelztierfarm im Omsker Gebiet erkrankten und starben Silberfüchse an Aujeszky'scher Krankheit. Der Tod trat 2 bis 16 Std. nach Erscheinen

der ersten Symptome ein. Als Ursache vermutete Vfn. infiziertes Futterfleisch. Pasteurellose- und Milzbrandserum, Sulfonamide, Vitamin B und Herzmittel waren wirkungslos. Die Behandlung mit spezifischem Serum (10–20 ml) begrenzte zwar die Ausbreitung dieser Krankheit im Bestand, konnte aber den Todeseintritt bei kranken Tieren nur um 24–36 Stunden verzögern. Eine bessere Wirkung zeigte die Aluminiumhydroxydvaccine nach Solomkin.
D. Weyhe. 9870.

Vačugov, I. A. (Watschugow, I. A.) Furacillin povyšaet žiznesposobnost' „krasnolapych" ščenkov. **(Erhöhung der Lebensfähigkeit „rotbeiniger" Fuchswelpen durch Furacillin.)** Krolikovodstvo i zverovodstvo, Moskva 4 (1961) Nr. 11. S. 32.
In besonders gefährdeten Abteilungen erhielten die Silberfüchse 3–4 Tage vor dem zu erwartenden Werfen und im Verlauf von 3 Tagen danach 5 mg Furacillin verabfolgt. Lagen die Verluste in 2 Abteilungen dieser Fuchszucht-Sowchose im Gebiet von Kaliningrad vor Einführung dieser Behandlung bei über 30%, wobei die häufig vorkommenden „rotbeinigen" Welpen in den ersten 2–4 Lebenstagen i. d. R. verendeten, so betrugen die Abgänge danach nur noch 3,9 bzw. 10,6%. H. Rauch. 9870.

Nizovcev, V. A. und Golancev, V. P. (Nisowzew, W. A. und Golanzew, W. P.) Iz opyta lečenija samopogryzanija. **(Behandlungserfahrungen bei Selbstverstümmlung.)** Krolikovodstvo i zverovodstvo, Moskva 4 (1961) Nr. 10. S. 34.
Nach dem Auftreten der Erkrankung auf einer Farm bei mehreren Silber- und Blaufuchswürfen unternahmen Vff. erfolgreiche Behandlungsversuche an 20 erkrankten Welpen mit den Vitaminen B_{12} und B_1 und einer Calciumchloridlösung in verschiedener Kombination und Reihenfolge. Zusätzlich wurde eine Wundtoilette durchgeführt. H. Rauch. 9870.

Managarov, D. P. (Managarow, D. P.) Otravlenie serebristo-černych lisic i golubych pescov mylom „K". **(Vergiftung bei Silber- und Blaufüchsen mit Seife „K".)** Krolikovodstvo i zverovodstvo, Moskva 4 (1961) Nr. 10. S. 34–35. – 3 Lit.
Nachdem Behandlungsversuche mit Hexachloran gegen Räude, verbunden mit Reinigungs- und Desinfektionsmaßnahmen der Käfige, des Farmgeländes u. ä. m. keinen vollen Erfolg zeigten, wurden alle Tiere entsprechend einer publizierten Methode in einer 4–6%igen Emulsion der Seife „K" gebadet. Das Verfahren erwies sich bei der zuerst an einer kleinen Zahl von Tieren vorgenommenen Prüfung als ungefährlich. Daraufhin wurden an einem windstillen, sonnigen Januartag des Jahres 1960 bei einer Lufttemperatur von 14 Grad 590 Silber- und 130 Blaufüchse zum größten Teil unter freiem Himmel dem Baden unterzogen. Bereits wenige Stunden danach setzten Todesfälle ein. Innerhalb von 12 Tagen verendeten 225 Silber- und 118 Blaufüchse. Die pathologisch-anatomischen Veränderungen waren folgende: Haut- und Unterhautgewebe von zitronengelber Farbe; Leber bei einigen Tieren brüchig, leicht vergrößert, von gelblicher Farbe und mit subkapsulären Punktblutbildungen; auf der Nierenoberfläche massenhaft stecknadelkopfgroße Blutungen, im Nierenbecken beträchtliche Mengen eines gallertartigen Exsudates.
H. Rauch. 9870.

Udris, A.; Uppsala, Schweden, Landwirtsch. Hochschule, Pelztierversuchsfarm. **Welpensterblichkeit bei Nerzen.** Dtsch. Pelztierzüchter **36** (1962) Nr. 10. S. 182–184. – 2 Abb., 3 Tab.
Dreijährige Untersuchungen haben ergeben, daß bis zum 10. Tag mit einem Welpenverlust von 18,1% zu rechnen ist, von denen 7,7% allein auf den 1. Lebenstag entfallen. Vom 11. Tag bis zum Absetzen liegen die Verluste bei 1 bis 2%. Die größte relative Welpensterblichkeit (25–30%) findet sich

in kleineren und großen Würfen, wogegen mittelgroße Würfe weniger betroffen sind (15–20%). Einjährige Fähen haben eine um etwa 5% höhere Welpensterblichkeit aufzuweisen als ältere. Das Zuchtresultat ergab folgende Durchschnittswerte: Wurfdurchschnitt 5,1, lebend geboren 4,75, lebend am 11. Tag 4,10, beim Absetzen 4,04, zur Pelzung 3,96 pro Wurf. Berechnungen der Welpensterblichkeit hängen stark davon ab, zu welchem Zeitpunkt nach der Geburt die Wurfkontrolle erfolgt. H. Zimmermann. 9870.

Achmetov, R. M. und Fejtengejmer, V. A. (Achmetow, R. M. und Feitengeimer, W. A.); Kasan, Veterinärmed. Forsch.-Inst. Avitaminoz u nutrij. **(Avitaminose beim Nutria.)** Krolikovodstvo i zverovodstvo, Moskva **4** (1961) Nr. 11. S. 30–31.
Auf der einzigen Nutria-Farm in der Tatarischen Autonomen Sowjetrepublik wurden im Verlauf des ganzen Jahres verschiedene fütterungsbedingte Krankheitszustände bei den Tieren, besonders aber avitaminotische Erscheinungen beobachtet. Es erkrankten vor allem die 4–5 Monate alten Jungen, die tragenden und die alten (3–4 Jahre) Muttertiere, wobei die Morbidität in den Monaten Februar bis April zunahm. Die Jungen entwickelten sich frühzeitig zu Kümmerern und zeigten Veränderungen an den Augen und am Skelett sowie Störungen in der Magen-Darm-Tätigkeit. Unfruchtbarkeit und Fehl- sowie Totgeburten häuften sich. Durch bessere Zusammensetzung der Futterrationen und Vitaminzusätze konnte das weitere Auftreten der Avitaminosen weitgehend verhütet werden. Zur Appetitsanregung wurde Karlsbader Salz sowie ein Tannennadelaufguß und gegen Durchfall eine $KMnO_4$-Lösung (1:1000) verwendet. H. Rauch. 9870.

Bell, J. F., Owen, C. R., Jellison, W. L., Moore, G. J. und Buker, E. O.; Hamilton, Mont., Nat. Inst. of Health; Nat. Inst. of Allergy and Infectious Diseases, Public Health Serv.; U.S. Dep. of Health, Education, and Welfare, Rocky Mountain Lab. Epizootic tularemia in pen-raised beavers, and field trials of vaccines. **(Epizootische Tularämie bei farmgezüchteten Bibern und Feldversuche mit Vaccinen.)** Amer. J. veterin. Res. **23** (1962) Nr. 95. S. 884–888. — 3 Abb., 4 Lit.
In einer Farm gingen von 150 Bibern (*Castor canadensis*) 116 Tiere ein. Bei der Sektion der Biber wurden Leber- und Milzschwellungen sowie herdförmige Nekrosen in diesen Organen festgestellt. Bakteriologisch und im Tierversuch konnte sowohl bei den Bibern als auch in dem verwendeten Wasser *Past. tularensis* nachgewiesen werden, so daß das Wasser als Infektionsquelle anzusehen ist. Die Behandlung kranker Tiere mit Chloramphenicol und Dihydrostreptomycin verlief erfolglos. Gleichfalls erbrachten Vaccinationsversuche keine Erfolge, wenn auch eine benutzte sowjetische Vaccine bei weißen Mäusen erfolgreich erprobt worden war. H. Zimmermann. 9870.

Münzing, Johanna; Stuttgart-Hohenheim. **Ursachen der Unfruchtbarkeit bei den Chinchillas.** Dtsch. Pelztierzüchter **36** (1962) Nr. 9. S. 167–168. — 1 Abb.
Nicht nur Erkrankungen der Geschlechtsorgane führen zu Fortpflanzungsstörungen. Auch Haltungs- und Ernährungsfehler, Calcium- und Vitaminmangel können die Geschlechtsfunktion beeinträchtigen oder zum Erliegen bringen. Weiterhin sind Hormonstörungen in Betracht zu ziehen. Da Vitamine und Hormone eng zusammenwirken, können Schädigungen bei zusätzlichen Hormongaben leicht auftreten, weil das Gleichgewicht des Zusammenwirkens dieser Wirkstoffe gestört wird. Eine falsch angewandte Inzucht ist ebenfalls als Unfruchtbarkeitsursache zu erwägen, so daß diese Zuchtmethodik nur von erfahrenen Züchtern betrieben werden sollte. H. Zimmermann. 9870.

Burtscher, H. und Otte, E.; Wien, Tierärztl. Hochschule, Inst. für Pathol. und Gerichtl. Tierheilkunde; Inst. für Bakteriol. und Tierhyg. **Histoplasmose**

beim Chinchilla. Dtsch. tierärztl. Wschr. **69** (1962) Nr. 11. S. 303–307. – 37 Lit.

Bei einem aus den USA importierten Chinchillabock ließ sich als Todesursache eine generalisierte Histoplasmose nachweisen. Die Sektion des kachektischen und anämischen Tieres ergab Lymphknotenschwellungen, Milzhyperplasie, Leberschwellung, Enteritis und alveoläres Lungenemphysem. Histologisch fanden sich Histoplasmen in Lymphknoten, Leber und Milz. Aus Milz, Leber, Niere und Lymphknoten gelang die Isolierung von *Histoplasma capsulatum*. Die Infektion des Tieres lag mindestens ein Jahr zurück, da das Tier vor dieser Zeit aus den USA importiert worden war und bodenständige Histoplasmen-Infektionen in Europa noch nie beobachtet wurden.

H. Zimmermann. 9870.

Kast, A.; Nürnberg, Bayer. Staatl. Veterin.-Untersuch.-Anst. **Leukose beim Chinchilla.** Berliner Münchener tierärztl. Wschr. **75** (1962) Nr. 21. S. 414–415. – 3 Abb., 1 Tab., 8 Lit.

Ein 4½ Jahre altes männliches Chinchilla ging nach zweimonatiger fortschreitender Abmagerung und Freßunvermögen ein. Bei der Sektion des vollständig abgemagerten Tieres fanden sich Lymphknotenschwellungen, speckige Veränderungen in der Darmwand, hirsekorngroße Herde in den Nieren und fibrinöse Verklebungen zwischen Herz und Herzbeutel. Histologisch waren lymphoblastäre Wucherungen nachzuweisen. Das Niereninterstitium wies einzelne herdförmige Infiltrate von Tumorzellen auf; Milz, Herz und Lungenkapillaren zeigten ebenfalls Tumorzellinfiltrate. In der Darmwand waren die Muskelschichten weitgehend durch Tumorgewebe verdrängt. Als Nebenbefund wurde bei dem Tier eine Infektion mit *Pseudomonas aeruginosa* und *Giardia duodenalis* festgestellt. H. Zimmermann. 9870.

Nikitin, M. G. und Zboršč̆enko, N. F. (Nikitin, M. G. und Sborstschenko, N. F.); Charkow, Veterinärmed. und Zootechn. Inst. Furacillin – dejstvennoe sredstvo boŕby s kokcidiozom krolikov. **(Furacillin — ein wirksames Mittel bei der Bekämpfung der Kaninchencoccidiose.)** Krolikovodstvo i zverovodstvo, Moskva 4 (1961) Nr. 11. S. 32.

Vff. prüften das Präparat in mehreren Versuchen, zuletzt 1960 an 376 erkrankten Kaninchen. Bei den damit behandelten 297 Tieren wurde eine Mortalitätsziffer von nur 1,4% ermittelt, während dieselbe bei 79 Kontrolltieren 83,5% ausmachte. Furacillin kam in einer Lösung von 1:5000 zur Anwendung, mit der das Kraftutter angefeuchtet wurde (60 ml Lösung je 100 g Futter). Toxische Wirkungen, auch bei Verabfolgung über 8–12 Tage hintereinander, wurden nicht beobachtet. H. Rauch. 9870.

Bukina, A. G. Primenenie fenotiazina pri kokcidioze krolikov. **(Die Anwendung von Phenothiazin bei der Kaninchencoccidiose.)** Krolikovodstvo i zverovodstvo, Moskva 4 (1961) Nr. 11. S. 31.

Die im Verlauf von mehreren Jahren angewandte Chemoprophylaxe und -therapie geht auf eine Empfehlung von Kadenazi (Veterinärmed. Inst. in Omsk) zurück. Phenothiazin wurde zu prophylaktischen Zwecken über einen Zeitraum von 1–3 Monaten täglich in einer Dosierung von 0,2–0,3 g für die Jungen und 0,5 g je kg Kgw. für die Erwachsenen dem Futter zugesetzt und von den Tieren gern aufgenommen. Kranke Tiere erhielten 3–4 Tage lang täglich 1–3 g. Wenngleich auch nach der Verabfolgung noch Coccidien festgestellt wurden, so trat die Erkrankung klinisch jedoch nicht mehr in Erscheinung. H. Rauch. 9870.

Zyrin, L. A. und Balyčeva, P. B. (Syrin, L. A. und Balytschewa, P. B.); Tula, RSFSR, Tierzuchtsowchos. Lečenie infekcionnogo stomatita krolikov sul'fodimezinom. **(Die Behandlung der infektiösen Stomatitis der Kaninchen mit Sulfodimezin.)** Krolikovodstov i zverovodstvo, Moskva 4 (1961) Nr. 12. S. 28.

Zur Behandlung der infektiösen Stomatitis der Kaninchen wandten Vf. Sulfodimezin an. Das Präparat wurde mit dem Futter Jungtieren in einer Menge von 0,1–0,2 g und erwachsenen Tieren in einer Menge von 0,3 g mit dem Futter verabreicht. Auf diese Weise wurden 1800 Tiere behandelt. Das Präparat war sehr wirksam. In der Regel gesundeten die Tiere schon nach einer einmaligen Behandlung. Nur in schweren Fällen war eine zweimalige Behandlung notwendig. W. Plaschke. 9870.

Rusinov, A. F. (Russinow, A. F.); Charkow, Zootechn. und Veterinärmed. Inst., Lehrstuhl für Chirurgie. Novoe v lečenii kerato-kon-junktivita u krolikov. **(Neues zur Behandlung der Kerato-Konjunktivitis bei Kaninchen.)** Krolikovodstvo i zverovodstvo, Moskva **5** (1962) Nr. 5. S. 21–22.
Diese am weitesten verbreitete Augenkrankheit der Kaninchen tritt in verschiedenen Formen auf (unbedeutende Infiltrationen, Entzündungen, irreversible Hornhauttrübungen usw.). Die Ätiologie ist noch nicht vollständig geklärt, wahrscheinlich spielen kokkenähnliche oder fadenförmige Mikroorganismen, die von der Nasenhöhle her einwandern, eine Rolle. Klinisch zeigen die Tiere Entzündungen der Hornhaut und der Konjunktiven (später wird die Hornhaut rauh und getrübt). Tränenfluß sowie Lichtscheue. Die Kaninchen magern sehr stark ab, meist tritt der Tod nach 5–10 Tagen ein. Vf. führte unterschiedliche Behandlungsmethoden durch, in leichteren Fällen hatte er mit 3% Borsäure, 0,5% Kupfersulfat und mit 30% Albucid in wäßriger Lösung Erfolg. Außerdem wandte er noch zusätzlich eine Mischung von Rindergalle und Novocain an. Bei chronischen Veränderungen der Hornhaut und Konjunktiven hatte Vf. bei der Anwendung von Cortison, 2%iger gelber Quecksilbersalbe, Kalomelpulver und Staubzucker gute Erfolge zu verzeichnen. Wichtig ist nach Meinung des Vf. die gründliche Desinfektion der Stallungen sowie vitaminhaltiges Futter. E. Werner. 9870.

Bejšovec, J. Roznáší škodná parazitární choroby lovné zvěře? **(Verbreitet das Raubwild die parasitären Wildkrankheiten? 1. und 2. Mitt.)** Myslivost **1962** Nr. 5. S. 74–75; Nr. 6. S. 87–88. – 3 Abb.
Um diese Frage zu lösen, wurden verschiedene Tiere (Füchse, Hunde, Katzen, Habichte, Bussarde, Sperber, Turmfalken, Waldkäuze, Brandeulen, Käuzchen, Raben u. a.) mit befallenem Jagdwild und dessen Organen gefüttert, und im Kot dieser Tiere wurden dann die Keime der aufgenommenen Parasiten gesucht. Viele der reifen Keime machten in den Versuchstieren einen Teil ihres Entwicklungszyklus durch. Im Kot behielten die Parasitenkeime ihre Lebenskraft und Entwicklungsfähigkeit. Die Frage der Verbreitung von Parasiten durch Raubwild hängt auch mit der Zusammensetzung der Nahrung, mit der Größe des Lebensraumes des Raubwildes und mit der evtl. Migration der Tiere zusammen. Im einzelnen werden die Schädlichkeit und evtl. auch Nützlichkeit bestimmter Raubwildarten (Uhu, Habicht, Krähe, Fuchs), ferner die direkte Übertragbarkeit der Parasiten unter dem Jagdwild (Rebhuhn, Fasan, Hase, Reh) und die Übertragungsmöglichkeit auf der Weide besprochen. Zu Beginn der Erkrankung wurden bei den Tieren vor allem Fieber und Schmerzen festgestellt. Die Parasiteninvasion findet oft auch auf Futterplätzen statt. F. Nádvorník. 9880.

Boch, J. und Hörchner, F.; Berlin-Dahlem, Univ., Veterinärmed. Fak., Inst. für Parasitol. **Endoparasiten des Muffelwildes (Ovis musimon).** Berliner Münchener tierärztl. Wschr. **75** (1962) Nr. 17. S. 325–328. – 6 Abb., 1 Tab., 28 Lit.
In Deutschland begann 1902 die Einbürgerung des Muffelwildes. 1938 schätzte man den Bestand auf 7500 Stück. Das muffelreichste Revier der Bundesrepublik ist der westfälische Kreis Brilon. Von Aug. 1961 bis Febr. 1962 untersuchten Vff. 25 erlegte Muffel und 1 Stück Fallwild aus verschiedenen Revieren der Bundesrepublik auf ihren Endoparasitenbefall. Neben 3 Cocci-

dienarten und dem Bandwurm *Moniezia expansa* wurden folgende Nematoden gefunden: *Muellerius capillaris, Protostrongylus sp., Haemonchus contortus, Ostertagia circumcincta, O. ostertagi, O. trifurcata, Ostertagia sp., Spiculopteragia böhmi, Muflonagia podjapolskyi, Trichostrongylus capricola, T. vitrinus, Nematodirus filicollis, Oesophagostomum venulosum, Chabertia ovina, Bunostomum trigonocephalum, Trichuris globulosa, T. ovis, T. skrjabini* und *Capillaria bovis*. S. Nickel. 9880.

Kubů, František. Léčení ryb napadených kožovcem malachitovou zelení. **(Behandlung der von Ichthyophthirius befallenen Karpfen mit Malachitgrün.)** Českoslov. Rybářství **1962** Nr. 3. S. 54. — 3 Tab.
Ein Referat über erfolgreich verlaufene versuchsweise Behandlung von 367 Karpfen, die von *Ichthyophthirius* befallen waren, mit Malachitgrün. Die Behandlung fand auf vier verschiedenen Standorten in Fischbehältern statt; die Konzentration des Malachitgrüns betrug 0,25–0,5 mg/l Wasser. Nach 1–3 Tagen wurde das Wasser ausgelassen und ein neues Bad bereitet. Nach viermaligem Badwechsel waren die Parasiten tot und die Fische wurden wieder gesund. Am besten geeignet sind Fischbehälter mit hartem Boden, frei von organischer Masse, damit das Malachitgrün nicht schnell gebunden wird. Die beschriebene Methode eignet sich allerdings nicht für Konsumfische. F. Nádvorník. 9890.

Sorvačev, K. F., Zadvoročnov, S. F. und Isaev, F. A. (Sorwatschew, K. F., Sadworotschnow, S. F. und Issajew, F. A.); Moskau, Lomonossow-Univ., Lehrstuhl für Biochem. der Tiere; Forsch.-Inst. der RSFSR für Teich- und Fischwirtsch. K voprosu ob immunizacii ryb. **(Über die Immunisierung der Fische.)** Biochimija, Moskva 27 (1962) Nr. 2. S. 202–207. — 5 Abb., 5 Tab., 20 Lit. Zus. in Engl.
Für die Aufzucht bestimmte weibliche wie männliche Karpfen wurden 2mal im Frühjahr, etwa 2 Wochen vor dem Laichen, und 2mal im Herbst gegen Bauchwassersucht immunisiert. Die Fische vertrugen die Immunisierung, und die Nachkommenschaft entwickelte sich gut. Die Erkrankung der immunisierten Fische betrug in verseuchten Teichen nur ca. 15% bei Ausfällen von 2–3%. Bei zweijährigen Karpfen trat eine Erkrankung in 30% der Fälle auf, wobei in 5% Sterblichkeit eintrat. Die Jungfische von nicht immunisierten Eltern gingen fast alle ein. Elektrophoretische Untersuchungen des Serumeiweißes bei der einjährigen Nachkommenschaft der immunisierten Fische ergaben folgende Werte: Albumin 12%, Alpha-Globulin 23,8%, Beta-Globulin 12,8%, Gamma-Globuline 51,8%. Bei zweijährigen Fischen wurden folgende Werte ermittelt: Albumin 7,8%, Alpha-Globulin 23,8%, Beta-Globulin 63,8%; das Gesamteiweiß betrug in beiden Fällen 4,8–5,6%. Dagegen waren diese Werte bei der Nachkommenschaft von gesunden, nicht-immunisierten Karpfen bei einem Gesamteiweiß von 4–5,5% wie folgt: Albumin 22%, Alpha-Globulin 42%, Beta-Globulin 30% und Gamma-Globulin 7,2%. Die papierelektrophoretischen Befunde waren bei Karpfen- und Kaninchen-Serum sehr ähnlich. Die Herstellung der Vaccine wird in der gleichen Zeitschrift (vgl. Biochimija, Moskva 24 (1959) S. 813.) und die analytische Methode zur Differenzierung der Eiweißfraktion nach Geneks (vgl. J. Biochem. **60** (1955) S. 205.) beschrieben. M. Rolle. 9890.

Ivasik, Vladimír. (Iwassik, Wladimir.); Lwow, Zootechn. und Veterinärmed. Inst. Napadení kapřího plůdku cerkáriemi motolic. **(Befall der Karpfenbrut durch Cercarien der Saugwürmer.)** Živočišná Výroba 7(35) (1962) Nr. 12. S. 851–856. — 2 Tab., 19 Lit. Zus. in Russ., Franz., Dtsch. 9890.

Kinkelin-Pelletan, Pierre de; Alfort, École Nat. Vétérin. L'anémie pernicieuse de la truite arc-en-ciel. **(Die perniciöse Anämie der Regenbogenforelle.)** Diss. Alfort **1961** 69 S. — 3 Tab., 17 Lit. K. Reinhardt. 9890.

XXVI. ZOONOSEN

Drankin, D. I.; Nowokusnezk, Inst. für Ärztl. Fortbild. K voprosu ob ėpidemiologičeskoj klassifikacii brucelleza. **(Zur Klassifikation der Brucellose-Epidemiologie.)** Žurnal mikrobiologii, ėpidemiologii i immunobiologii, Moskva **33** (1962) Nr. 4. S. 91–95. — 7 Lit.

Vf. setzt sich mit verschiedenen Vorschlägen zur Klassifikation der Epidemiologie der Brucellose auseinander. Nach der Kritik der bisherigen Vorschläge (von Sdrodowski, Gromaschewski, Balandin, Karakulow) schlägt er vor, folgende Infektionstypen zu unterscheiden: 1) Professionelle Brucellose; a) Landwirte und Personen, die mit Tieren zu tun haben, b) in der Industrie beschäftigte Personen, die mit tierischen Produkten umgehen, c) Arbeiter in Laboratorien, 2) Verbraucher tierischer Produkte. Als Prophylaxe der professionellen Brucellose wird die Impfung aller der Infektion ausgesetzten Personen vorgeschlagen. M. Rolle. 9908.

Bertók, L. und Kemenes, F. A case of laboratory infection on man with rodentadapted Leptospira canicola. **(Ein Fall von menschlicher Infektion mit einem an Nagetiere angepaßten Stamm der Leptospira canicola.)** Acta veterin. Acad. Sci. hung. **11** (1961) Nr. 4. S. 441–446. — Aus: Ung. Agrar-Rdsch. **1962** Nr. 3.

Es wird über eine zufällige menschliche Infektion mit einem an Nagetiere angepaßten Stamm der *Leptospira canicola* berichtet. Die so entstandene Krankheit stimmte mit der klassischen Form des menschlichen „Canicola-Fiebers", bei dem der Hund die Infektionsquelle darstellt, überein. Die Krankheit begann mit plötzlich auftretenden klinischen Symptomen, hohem Fieber, Schwäche, Kopfschmerzen usw., durch die eine seriöse Meningitis eingeleitet wurde. Auf diese folgte ein späterer Fieber-Rückfall. Die vollkommene Genesung forderte deswegen mehrere Wochen. Dieser Fall soll beweisen, daß ein *L. canicola*-Stamm, der 2½ Jahre lang in Nagetieren erhalten wurde und der in seinen biologischen und adaptiven Eigenschaften tiefgreifende Änderungen erlitten hatte, trotzdem seine charakteristische Pathogenität für den Menschen beibehalten hat. 9912.

Krepkogorskaja, T. A. Vspyška vodnoj lichoradki v okrestnostjach goroda Alma-Aty. **(Ausbruch des Wasserfiebers in den Randgebieten der Stadt Alma-Ata.)** Izvestija Akademii nauk Kazachskoj SSR. Serija mediciny i fiziologii, Alma-Ata **1962** Nr. 2. S. 17–22. — 1 Tab. Orig.: russ., Ausz.: kasach.

In den Randgebieten der Stadt Alma-Ata wurden Leptospireninfektionen beobachtet. Diese wurden durch *L. grippo-typhosa* verursacht und traten in Personenkreisen auf, die behelfsmäßig in Zelten einquartiert waren. Als wichtigste Ursache der epidemischen Ausbreitung wurde das mit Leptospiren verunreinigte Wasser ermittelt. Dort, wo pathogene Leptospiren nachweisbar waren, ermittelte man ebenfalls eine größere Anzahl saprophytärer L. Rinder, die sich in der Nähe der erkrankten Personen befanden, infizierten sich ebenfalls. Mit Hilfe einschneidender sanitärer Maßnahmen bezüglich der Wasserreinigung gelang es, dem Seuchenausbruch Einhalt zu gebieten. Vf. fordert, bei der Errichtung von Zeltplätzen unbedingt die Durchführung sanitärer Maßnahmen, insbesondere die Reinigung der Wasserquellen, zu beachten.
W. Bathke. 9912.

Blagodarnyj, Ja. A. und Chackeles, A. Ja. (Blagodarny, Ja. A. und Chazkeles, A. Ja.) Leptospiroz tipa kazachstanskij II u sobak v gorode Alma-Ate. **(Leptospirose vom Typ Kasachstan II unter den Hunden der Stadt Alma-Ata.)** Izvestija Akademii nauk Kazachskoj SSR. Serija mediciny i fiziologii, Alma-Ata **1962** Nr. 2. S. 8–14. — 7 Abb., 11 Lit. Orig.: russ.

Nachdem in einigen anderen Gebieten der UdSSR die Leptospirose unter Hunden ermittelt wurde, begannen Vff. mit diesbezüglichen Untersuchungen in der Stadt Alma-Ata. Nach einer Übersicht der sich mit dem Problem der Leptospirose bei Hunden befassenden sowjetischen Literatur folgen eigene Untersuchungsergebnisse. Aus diesen geht eindeutig hervor, daß Hunde neben anderen Leptospirentypen auch den Typ *L. kasachstanica* II beherbergen und ausscheiden können. Die bis zu 270 Tagen währende Leptospirenausscheidung läßt die Hunde im Zusammenhang mit dem in der Stadt Alma-Ata lange Zeit anhaltenden heißen Klima zu einer gefährlichen Infektionsquelle werden. W. Bathke. 9912.

Sil'čenko, V. S. (Siltschenko, W. S.); Woronesh, Sanitär-Epidemiol. Gebietsstat. Likvidacija zabolevaemosti ljudej tuljaremiej v zone dejstvujuščich prirodnych očagov infekcii. **(Tilgung von Tularämie-Erkrankungen des Menschen in Gebieten aktiver Naturreservoire der Infektion.)** Žurnal mikrobiologii, ėpidemiologii i immunobiologii, Moskva **33** (1962) Nr. 9. S. 87–92. — 2 Tab., 10 Lit. Zus. in Engl.

Vf. setzt sich mit dem Infektionsgeschehen der Tularämie im Kreis P. des Woronesher Gebietes im Verlauf der letzten 30 Jahre auseinander. Dieser Kreis wird als sehr wasserreich (Flüsse, Seen und anderweitige versumpfende Gewässer) geschildert, wobei neben anderen kleineren Nagetieren insbesondere die Wasserratten das Hauptreservoir der Tularämie darstellen. Da ein großer Teil der Bevölkerung mit dem Fangen dieser Wasserratten beschäftigt ist, blieben in den früheren Jahren, wo dieses manuell ausgeführt wurde und keine ständige Betreuung der Personen ärztlicherseits gewährleistet war, gehäufte Erkrankungen unter der Bevölkerung nicht aus. Neben den in freier Wildbahn vorkommenden Nagern werden in dem Kreis P. in vermehrtem Umfange blutsaugende Insekten, insbesondere Zecken (*Dermacentor marginatus, Ixodes ricinus*) als Überträger des Tularämieerregers beobachtet. Die Mechanisierung des Fangprozesses der Wasserratten in den vierziger Jahren hatte zwar eine Verminderung der Erkrankungen des Menschen zur Folge, überzeugende Resultate erhielt man in diesem Kreis jedoch erst nach der Einführung der obligaten, alle Personen umfassenden Schutzimpfung der Bevölkerung. Die Vaccination wurde nach 5 Jahren wiederholt. Dadurch konnten Tularämieinfektionen beim Menschen auf Einzelfälle beschränkt werden (1–3 pro Jahr gegenüber 347, 377 oder 1481 in den Jahren vor 1945). Hervorgehoben wird, daß es sich bei diesen Einzelfällen immer um nicht schutzgeimpfte Personen handelte. Die Impfaktionen müssen aber immer durch wirkungsvolle Tilgungsverfahren infizierter Nagetiere vervollständigt werden. W. Bathke. 9912.

McCrumb jun., Fred R.; Baltimore, Univ. of Maryland, School of Med. Aerosol infection of man with Pasteurella tularensis. **(Luftinfektion des Menschen mit Pasteurella tularensis.)** Bacteriol. Rev. **25** (1961) Nr. 3. S. 262–267.

Bei der Tularämie stehen ulceroglanduläre, oculoglanduläre und glanduläre Krankheitserscheinungen im Vordergrund. Die Infektion erfolgt dabei in der Regel durch die Haut. Nur bei 5–10% der Fälle kommt es zu einem typhusähnlichen Verlauf. Gerade bei dieser Verlaufsform ist eine Infektion über den Respirationstrakt anzunehmen. Durch Experimente an Freiwilligen konnte nachgewiesen werden, daß es bei einer Partikelgröße des Aërosols von 1 μ mit 25 Keimen zu einer echten Tularämieinfektion des Menschen kommen kann, bei der dann eine Pneumonie entsteht. L. Stoll. 9912.

Albrink, Wilhelm S.; New Haven, Conn., Yale Univ., School of Med., Dep. of Pathol. Pathogenesis of inhalation anthrax. **(Pathogenese des Inhalationsmilzbrandes.)** Bacteriol. Rev. **25** (1961) Nr. 3. S. 268–273.

Ende des 19. Jahrhunderts kam es bei Arbeitern der entsprechenden Gewerbe häufig zu Lungenmilzbrand. Damals nahm man an, daß die aufgenommenen

Keime phagocytiert werden und sich so im ganzen Organismus verbreiten und es zu einer Septikämie kommt, wobei es zur Thrombose der Gefäße durch zahlreiche Milzbrandbazillen kommen kann. Durch Tierversuche und natürliche Infektionen beim Menschen weiß man heute, daß es zum ersten Haften der Keime in der Nähe der Bifurkation kommt. Es entsteht eine hämorrhagische Mediastinitis, aus der sich sekundär eine Septikämie entwickelt. Der Tod wird durch ein Toxin herbeigeführt, das eine Lähmung der Zellen des reticuloendothelialen Systems verursacht. L. Stoll. 9912.

Ebert, B., Illig, L. und Petersen, K. F.; Freiburg/Br., Univ., Hals-, Nasen-, Ohren-Klin.; Dermatol. Klin.; Hyg.-Inst. **Zur Diagnose und Therapie des Milzbrands der Haut.** Med. Klin. 57 (1962) Nr. 17. S. 746–749.
Es wird über den atypischen Verlauf eines Hautmilzbrandes berichtet, bei dem sich die charakteristische Pustula maligna mit hämorrhagischer Nekrose erst am 10. Tag nach der Infektion während der Penicillin-Behandlung entwickelte. Die Patientin war in einer Bürstenfabrik beschäftigt. Da zunächst Verdacht einer unspezifischen Halsphlegmone bestand, wurde im Bereich des mächtigen Milzbrandödems unter Antibiotica-Schutz eine Incision durchgeführt. Diese Maßnahme gilt im allgemeinen als ärztlicher Kunstfehler, wurde aber gut vertragen und führte zu einer deutlichen Entlastung.
L. Stoll. 9912.

Undricova, T. M. und Miljaevà, E. N. (Undrizowa, T. M. und Miljajewa, Je. N.); Kuibyschew, Inst. für Epidemiol., Mikrobiol. und Hyg. Lichoradka Ku v Kujbyševskoj oblasti. **(Q-Fieber im Bezirk Kuibyschew.)** Žurnal mikrobiologii, ėpidemiologii i immunobiologii, Moskva **33** (1962) Nr. 1. S. 128 bis 129.
Gehäufte positive serologische Befunde (KBR) auf Q-Fieber bei Patienten mit unklarer Klinik (21,8% bzw. 12,1%) waren der Anlaß zu Verfolgsuntersuchungen in 6 Kreisen des Bezirks K. Die Untersuchungsbefunde von über 1000 Kontrollen bei Personen verschiedenster Bevölkerungsschichten, sowohl gesunden als auch den mit verschiedensten Krankheiten behafteten, werden angegeben. Relativ hohe Prozentsätze wurden bei Beschäftigten der Fleischkombinate ermittelt. Es zeigte sich, daß Reagenten im gesamten Bezirk und unter allen Bevölkerungsschichten nachweisbar waren. Als mögliche Infektionsquelle werden die im Bezirk vorhandenen landwirtschaftlichen Zucht- und Nutztiere angesehen. W. Bathke. 9912.

Blinov, P. N. (Blinow, P. N.) Prirodnyj očag Ku-lichoradki v okrestnostjach Saratova. **(Natürliche Herde für Q-Fieber im Gebiet von Saratow.)** Veterinarija, Moskva 38 (1961) Nr. 12. S. 19–20.
In den Vororten von Saratow wurde im Frühjahr 1960 eine Q-Fieberepidemie beobachtet, in deren Verlauf 40 Menschen hospitalisiert werden mußten. Bei Umgebungsuntersuchungen konnten bei 67 weiteren Personen Antikörper nachgewiesen werden. Die Besonderheit dieses Ausbruches bestand darin, daß in den Vororten bis zum Herbst 1959 landwirtschaftliche Nutztiere nicht gehalten worden waren. In diesem Gebiet gab es nur Hunde, Katzen, Hühner, Gänse und Tauben. Auch Betriebe, die landwirtschaftliche Erzeugnisse verarbeiten, waren in diesem Gebiet nicht beheimatet. In einem besonders gefährdeten Ort, aus dem 60% aller Erkrankungsfälle stammten, wurde das Blut von 50 Hühnern und Gäsen sowie von 18 Haus- und Wildtauben serologisch untersucht. Dabei erwiesen sich 7 Proben von Hühnern und Gänsen und 4 Proben von Tauben als positiv. Das Blut von 4 Hunden und Katzen reagierte negativ. Die Frage, woher sich die Vögel infiziert hatten, konnte nicht einwandfrei geklärt werden. Es wird vermutet, daß Nagetiere, die in der Zeit vom 16.–19. April von der Bevölkerung in vermehrtem Maße beobachtet wurden, das Q-Fieber eingeschleppt haben. Im weiteren berichtet Vf. über die von ihm angestellten epidemiologischen Untersuchungen. W. Plaschke. 9912.

Kubásek, Miloš; Slané, Okresní Hyg. Epidemiol. Stanice a Okresní Ústav Nár. Zdraví. Drobná epidemie — Q-Rickettsiózy. Příspěvek k otázce vzniku enzootických ohnisek. **(Kleine Epidemie der Q-Rickettsiose. Beitrag zur Frage der enzootischen Herde.)** Českoslov. Epidemiol., Mikrobiol. Imunol. **10** (1961) Nr. 6. S. 411–416. — 5 Tab., 10 Lit. Zus. in Russ., Engl.

Bei zwei Personen (Vater und Sohn) aus der Gemeinde S. wurde auf Grund einer epidemiologischen und serologischen Untersuchung in dieser Gemeinde und im betreffenden Bezirk die Q-Rickettsiose festgestellt, und es zeigte sich, daß der enzootische Herd dieser Infektion in der angeführten Gemeinde zu suchen ist. Von 81 untersuchten Personen waren 8 serologisch positiv, 61 negativ, und 11 Befunde sind nicht bewertet worden; von den Tieren waren 19 Ziegen (von 52), 2 Kühe (von 25), 1 Schaf (von 8) und 3 Hunde positiv. Die serologische Untersuchung der Mitarbeiter des tierärztlichen und zootechnischen Dienstes sowie der Häute- und Fellsammler verlief negativ, von 32 Angestellten des Schlachthauses und der Fleischverteilungsstelle waren nur 2 positiv. Daraus kann man schließen, daß die Seuche in das Gebiet neu eingeschleppt worden ist, und zwar wahrscheinlich durch Fahrzeuge, die aus einer unweit liegenden enzootischen Q-Fieberzone verendete Tiere in die Abdeckerei beförderten und dabei auch die Abdeckerei in der Gemeinde S. bedienten. Ein Angestellter dieser Abdeckerei, der mit den eingangs erwähnten beiden erkrankten Personen verwandt war, hatte eine latente Infektion durchgemacht, und seine beiden Hunde waren serologisch positiv. Von der baufälligen Abdeckerei aus verbreitete sich die Infektion teils durch die Hunde, teils durch Regenwasser, das die Abdeckerei durchfloß und die von Ziegen beweideten Straßengräben infizierte, so daß die Ziegen zur Hauptinfektionsquelle für die Menschen wurden. V. Jaroš. 9912.

Schmidt, H. W.; Erlangen. **Tularämie, eine Zoonose von Bedeutung.** Dtsch. tierärztl. Wschr. **69** (1962) Nr. 2. S. 51–52.

Die Tularämie, ursprünglich in Amerika entdeckt, hat in den letzten Jahrzehnten auch in Europa zunehmende Verbreitung gefunden. Träger des Erregers sind Nagetiere, aber auch Katzen, Schafe und Vögel. Auch Insekten können das Bacterium bis zu 50 Tagen aktiv in sich tragen. Die Übertragung auf den Menschen geschieht durch Kontakt, aber auch durch Insektenstiche. Beschreibung des klinischen Bildes beim Menschen. Die Infektion endet beim Menschen blind. Bekämpfung von Ratten und Mäusen ist die Hauptmaßnahme zur Ausmerzung der Tularämie. L. Stoll. 9912.

MacLennan, John D.; Washington, Georgetown Univ. Schools of Med. and Dentistry, Dep. of Microbiol. and Trop. Med. The histotoxic clostridial infections of man. **(Die histotoxischen Clostridieninfektionen des Menschen.)** Bacteriol. Rev. **26** (1962) Nr. 2. S. 177–276. – 18 Tab., 1103 Lit.

In Form einer umfassenden Übersicht werden zunächst die Eigenschaften der für histotoxische Clostridieninfektionen beim Menschen verantwortlichen Bakterienarten besprochen, wobei vor allem auf die von den Bakterien gebildeten Toxine eingegangen wird. Besprochen werden: *Cl. perfringens*, *Cl. novyi*, *Cl. septicum*, *Cl. histolyticum*, *Cl. bifermentans* und *Cl. fallax*. Danach werden eingehend das Vorkommen, die Pathologie und Pathogenese sowie die klinischen Erscheinungen der histotoxischen Clostridieninfektionen dargelegt. Schließlich werden umfassend die Möglichkeiten der Diagnose und Therapie sowie die Prophylaxe der menschlichen Clostridieninfektion aufgezeigt.
G. Scheibner. 9912.

Dieterich, W. H., Fresenius Shelton, Dorothy und Jenevein jun., Edwin. Pre-exposure rabies immunization in man using duck-embryo vaccine. **(Vorbeugende Wutschutzimpfung bei Menschen unter Verwendung von Entenembryo-Vaccine.)** J. Amer. veterin. med. Assoc. **139** (1961) Nr. 9. S. 999–1004.

Bei Impfungen an Versuchspersonen wurde festgestellt, daß eine dreimalige intradermale Injektion von Entenembryo-Rabiesvaccine innerhalb von 14 Tagen die gleiche antikörperproduzierende Wirkung hat wie eine fortgesetzte tägliche Vaccinierung innerhalb von 14 Tagen. Nach fünf Mon. wurde eine einzelne Boosterimpfung vorgenommen, die bei der Mehrzahl der Geimpften einen höheren Titeranstieg hervorrief als bei der Erstimpfung.
L. Stoll. 9917.

Pugh, L. P.; Cambridge, Univ., School of Veterin. Med., Dep. of Veterin. Clin. Studies. A note on rabies and euthanasia in man. **(Eine Bemerkung über Tollwut und Euthanasie beim Menschen.)** Veterin. Rec. 74 (1962) Nr. 16. S. 486–487. E. Wiesner. 9917.

Grahneis, H.; Halle, Bezirkshyg.-Inst. **Prophylaktische Maßnahmen für in Geflügelzucht-, -mast- und -schlachtbetrieben beschäftigte Personen.** Mh. Veterinärmed. 17 (1962) Nr. 3. S. 137–141. — 2 Tab.

Mit dem Ansteigen der Ornithoseverseuchung des Geflügels treten auch häufiger Erkrankungen beim Menschen auf, was anhand der Statistik bewiesen wird. Es wird besonders auf die Situation im Bezirk Halle eingegangen, wo seit 1958 bis 1960 in 6 Geflügelschlachtstellen 169 menschliche Ornithosefälle auftraten, welche besonders Geflügelrupferinnen betrafen. Außerdem erkrankten 17 Personen aus der Landbevölkerung. Zum Schutz der Menschen werden im wesentlichen folgende prophylaktische Maßnahmen gefordert: Trennung von Land- und Wassergeflügel in Aufzucht- und Mastbetrieben, keine Verunreinigung von menschlichem Trinkwasser durch Geflügelbetriebe, Trennung von Mast und Aufzucht, entsprechende Körperhygiene der mit Geflügel beschäftigten Personen, kein polytechnischer Unterricht für Schulkinder in Geflügelbetrieben, in verseuchten Betrieben besondere Maßnahmen durch den Kreistierarzt, verbunden mit Desinfektion und Sanierung des Geländes, Antibioticabehandlung infizierter Tiere, gute Zusammenarbeit zwischen Veterinär- und Humanmedizin, Bereitstellung größerer Mengen von Ornithoseantigen. Für Geflügelschlachtstätten werden verlangt: Brühtemperaturen von mindestens 60 °C, nur Naß- oder Wachsrupfen, getrennte Behandlung und tieräztliche Untersuchung klinisch verdächtiger Tiere, Verbot der Taubenschlachtung, unschädliche Beseitigung aller Schlachtabfälle, besondere Wasch-, Dusch- und Umkleidemöglichkeiten sowie Atemschutz für das Schlachtpersonal, keine vorübergehende Beschäftigung von Aushilfskräften, gründliche Reinigung und Desinfektion der Schlachträume nach jeder Anlieferung und Schlachtung, Klärung und Chlorung der Abwässer, Schaffung zentraler, hygienisch einwandfreier Schlachtstätten, regelmäßige bakteriologische und serologische Untersuchung der Beschäftigten. In Halle bestehen bereits 2 Behandlungszentren für menschliche Ornithoseerkrankungen. E. Wojaczek-Steffke. 9922.

Schwartze, Aline M.; Dresden. **Beitrag zur Immunität des Menschen bei durch Enten übertragener Ornithose.** Zbl. Bakteriol., Parasitenkunde, Infektionskrankh. Hyg., I. Abt., Orig. 184 (1962) Nr. 1/3. S. 390–392.

100 menschliche Erkrankungsfälle an Ornithose, hervorgerufen durch Kontakt mit Enten, konnten innerhalb eines Jahres in Ostsachsen beobachtet werden. Unter dem Einfluß von Breitbandantibiotica kam es meist rasch zu Fieberabfall, jedoch ließen sich mitunter Rezidive, die bis zu viermal auftraten, nicht verhindern. KBR-Titer erreichten eine Höhe von $> 1:320$, wobei als Antigen Schafabortvirus verwendet wurde. Bei acht der Erkrankten traten innerhalb von 1½ Jahren Neuerkrankungen auf. Die Meinungen über die Art der Immunität bei der Ornithose gehen auseinander, nach Ansicht der Vfn. sprechen die Erscheinungen für eine Infektionsimmunität.
L. Stoll. 9922.

Otto, Hans; Köthen, Kreiskrankenhaus, Innere Abt. **Zur Klinik humaner Ornithosen mit einem Erfahrungsbericht aus zwei Endemien.** Z. ärztl. Fortbild. **56** (1962) Nr. 9. S. 494–500. — 12 Abb., 7 Lit.

Während beim Erwachsenen die Ornithose harmloser als die Psittakose verläuft, können Ornithosen bei Kindern lebensgefährlich werden. Das erste Hinweiszeichen ist der Hüftgelenkschmerz. Im allgemeinen unterscheidet man eine enteritische, pneumonische, nephritische und myocarditische Form. Besonders gefürchtet ist beim Kind die Encephalitis ornithosa. Hierbei ist oft die Differentialdiagnose zu Grippe und Tuberkulose recht schwierig. Infolge der Geflügelintensivhaltung hat die humane Ornithose in der DDR stark zugenommen. Als Infektionsquellen kommen nicht nur Enten und Tauben, sondern auch Möwen in betracht. Die Incubationszeit liegt zwischen 1–2 Wochen, die Krankheitsdauer zwischen 3 und 5 Wochen. Da nur eine Infektionsimmunität erworben wird, kann es bei Wiederaufnahme der gleichen Arbeit erneut zur Erkrankung kommen. Am Anfang ist der Titer in der KBR negativ, steigt mit dem 12. Tag an und erreicht hohe Titer oft erst in der Rekonvaleszenz. Zur Anerkennung als Berufskrankheit muß der Beweis durch die KBR erbracht werden. Anschließend werden 2 Endemien im gleichen Geflügelschlachthof im Oktober und November 1960 sowie im Juli und August 1961 beschrieben. Bei der ersten Endemie erkranken von 90 Beschäftigten 21 und dabei 9 an Pneumonie, bei der 2. Endemie 36 und davon 30 an Pneumonie. Bei je 1 Fall beider Erkrankungswellen wird außer Ornithose noch Tuberkulose festgestellt. Bei der 1. Endemie sind in der Hauptsache Hühner, bei der 2. nur Enten geschlachtet worden. An Hand von Abbildungen werden Angaben gemacht über den Titerverlauf der Ornithose-KBR, die Form der pneumonischen Herde im Röntgenbild, Symptome der Entenornithose, Alterszusammensetzung und Aufteilung der Erkrankungsfälle nach Art des Personals. Das Stammpersonal erkrankte zu 36%, die Saisonkräfte und Helfer zu 7,1%, insgesamt von 388 Personen 35 = 9,0%. E. Tempel. 9922.

Otto, H.; Köthen, Kreiskrankenhaus, Innere Abt. **Über das Zusammentreffen von Lungentuberkulose mit Lungenornithose.** Dtsch. Gesundheitswes. **17** (1962) Nr. 16. S. 638–641.

Im Rahmen zweier Ornithoseendemien am gleichen Ort werden zwei Kombinationsformen einer Lungentuberkulose mit einer pneumonischen Lungenornithose beschrieben. In einem Falle wurde eine tuberkulöse Frühkaverne ausgelöst, im zweiten Falle bestand neben der Ornithosepneumonie ein geschmolzenes Tuberkulom. Beide Ornithosen wurden durch die klinischen, röntgenologischen Zeichen und durch ansteigende Titer der KBR bewiesen.
L. Stoll. 9922.

Bezdenežnych, I. S. (Besdeneshnych, I. S.) Vspyška ornitoza na pticekombinate. **(Ornithoseausbruch in einem Geflügelkombinat.)** Žurnal mikrobiologii, ėpidemiologii i immunobiologii, Moskva **33** (1962) Nr. 1. S. 127–128.

Es werden die epidemiologischen Besonderheiten eines Ornithoseausbruches, bei dem im Verlauf von 3 Wochen 22 Personen erkrankten (20 Frauen und 2 Männer), unter den Bedingungen eines Geflügelgroßkombinats beschrieben. Auf Grund der angegebenen Ansteckungsherde (sie lagen vorwiegend in der Schlachtabteilung, obwohl naß geschlachtet wurde) und des Seuchenverlaufes sieht Vf. die Schmierinfektion als wichtigsten Infektionsweg an. Alle Ornithosefälle traten bei der Entenverarbeitung auf, bei der Verarbeitung von Hühnern keine. Die Ornithose, die als eine vorwiegende Darminfektion des Menschen bezeichnet wird, ist durch persönliche Schutzmaßnahmen (Händedesinfektion, Gummihandschuhe) zu verhüten. Für die Händedesinfektion wird 0,2%iges Chloramin empfohlen, für die Desinfektion der Arbeitsschutzkleidung 3%ige Chlorkalklösung und für die Desinfektion der Räume 1–2%ige

Sodalösung. Die im Geflügelkombinat beschäftigten Personen, insbesondere die in der Aufnahmeabteilung und im Schlachthaus, müssen laufend medizinisch betreut werden. W. Bathke. 9922.

Liess, B.; Hannover, Tierärztl. Hochschule, Inst. für Mikrobiol. und Tierseuchen. **Beobachtungen und Untersuchungen über den Lippengrind (Ecthyma contagiosum) der Schafe als Zooanthroponose.** Zbl. Bakteriol., Parasitenkunde, Infektionskrankh. Hyg., I. Abt., Orig. **185** (1962) Nr. 3. S. 289–304.

Das Virus des Lippengrinds (Ecthyma contagiosum) der Schafe konnte in Zellkulturen aus Kälberhodengewebe gezüchtet werden. Das Virus stammte einmal aus Hautkrustenmaterial natürlich infizierter Schafe, zum anderen von Ecthyma-verdächtigem Hautpustelmaterial vom Menschen. Übertragungsversuche bewiesen die immunologische Gleichheit beider Stämme, auch konnten sie kulturell nicht unterschieden werden. Der humane Virusstamm wurde bei einem Studenten isoliert, der mit ecthymainfizierten Schafen in Kontakt gekommen war und einige Tage später melkerknotenähnliche Veränderungen an den Fingern zeigte. Bei Schafen konnten virusneutralisierende Antikörper nicht nachgewiesen werden. L. Stoll. 9925.

Verlinde, J. D.; Leiden, Rijskuniv. en Nederlands, Inst. voor Preventieve Geneeskunde, Lab. voor Microbiol. Toxoplasmose bij mens en dier. **(Toxoplasmose bei Mensch und Tier.)** Tijdschr. Diergeneeskunde **86** (1961) Nr. 19. S. 1249–1264. – 3 Abb., 1 Tab., 33 Lit. Zus. in Engl., Franz., Dtsch.

Die Infektion mit Toxoplasmen erfolgt vermutlich peroral und percutan. Vom Ort des Eindringens gelangen die Parasiten auf lymphogenem und hämatogenem Wege in die verschiedenen Organe. In Abhängigkeit von der Virulenz des Parasiten entsteht einen ekrotisierende, granulomatöse Entzündung, oder es erfolgt eine Encystierung. Bei Mensch und Tier bestehen im Ablauf der Toxoplasmose keine wesentlichen Unterschiede. Die Krankheit verläuft meistens symptomlos bzw. unter uncharakteristischen Symptomen. Die lokalisierte Organtoxoplasmose tritt wenig auf, noch seltener die generalisierte Form. Beim Menschen ist die konnatale Toxoplasmose relativ oft festgestellt worden, nicht aber beim Tier. Die Vermutung liegt nahe, daß der Mensch sich beim Umgang mit Tieren oder tierischen Produkten infiziert. Serologisch-epidemiologische Untersuchungen deuten darauf, daß die Toxoplasmose in der ganzen Welt vorkommt, aber als Seuche keine Bedeutung erlangt hat. Die Diagnose wird durch den Sabin-Feldman-Test, die Komplementbindungsreaktion und durch die Hämagglutination erhärtet bzw. gestellt. W. Kuhlmann. 9930.

Jacobs, Leon; Bethesda, Md., Nat. Inst. of Health. Toxoplasmosis in man and animals. **(Toxoplasmose bei Mensch und Tieren.)** New Zealand veterin. J. 9 (1961) Nr. 5. S. 85–91.

Zunächst wird eine allgemeine Übersicht über das Vorkommen der Toxoplasmose und die Morphologie des Erregers gegeben. Bei verschiedenen Tierarten ist die Art der Infektion und die Ausbreitung des Parasiten im Organismus untersucht worden. Beim Menschen kommt es, ähnlich wie im Experiment bei Maus und Kaninchen, zunächst zu einer Parasitämie. Dadurch kann es bei akuten Infektionen zu fokalen Nekrosen in fast allen Organen kommen, besonders im Gehirn. Mit der ersten Abwehrreaktion des Organismus kommt es zur Cystenbildung. Bei sehr virulenten Stämmen und empfindlichen Wirten kommt es von Zeit zu Zeit zur Sprengung der Cysten und damit zur Parasitämie neuentwickelter Toxoplasmen. Die Virulenz des Erregers ist offenbar regional sehr unterschiedlich. Hohe Infektionsraten mit Erkrankungen finden sich in Trinidad, Tahiti und in Küstengebieten von Mittelamerika. In Neuseeland finden sich häufig Infektionen bei Mensch und Schaf. Die Infektionsweise des Menschen ist dort noch weitgehend unbekannt. Es wurden zwar Cysten im

Muskelfeisch vom Schwein und Schaf gefunden, und es besteht die Möglichkeit, daß die Cysten durch die Verdauungssäfte aufgelöst werden und die Toxoplasmen frei werden, aber nachweislich sind auch Vegetarier erkrankt. Es wird angenommen, daß Intermediärformen in der Erde vorkommen. Bei tragenden Schafen wurden Infektionsversuche vorgenommen, und zwar am 30. und 90. Tag der Trächtigkeit. Bei den am 30. Tag infizierten Tieren kommt es zum Abort, bzw. zur Mumifizierung. Bei der anderen Versuchsgruppe wurden in den Kotyledonen Toxoplasmen nachgewiesen, in den meisten Fällen kam es jedoch zur normalen Geburt. Bei den Tieren, die vor dem Versuch Antikörper aufwiesen, kam es in keinem Falle zu Komplikationen. Alle infizierten Tiere lammten bei späteren Geburten normal. Es wurde ferner geprüft, ob für den Menschen eine Gefahr bei Genuß von Schaffleisch zu erwarten sei. Da die Toxoplasmacysten bei einer Temperatur von 50 °C innerhalb 30 Min. und beim Gefrieren absterben, wird die Gefahr verneint. L. Stoll. 9930.

Irovec, Otto. (Irowez, Otto.) Toksoplazmoz i pnevmocistoz kak antropozoonozy. **(Toxoplasmose und Pneumocystose als Anthropozoonosen.)** Žurnal mikrobiologii, ėpidemiologii i immunobiologii, Moskva **32** (1961) Nr. 10. S. 100–107. — 5 Tab. Zus. in Engl.

Toxoplasmose bei Menschen wurde erstmalig 1923 in Prag von Janku festgestellt. Die Bedeutung dieser Krankheit als menschliche Infektion wurde erst nach den Veröffentlichungen von Wolf und Mitarbeitern über Fälle bei Kindern (1939–1940) und von Weiman (1940) bei Erwachsenen erkannt. Die Infektion bei Menschen verläuft mit Ausnahme von neugeborenen Kindern in den meisten Fällen latent. Bei Mäusen, Meerschweinchen und Hamstern dagegen ist der Verlauf gewöhnlich akut. Infektionsquelle für Menschen sind die latent infizierten Tiere. Die Komplementbindungsprobe auf Toxoplasmose war positiv bei Katzen in 4–90%, bei Hunden in 4–67%, bei Kaninchen in 5–60%, bei Rindern in 15–43%, bei Ziegen in 48–80%, bei Schafen in 30–35%, bei Pferden bei 10%, bei Schweinen in 15–30%, bei Hühnern in 5–16%, bei Tauben in 5–6%, bei Ratten in 1,2–20% und bei im Winter eingegangenen Hasen in 7–13% der untersuchten Fälle. In der Tschechoslowakei konnte bei 2651 im Alter von 2–90 Jahren untersuchten Menschen eine positive i. c. Reaktion festgestellt werden, und zwar bei 6,3% im Alter von 2–6 Jahren und bis zu 64% bei Patienten im Alter von 51–70 Jahren. Bei noch älteren Menschen (71–90 Jahren) war eine positive Reaktion in 54,4% der Fälle zu ermitteln. Der Erreger der erstmalig vom Ehepaar Delano (1912) bei Laboratoriumstieren beobachteten Pneumocystis carinii wurde in Holland von Mur und Brug (1942) bei Meerschweinchen in 7%, bei Laboratoriumsratten in 12%, bei weißen Mäusen in 7% und bei Hausmäusen in 11% der untersuchten Fälle ermittelt. Außerdem haben die Forscher diesen Erreger bei einem 3 Mon. alten Kinde aus der Lunge isoliert. Am empfindlichsten sind Kinder im Alter von 1–3 Mon. Die Stämme von Kindern konnten erst nach 2–3 Mon. langer Behandlung mit Cortison (10–20 mg täglich) auf Laboratoriumsratten übertragen werden. In der Tschechoslowakei war die i. c. Probe (1959) bei Kindern von 2–5 Jahren in 4,7% der Fälle positiv. Bei Kindern von 6–15 Jahren wurden in 6,5%, bei Jugendlichen von 16–20 Jahren in 3,5%, bei Erwachsenen im Alter von 21–50 Jahren in etwa 10% der Fälle positive Ergebnisse erzielt. Das Dienstpersonal der medizinischen Anstalten für Säuglinge reagierte zu 23% positiv. M. Rolle. 9930.

Williams, Roger W. und Menning, Edward L.; New York City, Columbia Univ., School of Public Health and Adm. Med. Intestinal helminths in dogs and cats of the Bermuda Islands and their potential public health significance, with a report of a probable case of visceral larva migrans. **(Darm-Helminthen bei Hunden und Katzen der Bermuda-Inseln und ihre mögliche Bedeutung für das Allgemeinwohl, mit einem Bericht eines wahrscheinlichen**

Falles von visceraler „larva migrans".) J. Parasitology **47** (1961) Nr. 6. S. 947–951. — 2 Tab., 15 Lit.

Vff. geben eine Übersicht über das Vorkommen von Wurmparasiten bei Hunden und Katzen in dem kleinen, geographisch isolierten Gebiet der Bermuda-Inseln. Außerdem wird die mögliche Bedeutung dieser Parasiten bei Infektionen des Menschen für die öffentliche Gesundheit der Bevölkerung berücksichtigt. Es wurde festgestellt, daß etwa 45% von 260 Hunden im Alter bis zu einem Jahr und 20% von 106 älteren Tieren auf den Bermudas von *Toxocara canis* befallen waren. *Toxascaris leonina* wurde nur in einem Falle gefunden und *Ancylostoma caninum* dürfte in dem untersuchten Gebiet der einzige Hakenwurm bei Hunden sein. Der Befall durch *A. caninum* betrug bei jungen Hunden 61% und 35% bei den über ein Jahr alten Tieren. Der Befallsgrad war bei beiden Geschlechtern gleich. Katzen unter einem Jahr waren zu 25% mit *Toxocara* und ebenso hoch mit *A. caninum* befallen. Ältere Katzen zeigten einen 7%igen *Toxocara*- und einen 33%igen Hakenwurmbefall. Aus diesen Ziffern ergibt sich die große Gefahr dieser Parasiten für das Allgemeinwohl, da die Infektionsmöglichkeit besonders durch die mit Haustieren oft in engem Kontakt lebenden Kinder und andere Personen recht groß ist.
G. Diez. 9930.

Berezancev, Ju. A. (Beresanzew, Ju. A.); Leningrad, Militärärztl. Kirow-Akad. Slučaj dirofiljarioza čeloveka. **(Eine Dirofilariasis bei einem Menschen.)** Medicinskaja parazitologija i parazitarnye bolezni, Moskva **30(39)** (1961) Nr. 4. S. 471. — 1 Abb.

Vf. gibt eine kurze Mitteilung über eine Dirofilariasis beim Menschen, hervorgerufen durch *Dirofilaria repens*. Der Parasit, ein noch nicht geschlechtsreifes Weibchen, wurde bei einer Operation aus einer etwa bohnengroßen Geschwulst über dem rechten Augenlid isoliert. Diese Filarienart ist bei Hunden in den südlichen Gebieten weit verbreitet, bei Menschen dagegen ist sie sehr selten. In der UdSSR sind bis jetzt nur etwa 20 Fälle bekannt. Es wird angenommen, daß sich der Patient im Süden der UdSSR infiziert hat. V. Palm. 9930.

Vanbreuseghem, R., Degryse, G., Wever, A. de, Gregoire, C. und Grembergen, G. van. Kent Belgie een vraagstuk van de menselijke distomatosi? **(Gibt es in Belgien ein Problem der Distomatose beim Menschen?)** Vlaams diergeneeskund. Tijdschr. **31** (1962) Nr. 5. S. 145–158.
K. Reinhardt. 9930.

Euzéby, J.; Lyon, École Nat. Vétérin. Les cestodes du genre echinococcus: Taxonomie, biologie, action pathogène pour l'homme. Épidémiologie de l'echinococcose larvaire humaine. **(Cestoden der Gattung Echinoccocus. Taxonomie, Biologie, pathogene Wirkung beim Menschen. Epidemiologie der menschlichen Echinococcose.)** Rev. Méd. Vétérin. [N.S.] **25(113)** (1962) Nr. 2. S. 111–128. K. Reinhardt. 9930.

Kurtze, H.; Prünn. **Vergleich zwischen der Anzahl der Bandwurmfälle des Menschen und der Finnenfunde bei Rind und Schwein im Landkreise Prüm.** Arch. Lebensmittelhyg. 12 (1961) Nr. 11. S. 246. — 9 Lit.

Der Vergleich zeigt, daß die im Deutschen Fleischbeschaugesetz vorgeschriebenen Untersuchungsmaßnahmen eine weitgehende Sicherheit für die Erfassung finniger Rinder bieten. Es besteht allerdings bei den engen Beziehungen zum benachbarten Ausland die Möglichkeit, daß dort genossene oder erworbene Lebensmittel zur Bandwurminvasion führen, da in diesen Ländern nicht alle Schlachtungen durch die Fleischuntersuchung erfaßt werden.
W. Lehmann. 9930.

Schönborn, Ch.; Leipzig, Karl-Marx-Univ., Hautklin. **Tiermykosen vom humanmedizinischen Standpunkt.** Dtsch. Gesundheitswes. **17** (1962) Nr. 18. S. 733–738. — 9 Abb., 4 Tab., 100 Lit. Zus. in Russ.

Pilzkranke Tiere sind sehr häufig Ausgangspunkt für eine Infektion des Menschen. Aus diesem Grunde beanspruchen mykologische Fragen das Interesse sowohl der Human- wie auch der Veterinärmedizin. Die Auswertung des mykologischen Krankengutes der Universitäts-Hautklinik Leipzig läßt die besonders große Infektionsgefährdung der Landbevölkerung erkennen. Daneben traten Mykosen auch gehäuft bei bestimmten Berufsgruppen wie Schlachthofarbeitern und Laborpersonal auf. Es werden kurz das Krankheitsbild und die am häufigsten vorkommenden Dermatophytenarten besprochen.
H. Schützler. 9930.

Gloor, F., Löffler, A. und Scholer, H. J.; Basel, Univ., Pathol.-Anatom. Anst.; F. Hoffmann-La Roche & Co., AG, Abt. für Exp. Med. **Mucormykosen.** Pathol. Microbiol. [Basel] **24** (1961) Nr. 6. S. 1043–1064. — 9 Abb., 3 Tab., 84 Lit.

Bei den Mucormykosen unterscheidet man entsprechend den häufigsten Eintrittspforten der Erreger zwischen pulmonalen, gastro-intestinalen und cranialen Formen, denen als 4. Gruppe noch die generalisierten Mucormykosen hinzuzufügen sind. Die tiefen Mucormykosen sind außer durch besonders akuten Verlauf durch außergewöhnliche Malignität gekennzeichnet, die durch die Affinität der Erreger zu den Gefäßwänden bedingt wird. Die Mucormykose propft sich fast stets auf ein chronisches Grundleiden auf und wird dann zur Todesursache. Es werden 2 Fälle von Mucormykose dieser Art beim Menschen mitgeteilt. Bei dem einen Patienten entstand nach einer Angina, die mit Corticosteroiden und Antibiotica behandelt worden war, eine tödliche Mucormykose der Lunge mit Thrombose zahlreicher Äste der A. pulmonalis und hämorrhagischen Infarkten als Folge einer eitrigen Gefäßwandentzündung. In den Gefäßwänden, Thromben und im Lungenparenchym konnten reichlich Pilzmycelien nachgewiesen werden. Bei einem zweiten Patienten, der mit Cortison behandelt worden war, war auf der Basis einer akuten Paramyeloblastenleukämie eine thrombo-ulceröse Endocarditis der Aortenklappen mit septisch-embolischen Myomalacien in beiden Ventrikeln entstanden. Infarkte bestanden in beiden Nieren und in der Milz. In den pneumonisch veränderten Lungen waren zahlreiche Äste der A. pulmonalis thrombosiert. In den Wänden der veränderten Gefäße sowie in den Thromben wurden Pilzmycelien nachgewiesen. Als die einzig sichere Methode zum histologischen Nachweis der Pilze wird die Methenamin-Silber-Reaktion nach Gomori angesehen. In einem Fall gelang der kulturelle Pilznachweis. Durch Verabreichung von Amphotericin B gelang es, bei Mäusen experimentell erzeugte Mucormykosen zu beeinflussen.
D. Matthias. 9930.

Smith, Charles E., Pappagianis, Demosthenes, Levine, Hillel B. und Saito, Margaret; Berkeley, Univ. of California, School of Public Health; Naval Biol. Lab. Human coccidioidomycosis. **(Menschliche Coccidioidomykose.)** Bacteriol. Rev. **25** (1961) Nr. 3. S. 310–320.

Die Coccidioidomykose ist eine Infektionskrankheit des Respirationstraktus. Nach K. F. Meyer ist *Coccidioides immitis* ein sogenannter „pathogener Saprophyt". Der Erreger ist weitverbreitet und verursacht bei Schwein, Schaf und Rind lokale Läsionen in den Lungen; bei Nagetieren kann es zu Generalisationen kommen. Vögel sind offenbar resistent. Beim Menschen kommt es in der Regel primär zu lokalisierten Läsionen in der Lunge, die sich klinisch in einer Bronchitis äußern. Unter ungünstigen Umständen kommt es beim Menschen zur extrapulmonalen Aussaat. Jährlich sterben in den USA durchschnittlich 50 bis 85 Menschen an der Coccidioidomykose, in USA auch San-Joaquin-Valley-Fever genannt. Erwähnung finden ferner Infektions- und Vaccinationsversuche bei Säugetieren.
L. Stoll. 9930.

Kielstein, P.; Jena, Abt. für Bakteriol. und Serol. des Inst. für Bakt. Tierseuchenforsch. der Dtsch. Akad. der Landwirtsch.-Wiss. zu Berlin. **Die**

Bedeutung der Rindertrichophytie als Infektionsquelle für menschliche Dermatomykosen. Dtsch. Gesundheitswes. **17** (1962) Nr. 29. S. 1216. 1217–1218.

Die Trichophytie der Rinder hat, offenbar begünstigt durch Großbetriebe, in bestimmten Gebieten eine starke Verbreitung erfahren. Die Folge waren ausgedehnte Trichophytieerkrankungen beim Menschen. 1961 waren in der DDR 980 Personen als erkrankt gemeldet. Die Trichophytie des Rindes hat keine wirtschaftliche Bedeutung, dagegen können menschliche Trichophytieerkrankungen zu heftigen entzündlichen Prozessen an Haut, Haaren und Nägeln führen. Vf. beschreibt das klinische Bild der Trichophytie beim Rind. Neben den eigentlichen Erregern werden noch Hilfsfaktoren vermutet, daher sind weitere epidemiologische Untersuchungen erforderlich. L. Stoll. 9930.

Huang, C. T. und Kirk, R.; Hong Kong, Univ., Dep. of Pathol. and Bacteriol. Human sparganosis in Hong Kong. **(Sparganose beim Menschen in Hongkong.)** J. trop. Med. Hyg. **65** (1962) Nr. 6. S. 133–138.

Als Sparganose bezeichnet man eine Infektion des Menschen mit dem 2. Larvenstadium von Bandwürmern der Gattung *Spirometra*. Diese *Plerocercoide* werden in den auf den Lebensmittelmärkten in China angebotenen Froschschenkeln nachgewiesen. Die erwachsenen Bandwürmer kommen wahrscheinlich bei Hunden und Katzen vor; ob es sich dabei um *Spirometra erinacei* (Rudolphi 1819) handelt, ist nicht sicher, da der Lebenszyklus dieses Parasiten bisher nicht lückenlos nachgewiesen werden konnte. Vff. beschreiben zwei Fälle von Sparganose bei einer 30jährigen Frau und einem 2½ Jahre alten Knaben, die in Hongkong hospitalisiert wurden. Derartige Fälle sind zwar nicht häufig, aber im Fernen Osten weit verbreitet; viele von ihnen werden wahrscheinlich gar nicht bekannt, da die Erkrankungen unter Bildung von Wurmcysten zumeist harmlos verlaufen. Die *Plerocercoide* der Gattung *Spirometra* können sich nur in Hunden oder Katzen zu geschlechtsreifen Bandwürmern entwickeln; treffen sie auf andere, für ihre weitere Entwicklung ungünstige Zwischenwirte, so passieren sie im Plerocercoid-Stadium, früher als *Sparganum mansoni* (*Ligula mansoni* Cobbold 1883) bezeichnet, bis zu vier Zwischenwirte (*Cyclops*, Kaulquappen, Reptilien, Amphibien, Säugetiere). Ursache der Erkrankung beim Menschen ist der Genuß von rohen oder nicht genügend erhitzten Fischen oder von Froschschenkeln. Auch das in Südostasien gebräuchliche Auflegen eines Breies aus rohem Froschfleisch auf Geschwüre, Wunden oder erkrankte Augen kann zur Infektion führen. K. Reinhardt. 9930.

XXVII. BIENEN- UND SEIDENRAUPENKRANKHEITEN

Kulikov, N. S. (Kulikov, N. S.) Pauki, uničtožajuščie pčel. **(Spinnen, die Bienen jagen.)** Pčelovodstvo, Moskva **39** (1962) Nr. 6. S. 37–38. — 1 Abb.

Daß Spinnen räuberisch leben, ist allgemein bekannt, weniger dagegen, daß sie auch Bienen nachstellen. Von der Hausspinne *Tenegaria domestica* ist in der Literatur allerdings schon darüber berichtet worden. Auch die Kreuzspinnen fangen in ihren an Bäumen und Sträuchern gespannten Netzen eine beträchtliche Anzahl von Bienen. Als weitere Bienenfeinde werden Vertreter der Familie Thomisidae und andere noch nicht näher beschriebene Spinnen genannt. Die Spinne *Misumenta vatia* (Thomisidae) wurde beobachtet, als sie ihre Beute beim Nektarsammeln ergriff. Sie wird als eine große, weißgefärbte Spinne beschrieben, die wohl hauptsächlich auf Blüten den Bienen nachstellt. Als Spinnenfeinde gelten auch Wegwespen (Pompilidae).
F. Coch. 9940.

Kretov, V. P. (Kretow, W. P.); Gebiet Woronesh, RSFSR. Soderžanie pčel v polutorakorpusnom ul'e. **(Bienenzucht in der 1½stöckigen Beute.)** Pčelovodstvo, Moskva **37** (1960) Nr. 3. S. 35–36.

Vf. setzt sich mit der Zuchtmethode „Warapaja“ auseinander, indem er aus eigener Sachkenntnis diese Methode nur bedingt anerkennt. Während 2stöckige Beuten normalerweise benutzt werden, sollen 1½stöckige dann zur Anwendung kommen, wenn der Honigertrag gering oder die Volkstärke schwach geblieben ist. Dabei sind biologische und zuchttechnische Besonderheiten zu beachten: u. a. Schwarmbildungen, Drohnenbrütigkeit, Anlage neuer Völker einerseits und die Anfertigung der Wabenrahmen, vom Vf. als Halbrahmen bezeichnet, andererseits. Die Warapaja-Methode — d. h. Bienenzucht in 1½stöckigen Beuten — wird vom Vf. seit 1935 mit gutem Erfolg angewendet. F. Coch. 9945.

Perel'son, I. E. (Perelson, I. Je.); Forsch.-Inst. für Bienenzucht. Značenie belkovych podkormok. **(Die Bedeutung der Eiweißfütterung.)** Pčelovodstvo, Moskva **38** (1961) Nr. 11. S. 16–19. — 1 Abb., 5 Tab.
Kombinierte Eiweißfütterung aus Magermilch und entöltem Sojamehl begünstigt den Wuchs der Schlunddrüsen, verlängert die Lebensdauer der Arbeitsbienen und intensiviert die Brutaufzucht. Günstigster Zeitpunkt der Verabfolgung sowie Menge und Zusammensetzung sind angegeben. H. Gentz. 9945.

Lukoschus, Fritz; Bad Segeberg. **Über Bau und Entwicklung des Chordotonalorgans am Tibia-Tarsus-Gelenk der Honigbiene.** Z. Bienenforsch. **6** (1962) Nr. 2. S. 48–52. 9945.

Woyke, Jerzy. Natural and artifical insemination of queen honeybees. **(Natürliche und künstliche Besamung von Königinnen der Honigbienen.)** Bee Wld. **43** (1962) Nr. 1. S. 21–25.
Woyke hat über den Hochzeitsflug der Königin und deren Begattung eine eingehende Spezialarbeit mit reichlichem Tabellenmaterial bekanntgegeben. Im vorliegenden Bericht bringt er nur eine Menge von Zahlen, von denen nur einige stichprobenweise genannt werden können. Im Ejakulat des Drohns finden sich durchschnittlich 11 Mill. Spermatozoen, in den Eileitern der Königin 87 Mill. Die überwiegende Zahl der Königinnen macht wiederholt einen Hochzeitsflug. Die Samenmenge des zweiten Fluges entspricht meist der des ersten Fluges. Der Grad der Besamung bestimmt das Verhalten der Königin. Der Zwischenraum zwischen 1. und 2. Flug beträgt 19 Min. bis 2 Std. Der Überfluß von Drohnen in der unmittelbaren Nachbarschaft bedingt keine Vermehrung des Samens. Bei einer oder zwei künstlichen Inseminationen ist kein Unterschied zu bemerken. Eine einzelne Besamung mit 5 mm^3 genügt für die Praxis. M. Ziegler. 9945.

Škrobal, Dimitrij. Nemoci včelích matek. **(Krankheiten der Bienenköniginnen nach den Erfahrungen 1961–62.)** Včelařství **15 (96)** (1962) Nr. 11/12. S. 166–167. — 4 Abb. 9950.

Brizard, A.; Toulouse, France, École Nat. Vétérin. Présence et persistance dans le couvain des antibiotiques distribués aux colonies d'abeilles (Variations en fonction du rythme de l'administration.) **(Vorhandensein und Wirkungsdauer der auf die Brutwaben der Bienen verteilten Antibiotica [Unterschiede der Wirkung je nach der Anwendung].)** Bull. Office int. Epizooties **55** (1961) Nr. 11/12. S. 1767–1769.
Vf. stellte fest, daß die Anwendung der Antibiotica zur Bekämpfung der gutartigen Faulbrut in fraktionierter Dosis wirksamer und auch für den Züchter geeigneter ist als die Verabreichung der Dosis auf einmal.
M. Ziegler. 9950.

Drescher, Wilhelm; Bonn, Inst. für Bienenkunde. **Die Ursachen von Mißbildungen bei der Honigbiene Apis mellifica, L.** Dtsch. Bienenwirtsch. **13** (1962) Nr. 7. S. 193–200.

In populärwissenschaftlicher Weise werden zunächst die Begriffe Mutation, Gen, Modifikation und Phänokopie erläutert. Nach Erklärung der Symbolsprache der Vererbungslehre werden die 24 bisher bekannten Bienenmutanten dargestellt, die im wesentlichen das Auge und die Flügel betreffen. Etwas ausführlicher wird die Weißäugigkeit beschrieben, die äußerlich zwar stets gleichartig in Erscheinung tritt, jedoch vier verschiedene, unabhängig aufgetretene Erbänderungen (cr = cream, s = snow, i = ivory und tn = tan) als Ursache haben kann. E. Wiesner. 9950.

Bojko, A. K. (Boiko, A. K.); Ukrain. Versuchsstat. für Bienenzucht. Kormovye antibiotiki v pčelovodstve. **(Futterantibiotica in der Bienenzucht.)** Pčelovodstvo, Moskva **39** (1962) Nr. 5. S. 23–25.
Die Bestäubung von Faulbrut befallener Waben mit vitaminisiertem Biomycin erwies sich als außerordentlich wirkungsvoll. Dieses billige, für den Heilprozeß, die Prophylaxe und Leistungssteigerung gleichbedeutende Präparat enthält je kg 25–60 g Chlortetracyclin, ferner 35–40% Eiweiß, 5–10% Fette und 8–9% Mineralsalze. Als Fermentstoff dient Vitamin B_{12}. Die Tilgung der Europäischen Faulbrut könnte bei Anwendung dieses Präparates in 2–3 Jahren zur realen Tatsache werden. H. Gentz. 9950.

Kulikov, N. S. (Kulikow, N. S.) Lečenie pčel propolisom. **(Propo-Vlis als Heilmittel für Bienen.)** Pčelovodstvo, Moskva **38** (1961) Nr. 12. S. 41.
Erfahrungsbericht aus der Praxis. Vf. verwendet für die Heilung gutartiger Faulbrut mit gutem Erfolg Propolis (1 kg Propo-Vlis wird 2 Tage in Wasser gelöst, danach filtriert und im Verhältnis 1:9 mit Zuckerlösung 3mal in Intervallen von 3 Tagen, jeweils ein Liter je Bienenvolk, verabfolgt). Die Wirksamkeit dieses Heilmittel wird vom Institut für Bienenzucht bestätigt. H. Gentz. 9950.

Dimitrov, I. I. (Dimitrow, I. I.); Moldau, Zuchtstat. für Bienenköniginnen. Lečenie gnil'covych pčel moločnoj syvorotkoj. **(Heilung von Faulbrut befallener Bienen mit Molke.)** Pčelovodstvo, Moskva **39** (1962) Nr. 5. S. 26–27.
Die Molke enthält in großer Anzahl Milchsäurebakterien sowie Hefe, Vitamine (Thiamin, Riboflavin und Vitamin B_{12}) und den antibiotischen Wirkstoff Mysin. Die Wände der Bauten, die Rahmen mit Bienen und Brut werden 2mal in Abstand von 5 Tagen mit Molke (0,5 l je Volk) übersprüht. Der therapeutische Effekt wurde für gut erachtet. H. Gentz. 9950.

Kulikov, N. S. (Kulikow, N. S.); Forsch.-Inst. für Bienenzucht. Antibiotiki i sul'famidy protiv evropejskogo gnil'ca. **(Antibiotica und Sulfamide gegen die Europäische Faulbrut.)** Pčelovodstvo, Moskva **39** (1962) Nr. 5. S. 27–29.
Der therapeutische Effekt der antibiotischen Präparate ist bei Bespritzung bzw. Bestäubung weitaus höher als bei Verabfolgung durch Beifütterungen in Zuckerlösung. Sämtliche zur Verfügung stehenden Präparate werden in verschiedenen Konzentrationen und Kombinationen auf ihre Wirksamkeit als Heil- und Vorbeugemittel geprüft und gewertet. H. Gentz. 9950.

Svoboda, Jaroslav. Problém tlumení nosemové nákazy. **(Problem der Bekämpfung der Nosemaseuche.)** Včelařství **15** (1962) Nr. 3. S. 37. — 2 Abb.
Es werden einige Faktoren allgemein besprochen, die für die Ausbreitung und den Verlauf der Nosemaseuche von Bedeutung sind. Die Bienen haben keine Voraussetzungen zur Bildung von Schutzstoffen, die sie immun machen würden, und daher muß man die Seuche in der Weise bekämpfen, daß man schädliche Einflüsse beseitigt: man sorgt für gute Biennenahrung, gute Einwinterung, gute Bienenmutter, Reinlichkeit in der Beute, Desinfektion der Bienenstöcke, Waben und Geräte sowie dafür, daß die Beuten vor Feuchtigkeit geschützt werden. Die Reservewaben werden mit Eisessigdämpfen oder durch Waschen mit 5%iger Formalinlösung und darauffolgendes, 24 Std. dauerndes Formalinbad entsprechend desinfiziert. Bisher ist kein durchaus erfolg-

reiches Mittel gegen die Nosemaseuche bekannt. Am besten hat sich das amerikanische Präparat Fumidil bewährt, die Wirkung des tschechoslowakischen Präparats Noselid ist schon schwächer und diejenige des Präparats Nosemack noch geringer. Bei der Bekämpfung der Seuche und bei der Vorbeuge hat man vor allem für einen guten physiologischen Zustand des Bienenvolkes zu sorgen. F. Nádvorník. 9950.

Popa, Al. Cercetări asupra sensibilității față de sulfatiazol a 27 Tulpini de Bac. larve din diferite regiuni ale țării. **(Versuche über die Empfindlichkeit von 27 Bac. Larvae-Stämmen, aus verschiedenen Regionen des Landes, gegenüber Sulphathiazol.)** Staț. Centr. Cercetări Sericicult. Apicult., Lucrări științ. **2** (1960) S. 241–247. — 2 Tab., Lit. Zus. in Russ., Engl., Franz., Dtsch.

Die Arbeiten wurden im Jahre 1958 durchgeführt. Die Stämme bestanden aus den in der Zentralen Versuchsstation und den in den vet. med. Laboratorien Rumäniens diagnostizierten Proben. Die Stämme wurden durch Zerreiben von 5–10 infizierten Larven in dest. Wasser erhalten und dann durch Zentrifugieren separiert. Die Proben wurden 10 Min. bei einer Temperatur von 80° gehalten. Die Versuche haben gezeigt, daß die Sporen in einer Zeitspanne von 10 Min. bei 70–80° ihre Vitalität nicht einbüßen, während bei einer Erhitzung auf 95° drei Stämme zugrunde gingen; bei 100° wurde die Mehrheit der Proben vernichtet. Als Kulturmedium wurde Serum verwendet; die angewandte Sulfathiazollösung von 20% wurde auf 10^{-1}g/ml bis zu 10^{-14}g/ml verdünnt. Die Resultate haben gezeigt, daß Sulfathiazol bei einer Verdünnung bis zu 10^{-3} die Mehrzahl der Stämme vernichtet, mit Ausnahme des Stammes 16, der bei einer Verdünnung von 10^{-4} vernichtet wurde. Die Resultate stimmen mit den von C. Pelimon in der Behandlung der bösartigen Faulbrut mit Sulfathiazol 1 ‰ erhaltenen überein. I. Barac. 9950.

Ferencík, M.; Bratislava, Krajské Veterin., Vyšetřovací Stanice. Niektoré priemyselné otravy včiel a ich diagnostika. 1. Otravy spôsobené zlúčeninami arzénu. **(Einige Vergiftungen der Bienen industrieller Art und ihre Diagnostik. 1. Mitt. Vergiftungen, die durch Arsenverbindungen verursacht werden.)** Veterin. Časopis **10** (1961) Nr. 4. S. 377–382. — 2 Abb., 9 Lit. Zus. in Russ., Engl., Dtsch.

Nach einer durch Teisinger und Mitarbeiter (1956) eingeführten Methode stellte man fest, daß der Körper von Bienen, die in einem durch Arsenverbindungen verseuchten Gebiet (besonders durch das aus einer Wärmekraftzentrale entweichende As_2O_3) an Arsenvergiftung gestorben waren, 0,072 bis 0,624 μg Arsen enthielt. Der Arsengehalt bei gesunden Bienen bewegte sich zwischen 0,00–0,091 μg. Der Gehalt von 0,12 μg As^{3+} im Körper der gestorbenen Biene ist ein hinreichender Beweis für ihre Arsenvergiftung. Mit Hilfe der Destillationsmethode nach Willard und Winter (1933) verfolgte man den toxischen Einfluß von Fluorverbindungen auf Bienen in einem Gebiet, das durch solche aus einer Fabrik zur Erzeugung von Aluminium auf elektrolytischem Wege stammenden Verbindungen verseucht war. Der höchste Spiegel des Fluors erreicht bei gesunden Bienen 7,39 μg, bei vergifteten Bienen fand man jedoch 23–47 μg F. Die toxische Wirkung des Arsens auf die Bienen ist bedeutend höher als die toxische Fluorwirkung, die außerdem nicht so eindeutig ist wie die Arsenwirkung. V. Jaroš. 9950.

Bröker, Walter; Köln-Ehrenfeld. **Bemerkungen zum Nachweis einer Virusinfektion bei Bienen.** Arch. Bienenkunde **39** (44) (1962) Nr. 1 S. 15–16.

Vf. diskutiert eine Arbeit von Moreaux (vgl. Rev. franç. Apicult. **1959** [Jan.].), dem es gelungen ist, durch Verfütterung des Filtrats zerriebener, schwarzsuchtkranker Bienen an normale Bienen bei diesen die Erscheinungen der Schwarzsucht hervorzurufen. Hieraus wurde der Schluß gezogen, daß die Krankheitsursache ein filtrierbares Virus ist. Demgegenüber gibt Vf. für die Versuchsanordnung Hinweise zur stichhaltigen Belegung einer Virusinfektion, wobei als Kriterium die autokatalytische Reproduzierbarkeit des Virus in der lebenden Biene herangezogen werden müßte und so der elektronenenoptische Nachweis der Viruspartikelchen gelingen könnte. Auch die Frage des Zwischenträgers spielt eine Rolle. Vf. erkennt die Schwarzsucht nicht als selbständige Krankheit, sondern nur als Krankheitssymptom an, bedingt durch Giftwirkungen verschiedener Art und sonstige Ursachen von außen her. B. Breusch. 9950.

Bröker, W.; Köln. **Neue Erkenntnisse über die Entstehung der Schwarzsucht der Honigbienen.** Westf. Bienenztg. **75** (1962) Nr. 4. S. 103–106.
Die Schwarzsucht der Bienen verläuft unter dem Bild eines Haarausfalls an Thorax, Abdomen u. den Beinen, wodurch ein schwarzglänzendes Aussehen und scheinbares Kleinerwerden des Körpers entsteht. Die Krankheit kann erblich bedingt sein (Dreher 1940) oder durch äußere Ursachen hervorgerufen werden. Vf. wertet den Haarausfall nur als Krankheitssymptom, bedingt durch Störungen im Stoffwechsel, besonders im Eiweißstoffwechsel. Diese können auf Vergiftungen mit bestimmten Pollenarten, Bakterien, krankheitserregenden Pilzen, Rußtaupilzen, Insektiziden und anderen giftig wirkenden Stoffen oder Umwelteinflüssen beruhen. In Käfigversuchen mit DDT, HCH und E-Präparaten vermochte Vf. die Erscheinungen der Schwarzsucht hervorzurufen. In der Natur besteht auch die Möglichkeit, daß Honigtau eine solche Giftwirkung ausüben kann; desgleichen ist der Durstnot bei der Entstehung der Krankheit eine hohe Bedeutung zuzuschreiben. Alle diese Gesichtspunkte deuten darauf hin, daß die Schwarzsucht der Biene das Ende einer Krankheiten-Kettenreaktion darstellt und darum eine Heilung mit irgendwelchen Mitteln nicht möglich ist. Es werden noch Hinweise für prophylaktische Maßnahmen gegeben. E. Breusch. 9950.

Vecchi, M. A. und Zambonelli, C.; Bologne, Italie, Ist. Nat. di Apicolt. Recherches sur l'étiologie du „Mal Noir" des abeilles (Apis mellifica L.) en Italie. **(Untersuchungen über die Ursache des „Mal Noir" der Bienen in Italien.)** Bull. Office int. Épizooties **55** (1961) Nr. 11/12. S. 1773–1775.
Klinisch werden beobachtet Flugunfähigkeit, erweitertes Abdomen ohne Durchfall, Verlust der Haare., Die Krankheit wird nicht durch eine toxische Schädigung, sondern durch ein Virus hervorgerufen, das noch näher erforscht werden muß. M. Ziegler. 9950.

Steche, W. La nosémose des abeilles. **(Die Nosemaseuche der Bienen.)** Bull. Office int. Épizooties **55** (1961) Nr. 11/12. S. 1787–1790.
Es wird auf die Wichtigkeit des Albumingehaltes in der Nahrung hingewiesen. Es ist zu erforschen, wie die Resorption des Polleneiweißes bei den Altbienen eingeschränkt werden kann und die Schleimhaut des Mitteldarmes zu beeinflusssen ist. M. Ziegler. 9950.

Weiske, Werner; Leipzig, Karl-Marx-Univ., Veterinärmed. Fak., Inst. für Veterin.-Mikrobiol. und Tierseuchenlehre. **Zur Nosemakrankheit der Honigbiene — Behandlungsversuche mit Nitrofurazon.** Diss. Leipzig **1960** 84 S. — 14 Abb., 10 Tab., 104 Lit.
Die Wirkung der Nitrofurazonpräparate Nifucin (Apogepha, Dresden) und Furacin (Boehringer & Söhne, Mannheim) auf die Honigbiene wurde in Konzentrationen von 1,0, 0,1, 0,05, 0,01, 0,005 und 0,001%, in Zuckerwasser suspendiert, getestet. Bei gekäfigten Bienen führten die 0,01%igen Lösungen zu erheblichen toxischen Wirkungen, während bei freifliegenden Bienen-Zwergvölkern nur geringe Anzeichen einer toxischen Wirkung auftraten. Nifucin wirkte stärker toxisch als Furacin. Bis zu einer Konzentration von 0,01% traten toxische Wirkungen nicht auf. Ein therapeutischer Effekt bei der Behandlung der Nosemakrankheit der Honigbiene

konnte mit beiden Präparaten nicht erzielt werden. Bei freifliegenden, künstlich und natürlich infizierten Völkern wurde nach Behandlung während der Winterruhe ein erheblicher Nosemabefall im Frühjahr nachgewiesen. H. Gürtler. 9950.

Svoboda, J.; Dole p. Libcice, Tchécoslovaquie, Č. S. Akad. Zemědělských Věd, Výzkumný Ústav Včelařsky. Les problèmes du traitement de la nosémose des abeilles. **(Die Probleme der Behandlung der Nosemaseuche der Bienen.)** Bull. Office int. Épizooties **55** (1961) Nr. 11/12. S. 1794–1795. Es gibt immer noch keine spezifischen Heilmittel gegen die Nosema; doch machen sie die Protozoen weniger aktiv in dem Augenblick, in dem sie aus den Sporen austreten. Bei der Behandlung ist der Zustand des Volkes zu berücksichtigen; denn die Desinfektion und die vorbeugenden Mittel sind alle nur Hilfsmaßnahmen, ohne daß die eigentliche Ursache beseitigt wird. M. Ziegler. 9950.

Popa, Al.; Bucarest, Roumanie, Lab. de Zool. des Invertébrés. Contribution à l'étude de la nosémose dans la République Populaire Roumaine. **(Beitrag zum Studium der Nosemaseuche in der Volksrepublik Rumänien.)** Bull. Office int. Épizooties **55** (1961) Nr. 11/12. S. 1791–1793.
Die Nosema ist eine gefährliche Seuche für die Königin und auch für die Bienen, vor allem in schlechten Jahren und bei ungünstiger Umgebung. Fumidil B und Nosemak kommen der Infektion zuvor; sie sind aktiv im Kampf gegen die Nosema, wenn gleichzeitig biologische und hygienische Maßnahmen befolgt werden. Dank solcher Maßnahmen verringert sich die Nosemaseuche in Rumänien ständig. M. Ziegler. 9950.

Michael, A. S.; Beltsville, Md., A. R. C. Caractère morphologiques des acariens chez l'abeille mellifère. **(Morphologische Eigenschaften der Bienenmilben.)** Bull. Office int. Epizooties **55** (1961) Nr. 11/12. S. 1776–1777.
Die 3 Milbenarten *A. dorsalis*, *A. externus* und A. *woodi*) können bei den weiblichen Bienen auf Grund der verschiedenen Form des Randes der zwischen dem 4. Beinpaar gelegenenen Hüftplatte usw. rasch unterschieden werden. M. Ziegler. 9950.

Sepulveda, J. M. Résistance á l'acariose. **(Widerstandsfähigkeit gegen die Milbenseuche.)** Bull. Office int. Épizooties **55** (1961) Nr. 11/12. S. 1785 bis 1786.
Es gibt bei den Bienen eine natürliche Widerstandsfähigkeit gegen die Milbenseuche, die durch verschiedene Ursachen bedingt ist. In Frage kommen die Art der Vorschwarmes, die Farbe des Bienenstockes, Größe des Stigmen usw. Allgemeine Zusammenarbeit in allen Ländern ist notwendig, um die Erblichkeit dieser Resistenz zu klären. M. Ziegler. 9950.

Giordani, G.; Bologne, Italie, Ist. Naz. di Apicolt. Recherches au laboratoire sur Acarapis woodi Rennie), agent de l'acariose des abeilles (Apis mellifica L.) **(Laboratoriumsuntersuchungen über die Ursache der Milbenseuche der Bienen.)** Bull. Office int. Épizooties **55** (1961) Nr. 11/12. S. 1778–1781.
Die Milben leben in den Tracheen der toten Bienen nicht länger als 15 Std. Die Zahl der spontan auswandernden Milben ist gering; sie wird stärker, wenn viele empfängliche Jungbienen vorhanden sind. Diese Empfänglichkeit vermindert sich rasch mit jedem Tag, ausnahmsweise kann sie bis zum 18 Tage dauern. Das Leben der Biene wird durch den Milbenbefall erheblich gekürzt. M. Ziegler. 9950.

Schyns, P.; Uccle, Bruxelles, Belgique, Lab. Veterin. de l'État. Résultats contrôlés du traitement de l'acariose des abeilles par le P. K. et les progrès

réalisés en Belgique dans la lutte contre cette maladie. **(Kontrollierte Ergebnisse der Behandlung der Milbenseuche der Bienen durch P. K. und die tatsächlichen Fortschritte im Kampf gegen die Seuche in Belgien.)** Bull. Office int. Épizooties **55** (1961) Nr. 11/12. S. 1782–1784.
Die Tilgung der Milbenseuche kann nur erreicht werden unter 3 Bedingungen: 1) vorbeugende Behandlung im Umkreis von 3–5 km um den erst erkrankten Stand; 2) durch komplette Behandlung nach einem bestimmten Schema; 3) Behandlung im Frühjahr oder zu Beginn des Sommers. Kontrolle durch mikroskopische Untersuchung ist zu teuer und auch unsicher; Kontrolle nach 2–3 Jahren durch wiederholte Prüfung nach der Überwinterung. M. Ziegler. 9950.

Bailey, L.; Harpenden, Herts., Angleterre, Rothamsted Exp. Stat., Bee Dep. Identification du Streptococcus pluton (White). **(Bestimmung des Streptococcus pluton [White].)** Bull. Office int. Épizooties **55** (1961) Nr. 11/12. S. 1764–1766.
Bailey ist es gelungen, auf spezifischen Nährböden den *Streptococcus pluton* zu isolieren, den er als Erreger der gutartigen Faulbrut bezeichnet. Er ist sehr empfindlich und verliert sehr rasch seine Pathogenität. Die in den verschiedenen Ländern gezüchteten Stämme sind sich auch serologisch sehr ähnlich. M. Ziegler. 9950.

Tomasec, I.; Zagreb, Yougoslavie, Weterin. Fak. Recherches sur l'étiologie de la loque Européenne. **(Untersuchungen über die Ursache der europäischen Faulbrut.)** Bull. Office int. Épizooties **55** (1961) Nr. 11/12. S. 1761 bis 1763.
Vf. konnte aus den an europäischer Faulbrut („gutartiger Faulbrut") erkrankten Maden sowohl mikroskopisch als auch kulturell ein gut gekennzeichnetes Stäbchen feststellen, das weitgehende Ähnlichkeit mit dem *B. pluton* zeigte. Bei der Entstehung der Seuche spielen die umgebenden Verhältnisse eine entscheidende Rolle, die deshalb bei der Bekämpfung in erster Linie geändert werden müssen. M. Ziegler. 9950.

Adamač. Tlmenie včelích nákaz na Slovensku. **(Bekämpfung von Bieneninfektionen in der Slowakei.)** Včelár **35** (1961) Nr. 9. S. 212.
Der Bericht verweist auf die Richtlinien des Beauftragten für Landwirtschaft vom 14.3. 1960, Nr. Vet. 9/17/60, über die Bekämpfung und Verhinderung von Bienenseuchen, vor allem der Bienenpest und Bienenfruchtfäule sowie der Milbenseuche, und beschreibt die Tätigkeit der sog. Bienenfachleute, die für die Mitarbeit mit dem Veterinärdienst ausgebildet und bestimmt sind. Der Gesundheitszustand des Bienenvolkes soll alljährlich, evtl. auch in verschiedenen Vegetationsabschnitten kontrolliert werden, und zwar mit Hilfe einer fachgemäßen Untersuchung der Bienenproben in einem Veterinäruntersuchungsinstitut. Ferner werden Maßnahmen beschrieben, die bei Feststellung irgendeiner Seuche zu ergreifen sind, und die beim Wandern notwenigen Schutzmaßnahmen. F. Nádvorník. 9950.

Wille, H. und Pinter; Liebefeld bei Bern, Suisse, Stat. Fédérale d'Ind. Laitière, Sect. Apicole. Recherches sur les septicémies bactériennes de l'abeille adulte en Suisse. **(Untersuchungen über die bakteriellen Septikämien der erwachsenen Bienen in der Schweiz.)** Bull. Office int. Épizooties **55** (1961) Nr. 11/12. S. 1770–1772.
Die Septikämie der erwachsenen Bienen ist weiter verbreitet, als man bisher glaubte. Verminderte Aktivität des Volkes, Abnahme der Volkszahl, Flugunfähigkeit, viel Bienen vor dem Stande sind die klinischen Anzeichen. In der Hämolymphe können durch die mikroskopische und kulturelle Unter-

suchung Bakterien der Gruppe *Enterobacteriaceae* nachgewiesen werden, die mit dem von Burnside beschriebenen *Pseudomonas apisepticus* eine große Ähnlichkeit haben. M. Ziegler. 9950.

Donev, Krum. (Donew, Krum.); Charmanli, Bulgarien, Versuchsstat. für Seidenraupenzucht. Vlijanie na medta vŭrchu žisnesposobnostta i produktivnostta na koprinenata buba. **(Einfluß des Kupfers auf die Lebensfähigkeit und Produktivität der Seidenraupe.)** Selskostopanska misŭl, Sofija **6** (1961) Nr. 6. S. 353–356. — 3 Tab., 8 Lit.
Von vier nach Größe, Alter und Blattgröße gleichen Maulbeerbäumen wurden drei mit gleichen Mengen Kupfersulfat wie folgt gespritzt: der erste Baum mit 0,12%iger, der zweite mit 0,25%iger und der dritte mit 0,50%iger Lösung. Nach jedem stärkeren Regenfall erfolgte eine erneute Spritzung mit denselben Lösungen. Mit den Blättern jedes Baumes wurde nach dem zweiten Häutungsschlaf jeweils eine Gruppe von je 200 einheimischen Gelbspinnerraupen gefüttert. Ergebnisse (in der Reihenfolge der Gruppen; in Klammern Kontrollgruppe): Dauer der Raupenfütterung 33, 34, 34 (35) Tage; Lebensfähigkeit 81,3, 74,2, 73,7 (74,2)%; Kokonertrag aus 1Unze Samen 72,8, 56,0, 50,4 (57,0) kg; defekte und Doppelkokons 8,3, 10,7, 11,7 (14,1)%; Kokonlänge 33,6, 32,9, 32,2 (32,8) mm; Kokonbreite 16,6, 16,2, 16,0 (16,7) mm.
N. Platikanow. 9960.

Ušatinskaja, R. S. (Uschatinskaja, R. S.); Moskau, Sewerzow-Inst. für Tiermorphol. der Akad. der Wiss. der UdSSR. Fiziologičeskie osobennosti razvitija gusenic kitajskogo dubovogo šelkoprjada (Antheraea pernyi G.-M.) pri dlinnom i korotkom svetovom dne. **(Physiologische Entwicklungsbesonderheiten der Seidenraupen [Antheraea pernyi G.-M.] bei langem und kurzem Lichttage.)** Zoologičeskij žurnal, Moskva **40** (1961) Nr. 7. S. 1030–1038. — 5 Abb., 4 Tab., 26 Lit. Zus. in Engl.
Der Einfluß von Lang- und Kurztag auf die Entwicklung der Larvenstadien von *Antheraea pernyi* wird untersucht und dabei festgestellt: Bei langem Lichttag (21 Std.) entwickeln sich größere Larven als bei den unter Kurztagsverhältnissen (11 Std.) gehaltenen Tieren; außerdem ist beim Langtag das Gewicht der Larven größer und die Entwicklungszeit kürzer. Es treten Unterschiede im Gasstoffwechsel, in der Gewebecytochromoxydase, Succinoxydase, Katalase, dem Gehalt von Glutation, Fett und Stickstoff auf. Genaue Angaben sind aus Tab. und Abb. ersichtlich. F. Coch. 9960.

Kostecki, Ryszard. **Choroby pszczół i ich zwalczanie.** (Bienenkrankheiten und ihre Bekämpfung.) Warszawa: Panstw. wyd. rolnicze i leśne. 1961. (141 S.) 8°. (1962 A 473)

XXVIII. GERICHTLICHE VETERINÄRMEDIZIN, TIERSCHUTZ, TIERVERSICHERUNG

Paredis, F.; Gent, Rijksuniv., Dienst voor Verloskunde, Voortplanting, Buitenpraktijk, Gerechtelijke Diergeneeskunde. Het gemeen recht en de bijzondere wetgebing toepasselijk op de handel in huisdieren (nietigheid en vernietiging van de verkoop). **(Das gemeine Recht und die besondere Gesetzgebung für den Handel mit Haustieren.)** Vlaams diergeneeskund. Tijdschr. **31** (1962) Nr. 2. S. 51–65. K. Reinhardt. 9975.

Ruppenthal, Werner; Gießen, Justus-Liebig-Univ., Med. und Gerichtl. Veterinärklin. **Die Bedeutung der „Dämpfigkeit" der Pferde als Abgangsursache und der „Infektiöse Katarrh" als Ursache der „Dämpfigkeit" in den Nachkriegsjahren (Studie auf Grund der Unterlagen einiger hessischer Tierversicherungen).** Diss. Gießen **1961** **49** S. — 5 Abb., 1 Tab., 75 Lit.
Der Dämpfigkeit kommt neben den Lahmheiten und den Koliken in der Pferdehaltung schon immer besondere Bedeutung zu. Sie gehört als Hauptmangel zu den Mängeln, derentwegen die häufigsten Wandlungsansprüche ge-

stellt werden. Nach den Unterlagen acht verschiedener Tierversicherungen in Hessen versucht Vf. eine objektive Beurteilung und eine Klärung der ätiologischen Zusammenhänge unter besonderer Berücksichtigung des ansteckenden Hustens der Pferde zu geben. Von 1950–1959 waren 210 556 Pferde versichert, von denen während dieser 10 Jahre 14 944 = 7,1% entschädigt wurden. 2193 der entschädigten Tiere = 14,7% der Gesamtschadensfälle wurden wegen „Dämpfigkeit" abgenommen, die somit nach den Erkrankungen der Extremitäten (4495 = 30,1%) die Hauptabgangsursache darstellte. Erst mit 12,9% folgten an dritter Stelle, weitab noch von allen anderen Krankheitsgruppen, die Erkrankungen des Verdauungsapparates. Eine Rassendisposition für Dämpfigkeit erscheint zweifelhaft, eine Geschlechtsdisposition besteht nicht. 22,4% der Pferde waren jung (< 8 Jahre), 14,1% alt (> 15 Jahre). Die häufigste Ursache der Dämpfigkeit ist das Lungenemphysem. Ursächlich wird es hauptsächlich durch Katarrhe der oberen Luftwege und durch Bronchitiden bedingt (chronische Verlaufsformen oder Folgen des Hoppegartener Hustens). Die Zunahme der Dämpfigkeit im Berichtszeitraum gegenüber früheren Jahren wird durch die mit der steigenden Mechanisierung verbundene Vernachlässigung des Pferdes in Pflege und Fütterung erklärt. E. Wiesner. 9980.

Berriman, J. A.; Brisbane, Univ. of Queensland, Veterin. School. The ethical use of drugs in racehorses. **(Die Anwendung von Rauschmitteln bei Rennpferden in sittlicher Hinsicht.)** Austral. veterin. J. 38 (1962) Nr. 4. S. 248–252. K. Reinhardt. 10020.

Blendinger, W.; Ellingen, Bayern. **Über vergleichende Psychologie und Tierschutz.** Dtsch. tierärztl. Wschr. **68** (1961) Nr. 19. S. 541–547. 10030.

Peters, J.; Bad Schwartau. **Fragen und Probleme des Tierschutzes — aus der Sicht des amtstierärztlichen Gutachters.** Dtsch. tierärztl. Wschr. **68** (1961) Nr. 23. S. 673–677.
Durch Vermenschlichung der Haustiere auf Grund einer überschwenglichen, rein gefühlsbedingten Tierliebe wird häufig Schaden angerichtet. Der sachliche und vernünftige Tierschutz muß von ethisch-moralischen Motiven geprägt, aber auch wesentlich von wirtschaftlichen Gesichtspunkten der präventiven Veterinärmedizin bestimmt werden. Als Fachleute des Tierschutzes werden vornehmlich Tierärzte, aber auch Tierfreunde mit Fachwissen, Landwirte, Zoologen, Tiergärtner und Tierpsychologen genannt. Zur Verbesserung der Kontrolltätigkeit in Tierschutzdingen wird die Einsetzung von fachlich geschulten Polizeiinspektoren vorgeschlagen. Außerdem ist eine umfassende aufklärende Breitenarbeit durch alle dem Tierschutz nahe stehenden Kreise und Personen in der Bevölkerung notwendig. Zur Verbesserung der Rechtsprechung können Richter mit Spezialisierung auf dem Gebiete des Tierschutzrechtes beitragen. Für die Tätigkeit als Gutachter in Tierschutzangelegenheiten sollten folgende Kriterien ausschlaggebend sein: das Verhalten des Tieres und Rückschlüsse daraus auf eine Schmerzempfindung, die Entwicklungsstufe des fraglichen tierischen Wesens und die Frage, der Bau des betreffenden Nervensystems eine subjektive Schmerzempfindung zuläßt (höhere Tiere — Wirbellose). Die Frage des Schächtens bedarf ebenfalls noch einer gesetzlichen Regelung. A. Meyer. 10030.

Wagemann, H.; Duisburg, Schlacht- und Viehhof. **Tiertransporte und Tierschutz.** Dtsch. tierärztl. Wschr. **69** (1962) Nr. 8. S. 227–230.
Der Tierzschutz beim Tiertransport ist geregelt durch das Tierschutzgesetz, die Richtlinien für die Verladung und Beförderung von Tieren und die Richtlinien für die Verladung und Beförderung von Tieren auf Kraftwagen. In Westdeutschland besteht noch eine Ergänzung zum Tierschutzgesetz, die den Schlachtpferdeexport behandelt. Außerdem finden sich noch Angaben über

Ladeflächen in den Richtlinien zur Festsetzung der Höchstzahl der Tiere, die gemäß Anlage B im Deutschen Eisenbahntarif verladen werden darf. Nach den Ergebnissen einer Rundfrage wird die Einschränkung der Schlachttiertransporte oder ihre Unterbindung für unmöglich gehalten. Ebenso wenig kann auf den Transport von Nutz- und Zuchttieren sowie von Ausstellungstieren verzichtet werden. Bei einer Überarbeitung der Richtlinien für die Verladung und Beförderung von Tieren insbesondere auf Kraftfahrzeugen sollte eine Zusammenverladung von Kälbern, Schafen und Ziegen mit Schweinen ohne räumliche Trennung von diesen ausdrücklich verboten werden. In gewissen Grenzen wird eine Normung der für Tiertransporte zulässigen Kraftwagen hinsichtlich Höhe, Belüfung des Laderaumes und Höchstzahl für die Beladung empfohlen. Die Festlegung von Höchstgrenzen für die Versandentfernung wird abgelehnt. Die Tiere sind erfahrungsgemäß besonderen Belastungen beim Be- und Entladen der Fahrzeuge ausgesetzt. Deshalb werden hier über die bestehenden Vorkehrungen hinaus weitergehende Maßnahmen gefordert. So sollten z. B. Laderampe und Ladefläche des Fahrzeugs möglichst auf gleicher Höhe liegen. A. Meyer. 10030.

Drawer, K.; Sobernheim. **Die Verwendung des Doppeljochs bei Zugrindern in Deutschland aus der Sicht des Tierschutzes.** Berliner Münchener tierärztl. Wschr. 75 (1962). Nr. 18. S. 352–355.
Nach dem jeweiligen Zugansatz am Körper des Rindes unterscheidet man Kopf-, Widerrist- und Schulterzuggeschirr. Demnach gibt es das Stirn-, Genick- und Widerristdoppeljoch. Gegenwärtig ist nur noch das Genickdoppeljoch in einigen Tälern des Schwarzwaldes gebräuchlich. Hierbei werden 2 Rinder mit einem etwa 125–150 cm langem Jochbaum verbunden, dessen Enden dem Genick aufliegen und an den Hörnern festgebunden sind. Hierbei ist die freie Bewegung des Kopfes unmöglich, und die Erschütterung des Wagens wird über die Deichsel auf den Kopf der Tiere übertragen. Beim seitlichen Ausschlagen der Deichsel können die Hörner abgebrochen werden. Bei ungleich großen Rindern und bei Fahrten am schrägen Hang gibt es ebenfalls Schwierigkeiten. Der Vorteil dieser Anspannung liegt im billigen Anschaffungspreis. Die Frage, ob die Benutzung des Doppeljochs eine Tierquälerei darstellt, wurde bisher von den einzelnen Gerichten nicht einheitlich entschieden. Es erscheint wünschenswert, daß eine klärende rechtswirksame Vorschrift für die Benutzung des Doppeljochs im neuen Tierschutzgesetz geschaffen wird. Wahrscheinlich aber dürfte diese Anspannungsart in Zukunft aus Mangel an Arbeitsrindern nicht mehr angewendet werden. A. Meyer. 10030.

Urquhart, G. M. und Ross, J. G.; Glasgow, Univ., Veterin. School. Game conservation in East Africa. **(Erhaltung der Wildtiere in Ostafrika.)** Veterin. Rec. 74 (1962) Nr. 8. S. 231–235. — 2 Abb., 14 Lit.
Es muß alles getan werden, um dem drohenden Aussterben vieler Großsäuger Afrikas (Elefanten, Nashörner, Zebras, Antilopen usw.) noch rechtzeitig begegnen zu können. Mit ihren Wildtierbeständen besitzen die afrikanischen Staaten eine attraktive Quelle für Touristen. Kenyas Einnahmen aus dem Touristenverkehr werden z.B. nur noch vom Kaffeeexport übertroffen! Das Wildern durch organisierte Banden sollte auf alle Fälle streng geahndet werden. Andererseits kann aber durch kontrollierten Abschuß mancher Tierarten (z. B. Flußpferde) der afrikanischen Bevölkerung eine billige Nahrungsquelle erschlossen werden, ohne daß dadurch der Bestand gefährdet wird.
A. Kuntze. 10030.

XXIX. STAATSVETERINÄRKUNDE

Schmidt-Treptow. **Erfahrungsbericht über die Tierkörperbeseitigung im Sturmflutkatastrophengebiet Hamburg-Niedersachsen.** Prakt. Tierarzt **1962** Nr. 8. S. 305–306. 10050.

Hudson, J. R.; Parkville, Victoria, Div. of Animal Health., Animal Health Res. Lab. The threat presented by exotic diseases to Australian livestock. **(Die Bedrohung der australischen Tierzucht durch überseeische Krankheiten.)** Austral. veterin. J. 38 (1962) Nr. 4. S. 147–151.
E. Wiesner. 10050

Brühann, W.; Hannover. **Zur Entwicklung der deutschen Tierseuchengesetzgebung.** Berliner Münchener tierärztl. Wschr. 75 (1962) Nr. 16. S. 309–313.
10060.

Rauschenbach, Dieter; Berlin, Humboldt-Univ., Veterinärmed. Fak., Inst. für Staatsveterinärkunde. **Die Bekämpfung der Psittakose und Ornithose bei der Geflügel-Intensivhaltung (Vorschläge für gesetzliche Bestimmungen).** Diss. Berlin **1963** 70 S. – 155 Lit.
Es wird zunächst ein Überblick über die bestehenden gesetzlichen Psittakosebestimmungen gegeben. In den kritischen Bemerkungen zur viehseuchenpolizeilichen Anordnung vom 14. 1. 1930 wird herausgestellt, daß der Schmuggel von Sittichen und Papageien einen durchaus zu beachtenden epidemiologischen Faktor darstellt. Es wird deshalb vorgeschlagen, den Unsicherheitsfaktor dieser Maßnahmen durch eine „erweiterte Quarantäne", gekoppelt mit einer prophylaktischen medikamentellen Behandlung und serologischen Kontrolle, einzuengen. Weiterhin wird die Frage gestellt, ob die Gesetzgebung den Seuchenverlauf allgemein positiv beeinflußt habe. Dies wird, nachdem die Seuchensituation in den USA und in England nach Aufhebung des Verbotes der Einfuhr, Durchfuhr und Züchtung von Papageienvögeln sich verschlechterte, eindeutig bejaht. Als ein Hauptfehler des Gesetzes vom 3. 7. 1934 wird die Nichtbeachtung der weitverbreiteten latenten Infektion angesehen. Es wird vorgeschlagen, nur staatlich anerkannten virusfreien Beständen eine Zuchterlaubnis zu gewähren. Die medikamentelle Sanierung (enteral oder parenteral) unter tierärztlicher Aufsicht wäre zu prüfen. Im weiteren weist Vf. allgemein auf die Vorteile der Geflügelintensivhaltung hin und stellt nach kurz gehaltenem geschichtlichem Rückblick über die Zoonose Psittakose – Ornithose die Frage nach der Identität dieser beiden Krankheitserreger. Nachdem die Möglichkeit der Anpassung des Psittakosevirus an das Wirtsreservoir des Nutzgeflügels geprüft wurde, wird die Auffassung überprüft, daß das Ornithosevirus ein an die neuen Wirte adaptiertes Psittakosevirus darstellt. – Die Frage nach der seuchengesetzlichen Gleichstellung der Psittakose und Ornithose hinsichtlich der Bestandstötung bei aufgetretenen menschlichen Infektionen wird wegen der möglichen großen wirtschaftlichen Verluste verneint. Um die Gefährdung des Menschen jedoch zu verringern, werden für die Haltung und Schlachtung des Geflügels weitgehende Sicherungen verlangt. Als Hauptaufgaben in der Bekämpfung der Ornithose wird als Nahziel die Erhaltung des „Status quo" der augenblicklichen Seuchensituation angesehen, wobei die serologische Überwachung der Geflügelgroßbestände und das Einführen einer Anzeigepflicht für infizierte Bestände als notwendig erachtet werden. Als Fernziel wird die weitgehende Seuchentilgung angesehen. Fragen des direkten und indirekten Arbeitsschutzes bilden den Schluß der Arbeit. E. Wiesner. 10060.

Wolinski, Z. und Landowski, J.; Warschau, Zool. Garten. **Veterinärvorschriften bei der Einfuhr von Papageien als Mittel gegen die Einschleppung der Papageienkrankheit.** Mh. Veterinärmed. **17** (1962) Nr. 4. S. 197–200. – 2 Tab.
Die Psittakose ist nicht so gefährlich für die Papageien selbst wie für die Angestellten der Zoologischen Gärten und anderer Stellen, die sich mit der Zucht bzw. dem Handel dieser Vögel beschäftigen. An einem Beispiel aus dem Warschauer Zoo wird gezeigt, wie es bei Nichtbeachtung der Veterinärvorschriften schnell zu einer Erkrankung einer großen Anzahl Menschen (29) kommen kann. P.-G. Schoop. 10060.

Kingman jun., H. E. AVMA policy and the national hog cholera eradication program. **(AVMA-Polizei und das nationale Programm der Schweinepesttilgung.)** J. Amer. veterin. med. Assoc. **140** (1962) Nr. 4. S. 357–361.
Die AVMA-Polizei ist gegründet, kontrolliert und geführt vom Abgeordnetenhaus. Sie ist bereits 100 Jahre alt, beständig und konservativ. In der AVMA sind inbegriffen die Exekutiv-Behörde, das Amt der Gouverneure, der Senat, das Washingtoner Büro, der Stab des Hauptquartiers. Zur Bekämpfung und Tilgung der Schweinepest wird ein 9-Punkte-Programm aufgestellt. Außerdem ist ein öffentliches Gesetz 87–209 erlassen worden, das sich mit diesem Problem befaßt. Im Rahmen dieses Programms kommt dem praktischen Tierarzt eine besondere Bedeutung zu, da er die engste Bindung zum Schweinezüchter hat. E. Tempel. 10070.

Rudert, Walter; Leipzig, Karl-Marx-Univ., Veterinärmed. Fak., Inst. für Staatsveterinärkunde und Veterin.-Hyg. **Auswertung von 4 Jahren Rindergesundheitsdienst in einem tierärztlichen Praxisbereich des Kreises Plauen/Vogtl.** Diss. Leipzig **1960** 100 S. — 10 Tab., 74 Lit.
In einem 4-Jahres-Durchschnitt wurden 2029 Rinder im zuchtfähigen Alter in einem Praxisbereich des Kreises Plauen registriert. Bei einem Bullen-Muttertier-Verhältnis von 1:91 stieg die Zahl der besamten Tiere von 20,2% im Jahre 1954 auf 43,7% aller zuchtfähigen Rinder im Jahre 1957 an. Der Besamungsindex fiel in der gleichen Zeit von 2,09 auf 1,68, der Befruchtungshundertsatz stieg von 68,88% auf 81,81%. 1954 waren 16,37% und 1957 16,15% aller zuchtfähigen Rinder wegen Fruchtbarkeitsstörungen in Behandlung, 52,7% konzipierten daraufhin. Ursächlich waren Endometritiden mit 40,9% aller Fruchtbarkeitsstörungen am häufigsten anzutreffen, symptomlose Sterilität wurde in 18,5% der Fälle festgestellt. Die Tuberkuloseverseuchung lag bei 60,92% aller untersuchten Tiere. Durchschnittlich wurden jährlich 12,82% aller zuchtfähigen Rinder gemerzt, deren Durchschnittsalter 7,32 Jahre betrug. Als Abgangsursachen wurden Fruchtbarkeitsstörungen (40,1%), Alter und Minderleistung (33,8%), Tuberkulose (10,6%), Erkrankungen infolge der Geburt (4,7%), Mastitiden (4,1%), Brucellose (0,6%) und andere Erkrankungen (6,2%) ermittelt. H. Gürtler. 10070.

Wahby, A. M.; Cairo, Univ., Veterinärmed. Fak. **Die Tiergesundheitszentren in Ägypten.** Tierärztl. Umschau **17** (1962) Nr. 4. S. 116–117.
Die jährlichen Verluste in der Tierhaltung Ägyptens werden auf etwa 20% geschätzt. Zur Verringerung der Schäden hat die Regierung Tiergesundheitszentren geschaffen. Insgesamt sollen 350 solcher Anlagen im Laufe von 8 Jahren entstehen. Von einem Zentrum, zu dem 1 Tierarzt (in Zukunft 2) und technische Assistenten gehören, werden etwa 20000 Säugetiere und 50000 Stück Geflügel betreut. Neben klinischen Behandlungsmöglichkeiten ist ein Labor vorhanden, dazu kommt ein besonders ausgestattetes Kraftfahrzeug, damit der Tierarzt wöchentlich zweimal jedes Dorf in seinem Bezirk besuchen kann. Es wurde ein besonderer Tiergesundheitsdienst errichtet und in 4 Abteilungen untergliedert: 1) Behandlung, 2) Sterilitätskontrolle, 3) Bekämpfung von Geflügelkrankheiten und 4) parasitäre Krankheiten. Ca. 65% der Rinder und Schafe sind mit Parasiten befallen. Die Einrichtung der Tiergesundheitszentren hat sich bewährt. P.-G. Schoop. 10070.

Strauch, D. und Plöger, W.; Gießen, Justus-Liebig-Univ., Veterinärhyg. und Tierseuchen-Inst. **Überprüfung der veterinärhygienischen Verhältnisse an einer Tierkörperbeseitigungsanstalt.** Mh. Tierheilkunde **13** (1961) Nr. 9. S. 247–256. — 3 Abb.

Eine Tierkörperbeseitigungsanstalt wird kritisch überprüft, und Vff. stellen fest, daß sie nicht den veterinärhygienischen Anforderungen entspricht. Eingehend wird die Abwasserfrage beleuchtet. Es werden Vorschläge zur Abstellung der Mängel gemacht. Diese Abstellung kann nicht allein Sache des Pächters sein, sondern sie ist Pflicht des Aufgabenträgers. Die von dem Aufgabenträger geplanten Verbesserungsmaßnahmen werden besprochen.
P.-G. Schoop. 10080.

Stuckrad, J. v. und Kruedener, R.; Schleißheim, Bayer. Landesanst. für Tierseuchenbekämpf. **Beitrag zur planmäßigen Untersuchung von Schafherden auf Brucellose.** Tierärztl. Umschau **17** (1962) Nr. 5. S. 152–154. — 2 Abb.
Im Bereich der Landesanstalt für Tierseuchenbekämpfung in Schleißheim wurde 1954 Schafbrucellose festgestellt und ab 1960 mit der planmäßigen Untersuchung von Schafherden auf Brucellose in Bayern begonnen. Die Organisation und Durchführung der Untersuchungen sowie die Entnahme der Blutproben beim Schaf werden ausführlich beschrieben. Von 144716 untersuchten Schafen aus 811 Herden und 210 Einzelschafhaltungen waren 1376 (0,9%) Tiere aus 55 (6,7%) Herden brucelloseverseucht. Die zu tötenden Schafe werden vom Staat entschädigt. E. Kunter. 10090.

Röhrer, Heinz; Insel Riems. **Die Bekämpfung der Maul- und Klauenseuche als internationales Problem.** Zooiatría [Santiago de Chile] **3** (1961) Nr. 1/4. S. 59–61. 10100.

Flückiger, G.; Bern, Schweiz. **Probleme in der Bekämpfung der Maul- und Klauenseuche.** Tierärztl. Umschau **17** (1962) Nr. 1. S. 12–16.
Um akute Tierseuchen zum Erlöschen zu bringen, müssen die Bekämpfungsmaßnahmen zum mindesten kontinental, besser noch global einheitlich getroffen und überall auch durchgeführt werden. A. Heinig. 10100.

Hess, E.; Zürich, Univ., Veterin.-Bakteriol. Inst. **Ein Verfahren zur gezielten Brucellosetilgung.** Mh. Tierheilkunde **13** (1961) Nr. 11. Rindertuberkulose u. Brucellose **10** S. 189–191.
Kurze Erläuterungen zu der neuen Schweizer Verfügung über die Bekämpfung des Rinderabortus Bang vom 16. August 1961. Besondere Bedeutung wird der Erfassung, Abtrennung und unverzüglichen Eliminierung von Uterusausscheidern beigemessen. Der Tierhalter ist zur Anzeige aller Abortusfälle nach einer Trächtigkeitsdauer von mindestens 3 Mon. und zur Durchführung entsprechender seuchenhygienischer Maßnahmen verpflichtet. Uterusausscheider sind sofort, spätestens innerhalb von 2 Tagen nach Eintreffen des Untersuchungsbefundes der Schlachtung zuzuführen. Über den betreffenden Bestand werden Sperrmaßnahmen verhängt, die erst nach Erfüllung strenger Bedingungen wieder aufgehoben werden können. Der Keulung unterliegen ebenfalls alle Tiere, die Brucellen mit der Milch ausscheiden. Die Impfung mit Buck 19 ist nach der neuen Verfügung generell untersagt. Zusätzlich zu den Ausscheidern werden alle Tiere mit serologisch gesicherter Infektion ausgemerzt und entschädigt. Die generelle Überwachung der bangfreien Bestände erfolgt durch die regelmäßige ABR-Kontrolle, vorläufig ergänzt durch Blutuntersuchungen (Serumlangsamagglutination) im Abstand von 2 bis 4 Jahren.
E. Kunter. 10100.

Feils, G.; Koblenz. **Stand der Rinderbrucellosebekämpfung in Rheinland-Pfalz und Vorschläge zur Überwachung amtlich anerkannter brucellosefreier Betriebe.** Mh. Tierheilkunde **14** (1962) Nr. 2. Rindertuberkulose u. Brucellose **11** S. 12–22.
Bis zum 1.7.61 wurde die Rinderbrucellose in Rheinland-Pfalz bis auf 125 Bestände (0,11%) getilgt. Insgesamt waren 2369 verseuchte Bestände ermittelt

worden; davon 38% durch die Kannenmilchuntersuchung. – Zur Überwachung der brucellosefreien Bestände genügt derzeit eine jährlich 2–3malige Kannenmilchuntersuchung nicht, da erfahrungsgemäß in Gebieten mit kleinen Beständen nur ca. 50% der infizierten Betriebe erkannt werden. Aus diesem Grunde sind Blut- und Einzelmilchuntersuchungen nicht zu umgehen. – Wichtig erscheint, daß vor dem Weideauftrieb die in Frage kommenden Rinderhaltungen mittels Blut- und Milchuntersuchungen getestet werden.
F. Schaetz. 10100.

Björkman, G. und Bengtson, H.; Stockholm, Sweden, Roy. Veterin. Board. Tuberculosis and Brucellosis Dep. Eradication of bovine brucellosis in Sweden. **(Die Tilgung der Rinderbrucellose in Schweden.)** J. Amer. veterin. med. Assoc. **140** (1962) Nr. 11. S. 1192–1195. E. Wiesner. 10100.

Goyon, M.; Le Mans, Serv. Vétérin. de la Sarthe, Lab. Dép. Dépistage et prophylaxie de la brucellose bovine dans le Département de la Sarthe. Organisation et résultats. **(Die Bekämpfung der Rinderbrucellose und die Prophylaxe im Departement Sarthe. Organisation und Ergebnisse.)** Recueil Méd. vétérin. **137** (1961) Nr. 11. S. 859–870. — 1 Abb., 3 Tab. Zus. in Engl., Span.
Die Organisation der Brucellosebekämpfung im Departement Sarthe beruht auf 237 Arbeitsgemeinschaften für Tierseuchenbekämpfung. Die Wirksamkeit der Aktion hat eine tiefgreifende erzieherische Beeinflussung der Landbevölkerung zur Voraussetzung. Die bisherigen Erfolge ermutigen jedoch zu weiteren Anstrengungen, um die Seuche zu überwinden. Es werden die Methoden der Aufklärung und das Verfahren der Feststellung und Kontrolle der Brucellose beschrieben. Hierzu gehören die ABR-Probe, die serologische Kontrolle infizierter Herden, neuer Tiere und der Bullen, die Untersuchung auf Brucellose bei verdächtigen Kühen, Pferden, Schweinen, Schafen und Ziegen, die bakteriologische Untersuchung abortierter Feten, die Einbeziehung des Wildes und sonstiger verdächtiger Tiere im Hinblick auf die Infektionsgefährdung des Menschen. Die Bekämpfungsmaßnahmen in gesunden und infizierten Herden werden erörtert. Die Impfung mit Buck 19 findet nur in Herden mit akutem Verkalben Anwendung. H. Busse. 10100.

Hronek, Oskar; Karlovy Vary. Problematika tlumení brucelózy v pastevní oblasti. **(Probleme der Brucellosebekämpfung in einem Weidegebiet.)** Veterinařství 12 (1962) Nr. 5. S. 138–139.
Es wird über Erfahrungen berichtet, die bei der Verfolgung der Brucellose während der verflossenen 10 Jahre im Bezirk Karlovy Vary gesammelt worden sind. Im Jahre 1952 (Beginn der systematischen Bekämpfung dieser Seuche) fand man auf Grund von serologischen Untersuchungen 22 Infektionsherde; davon waren 14 Betriebe stark verseucht (über 10% Reagenten). Anfangserfolge wurden nur auf schwach verseuchten Farmen erzielt, und zwar durch Eliminierung der kranken Rinder, sonst schritt die Aktion sehr langsam vorwärts, und im Laufe von 10 Jahren verbreitete sich die Brucellose in 28 Betrieben des sozialistischen und privaten Sektors von neuem. Die Ursachen waren in den Verschiebungen der Rinderbestände, im Kontakt während des Weidegangs oder auch in der Ansteckung durch das Pflegepersonal zu suchen. 1958 ist man an eine radikale Brucellosebekämpfung mit Unterstützung des Ortsnationalausschusses und bei Aktivierung der landwirtschaftlichen Öffentlichkeit herangetreten. In stark verseuchten Herden wurden 1959 die Zulassung von Kühen und Färsen und die Aufzucht der Kälber vorübergehend eingestellt, die bereits unwirtschaftlich gewordenen Kühe wurden bis Ende 1960 geschlachtet, die übrigen Rinder auf Mast gesetzt. Nachdem diese Tiere geschlachtet worden waren, wurden die Stallungen gründlich desinfiziert, renoviert und dann mit nur gesundem, tuberkulose- und brucellosefreien Rindern besetzt. Für den Weidegang der Rinder wurden besondere Weide-

flächen bestimmt, und der Kontakt zwischen den einzelnen Herden wurde verhindert. Das Rind wurde systematisch serologisch untersucht (Agglutination, Komplementbindung und Antiglobulintest). Zur Brucellosebekämpfung trugen auch die neuen Richtlinien des Ministeriums für Land-, Forst- und Wasserwirtschaft über die direkte finanzielle Hilfe bei den Sanierungsaktionen und über die Anpassung der Fleisch- und Milchlieferungen bei. Während der 10 Jahre wurden auch Krankheitsfälle beim Personal der Isolierställe und beim tierärztlichen Personal verzeichnet. Während des Jahres 1961 ist kein Abortus brucellöser Herkunft nachgewiesen worden.

F. Nádvorník. 10100.

Krušpán, Jaroslav; Bratislava, Krajské Veterin. Zařízení. Skúsenosti s tlmením brucelózy hovädzieho dobytka a výhlad jej likvidácie v Západoslovenskom kraji. **(Erfahrungen mit der Brucellosebekämpfung und Aussicht auf ihre Tilgung im Westslowakischen Bezirk.)** Veterinární Med. 7(35) (1962) Nr. 4/5. S. 369–372. — Zus. in Russ., Engl. 10100.

Frič, Mojmír und Karník, Bedřich; Plzeň, Krajské Veterin. Zařízení. Zkušenosti s tlumením brucelózy skotu v Západočeském kraji. **(Erfahrungen mit der Bekämpfung der Rinderbrucellose im Westböhmischen Bezirk.)** Veterinární Med. 7(35) (1962) Nr. 4/5. S. 359–362. — Zus. in Russ., Engl., Franz. 10100.

Kubín, Ivo; Krajský Veterin. Zařízení Severočeského Kraje. Zkušenosti s tlumením brucelózy a výhledy její likvidace v Severočeském kraji. **(Erfahrungen mit der Brucellosebekämpfung und Aussicht auf ihre Tilgung im Nordböhmischen Bezirk.)** Veterinární Med. 7(35) (1962) Nr. 4/5. S. 353 bis 358. — 2 Abb., 9 Lit. Zus. in Russ., Engl., Franz. 10100.

Kliment, Antonín; České Budějovice, Krajské Veterin. Zařízení. Zkušenosti s tlumením brucelózy a výhled na její likvidaci v Jihočeském kraji. **(Erfahrungen mit der Brucellosebekämpfung und Aussicht auf ihre Tilgung im Südböhmischen Bezirk.)** Veterinární Med. 7(35) (1962) Nr. 4/5. S. 349 bis 352. — Zus. in Russ., Engl., Franz. 10100.

Hajdu, Štefan: Zvolen, Veterin. Vyšetrovacia Stanica. Ozdravenie chovov hovädzieho dobytka od brucelózy v Stredoslovenskom kraji. **(Brucellosesanierung von Rinderhaltungen im Mittelslowakischen Bezirk.)** Veterinární Med. 7(35) (1962) Nr. 4/5. S. 339–348. — 2 Abb., 8 Tab., 11 Lit. Zus. in Russ., Engl., Franz. 10100.

Dobšinský, Oto; Mělník, OVZ. Poznatky z tlumení brucelózy na okrese Mělník. **(Erkenntnisse aus der Brucellosebekämpfung im Kreis Mělník.)** Veterinární Med. 7(35) (1962) Nr. 4/5. S. 385–390. — 1 Tab. Zus. in Russ., Engl. 10100.

Klimša, Rudolf; Brno, Krajské Veterin. Zařízení. Zkušenosti s tlumením brucelózy v Jihomoravském kraji. **(Erfahrungen mit der Brucellosebekämpfung im Südmährischen Bezirk.)** Veterinární Med. 7(35) (1962) Nr. 4/5. S. 381–384. — Zus. in Russ., Engl. 10100.

Pouska, František; Praha, Krajské Veterin. Zařízení. Metody likvidace brucelózy skotu ve Středočeském kraji. **(Methoden der Tilgung der Rinderbrucellose im Mittelböhmischen Bezirk.)** Veterinární Med. 7(35) (1962) Nr. 4/5. S. 373–380. — Zus. in Russ., Engl., Dtsch. 10100.

Čiernik, Juraj; Košice, Krajské Veterin. Zariadenie. Zkušenosti z tlmenia brucelózy hovädzieho dobytka a vyhliadky na jej likvidáciu vo Východoslovenskom kraji. **(Erfahrungen mit der Rinderbrucellose und Aussichten auf ihre Tilgung im Ostslowakischen Bezirk.)** Veterinární Med. **7(35)** (1962) Nr. 4/5. S. 363–368. — Zus. in Russ., Engl., Franz. 10100.

Ritchie, J. N.; Hook Rise, Tolworth/Surbiton, Surrey, England, Min. of Agric., Fisheries and Food. Bovine brucellosis in Great Britain. **(Rinderbrucellose in Großbritannien.)** Bull. Office int. Épizooties **57** (1962) Nr. 9/10. S. 1607–1615. – 8 Lit.
Obwohl die Brucellose der Haustiere und des Menschen heute in Großbritannien eine geringere Bedeutung hat als vor 20 Jahren, verursacht sie doch immer noch wirtschaftliche Verluste. Zur Zeit hat nur noch *Brucella abortus* Bedeutung, *Br. suis* ist in den letzten Jahren niemals mehr isoliert worden. 1940 verkalbten noch 9,7% aller Rinder. Nach Einführung der Kälbervaccination im Jahre 1944 waren es 1957/58 nur noch 2%. 1960/61 wurden sämtliche Milchviehherden auf Brucellose untersucht. Ungefähr 25% aller Herden erwiesen sich als brucellose-infiziert, 1% der Kühe schieden den Erreger mit der Milch, 1% außerdem mit den Placenten aus. Im Mai 1962 wurde aus diesem Grunde ein freiwilliger Kälberimpfdienst eingeführt, der alle Tiere zwischen dem 151. und 240. Lebenstage erfassen soll. Man erhofft hiervon einen entscheidenden Rückgang der Brucellose. – 1961 ermittelte das Gesundheitsministerium in Großbritannien 101 Fälle von undulierendem Fieber. Durch Agglutination wurde bei den betroffenen Personen Brucellose festgestellt.
E. Wiesner. 10100.

Tchentchev, I., Guenev, H., Christophorov, L., Dimitrov, N., Christchev, G. und Daskalov, P.; Sofia, Inst. Centr. de Bactériol. Vétérin. La brucellose bovine en Bulgarie et son élimination. **(Die Brucellose des Rindes in Bulgarien und ihre Tilgung.)** Bull. Office int. Épizooties **57** (1962) Nr. 9/10. S. 1589–1606. – 20 Lit.
Die Brucellose des Rindes ist in Bulgarien erst seit 1924 bekannt und wurde mit Rinderimporten aus Westeuropa eingeschleppt. Während des 2. Weltkrieges dehnte sie sich ganz erheblich aus. Erst 1944 begann man mit den ersten Bekämpfungsmaßnahmen. In den ersten Jahren wurden zunächst die Infektionsherde serologisch ermittelt, die weniger leistungsfähigen der positiv reagierenden Kühe wurden ausgemerzt. Später wurden in einigen Teilen des Landes sog. Brucellose-Betriebe eingerichtet, in denen die Kälber gleich nach Geburt von ihren Müttern getrennt wurden. In einigen dieser Betriebe wurde mit Buck 19 geimpft. 1954 wurde eine stattliche Brucellose-Isolierstation gegründet, in die die am stärksten infizierten Tiere umgesetzt wurden. Alle anderen Isolierbetriebe wurden geschlossen. Von dieser Zeit an kann die Brucellose als getilgt gelten, obwohl auch in den folgenden 6 Jahren immer wieder einmal Tiere einen positiven Titer gaben. E. Wiesner. 10100.

Beynon, A. G.; Hook Rise South, Tolworth, Surbiton, Surrey, England, Min. of Agric., Fisheries and Food. Animal Health Div. Swine fever in Great Britain. **(Schweinepest in Großbritannien.)** Bull. Office int. Épizooties **57** (1962) Nr. 9/10. S. 1461–1487. – 1 Tab., Zus. in Franz., Span.
Es wird ein kurzer historischer Überblick über das Auftreten und die Verbreitung der Schweinepest sowie über die bisherigen Methoden ihrer Bekämpfung gegeben. Zu den gegenwärtigen Maßnahmen dieser Art gehören u.a. eine Meldepflicht für alle Personen, die die Krankheit bemerken. Der Chef der Veterinärabteilung des Ministeriums beauftragt daraufhin zumeist einen Amtstierarzt mit der Klärung des Falles. In zweifelhaften Fällen wird die Bauchspeicheldrüse nach Weybridge zur Klärung durch den Geldiffusionstest gesandt, gleichfalls das Gehirn zur mikroskopischen Untersuchung. Todesfälle, die später als 28 Tage nach Feststellung der Seuche noch auftreten, sind in jedem Falle zu untersuchen, ob es sich immer noch um Pest handelt.

Umsetzungen aus infizierten Gegenden bedürfen der Genehmigung des Ministeriums. Bei der Bekämpfung wird Vaccine mit lebendem Virus als unsicher erachtet und daher in Großbritannien nicht benutzt. Kristallviolettvaccine wird hingegen seit 1947 mit gutem Erfolg angewandt. E. Wiesner. 10100.

Guenev, Christo. Epizootologie et prophylaxie de la peste porcine en Bulgarie. **(Epizootologie und Prophylaxe der Schweinepest in Bulgarien.)** Bull. Office int. Épizooties **57** (1962) Nr. 9/10. S. 1427–1447. – 4 Tab. Zus. in Engl., Span.
Seit dem ersten Auftreten der Schweinepest im Jahre 1896 hat diese Seuche viele Opfer gefordert, bevor sie erst nach 1945 in zunehmendem Maße unter Kontrolle geriet. Dabei wurden die erkankten Tiere innerhalb einer Herde geschlachtet, während die noch gesunden Hyperimmunserum erhielten. Die Schweine in der näheren Umgebung des betroffenen Bestandes bekamen Schweinepestserum oder Kristallviolettvaccine. Auf Grund dieser Maßnahmen ist die Seuche Jahr für Jahr zurückgegangen und kann seit 1958 etwa als praktisch erloschen gelten. Nochmals neu aufflackernde Infektion wurde dann regelmäßig von außen eingeschleppt, zumeist durch Schweinetransporte aus verseuchten Ländern. Abschließend wird noch auf Versuche mit den verschiedenen Vaccinen (Lebendvaccine, lapinisierte Vaccine usw.) eingegangen und deren Ergebnisse finden Besprechung. E. Wiesner. 10100.

Störiko, Karl Richard; Bonn, Bundesmin. für Ernähr., Landwirtsch. und Forsten, Unterabt. Veterinärwes. Principes de prophylaxie de la peste porcine et de la maladie de Teschen. **(Grundsätze für die Bekämpfung der Schweinepest und der Teschener Krankheit.)** Bull. Office int. Épizooties **57** (1962) Nr. 9/10. S. 1387–1393. – Zus. in Engl., Span.
Vf. beschreibt zunächst die üblichen strengen veterinärpolizeilichen Maßnahmen zur Bekämpfung einer Seuche: Meldepflicht, Absperrung, Schlachtung, Desinfektion. Größere Aufmerksamkeit sollte man weiterhin der Hitzesterilisierung des Fleisches zuwenden. Die Vaccination wird nur für Länder empfohlen, die nicht allgemein verseucht sind. Da jedoch die passive Immunisierung als nicht zuverlässig erachtet wird, wird die aktive Immunisierung mittels Kristallviolettvaccine als die Methode der Wahl bezeichnet. Sowohl innerhalb eines Landes als auch zwischen zwei Ländern sollte der Handel mit Schweinen, Schweinefleisch und anderen Produkten vom Schwein einer strengen Kontrolle unterliegen, um Neuausbrüche zu verhindern. Wie bei der Teschener Krankheit sollte man in Ländern mit nur vereinzeltem Auftreten der Schweinepest keulen, in stärker verseuchten Ländern hingegen noch zusätzlich vaccinieren. E. Wiesner. 6395.

Gasse, H. La lutte contre la peste porcine en France. **(Die Bekämpfung der Schweinepest in Frankreich.)** Bull. Office int. Épizooties **57** (1962) Nr. 9/10. S. 1449–1460. – Zus. in Engl., Span.
Das in Frankreich enzootische Auftreten der Schweinepest nahm besonders seit 1960 zu. Die Bekämpfung wird derzeit mit den klassischen veterinärpolizeilichen Maßnahmen durchgeführt und mit Hilfe der Vaccination, die meist in Verbindung mit der Serumimpfung vorgenommen wird. Es werden lapinisierte Vaccine und Virus-Vaccine benutzt. In 8 Departements entlang der Pyrenäengrenze wurde außerdem die Schlachtung aller infizierten Schweine angeordnet sowie derjenigen, die mit infizierten Kontakt hatten. Diese Maßnahme wurde getroffen, um ein Übergreifen der auf der Pyrenäenhalbinsel herrschenden Afrikanischen Schweinepest nach Frankreich zu verhindern. Für die relativ geringe Verbreitung der Schweinepest spricht es jedoch, daß in der Zeit vom 1. Jan. bis 31. Aug. 1962 nur 1007 Schweine derartigen Schlachtungen zum Opfer fielen. E. Wiesner. 6395

Mihajlovitch, S.; Belgrade, Serv. Vétérin. Fédéral. Situation et prophylaxie de la peste porcine et de la maladie de Feschen en Yougoslavie. **(Stand und Vorbeuge der Schweinepest und der Teschener Krankheit in Jugoslawien.)** Bull. Office int. Épizooties 57 (1962) Nr. 9/10. S. 1547–1550. – Zus. in Engl., Span.
1961 wurden 1468 Fälle von Schweinepest ermittelt und 6,4 Mill. Schutzimpfungen durchgeführt. Auf diese Vaccination ist es zurückzuführen, daß in den ersten 9 Monaten des Jahres 1962 nur noch 260 Schweinepestausbrüche festgestellt wurden. Die Schutzimpfung wird zweimal im Jahr durchgeführt und zwar Ende des Winters und im Herbst. Benutzt wird hierzu entweder Kristallviolett-Vaccine oder abgeschwächte Virus-Vaccine. Umsetzungen von Schweinen sind nur nach vorhergehender passiver Immunisierung erlaubt. Bei Seuchenausbruch kommen die üblichen viehseuchenpolizeilichen Maßnahmen zur Anwendung. – Die Teschener Krankheit ist in Jugoslawien seit 1954 nicht mehr aufgetreten, was auf die Anwendung des „Stamping-out-Verfahrens" und mehrjährige Schutzimpfungen zurückgeführt wird.

E. Wiesner. 10100.

Vít, Josef. **Ozdravování stád skotu.** (Sanierung der Rinderbestände.) Praha: Státní Zeměd. Naklad. 1961. (315 S.) 8°. (1962 A 343)

Redaktionsschluß: 24. 4. 1963

Herausgeber: Deutsche Demokratische Republik · Deutsche Akademie der Landwirtschaftswissenschaften zu Berlin, Institut für Landwirtschaftliche Information und Dokumentation, Berlin W 8, Krausenstraße 38/39; Fernsprecher: 225161. Chefredakteur: Dr. Ursula Wittbrodt, stellvertretender Chefredakteur: Dr. Werner Kleeberg, Berlin W 8, Krausenstraße 38/39; Fernsprecher: 225161. Redaktion der Abteilung IV-Veterinärmedizin: Oberveterinärrat Dr. Kurt Reinhardt und Prof. Dr. Ekkehard Wiesner, Berlin W 8, Krausenstraße 38/39; Fernsprecher: 225161. Verlag: Akademie-Verlag GmbH, Berlin W 8, Leipziger Straße 3–4; Fernsprecher: 220441, Telex-Nr. 011773, Postscheckkonto: Berlin 35021. Bestellnummer dieses Heftes: 1030 IV – VIII/7. Das Landwirtschaftliche Zentralblatt, Abt. Veterinärmedizin, erscheint monatlich. Einzelheft DM 16,–; einseitig bedruckte Ausgabe DM 20,–. Jahresbezugspreis DM 192,–; einseitig bedruckte Ausgabe DM 240,– einschl. Register, zuzüglich Porto- und Versandkosten. Gesamtherstellung: VEB Druckerei „Thomas Müntzer" Bad Langensalza. Veröffentlicht unter der Lizenznummer 1292 des Presseamtes beim Vorsitzenden des Ministerrates der Deutschen Demokratischen Republik.

www.ingramcontent.com/pod-product-compliance
Lightning Source LLC
LaVergne TN
LVHW042239300926
849161LV00003B/405